协和
怀孕大百科

中国协和医科大学教授
北京协和医院妇产科主任医师　何萃华　编著

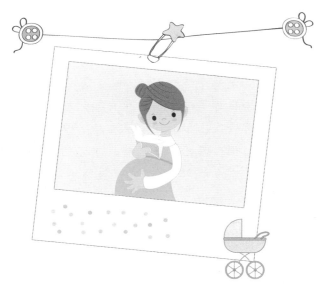

四川科学技术出版社

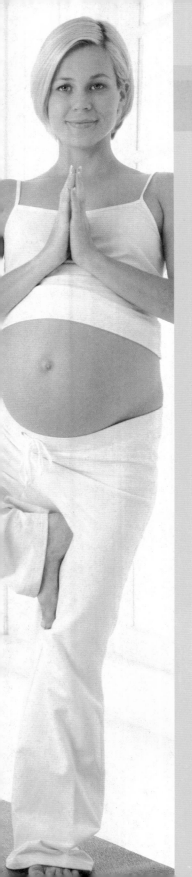

前言

孩子是父母一生最大的投资，最重要的产业。每一次怀孕生产的机会都需珍惜，谁都希望以最好的身体状态、最优秀的精子和卵子来孕育出最棒的一胎。妊娠、分娩、育儿，整个过程虽然是确定的，但其中的细节却充满着未知。也就是说，即使夫妻二人的生育条件并不尽如人意，譬如怀孕时机不对，又或者体质比较弱，这些都不是问题，因为这完全可以通过孕前及孕期的调理来改善，从而创造理想的孕育结果！育儿的问题也是如此，没有哪个父母天生就会养孩子，都是在经验的指导下通过自己的实践和摸索，从而找到合适的育儿方式。

本书正是基于这一前提，从孕前准备到宝宝1岁，结合当今的生活现实，给出详尽而实用的孕育知识及生活指导，就像是一位贴心的私人孕育专家，帮助你解决在整个孕产育儿过程中遇到的几乎所有问题，让你在面临孕育问题时不再茫然不知所措，而是能在完备的知识、科学的方法指导下，以轻松的心态做父母。

全书主要分为"孕前""孕期""产褥期"和"0~12个月婴幼儿"四大部分，每个部分又按照时间的顺序分成不同的阶段。"孕前"部分囊括妊娠知识、营养、健康、生活与工作准备、心理、遗传与优生等知识，细致入微，指导你做最完备的孕前准备；"孕期"部分按照10个孕月逐一讲述，包括胎儿发育、母体变化、营养饮食、起居保健、胎教、情绪、职场准妈妈、不适与疾病、产检、特殊关照等内容，伴你轻松度过孕期；"产褥期"部分从营养、起居、瘦身、情绪、疾病等方面分别给出调养方案，帮助新妈妈快速恢复；"育儿"部分主要讲解孩子1岁之前的发育、哺喂、营养、疾病防治、安全防护、启蒙教育等知识，教新手爸妈科学养宝宝。

本书知识点丰富全面，选材精、角度新、讲解细，为你提供最有价值的孕育信息，是即将面临孕育问题的父母们最理想的枕边书！愿你在本书的指导下，拥有完美的孕产生活，养育健康聪明的可爱宝宝！

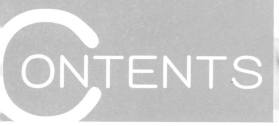

CONTENTS

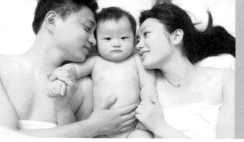

目录

| Part 1 | 孕前适当准备，孕期更轻松

1

Part 2 | 孕1月，新生命从这里起步

Part 3 | 孕2月，体会孕期带来的微妙变化

Part 5 | 孕4月，和胎儿成为好朋友

Part 6 孕5月，身心稳定的"黄金期"

Part 7 | 孕6月，给胎儿最好的关爱

Part 8 | 孕7月，做个气定神闲的快乐准妈妈

Part 9 | 孕8月，顺利进入孕晚期

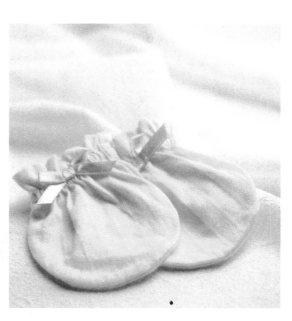

Part 10 | 孕9月，准备迎接新生命的到来

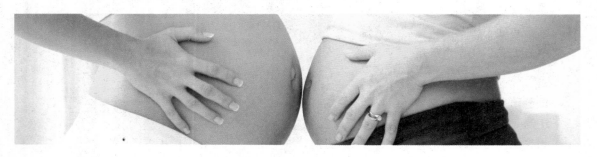

Part 11 | 孕10月，胜利就在眼前

Part 12 | 分娩时刻，幸福、难忘的瞬间

Part 13 | 产后1～6周，新妈妈快速恢复期

Part 14 | 0~1个月，新生宝宝第一个关键期

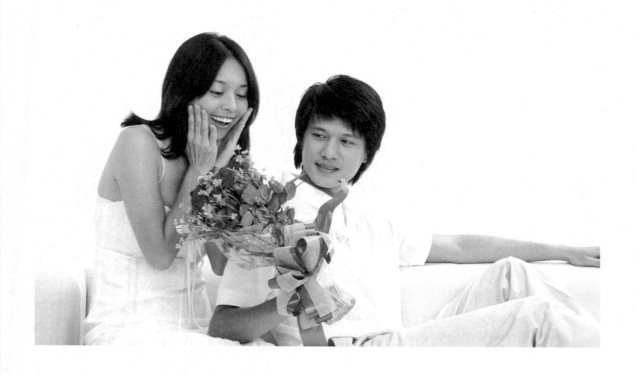

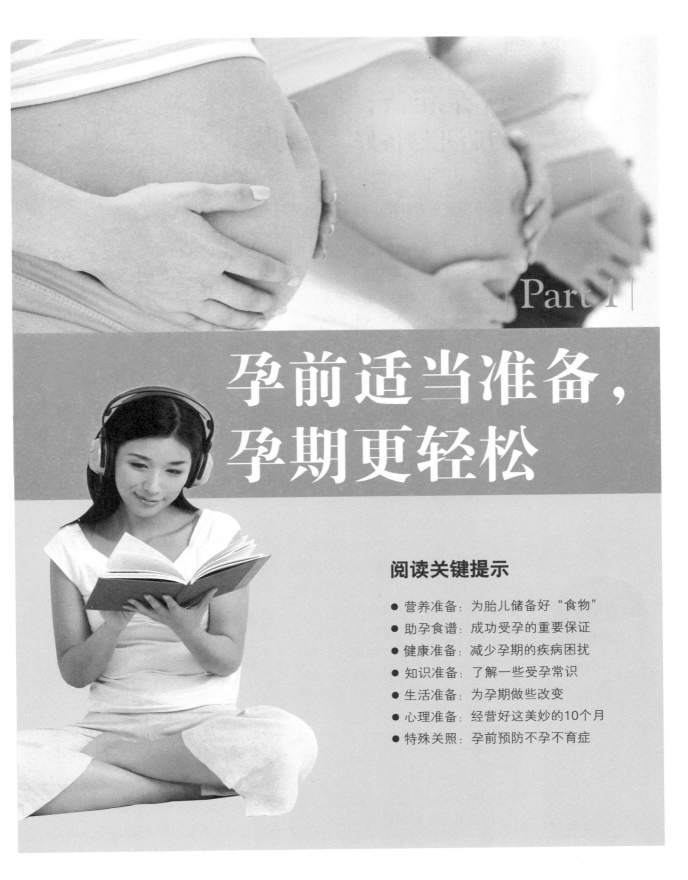

Part 1

孕前适当准备，孕期更轻松

阅读关键提示

- 营养准备：为胎儿储备好"食物"
- 助孕食谱：成功受孕的重要保证
- 健康准备：减少孕期的疾病困扰
- 知识准备：了解一些受孕常识
- 生活准备：为孕期做些改变
- 心理准备：经营好这美妙的10个月
- 特殊关照：孕前预防不孕不育症

01 营养准备：
为胎儿储备好"食物"

●●● 叶酸——预防胎儿神经管畸形

什么是叶酸，对怀孕有什么作用

叶酸是一种B族维生素，因为最早是从菠菜叶中提取纯化的，因此被命名为叶酸。它的主要作用是预防胎儿出生缺陷。同时，叶酸还是胎儿大脑神经发育必需的一种营养素，对胎儿的细胞分裂、增殖和各种组织的生长有着重要的作用。孕前及孕期坚持补充叶酸，可将新生儿神经管畸形发生率降低70%，还可防止新生儿体重过轻、早产以及婴儿唇腭裂等。

从孕前就开始补充叶酸

准备怀孕的女性最好从孕前3个月或者半年前就开始科学地补充叶酸，为什么这么早就要开始补充呢？因为孕早期（特别是3～6周）是胎儿中枢神经系统生长发育的关键时期，一般你知道自己妊娠时，月经已过期1～2周，这时胎儿的脊索已形成，心脏已开始跳动，此时采取预防神经管畸形的措施已经有点晚了。所以，准妈妈最好从孕前3个月就开始补充叶酸，最早至孕早期结束，有条件的话建议整个孕期都坚持服用。

每天补充0.4毫克叶酸

叶酸的摄入并非越多越好，世界卫生组织推荐准妈妈每日摄入叶酸400微克，即0.4毫克。

建议准妈妈每天坚持补充0.4毫克叶酸。当然也可做叶酸基因检测，根据检测结果决定叶酸的补充量。

需要注意的是，如果你在孕前有过长期服用避孕药、抗惊厥药史，或是曾经生下过神经管缺陷宝宝，则需在医生指导下，适当调整每日的叶酸补充量。

巧用食物补叶酸

富含天然叶酸的食物有很多，包括动物肝脏、豆类、深绿色蔬菜（如西兰花、菠菜、芦笋等）、坚果、葵花籽、花生和花生酱、柑橘类水果和果汁、豆奶和牛奶等。你可以多摄入以上含叶酸较丰富的食物，以保证每天身体所需的叶酸量。

准爸爸也要注意补充叶酸

对正在备孕的准爸爸来说，多摄入

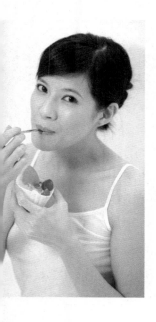

知识链接

胎儿神经管畸形主要表现为无脑儿、脑膨出、脑脊髓膜膨出、隐性脊柱裂、唇裂及腭裂等。

叶酸能降低染色体异常精子的比例，降低宝宝出现染色体缺陷的概率，还能使宝宝长大后患癌症的危险性降低。不过，由于精子的形成周期长达3个月，所以想要优生优育，准爸爸也要提前补充叶酸。

当然，准爸爸补充叶酸不必像准妈妈那样按计划服用叶酸片，只需要在日常饮食中注意多吃一些富含叶酸的食物即可。

◆食谱推荐：莴笋木耳炒鸡蛋

原料：莴笋1根，鸡蛋2个，木耳2朵，盐适量

做法：1.莴笋去皮、去叶洗净后切成丝；鸡蛋打入碗内调成蛋液；木耳泡发洗净，切成细丝。

2.起锅热油，倒入蛋液炒成松散蛋块，放入木耳、莴笋丝炒熟，调入盐，炒匀即可。

◆食谱推荐：水果酸奶

材料：香蕉、猕猴桃、草莓等水果各适量，酸奶1杯

做法：1.香蕉去皮，切成小方块；猕猴桃去皮，切成小方块；草莓洗净，去蒂后，对切后再切成4块。

2.把切好的水果丁放入碗内，淋上酸奶，量以没过水果为好，拌匀即可。

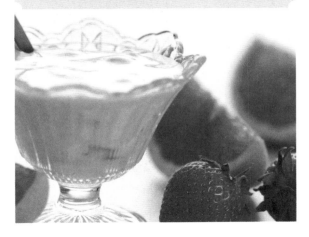

专家热线
常见疑问解答

Q 叶酸片必须天天吃吗？如果漏服了隔天补服可以吗？

A 叶酸片必须天天服用，最好不要漏服，如果漏服了也不要补服。因为叶酸在体内存留时间短，一天后体内水平就会降低，如果遗漏，补服无效。此外，我们在每日的饮食中也会摄入叶酸，如果只是偶尔一两次漏服，也没有关系。

Q 在备孕阶段，补了3个月叶酸还没有怀孕，还要一直补下去吗？

A 叶酸是一种水溶性维生素，也是一种人人都需要的营养物质。在正常饮食下，每日服用0.4毫克叶酸，即可维持体内叶酸水平，这种小剂量的增补剂一般不会引起过量。即使服用叶酸3个月后没有如期受孕，也可以继续补充直至怀孕。

●●● 维生素E——提高精子活力

维生素E能增强精子活力

在所有维生素中，维生素E与男性生殖系统的关系最为密切，主要有防止性器官老化、使输精小管再生，以及增强精子活力等多种作用。准爸爸可在备孕阶段多摄入含维生素E的食物，以提高精子活力，利于受孕。

如何补充维生素E

植物油是维生素E最好的食物来源，如麦胚油、玉米油、花生油、芝麻油等。此外，富含维生素E的食物还有芝麻、核桃、瘦肉、乳类、蛋类、花生、莴笋等，以及大豆、动物肝脏、玉米及其他黄绿色蔬菜等。

一般来说，正常饮食就能满足一天所需的维生素E量。如有必要，可在医生的指导下服用维生素E制剂，如维生素E胶囊等。但是不可过量服用，若每天超过800毫克可出现中毒症状；长期（半年以上）每天服用300毫克，也可产生不良反应。

其他有助于提高精子质量的维生素与食物

准爸爸除了要补充维生素E外，还应适量补充其他同样有利于提高精子质量的维生素。

维生素A：维生素A只存在于动物的组织中，在蛋黄、奶、鱼肝油及动物肝脏中的含量较多。

维生素C：新鲜蔬果，如韭菜、菠菜、橙子、红枣、猕猴桃等含维生素C较多。

维生素B_{12}：富含维生素B_{12}的食物包括动物肝脏、牛肉、猪肉、蛋、牛奶、奶酪等。

营养提示

保存食物中的维生素E

食物中的维生素E在加工过程中容易被破坏，要想尽可能多地获取食物中的维生素E，必须调整烹调方式，烹调时温度不宜过高，时间不宜过久。烹调方式越简单、烹调时间越短，保留的维生素E就越多。

●● 维生素C——抗氧化、促代谢

维生素C是一种水溶性维生素，对胎儿大脑发育有一定的促进作用，另外，维生素C还有抗氧化、改善铁、钙和叶酸的吸收、清除自由基等作用，对孕期的你大有裨益。

让维生素C帮你清理体内毒素

维生素C可清除毒素，促进胶原合成，具有较强的抗氧化作用，可以降低黑色素的生成与代谢，还能保持皮肤洁白细嫩、防止衰老。

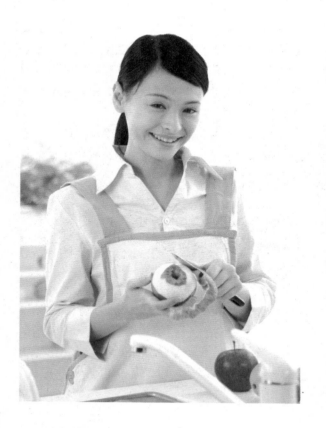

哪些准妈妈急需补充维生素C

1.吸烟、酗酒及爱吃肉食的准妈妈需补充适量维生素C；

2.服用避孕药、抗生素、阿司匹林的准妈妈要增加维生素C的摄取量。

每天需补充多少维生素C，如何补充

一般认为，成人每天摄入100毫克维生素C即可。按这个标准，我们完全可从日常饮食中得到补充，因为水果和蔬菜中的维生素C含量一般都很丰富，如鲜枣、柑橘类、莓类、绿叶蔬菜、西红柿、菜花、土豆等。

如果你此前不爱吃水果、蔬菜，建议你及时做出调整，适当增加蔬菜与水果在你日常饮食中所占的比重。建议备孕期的准妈妈每天吃1～2个苹果（或等量的其他新鲜水果），至少吃1～2种蔬菜。

锌——增加受孕机会

准爸妈都需补锌，以增加受孕机会

人体生长发育和维持正常生命活动所需要的金属元素很多，但直接与受孕有关的是锌。因为锌具有影响垂体促性腺激素分泌，促进性腺发育和维持性腺正常机能的作用。

无论准妈妈还是准爸爸缺锌，都会影响受孕。缺锌会导致性成熟迟缓、性器官发育不全、性功能降低，严重的还会导致准妈妈乳房不发育、没有月经，准爸爸精液中精子数减少。因此，孕前一定要补充足够的锌，以提高受孕概率。

缺锌的表现

1.厌食，食欲不振，消化能力减弱。

2.免疫功能降低，易患各种感染性疾病，如感冒、腹泻。

3.皮肤干燥、炎症、皮疹，反复性口腔溃疡，伤口不易愈合。

4.双手指甲出现白斑。

准爸爸和准妈妈可以对照以上表现判断自己是否缺锌，如果不能确定，可以去医院做一个血锌水平检测，结果更准确。

怎样科学补锌

锌普遍存在于食物中，只要不偏食，一般是不会缺锌的。不过，建议备孕的准爸妈增加锌的摄入量，也就是多摄入一些含锌的食物，以保证满足身体所需的足够的锌。

对于备孕的准妈妈来说，孕前每天补充20毫克锌，便可满足孕期生理上对锌的需求。

含锌的食物有很多，其中含量最多的是牡蛎，其次是肉、肝、蛋等。糙米、黄豆、花生、核桃、大白菜、白萝卜等含锌也多，但人体对其吸收率相对要低一些。

温馨提示

孕前补锌为孕期需求打基础

锌是胎儿的身体和大脑发育所必需的营养素，准妈妈孕期也需补充足够的锌以促进胎儿的正常发育，而孕前适当补锌能为孕期补锌做好充分的准备。

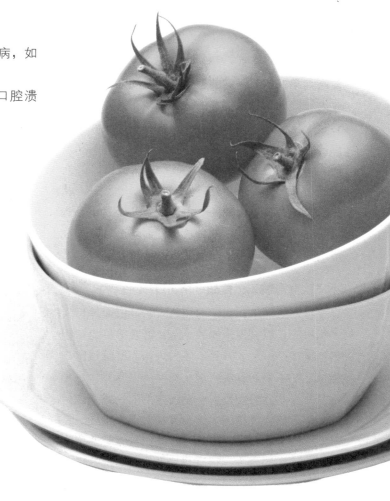

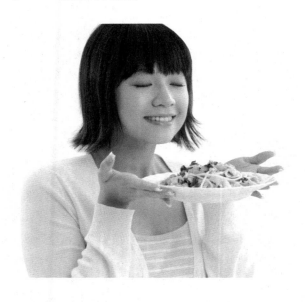

● ● 孕前应改掉的不良饮食习惯

不良饮食习惯一：偏食、挑食

或许你一直都不爱吃猪肝，不爱喝牛奶，不爱吃青菜，但为了你的宝宝，你必须学会去吃你平时不吃的食物。偏食的人容易缺乏某些营养，这样不仅对身体健康不利，还会影响精子和卵子的质量，不利于怀孕。所以，有偏食习惯的准爸妈，最迟在孕前10个月就要开始调整自己的饮食结构和习惯。每天吃齐四类食物——五谷、蔬果、豆乳类和鱼蛋肉类，每周还要适量食用一些坚果、菌藻类食物，做到营养全面均衡，以形成最优良的精子与卵子，保证怀上最棒的宝宝。

不良饮食习惯二：食品过精、过细

日常生活中，我们习惯将大米、白面等称为"细粮"，而将玉米面、小米、荞麦等称为"粗粮"或"杂粮"。并且，多数人认为吃细粮比吃粗粮、杂粮好。其实，真正科学的饮食方法是粗细搭配着吃，特别是对于正备孕的准妈妈来说，饮食不应该太过精细，因为食物做得太精细一是可能造成营养丢失，二是一味吃细粮以及鸡蛋、牛奶等精细的食物，很容易导致维生素B_1的缺乏和便秘。

不良饮食习惯三：吃得过甜、过咸、过辣

过甜食物易使体重增加；过咸食物会使体内钠含量超标，从而容易引起孕期水肿；辣椒、胡椒、花椒等调味品刺激性较大，多食会影响消化功能，引起便秘，在计划怀孕前3～6个月应停止或减少食用辛辣食物。

不良饮食习惯四：无节制进食

有些备孕的准妈妈急切地想把自己的身体调养好，好为怀宝宝做充分的营养准备。加强营养没错，但不可无节制地进食。无节制地进食首先对消化不利，其次容易引起肥胖，而肥胖不仅会影响内分泌功能，不利于受孕，还会增加孕期患妊娠高血压综合征、妊娠糖尿病的概率。

数据解读

孕前准妈妈每天摄入食物量

中国营养学会建议孕前准妈妈每天摄入：植物油25～30克；盐6克；奶类及奶制品300克；大豆类及坚果30～50克；畜禽肉类50～75克；鱼虾类50～100克；蛋类25～50克；蔬菜类300～500克；水果类200～400克；谷类、薯类及杂豆250～400克；水1 200毫升。

● ● 体质调养好是优生的根本

专家指出，孕前注意将体质调理好，能在怀孕时给予宝宝有利的生长环境。建议正备孕的准妈妈不妨在孕前（约备孕半年前）就咨询合格的中医师，并开始调养体质。如果准妈妈无法断定自己属于哪类体质，不可随意调理，可以去中医院检查确定是何种体质。

阳虚体质的调养

阳虚者的症状：嗜睡、畏寒、面色㿠白、不想喝水、易腹泻腹痛、尿频、性机能衰退。

饮食调养重点：饮食上应注意少吃寒凉、生冷的食物，尤其在夏天盛暑时不要贪吃太多冰品。

阴虚体质的调养

阴虚者的症状：体型消瘦、手足心发热、口燥咽干、头晕眼花、虚烦不眠、盗汗、脸颊易红、大便干燥。

饮食调养重点：多食绿豆汤，以及西瓜、冬瓜、丝瓜等瓜类来退火，阴虚者体质燥热易上火，适合凉补。

血虚体质的调养

血虚者的症状：面色苍白或蜡黄、嘴唇不红、指甲无血色、经血过少、贫血，时常心慌、失眠、头晕、眼花、手足发麻冷凉。

饮食调养重点：注意多吃含铁的食物，如葡萄、樱桃、苹果、深绿色蔬菜、鱼、蛋、奶、大豆、猪肝、鸡肝等。

气虚体质的调养

气虚者的症状：脸色苍白、气短懒言、乏力昏眩、动辄出汗、手易麻；月经量少色淡、子宫有下坠感，受精卵不易着床，容易流产。

饮食调养重点：可多吃一些健脾益气的食物，也可用黄芪、人参等补气之药，熟食做药膳吃。不要常吃感冒药，容易耐药。

◆食谱推荐：小米羊肉粥

原料：小米100克，瘦羊肉100克，生姜6克，葱白3根，花椒、盐各少许

做法：1.小米淘洗干净；羊肉洗净切成小丁。

2.小米、羊肉放入锅中，加适量清水，大火烧沸后加入生姜、葱白、花椒、盐，转小火熬至粥烂。

功效：益气、养血、温中，适合气血两虚的准妈妈食用。

肝郁气滞型体质的调养

肝郁气滞者的症状：经前两乳胀痛、情绪不稳、小腹胀痛、舌红苔白、脉弦。

饮食调养重点：忌食油腻及不易消化的食物。保持心情轻松愉快。

痰湿体质的调养

痰湿者的症状：体型肥胖、肚脐上四指处的腹部容易闷胀、口水甜甜黏黏的；容易拉肚子、嘴巴虽然干也不想喝水、胸满昏眩、舌苔多；月经周期混乱，有时不来，有时经血量又太多。

饮食调养重点：多吃芦笋、荸荠、山慈菇、香菜，不要多吃会伤胃肠的食物，如红薯、土豆、芋头、汽水、橘子、海鲜等。

● ● 准妈妈补益卵子的食物

保证卵子的活力有利于形成优质的受精卵，增强孕育能力，更有助于生出健康聪明的宝宝。但是，对卵子有益的食物一定要注意加以选择，因为不正确的饮食有可能损害准妈妈的受孕能力，而对的食物则有助于保持并改善准妈妈的受孕能力。下面就推荐一些能够补益卵子，提高准妈妈受孕能力的食物。

富锌食物

我们已经知道，锌有助于提高受孕能力，它也有助于提高卵子活力，因此准妈妈要有意识地多吃一些含锌的食物。我们推荐给准妈妈的食物有：

植物性食物：包括豆类、花生、小米、萝卜、大白菜等。

动物类食物：以牡蛎含锌最为丰富，牛肉、鸡肝、蛋类、猪肉等含锌也较多。

其他食物：木松鱼、芝麻、花生仁、核桃等。

富含抗氧化物质的食物

提高卵子的质量主要是要防止卵子被氧化，

这与精子活力的保持是一样的，维生素E有助于提高精子活力也是这个道理，因此准妈妈可每天吃一些富含抗氧化物质与维生素C的食物。这类食物包括西红柿、橙子、苹果等新鲜蔬果。

豆浆

准妈妈每天喝一杯豆浆可起到调理内分泌的作用，坚持一个月能明显改善心态增强身体素质。

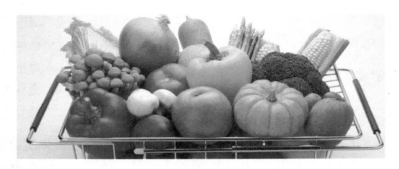

其他食物

中国传统医学认为，红枣、无花果、熟地、山药等食物会让女性面色红润，月经规律，也可提高卵子质量，提高受孕能力。

●● 准爸爸要少吃"杀精"食物

顺利怀孕除了需要一颗优质的卵子，同样也需要有活力的精子，因此，准爸爸在饮食上还要注意避开一些会降低精子质量和数量的"杀精"食物。

油炸烧烤食物

炸鸡、炸薯条、烧烤等油炸烧烤食物中含有丙烯酰胺，可导致男性精子数量减少、精子活性降低。

含咖啡因的食物

咖啡、浓茶、可乐、巧克力等食物中含较多咖啡因，咖啡因会使交感神经活动频繁，这也是它可以提神的原因，同时它会让控制人体夜间活动的副交感神经受到压抑，使得准爸爸性欲减退。

含反式脂肪酸的食物

奶茶、饼干、巧克力、沙拉酱、炸面包圈、薄煎饼、奶油蛋糕、方便面等食物中多含反式脂肪酸，这种物质会减少准爸爸性激素的分泌，降低精子活性，中断精子在身体内的反应过程。

温馨提示   **巧克力"调情"宜慎重**

年轻的夫妻喜欢用巧克力来增进情欲，但这个办法并非每个人都合适，如果平常交感神经容易兴奋，在备孕期间最好不要吃巧克力或喝咖啡、可乐，以免引起反效果。

●● 清体排毒，为胎儿营造优质内环境

人体每天都会通过呼吸、饮食及皮肤接触等方式，从环境中吸收毒素，当这些毒素在机体内蓄积时间太久而得不到排出时，就会对人的健康造成危害，这种危害对孕妇和胎儿尤甚。为迎接胎儿的顺利到来，备孕的准妈妈清理一下身体、排出毒素是必要的。

饮食调理是有效而温和的方式

通过饮食调理，安排营养又排毒的餐饮，是比较有效和温和的排毒方法。

日常生活中，准妈妈只要有意识地多吃一些有助于排毒的食物，同时戒烟、戒酒，就能达到很好的排毒效果。

排毒前要做到的三戒

排毒与我们平时擦桌子有几分相似之处，如果屋内环境不好，灰尘很多，那么再使劲地擦桌子也总是擦不干净；因此在擦桌子前，先要把屋内的环境改善一下。相似的，调理饮食前，准妈妈需要为身体内环境扫除一些障碍：

1.戒咖啡因，尤其是浓茶、咖啡，对准爸爸、准妈妈来说，咖啡因不仅是"杀精"食物，还是一种身体的毒素。

2.戒烈酒，酒精对身体来说

也属于毒素。

推荐给准妈妈的排毒食物

动物血：猪、鸭等动物血液中的血红蛋白被人的胃液分解后，可与侵入人体的烟尘和重金属发生反应，提高淋巴细胞的吞噬功能，还有补血作用。

鲜蔬果汁：果汁中所含的生物活性物质能阻断亚硝胺对机体的危害，还能改变血液的酸碱度，有利于防病排毒。

豆芽：豆芽含多种维生素，能清除体内致畸物质，促进性激素生成。

韭菜：韭菜富含挥发油、膳食纤维等成分，不仅可帮助排出体内的废弃物质，还有助于吸烟饮酒的准妈妈排出毒物。

温馨提示

改正不良生活习惯可令精子更健康

有些生活习惯也会损害精子健康，如久坐、抽烟、蒸桑拿、穿紧身裤、把手机放在裤兜里等，备孕准爸爸一定要及时改正。

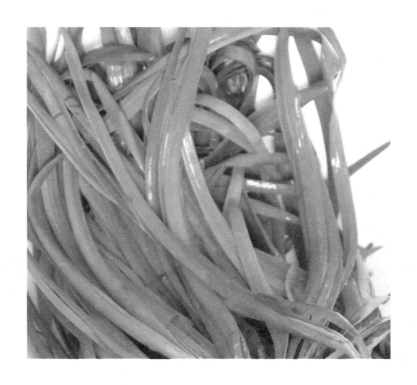

02 助孕食谱：
成功受孕的重要保证

●● 调经理带食谱

◆ 大枣红糖姜水

原料：红糖、金丝枣、姜片各适量

做法：1.将红糖、无核金丝枣、姜片放入炖煮的容器中。

2.向容器中注入适量清水，加盖炖煮半个小时即可。

功效：大枣红糖姜水可以用来暖宫，有调经理带的作用，平时适当地服用也有保健强身、补血益气的作用。但不要在月经期间服用，以免血量过多。也不能多喝，否则容易上火。

小提示：以上材料直接用热水泡着喝也是可以的。由于红糖、金丝枣中糖分较多，因此糖尿病患者不宜服用。燥热体质且易水肿的备孕准妈妈也不应多吃金丝枣，以免加重水肿。

◆ 金钱鸡腿

原料：鸡腿500克，熟香肠1根（50克，长短应与鸡腿一致），葱花10克，姜片10克

调料：卤汁（可在超市购买）1 000克，料酒1大匙（约15克），盐5克

做法：1.鸡腿顺长切开，去骨，拍断筋膜，撒上盐、料酒，使之有基本味。

2.将鸡腿肉摊平，放上香肠，卷起，用干净纱布包紧并用线绳扎牢封口。

3.锅内放适量卤汁、葱花、姜片、料酒及适量清水烧开，投入鸡腿，大火烧煮片刻，改小火焖煮。待鸡腿熟透后捞出，拆去线绳、纱布，投入原卤汁内腌浸。

4.食用时，将浸过卤的鸡腿改刀摆在盘内，原卤汁加少许香油调匀，浇在鸡腿上即可。

功效：这道菜对于月经不调、畏寒怕冷、乏力疲劳、虚弱、营养不良等有很好的食疗作用，鸡腿肉中蛋白质含量较高，且消化吸收率高，可增强体力，适合备孕人群食用。

小提示：鸡腿裹扎后如不用卤煮，也可上笼蒸制，但蒸后应浸在卤汁内，以保持成品的质感和风味。

●● 益气养血食谱

◆ 米酒炒海虾

原料：鲜海虾400克，米酒250克，葱、姜末各适量，盐5克

做法：1.海虾洗净去壳，放入米酒中浸泡10分钟，捞出控净水分。

2.热锅中放植物油烧热，加葱花爆锅，再加入虾、盐、姜末翻炒至熟即可。

功效：此菜可温肾补气，养血调经，对于因肾阳虚衰、宫寒而可能引起的不孕有较好的防治效果。

小提示：虾忌与含有鞣酸的水果同吃，如葡萄、石榴、山楂、柿子等，否则会降低蛋白质的营养价值，还可能引起人体不适，出现呕吐、头晕、恶心和腹痛腹泻等症状。

◆ 生地莲藕猪骨汤

原料：猪脊骨500克，莲藕500克，生地100克，红枣（去核）10枚，盐适量

做法：1.生地、莲藕、红枣洗净；猪脊骨洗净，斩成小块。

2.锅内放适量清水煮开，将所有准备好的材料放

入，大火再次煮开，改小火煲3小时，加盐调味即可。

功效：此汤可养血和血、润色美肤，对于血虚血燥、面色无华或面色暗淡有较好的防治效果。

小提示：如果备孕期间贫血严重，宜用熟地代替生地；若感冒未愈，则应慎用本汤。

●● 排毒清瘀食谱

◆葱姜炒螃蟹

原料：螃蟹500克，大葱150克，姜25克，大蒜（白皮）5克，料酒1大匙（约15克），酱油10克，淀粉1小匙（约5克），猪油（炼制）75克，盐5克，鸡精5克，白糖、胡椒粉、香油各少许

做法：1.把螃蟹腹部朝上，用刀沿脐甲的中线剁开，揭去蟹盖，刮掉鳃，洗净。

2.剁去蟹螯，每个螯都切成2段，再用刀拍碎蟹壳，然后将每个半蟹身再各切为4块，每块各带1爪，待用。

3.葱、姜洗净，葱切段，姜切丝，蒜剁泥，淀粉加水调成水淀粉。

4.炒锅用大火烧热，下猪油适量，烧至六成热，下葱段翻炒片刻，加姜丝、蒜泥炒香，下蟹块炒匀。

5.加盖略烧，至锅内水分将干时，下猪油10克，调入香油、胡椒粉、盐、鸡精、白糖、酱油炒匀，用水淀粉勾芡便可出锅。

功效：此菜可活血清瘀、杀菌解毒，此外螃蟹和大葱均含有丰富的蛋白质及微量元素，对身体有很好的滋补作用。

◆海带豆腐汤

原料：海带20克，豆腐100克，五花肉50克，葱、姜、高汤、大酱、料酒、鸡精各适量

做法：1.海带洗净，放在清水中泡发，捞出，切成粗丝；豆腐洗净，切成3厘米见方的块；五花肉刮洗干净，切成片；葱洗净，切成末；姜洗净。

2.锅内放入适量植物油，烧热，放入五花肉片、姜片，中火煸至肉片两面微黄，盛起。

3.在煸过五花肉的锅内放入豆腐，煸至豆腐四面呈黄色，注入适量高汤，放入海带丝、五花肉片，调入大酱、料酒、鸡精，大火烧开，转小火，炖至熟，起锅前撒上葱末即可。

功效：豆腐性平味甘，具有清热润肺、养胃、解毒、止汗等功效，海带能清除多余胆固醇，也能阻止人体吸收铅、镉等重金属，排出体内放射性元素，豆腐与海带的搭配还能避免碘流失。

小提示：海带尽量用清水泡6小时左右，这样口感会好一些。

●● 固肾益精食谱

◆山药汤

原料：山药300克，白糖50克

做法：1.将山药去皮，洗净，切成块。

2.锅内加适量清水，用大火烧开，将山药块倒入锅内煮熟，然后捞出入凉水浸泡。

3.白糖加适量清水入锅烧沸溶化，然后凉凉。

4.把山药块沥干放入碗中，淋入冷白糖汁即可。

功效：山药能补肾气，强身体，补气益精，非常适合准爸爸食用。

◆海鲜粥

原料：大米100克，虾仁50克，鲑鱼肉50克，牡蛎50克，乌鱼50克，姜丝、盐、料酒、胡椒粉各适量

做法：1.大米淘洗干净，加清水熬煮成粥。

2.虾仁洗净，剔去肠泥；乌鱼洗净，切十字花；鲑鱼、牡蛎洗净，去杂质。

3.待粥煮烂后，加入虾仁、乌鱼、鲑鱼、牡蛎及姜丝，接着煮沸，以盐、料酒、胡椒粉调味即可。

功效：此粥可提高精子的质量和活性。

03 健康准备：
减少孕期的疾病困扰

●● 最佳受孕年龄

中国女性最佳受孕年龄为24~29岁

研究表明，中国女性最佳受孕年龄为24~29岁，准妈妈生理与心理均趋成熟，精力充沛，最适合怀孕和抚育婴儿，可避免胎儿发育不良、妊娠并发症及流产、死胎或畸胎的发生。年龄过小（20岁以下），身体发育还没有完全成熟，此时受孕，会增加早产、难产及畸形儿的发生率；年龄过大（35岁以上），卵子老化、产道肌肉弹性不足，此时受孕，先天愚型儿发生率会明显升高，同时也更容易发生难产。

高龄准妈妈对孩子的影响比高龄准爸爸要大

通常，女性的卵子处于不断消耗的状态，出生时初级卵母细胞约200万个，到青春期退化剩约30万个，每个月经周期会排出1~2个，从月经初潮到停经约排出400个卵子，所以女性年纪愈大，卵子愈老化，卵子的质量就愈不好，易造成胎儿异常。

而男性精子是重复制造的，相较之下，高龄准爸爸影响胎儿染色体异常的概率比高龄准妈妈要小很多。

数据解读

35岁以上在医学上被定义为高龄孕妇

现今医学理论定义：超过35岁的孕妇就是"高龄孕妇"，要以高危妊娠对待。高龄生育事实上对母亲本人和孩子都有一定危险，因此不提倡高龄生育。

●● 最佳怀孕季节

怀孕的最好月份在7、8、9三个月，因为在这段时间内怀孕正是夏末秋初，水果蔬菜较丰富，有利于孕妇摄取营养。而刚好到次年的4~6月分娩，正好是春末夏初，气候温和，有利于产妇度过产褥期。此外，在这个季节里，衣着单薄，便于哺乳和给新生儿洗澡、晒太阳。婴儿6个月后，需要添加辅食时，又能避开肠道传染病的流行高峰期。

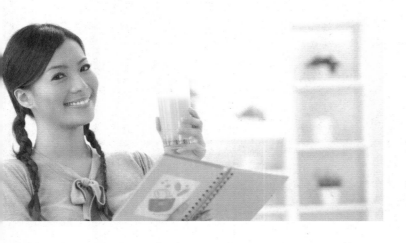

温馨提示

完整孕育可降低某些妇科常见病的发病率

一般来说，未生育的女性发生子宫肌瘤、子宫内膜异位症等女性疾病的概率高于已生育过的女性。我们建议适龄夫妇最好能生育一个孩子。

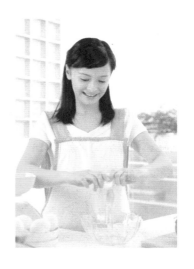

●●● 制订一个简略的怀孕计划

为了让自己的身体以最佳的状态迎接新生命，准妈妈需要在确定计划受孕日期后为自己制订一个怀孕计划，然后一一实行，直至怀孕。

时间	事件	建议与备注
孕前1年	定下怀孕的大致时间	一年中的7月上旬至9月上旬受孕最好，此时果蔬丰富，次年分娩期的气候也适宜坐月子。当然也有专家认为，一年四季中哪个月怀孕都可以
孕前11个月	注射乙肝疫苗	如果准妈妈不确定自身是否有抗体，可先做抗体检测，再决定是否接种疫苗
孕前8个月	注射风疹疫苗	如果接种后就立刻发现怀孕，应立即请医生进行严密的检查，看是否会对胎儿造成伤害，以确保没有问题。最好在接种后体内产生了抗体再怀孕
孕前 7～6个月	做一次全面的身体检查	准爸爸准妈妈可以去医院做相应的男科和妇科检查
	看牙医，治牙病	孕前应将牙病彻底治愈。若经牙医检查确定牙齿没有问题，则只需在孕前洁牙就可以了
	调养身体，改变不良的生活习惯	戒除一些不良的饮食和生活习惯，如吸烟、喝酒、喝咖啡、可乐或晚睡晚起等
	停服某些有致畸作用的药物	如果准妈妈患有慢性疾病，长期服用某种药物，需要咨询医生药物是否可继续服用，是否需换药或提前停药
	停服避孕药	如果服药期间意外受孕，应及早去医院咨询医生，看是否有必要中止妊娠，以防生育畸形宝宝
孕前6～4个月	测量基础体温，确定排卵期	至少需要综合3个月的体温测量表才能确定得出自己的排卵期
	开始补充叶酸	每天服用叶酸片0.4毫克及孕妇用复合维生素
孕前1个月	放松心情	准妈妈和准爸爸都应尽可能地放松心情，不要出差、加班或者熬夜，也不要焦虑不安、紧张或担忧，如有心理问题应及时就医

●● 做全面孕前体检（孕前6个月）

现在结婚不用强制做婚检了，可是孕前的体检却必不可少。计划怀孕的准爸妈，最好在孕前6个月去医院做一次专门为怀孕而设置的体检，并根据体检结果调整自身的健康状态。

准妈妈的孕前体检项目

◎ 生殖系统

方法：白带常规、彩色B超

目的：通过白带常规筛查滴虫、霉菌、支原体、衣原体感染阴道炎症，以及淋病、梅毒等性传播疾病。如患有性传播疾病，最好先彻底治疗，然后再怀孕，否则会有流产、早产等危险；通过彩色B超检查是否有子宫肌瘤、卵巢肿瘤、子宫内膜异位等妇科病，这些都是引起宫外孕的重要因素。

参考价格：彩色B超60元左右，衣原体和支原体检查150元左右。

◎ 优生四项

方法：静脉抽血

目的：检查风疹、弓形虫、巨细胞病毒和单纯疱疹病毒。因为怀孕后一旦感染风疹病毒，特别是怀孕头三个月，会引起流产和胎儿畸形。

参考价格：全套240元左右。

◎ 肝功能及乙肝五项

方法：静脉抽血

目的：肝功能包括谷丙转氨酶、谷草转氨酶等项目，如有异常应及早查找原因并治疗。乙肝五项可以检查准妈妈是否患有肝炎或携带乙肝病毒。如果处于肝炎活动期，需先行治疗，如果准妈妈是乙肝病毒携带者要咨询医师，尽量避免肝炎病毒母婴传播。

参考价格：肝功及乙肝五项是两种检查，大致在60元左右。

◎ 尿常规

方法：尿液检查

目的：检查准妈妈的肾脏功能，有助于肾脏疾患的早期诊断。

参考价格：10元左右。

◎ 口腔检查

方法：看牙医

目的：检查牙齿是否健康，健康的话只需洗牙就可以了，不健康要及早治好，该修补的修补，该拔掉的拔掉。

参考价格：100～1 000元，与准妈妈牙齿的健康状况有关。

◎ ABO溶血

方法：静脉抽血

目的：女性血型为O型，丈夫为A型、B型，或者有不明原因的流产史的夫妇，应该做血型和ABO溶血滴度检查，以避免宝宝发生溶血症。

参考价格：25元左右。

◎ 妇科内分泌

方法：静脉抽血

目的：诊断月经不调等卵巢疾病，为受孕和孕期做好健康准备。

参考价格：300元左右。

◎ 染色体

方法：静脉抽血

目的：检查遗传性疾病，不是必做项目，但是有遗传病家族史的夫妇必须做这项检查，避免遗传性疾病遗传给下一代。

参考价格：110元左右。

准爸爸的孕前检查项目

准爸爸的健康决定了宝宝一半的健康，所以准爸爸最好也能在孕前6个月陪同准妈妈一起做体检。不过，跟准妈妈的孕前体检不一样的是，准爸爸孕前检查的重点是精液检查。

◎ 精液检查

方法：采集精液前3～7天不能射精，通过自慰或电动按摩射精的方法获取精液

目的：通过精液检查得知准爸爸精子的数量、活动能力、形态、存活率等，以判断性功能的强弱。同时，可辅助诊断男性生殖系统疾病。

参考价格：每次80～150元。

由于男性精液检查结果的波动范围较大，加上化验方面的差异，因此一般精液检查至少要进行3次以上，每隔1～2周进行一次。

★参考价格受地域及时效影响，具体价格请与当地相关部门确认。

温馨提示

采集精液注意事项

1.采集精液的前3～7天不可射精。

2.采集瓶应洁净、干燥。

3.采集的精液必须是全部精液，不可丢失一部分，并于采集后2小时内送检。转运途中应维持体温状态。

● ● 进行遗传优生咨询

遗传优生咨询是针对有关遗传病的病因、遗传方式、诊断、治疗及预防等问题，由临床医生和遗传学者为患者进行解答，估计患者子女再发风险，并提出建议及指导的一种咨询。

遗传优生咨询的意义

减轻患者身体和精神上的痛苦，减轻患者及亲属的心理压力，帮助患者及亲属正确对待遗传病、了解发病概率，采取正确的预防、治疗措施，降低遗传病的发病率，降低有害基因的频率，及减少有害基因向子代传递的概率。

哪些情况下需要做遗传优生咨询

如果发现具有下列因素之一或更多时，最好在受孕前或怀孕早期去医院进行遗传优生咨询，听取医生的指导或采取必要的措施，防止先天缺陷胎儿的出生：

1.高龄准妈妈；

2.有不良生育史的准妈妈，如生育过先天性畸形、无脑儿、先天愚型以及其他染色体异常患儿等；

3.有反复流产、难孕、不能解释的围产期死亡（主要是多发性先天畸形）史的准妈妈；

4.夫妻一方是染色体平衡易位携带者；

5.有家族性遗传疾病史或夫妻一方患有遗传疾病；

6.备孕期或孕期有可疑致畸病毒感染的孕妇；

7.备孕期或孕期使用过致畸药物，如抗肿瘤药物等的准妈妈；

8.备孕期或孕期有有害物质接触史，如大剂量放射线等的准妈妈；

9.患有慢性疾病如胰岛素依赖性糖尿病、癫痫、甲亢、自身免疫性疾病、心脏病、肾脏病等的准妈妈；

10.产前血筛查高危者，如先天愚型（唐氏综合征）或NTD（神经管缺陷）筛查高危准妈妈。

专家热线

常见疑问解答

去门诊进行遗传优生咨询时，准妈妈一个人去可以吗？

遗传优生咨询时最好是夫妻双方都去门诊进行咨询，一方面能向咨询医师提供全面的信息，以便咨询医师做出最准确的诊断；另一方面咨询过程也是一个有关遗传病的简短教育过程，有助于夫妻双方统一对遗传病的正确认识，并能相互协作，及时决定预防遗传病再发的对策。

总之，凡有不良产史、家族遗传病史、高龄孕妇以及孕早期有感染病史、放射线接触史、有害工作或生活环境接触史、特殊用药史等危及胚胎和胎儿生长发育情况的准妈妈均可到产前诊断门诊进行遗传优生咨询，以保证生育一个健康、聪明的宝宝。

●●● 考虑TORCH筛选

TORCH筛选的意义

TORCH是指一组病原体，包括弓形虫、乙型肝炎病毒、HIV病毒、梅毒螺旋体、风疹病毒、巨细胞病毒、单纯疱疹病毒等。它们是易导致先天性宫内感染及围产期感染从而引起围产儿畸形的病原微生物，也称优生四项。当准妈妈被其中任何一种病原体感染后，自身症状轻微，甚至无症状，但可垂直传播给胎儿，造成宫内感染，导致胚胎停止发育、流产、死胎、早产、先天畸形等，甚至影响出生后宝宝的智力发育，造成终身后遗症。

孕前通过抽血进行TORCH的检测，就是要了解准妈妈在怀孕前对这几种病毒的免疫状况，同时根据检测结果来估算怀孕后胎儿可能发生宫内感染乃至畸形、发育异常的风险，从而指导孕前准妈妈怀孕的时间及注意事项，最大限度保障生育一个健康的宝宝。

看懂TORCH血清学检测报告单

TORCH筛选包括IgM与IgG两种抗体，IgM表示近1～3月感染TORCH的情况，IgG表示既往感染TORCH的情况。

1.IgM阴性，IgG阳性：IgM阴性表示准妈妈近期没有感染此病原体，可以怀孕；IgG阳性表示准妈妈曾经感染过这种病毒，或接种过疫苗，并且已产生免疫力，胎儿感染的可能性很小。

2.IgM阴性，IgG阴性：IgM阴性表示准妈妈没有感染此病毒，可以怀孕；IgG阴性则表示准妈妈以前也没感染过此病毒，所以身体内没有抗体，属易感人群，孕期最好重复IgG检查，观察IgG是否转阳。

3.IgM阳性，IgG阳性：表示准妈妈可能为原发性感染或再感染。可借IgG亲和实验加以鉴别，以确定是否适宜怀孕。

4.IgM阳性，IgG阴性：表示准妈妈近期感染过，或为急性感染；也可能是其他干扰因素造成的IgM假阳性。建议暂不怀孕，2周后复查。

温馨提示　TORCH筛选对身体无害

TORCH筛选是通过检查静脉血来实现的，对身体没有损害。和普通的抽血一样，空腹即可，不需要做其他准备，以平常心对待即可。

●●● 这些疾病最好在孕前治愈

良种只有在肥沃的土壤上才能茁壮成长，想要生育一个健康、聪明的宝宝，准妈妈一定要有一个好的身体。有些疾病会影响怀孕的过程和结果，为了慎重起见，如果患有一些不宜怀孕的疾病，应积极治疗，待康复后再受孕。

贫血

贫血是一种女性常见病，严重贫血不仅会给准妈妈带来痛苦，而且会对胎儿发育造成不利。

建议准妈妈在孕前就做好防治贫血的措施，如果属于缺铁性贫血，可以采用食疗的方法来减轻症状，如仍未好转，应在医生指导下服用铁剂，待贫血基本被纠正之后，方可怀孕。

推荐食疗食物：豆制品、猪肝、芝麻酱、海带、木耳等。

高血压

高血压患者怀孕后容易出现妊娠期高血压综合征，患有慢性高血压的准妈妈在怀孕后期可能很难控制血压的急剧变化，会使胎儿营养供应受到影响，易发生胎盘早剥。

如果孕前患有高血压，应按医生嘱咐进行合理治疗，把血压控制在允许的水平，自觉症状基本消失后再怀孕，孕后应更加注意孕期检查，经常测量血压，并提防妊娠期高血压综合征的发生。

饮食起居建议：采取多吃含蛋白质高的食物，少吃较咸食物的方式，此外，平时应避免疲劳过度、睡眠不足、精神压抑等不利因素的出现。

肾脏病

患有严重的肾脏病不宜怀孕，否则容易出现妊娠期高血压综合征，而且往往比较严重，易出现早产、流产等现象。

症状较轻且肾功能正常的准妈妈，经医生允许可以怀孕，但要经过合理治疗，必须把水肿、蛋白尿和高血压等主要症状控制住，怀孕后也应警惕妊娠期高血压综合征的发生，多听取医生的建议。

肝脏病

怀孕后肝脏的负担增加，如果患有肝病，会使病情加重，而且还容易出现妊娠期高血压综合征，因此，应在肝脏疾病治疗好转之后再考虑怀孕，而且孕期一定要加强监护。目前对肝脏病的

治疗，方法比较多，效果也很好，一般都可以把病情控制住。

饮食起居建议：坚持高蛋白饮食和充分休息。

糖尿病

糖尿病患者如果怀孕，病情往往变化很大，一般情况下，怀孕会加重糖尿病的病情，而且危害胎儿，如果治疗不及时或发生其他感染，很容易出现酮症酸中毒，发生危险。

糖尿病患者的病情程度不同，可能出现的情况也不相同，如轻型糖尿病，不用胰岛素就可以控制血糖，体质也好，可以在正确治疗控制好尿糖和血糖的情况下受孕，孕后要注意加强产前检查和自我保健。糖尿病患者孕前及孕期都应与内分泌医生保持联系。

饮食起居建议：孕期饮食控制要比孕前更严格，并要取得医生的指导。

心脏病

所有患心脏病的女性都必须经医生允许方可受孕，因为心脏病患者在孕晚期很容易因心脏负荷过重而心力衰竭。

心脏病患者在怀孕后可能需要应用一些药物，甚至必须住院接受治疗和监测病情，不可大意，整个孕期均应取得医生的指导。

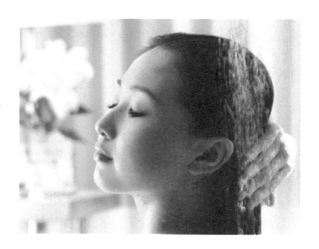

饮食起居建议： 孕期要注意休息，每日至少保证有10小时的卧床休息和睡眠，并要注意防止情绪过度激动。孕晚期要吃得清淡些，并预防贫血和感冒。

阴道炎

阴道炎患者怀孕后由于激素水平变化等原因，往往出现病情加重。而且若孕妇自然生产，新生儿有被感染危险。如果患有阴道炎，应抓紧治疗，一般只需10余天就可以治愈，治愈之后一般不会影响到胎儿。

结核病

结核病患者在未治愈之前不应当怀孕，否则会传染给胎儿，并有导致早产、流产的危险。

结核病的治愈率很高，但经过药物治疗后，还应定期进行健康检查，确认已经完全治愈后，才能考虑怀孕。

急性传染病

如果夫妻一方或双方患有急性传染病，如流感、风疹、传染性肝炎、活动性肺结核、病毒性脑炎、伤寒、麻疹等时，暂不宜受孕，否则容易造成胎儿畸形，应先治愈。

温馨提示　全面体检是预防带病怀孕的最好办法

要预防带病怀孕，最好的办法就是在实施孕产计划之前，去医院做一个全面的体检，因此孕前体检这一关是一定不能省略的环节。

●● 了解孕前常见疾病对怀孕的影响

阴道炎

影响： 如果怀孕前患有阴道炎，会降低精子的活动能力与成活率，导致难以怀孕。如果孕前治疗得不彻底，孕期病情可能加重，经阴道分娩可能会导致胎儿受到病菌的感染。

对策： 孕前一旦发现自己有白带多、外阴瘙痒的症状，就要立即到正规医院进行治疗，治疗的时间通常需要1～3个月。另外，夫妻任何一方患病都要共同治疗，而且在治疗期间避免性交。

宫颈炎

影响： 由于宫颈是精子进入子宫的唯一通道，如果患了宫颈炎，宫颈内的黏液黏度就会发生改变，可能导致精子很难进入子宫，难以受孕。

对策： 宫颈炎的治疗主要采取局部治疗，常用的方法有上药、激光、冷冻等，治疗时间1～3个月。

盆腔炎

影响： 盆腔感染后常常会有小腹隐痛、腰痛、白带多等症状。急性发作的时候，肚子会剧烈疼痛，还会引起发烧。孕前患有慢性盆腔炎，长时间不愈很容易造成输卵管粘连，变得狭小甚至闭塞，这样就使得精子或者受精卵无法顺利到达子宫腔着床。卵巢功能受到损害以后，会造成月经失调，导致不孕。

对策： 平时生活中要注意卫生，避免生殖器官发生感染。如果有小腹痛、腰痛这些症状要及早去医院检查、治疗。治疗多采用口服消炎药、

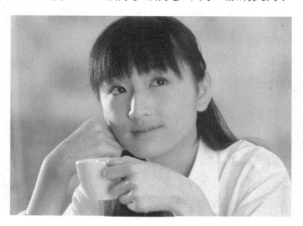

中成药以及理疗的方法。治疗期间要注意加强营养，多运动，以提高身体的免疫力。

牙周炎

影响：牙周炎在孕期通常会加重，而孕期又不能随意用药，会使准妈妈疼痛难忍。而且，牙周的细菌能够产生很多的毒素，使得淋巴细胞等产生众多的炎性因子，进入准妈妈的血液循环，甚至能够进入胎盘，致使准妈妈在孕晚期出现更快更强烈的阵痛，从而导致胎儿早产。

对策：孕前要去医院做一个全面的牙周检查和诊断。如果检查出患有牙周疾病要及时治疗。平时要注意牙周的保健，做到饭后漱口、睡前刷牙，并且要掌握正确的刷牙方法，以彻底清除残留在口腔中的食物残渣。

●● 如果需要，可以提前接种疫苗

针对某些传染疾病，最直接、最有效的办法就是接种疫苗，但目前我国还没有专为准备怀孕的女性设计的免疫计划，因此，如果有必要的话，最好于孕前在医生的指导下接种相关疫苗。

风疹疫苗和乙肝疫苗需要在孕前注射

在所有的疫苗种类中，只有乙肝疫苗和风疹疫苗需要在怀孕前注射，建议备孕准妈妈最好接种，因为一旦感染上这两种疾病，病毒会垂直传播给胎儿，造成严重的后果。

◎ 风疹疫苗

如果准妈妈感染上风疹，有25%的概率出现先兆流产、胎死宫内等严重后果，医生很可能会建议你做人工流产。避免这种意外的最好方法就是孕前接种风疹疫苗。

接种时间：至少在孕前3个月。

接种效果：有效率在98%左右，可以达到终身免疫。

◎ 乙肝疫苗

我国是乙型肝炎高发地区，母婴垂直传播是乙型肝炎重要传播途径之一，一旦准妈妈将病毒传染给孩子，孩子有85%～90%的概率发展成乙肝病毒携带者，所以要及早预防。

接种时间：至少应该在孕前9个月进行注射。

接种效果：免疫率可达95%以上，免疫有效期在7年以上，如果有必要，可在注射疫苗后5～6年时加强注射一次。

注意：接种风疹疫苗和乙肝疫苗前，一定要先确认被接种人没有感染风疹和乙肝病毒。

流感疫苗一般不需要孕前注射

对于一般正常体质的人，不主张打流感疫苗，因为流感病毒变种快，打了流感疫苗也不一定百分百起到预防流感的作用。另外，额外注射流感疫苗可能因个体差异等原因，出现发烧等情况，更徒增不必要的担心。

如果准妈妈的抵抗力非常弱，平时特别容易感染流感，而备孕期间又正逢流感流行，则建议在医生指导下注射流感疫苗。

狂犬疫苗、破伤风疫苗怀孕后也能接种

有的疫苗不必一定在孕前接种，在孕期有突发情况时，也可以接种，这样的疫苗包括狂犬病疫苗和破伤风疫苗，出现被狗咬伤和被利器割伤的情况时，一定要注射相应的病原体免疫球蛋白，这种疫苗是死疫苗，不能在机体内生长繁殖，注射一次引起机体免疫时间短，不会影响胎儿发育。

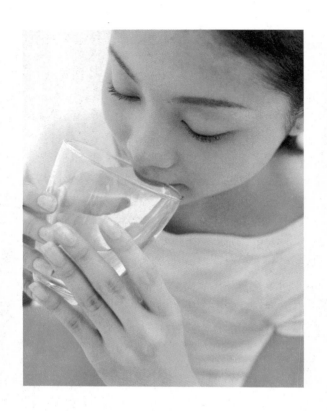

专家热线
常见疑问解答

Q 孕前将所有疫苗都接种了，孕期会更安全吗？

A 这种方法不可取，具体疫苗应该具体对待，并非越多越好，而且每个人的实际需要是不一样的，如果不考虑自身情况而都接种的话，很可能会得不偿失。另外，卡介苗、麻疹疫苗、白喉百日咳疫苗、乙脑疫苗等一般在出生之后已经注射，即使是孕前也无须再注射了。

●● 少喝咖啡，戒除烟酒

咖啡影响受孕

咖啡中含有丰富的咖啡因，咖啡因摄入过量会使女性体内的雌激素水平下降，影响卵巢的排卵功能，从而降低准妈妈的受孕机会。喜欢喝咖啡的育龄期女性，可参考美国饮食协会的建议：咖啡因一天摄入量不超过300mg，即一天喝1～2杯咖啡就够了。

戒烟戒酒

香烟里的有害物质可以通过吸烟者的血液循环进入生殖系统，可以使精子、卵子发生异变，增加流产、死胎和早产的发生率，或者使宝宝出现形态功能等方面的缺陷。因此，为了宝宝的健康，准爸爸、准妈妈最好尽早（提前1年）戒烟。

研究表明，准爸爸大量饮葡萄酒、啤酒或者烈酒，会减少睾丸激素含量和精子数量；准妈妈长期大量饮酒则可能导致胎儿唇裂、腭裂、智力低下等。建议嗜酒的准爸爸准妈妈从孕前10个月起开始戒酒。喝酒并不多的人，也应在怀孕前1个月内禁酒，即使啤酒或其他低度酒也要避免，可偶尔喝一小杯优质的葡萄酒。

◎ ● 开始谨慎用药

孕前谨慎用药的重要性

对于准妈妈来说：由于一些药在人体内停留和发生作用的时间比较长，如果在孕前3个月内服用了某些药物，可能会对胎儿产生不良影响，严重的需终止怀孕。另外，由于怀孕早期，准妈妈的身体变化不明显，也没有早孕反应出现，因此很容易在不知道怀孕的情况下服用了某些标有"孕妇禁用"的药物，可能导致流产或伤害非常脆弱的胎儿。

一般情况下，准妈妈在停服药物20天后受孕，对胎儿的影响较小，比较安全。但由于各种药物的药理作用不同，所以不能一概而论。

对于准爸爸来说：很多药物对男性的生殖功能和精子质量会产生不良影响，如抗组胺药、抗癌药、咖啡因、吗啡、类固醇、利尿药、壮阳药物等。这些药物不仅可致新生儿缺陷，还可导致婴儿发育迟缓、行为异常等。因此，在怀孕前的2～3个月，准爸爸用药一定要小心，可能的话，最好停用一切药物。

温馨提示 长期服药的准爸爸、准妈妈需咨询医生

如果患有慢性疾病，长期服用某种药物，停药前需要征得医生的同意，并由医生确定安全受孕的时间。

孕前禁用或慎用的药物

1.吗啡、氯丙嗪、红霉素、利福平、解热止痛药、环丙沙星、酮康唑、安眠药等准爸爸、准妈妈都要避免服用。

2.准妈妈若长期口服避孕药，应在停药6个月后再怀孕。

3.激素、某些抗生素、止吐药、抗癌药会对女性生殖细胞产生影响，准妈妈不要服用。

专家热线
常见疑问解答

Q 服药期间意外怀孕怎么办？

如果在服药期间意外怀孕，准妈妈可以将服用药物的名称、数量、时间等情况详细地告诉医生。然后由医生根据药物的特性、用药量、疗程的长短及用药时胚胎发育的情况等来综合分析，并决定是否有必要终止怀孕。

◎ ● 调整体重到正常范围

无论准妈妈还是准爸爸，孕前太胖和太瘦都是不利于怀孕的。对准妈妈来说，太瘦会影响受孕；太胖也会影响受孕，且会增加孕期患妊娠期高血压综合征、妊娠糖尿病的概率。对准爸爸来说，身体过胖或过瘦都会影响精子的质量。因此，准备怀孕的准爸爸、准妈妈，应积极将体重调整到标准范围内。

体重的正常范围值

标准体重可以BMI值为标准。BMI值是一种测量身体的体脂肪率的计算公式，公式是以身高和体重为计算基础的。

BMI值（孕前体重）=体重（千克）÷身高²（米）

如果BMI小于20，说明准妈妈偏瘦，需补充营养；

如果BMI在20和24.9之间，说明准妈妈的体重在正常范围内，只需注意均衡饮食即可；

如果BMI大于等于25，说明准妈妈体重有些超重，需将体重减至标准范围内；

如果BMI大于等于30，说明准妈妈体重过重，要尽快减肥。

举例说明：比如体重为50千克，身高1.6米，那么，BMI值=50÷1.6²，结果为19.5。BMI值小于20，可判断为偏瘦。

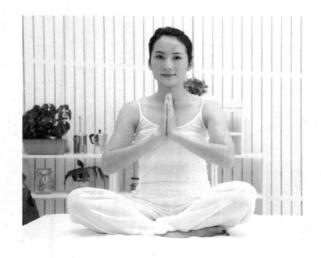

备孕期间如何减重

1.早餐吃饱，不吃油炸、高热量食品；午餐吃七分饱；晚餐尽量少吃。也可少食多餐。吃饭时要细嚼慢咽，延长进食时间，以增加饱腹感。平时习惯吃零食的准妈妈，应尽量选择在两餐中间进食零食，且不吃垃圾食品、不吃高脂肪甜点，以选择新鲜的水果或蔬菜为宜。

2.加强锻炼，以中等或低强度运动为宜，如每天爬楼梯20层，晚上原地跑步半小时或外出散步，以及周末进行户外活动，爬山、游泳、打球等，但不要过于疲劳。

备孕期间如何增重

1.三餐不可少，且要营养均衡，食材品种及颜色越多样越好。三餐间要加2~3次点心，选择高蛋白及高营养素的食物，如优酪乳、三明治、卤蛋、豆浆、馄饨、水果等。多喝排骨汤、鱼骨汤或鸡汤，以增加热量及营养素的摄取。

2.选用慢跑、打乒乓球、游泳、俯卧撑等小型运动体育项目，使体重稳步增长。

3.不管是身体还是心理都需要充分休息，晚上最好在10：30左右睡觉，早上7：30左右起床。不要熬夜或加班，也不要焦虑不安，保持健康乐观的心态。

●● 保持良好的运动习惯，让身体更强壮

准备怀孕的准妈妈和准爸爸，可以在计划怀孕前的3个月制订健身计划，加强运动，让身体更强壮。

孕前运动应该怎样安排

运动方式：运动要以舒缓的有氧运动为主。常见的有氧运动项目有：步行、快走、慢跑、滑冰、游泳、骑自行车、打太极拳、跳健身舞、跳绳、做韵律操等。

运动量：建议每周至少锻炼3次、每次30分钟，保持这种运动强度就可以调动体内抗氧化酶的积极性，起到增强体力的作用。

孕前做运动要注意的几个问题

1.注意补充水分。运动过程中会使水分不断地流失，准妈妈最好每隔15~20分钟注意补充一些水分，不要等有口渴感觉后再补水。

2.注意运动强度。孕前运动以运动后不会过于劳累为主。要做到量力而行，特别是做瑜伽时不要过分追求动作的标准度，以免伤害肌肉和韧带。

如果准妈妈平时缺乏锻炼，或者身体素质较弱，要避免突然进行高强度的体能锻炼，造成体力不支而出现头疼、头晕的现象。可以循序渐进，慢慢增加运动量和强度。

温馨提示

职场准爸爸、准妈妈的锻炼方式

如果平时工作繁忙，没有时间运动，要抓住一切可以运动的机会。比如睡前的轻松运动，起床前在床上做些运动，上下班的途中多走路等。

04 知识准备：
了解一些受孕常识

●● 生男生女的决定因素

你想要男孩还是女孩？究竟是谁决定又怎么决定的呢？现在我们一起来解开生男生女之谜吧。

正常人有23对染色体，其中22对为常染色体，男女都一样；还有1对是性染色体，男女不同，女性是 2 条X染色体，而男性只有 1 条X染色体，另一条是Y染色体。在46条染色体上具有很多种基因，每个基因都带有遗传信息。染色体通过一系列活动将遗传信息准确无误地传给后代。

生殖细胞（精子和卵子）要经过减数分裂，使原来的23对染色体减少一半，变成23条。当精子与卵子结合成受精卵时，精细胞核中的每一条染色体与卵细胞核中相应的染色体一一配对，使受精卵的染色体数恢复至23对。每对染色体中的一条来自父亲，另一条来自母亲，因此形成的新生命就具有父母双方的遗传信息。女性只产生一种类型的卵子（X），而男性产生两种类型的精子

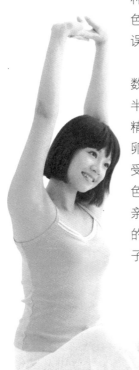

（X、Y），因此受精时会出现以下两种情况：

卵子与带X染色体的精子结合，产生XX型受精卵，发育成女性。

卵子与带Y染色体的精子结合，产生XY型受精卵，发育成男性。

因此，性别是在受孕的瞬间，由父亲精子的类型决定的。

●● 停服避孕药，改换避孕方式

停服避孕药6个月后再考虑怀孕

如果常年服用避孕药，从优生的角度考虑，最好停药6个月后再怀孕，给身体足够的时间将药物成分彻底代谢出体外，同时恢复卵巢功能和子宫内膜的周期，给受精卵成长提供良好的条件。

避孕药不能突然停服

如果一直服用避孕药，在决定怀孕后不能随意中断，最好是先把当月剩下的避孕药服完，这样可以避免出现阴道不规则出血。

采用安全的避孕方式过渡

在停服避孕药后，并不是就不需要避孕了，在孕前的准备阶段，不妨选择避孕套等不会损害精子和卵子的质量，并且可靠性也很高的方式作为过渡。

温馨提示
停服避孕药后要尽量停用其他药物

在停服避孕药后，如果有可能的话，要尽量停用一切不必要的药物，以免药物中所含的致畸成分影响受孕，让身体恢复到最佳状态，给孩子一个更健康的生长环境。

●● 避开黑色受孕期

所谓"黑色"受孕期，是指精子和卵子在人体不良的生理状态下或不良的自然环境下相遇，形成受精卵。这样的受精卵容易受到各种干扰，质量受到影响。

避免在夫妻双方心情不佳时受孕

夫妻如果在双方或者一方身体疲倦、心情不佳时同房受孕，会影响到精子或者卵子的活力，不利于形成优良的受精卵，还会影响到受精卵的着床以及生长，出现胎萎、流产的不良后果，还会对胎儿脑神经的发育造成不良影响。

相反，如果夫妻双方身体充满活力、心情愉悦，这时候同房受孕，内分泌系统就会分泌出大量对健康有利的酶、激素等，使得夫妻双方的体力和智力都处在最佳状态中，很容易形成优良的受精卵。

●● 坚持测量3个月经周期的基础体温

测量基础体温的作用

我们都知道，在排卵期性交更容易受孕，但是怎样才能准确地知道自己的排卵日期呢？其中，能够自己监测的最准确的方法就是测量基础体温了。

基础体温与排卵的关系

正常育龄女性的基础体温会随着月经周期而发生变化，这种体温变化与排卵有关。正常情况下，女性在排卵前的基础体温较低，排卵后上升0.3℃～0.5℃并维持12～16天，在月经来潮前1～2天或月经来潮第1天体温降至排卵前的水平。下一个月经周期的基础体温又会重复上述这种变化。

把每天测量到的基础体温记录在一张体温记录单上，并连成曲线，就可以看出月经前半期体温较低，月经后半期体温上升。基础体温从低转到高，表示已进入排卵期。由于卵子排出后可存活1～2天；精子在女性生殖道里可存活2～3天。因此，在排卵前2～3天和排卵后1～2天性交（也就是基础体温上升的前后2～3天）最易受孕。

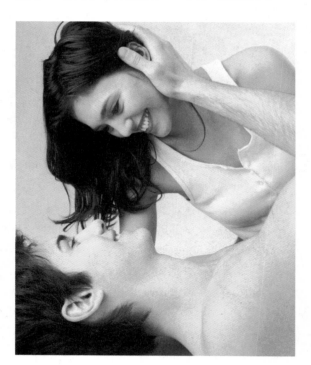

知识链接
什么是基础体温

基础体温是指人体经过6～8小时的睡眠后醒来，尚未进行任何活动（包括运动、饮食、情绪变化等可以改变体温的行为）之前所测得的体温。

怎样正确地测量基础体温

一个完整的基础体温测试时段是从月经来潮的第一天开始，一直测量到下一个月经周期。测量基础体温的方法虽然简单，但要求严格，还需要长期坚持，一般至少需要连续测量3个月经周期才能较准确地知道自己的排卵日期。

◎ 测量方法：

1.准备一支体温计和一张记录基础体温的记录单（如没有这种记录单，也可用一张小方格纸代替）。

2.从月经期开始，于每日清晨起床前，在不说话和不做任何活动的情况下测量体温，然后把测得的体温度数记录在体温记录单上。

温馨提示

提前准备好体温计

为了提高测量基础体温的正确性，应在每晚临睡前把体温计上的水银柱甩到35℃以下，并把它放在床头柜上或枕头边，以便使用时随手可取，因为起床拿体温计，会使基础体温升高，影响测量的准确度。

● ● 这些排卵信号你发现了吗

除了通过基础体温测量法推算出排卵日外，准妈妈还可以通过观察以下几种身体的变化来感知排卵日的来临。

下腹疼痛

一般情况下，排卵时不会有不适的感觉，如果准妈妈的身体较为敏感，就会感到下腹部，尤其是右侧下腹部隐隐作痛，这种痛感的持续时间因人而异，有的人只有短短几分钟，有的人则可以持续几个小时。发生这种疼痛感觉的时间通常在两次月经中间（也就是排卵期），所以也叫排卵痛，这是排卵的信号。

排卵期出血

有少数女性会在两次月经中间出现阴道少量出血，一般持续半天或几天，有的可伴有轻微腹痛或腰酸，这在医学上称为"排卵期出血"。

排卵期出血是因为卵泡破裂、排卵后雌激素水平下降，不能维持子宫内膜的正常生长而发生内膜突破性出血。准妈妈如果只是偶尔发生一次排卵性出血，且出血量不多，时间也不长，则不必过分担心。但若经常出现且伴随有异常症状（如出血量多、腹痛难忍等），建议去医院进行诊治。

白带拉丝

在一个月经周期中，白带会有所变化。一般在月经结束后的最初几天，白带往往分泌较少，且显得浓浊、黏性大。随着卵泡不断成熟，慢慢进入排卵期，白带会增多，且变得越来越稀薄、清亮。到了两次月经的中间时期，即排卵前1~2天，阴道会变得越来越湿润，白带不仅增多，而且像鸡蛋清一样清澈、透明，能够拉出很长的丝。这样的情况一般会持续3~5天，预示着此时正处于排卵期。排卵期过后，白带会逐渐减少，同时变得黏稠、浓浊，不再能拉丝。

专家热线
常见疑问解答

排卵期出血时可以同房吗？

出血量极少的情况下是可以同房的，且不影响受孕，但要注意性交时的卫生，以免感染。如果准妈妈经常有排卵期出血，且出血量过多，最好暂停同房，并去医院进行诊治。

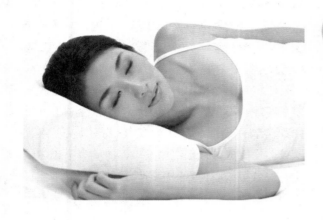

●● 哪些姿势有助于受孕

最易受孕姿势——男上女下

科学证明，做爱时男上女下姿势对受孕最为有利。因为采取这种体位时，男方的阴茎最接近宫颈口，射精时精子自然也能最快最容易地进入子宫。为了达到更好的效果，女方可以两条腿伸直仰向肩部。还可以用枕头把臀部抬高，使子宫颈可以最大限度接触精子。

较易受孕姿势——后入位式和并排侧卧式

后入位：男方从女方后面进入，无论是俯卧，还是跪式，都可以使精液靠近子宫颈，有助于受孕。而且特别适合子宫呈后倾后屈式的女性。

并排侧卧：这种体位可以让人比较放松，从而使性交更和谐。另外，对于较胖或背部有疾的一方来说，也更容易些，也有助于受孕。

提高受孕概率的小窍门

1.准爸爸射精后让准妈妈平躺在床上休息约半小时，这样可以防止精液外流。

2.准爸爸可在射精后帮助准妈妈抬高双腿，如果准妈妈觉得抬高双腿太累，可以采取侧卧的姿势，并把膝盖尽量向胃部弯曲，这样也可以防止精液外流。

●● 孕前如何调整性生活频率

孕前3～1个月，适当降低性生活的频率

建议孕前3～1个月内准爸爸和准妈妈要适当减少性生活的次数，以每周1～2次为宜。因为性生活频率过高，会导致精液量减少和精子密度降低，使精子活动率和生存率下降，不利于以后受孕。

孕前1个月的排卵期前后，增加同房次数

到备孕期的最后1个月，准爸爸、准妈妈都做好受孕的准备了。准爸爸可在准妈妈排卵期之前5～7天养精蓄锐，因为尽管睾丸每天都能产生数亿精子，但一次射精后要5～7天精子才能再度成熟和达到足够的数量。等到排卵日前后的一周内，增加同房的次数，在体力允许的情况下，最好能隔日或三天一次。这样可以在保持精液质量的前提下提高受孕概率。

●● 流产之后再怀孕需要注意什么

再怀孕前要先检查身体

发生流产一定是有原因的，下次怀孕之前，要先到正规医院做详细的孕前检查，查找原因，在医生指导下怀孕。做检查的项目可能会是以下这些：

1.精子检查。早期流产多为精子、卵子异常或者受精卵异常，因此可做精卵检查，但由于卵子检查比较困难，因而可只做精子检查。

2.染色体检查，染色体异常占全部流产的30.5%～54.9%，这种情况在自然流产中尤其常见。

3.准妈妈身体检查，如有无感染，有无内分泌异常（如甲状腺功能亢进或甲状腺功能低下、糖尿病等），有无免疫方面异常（如母体内是否存在特殊的抗体等）。

4.营养检查，有无营养缺乏（如叶酸缺乏），是否过度吸烟或饮酒等。

5.所处环境检查，是否接触铅、汞等有毒物质，是否接触X射线等放射性物质等。

6.生殖器官检查，是否有影响怀孕的病变（如宫颈内口松弛与否）等。

7.血型检查，检查夫妻双方的ABO、Rh血型及有关的抗体等，推测是否可能出现母婴血型不合的问题。

流产后再怀孕需要多长时间

一般来说，流产至少3个月后才能怀孕，一方面这段时间可以使得机体得到充分休息、调养，对受孕怀胎、母子健康以及优孕、优生都大有裨益；另一方面两次怀孕相隔时间长一点能减少因卵子异常而致流产的概率。

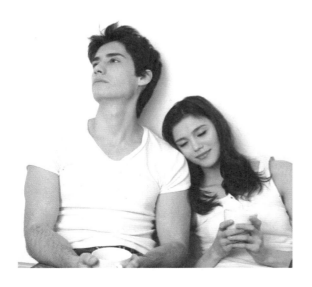

注意调养身体

营养摄入：要注意增加营养，多吃一些鱼类、肉类、蛋类和豆类制品等蛋白质丰富的食物，以及维生素丰富的蔬果，加强机体对疾病的抵抗力，增进受损器官的早日修复。

保证休息：注意休息很重要，应适当减少户外运动，保持良好的心情，不要过于忧心。不仅是孕前要注意休息，即使孕后也应注意休息，特别注意安胎，保证睡眠时间，不能熬夜。

保证月经正常：如果月经不正常或有痛经，一定要到正规医院检查和治疗，先调理好子宫内环境才能决定是否继续怀孕。

温馨提示

流产后再怀孕要及时做B超检查

有过流产经历再次怀孕后，一定要及时做B超检查，看胚胎是否正常。因为流产会增加胎盘前置的概率，此外流产还会伤害到子宫内膜，产后出血概率会加大。

● ● 新婚后不宜马上怀孕

新婚之际，忙于应酬，情绪始终处于亢奋状态，体力消耗加大，内分泌不十分稳定。此外，精子从精原细胞到成熟需要80天时间，卵子从初级卵到成熟卵需要14天时间。而新婚前的忙碌，影响了精卵细胞的形成质量。另外，新婚期亲朋好友前来祝贺相聚，难免吸烟饮酒，而烟酒中的有害物质可直接或间接地损害发育中的生殖细胞。这种受损害的精子和卵子结合，就易产生畸形胎儿，也容易引起流产、早产或死胎。因此，新婚后不宜马上怀孕。

●● 父母的哪些外形特征会遗传给孩子

孩子将来会与父母有许多相似之处，如身材高矮、体型胖瘦、肤色深浅、眼睛大小、鼻子高低……这些都来自于父母的遗传，那么父母的哪些特征会比较容易地出现在孩子身上？下面我们来看一看。

智力：遗传占60%，环境占40%

从胎儿开始，脑细胞发育的第一高峰出现在10～18周，第二高峰出现在宝宝出生后的3～6个月。在第一高峰期注意摄取营养，在第二高峰期注意进行母乳喂养，会使宝宝的智力很好地发育。

天赋：有家族聚集性

无论是父亲还是母亲，在某些方面的天赋都有可能遗传给孩子，使孩子在某些方面的潜力很大。

肤色：遵循"中和"色的自然法则

宝宝的肤色多为准妈妈和准爸爸的肤色"平均"后的肤色，但也有更偏向一方的情况发生。

身高：遗传占70%

决定身高的因素35%来自父亲，35%来自母亲；后天因素只占30%。

胖瘦：有一半可以由人为因素决定

如果父母都较胖，那么子女胖的概率为53%。而如果父母只有一人肥胖，概率便下降到40%。

下腭：显性遗传

如果父母任何一方有突出的大下巴，子女们常毫无例外地长着相似的下巴。

眼睛

形状：眼形、眼睛的大小是遗传自父母的，

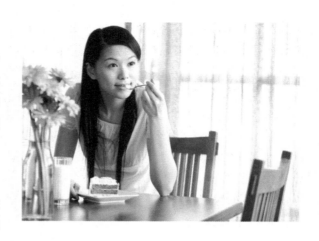

且大眼睛是显性遗传。

双眼皮：双眼皮是显性遗传，只要有一方是双眼皮，孩子就极有可能是双眼皮。

眼球颜色：黑色等深颜色相对于蓝色、绿色等浅颜色而言是显性遗传。

睫毛：长睫毛是显性遗传。

鼻子：遗传可持续至成年

一般来讲，鼻子大、高而鼻孔宽的人呈显性遗传，且遗传基因一直到成年还会发生作用，矮鼻子的人到成年时期有变成高鼻子的可能。

耳朵：大耳朵是显性遗传

父母双方只要一方是大耳朵，那么孩子就极有可能也是一对大耳朵。

寿命：有家族性

如果家族中有长寿的先例，那么孩子长寿的可能性是很大的。

知识链接

青春痘、秃头、双胞胎等特征也有遗传倾向

在父母某些特殊阶段会出现的特征也有很大可能会遗传给子女，比如秃头、青春痘、生育双胞胎等。

05 生活准备：
为孕期做些改变

●● 布置温馨的居家环境

除螨灭蟑，做好清洁大扫除

　　螨虫、蟑螂都是令人讨厌的害虫，对人体都有危害。尤其是蟑螂，不仅携带多种病菌，传播多种疾病，还会使人出现过敏反应，如过敏性哮喘、皮炎等。所以，一定要在怀孕前将它们消灭掉，如果等到怀孕了再来除螨灭蟑，就有点晚了。除了用药剂来除螨灭蟑，再给居室来一个彻底的大扫除也是必不可少的，尤其是桌子、屉子，因为蟑螂喜欢在那里产卵。

整理家中物品

　　1.将可能绊脚的物品重新放置，以免怀孕时被绊倒，也能留出更多空间来。

　　2.整理一下衣柜以及厨房，将经常使用的物品放在准妈妈站立时便于取放的地方。

　　3.将家里的晒衣架或者晒衣绳适当调低，方便怀孕时晾衣服。

　　4.在卫生间以及别的容易滑倒的地方放上防滑垫，在马桶附近安装扶手，方便怀孕时动作变笨拙的准妈妈坐下并站起来。

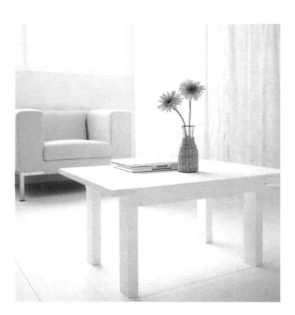

●● 如果你养了宠物，请暂时离开它

准妈妈为什么要远离宠物

　　宠物的确能给生活带来很多乐趣，但是在与宠物的亲密接触中，人体很有可能会感染上一种叫做弓形虫的寄生虫。一旦准妈妈感染上，很容易导致胎儿发育畸形或智力低下。所以，在准备要下一代时，不如暂时将宠物交给其他人去养，或者将宠物送人。

哪些动物会传染弓形虫病

几乎所有的哺乳动物与鸟类都携带有弓形虫，其中又以猫最为突出。研究发现，猫与其他猫科动物是弓形虫的终宿主。当人在和小动物嬉闹时，身体的部位被小动物舔到就有可能会被传染。除与小动物接触会被传染外，接触动物的粪便也会被传染。弓形虫卵囊会随着动物的粪便被排出体外，干燥后形成只有通过显微镜才看得见的"气溶胶"随风飘散，可经由呼吸道进入人体，之后通过血液播散到全身，使人感染上弓形虫病。

什么是弓形虫？

弓形虫是一种肉眼看不见的小原虫，体形比细菌稍大，粗2~3微米，长5~6微米，因为形似月牙而得名。这种原虫寄生进入到人或动物体内就会引起弓形虫病。

感染了弓形虫病会有什么症状

大部分正常的成年人感染上弓形虫病后不会出现什么症状，或症状非常轻。只有一小部分人会发病，症状与流感相似：低烧、流鼻涕、淋巴结肿大、头痛、肌肉关节痛以及腹痛，这些症状几天后会随着人体产生的免疫力自行消失，通常都会自愈。可是，准妈妈由于免疫力较差，感染了后果就比较严重。在前面我们已经提到过，这里就不再叙述了。

如果实在舍不得送走宠物，该怎么预防弓形虫病呢

怀孕的时候最好送走宠物，如果实在是舍不得将宠物送走，那么就一定要小心谨慎，加强防范。由于弓形虫的卵在24小时之内不会传染，所以宠物的粪便以及食盘每天最少要清理一遍，孕妇最好不要接触宠物粪便。同时，为宠物专门准备的饭碗要与家里别的器具分隔开；经常清洗宠物的卧具及垫布，经常给宠物洗澡，当然这些事情最好都不要由准妈妈来做；不要让宠物舔准妈妈，尤其不要舔脸；与宠物保持一定的距离，不要让宠物进入你的卧室，更不要和宠物共寝；注意宠物是否有生病的迹象，一旦发现苗头，应立即送到宠物医院医治。

专家热线
常见疑问解答

怀孕时查出感染了弓形虫病该怎么办？

如果是怀孕前3个月发现感染，应当尽早地终止怀孕。如果是怀孕3个月后发现感染，应当在医生的指导下用药，通常多选用乙酰螺旋霉素，连服两个疗程，可以使先天性弓形虫病的发病率降低。对于患弓形虫病的准妈妈所生的宝宝，即便看起来很正常，也应当在医生的指导下进行治疗。

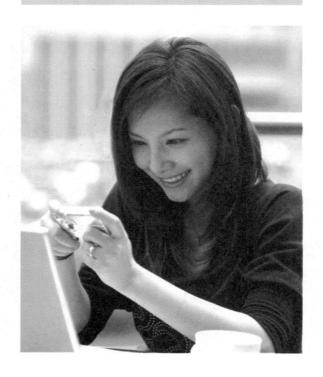

●● 调整工作与生活，让身心都保持愉悦

这些准妈妈怀孕前要提前调离工作岗位

1.经常接触铅、镉、汞、二硫化碳、二甲苯、苯、氯乙烯等有害物质的准妈妈，最好在计划怀孕前一年就调离工作岗位，因为有害物质排泄出体外需要很长的一段时间。

2.工作环境温度过高，或者震动剧烈，或者噪声过大，都不利于胎儿的生长发育。从事这类工作的准妈妈要提前调离工作岗位。

3.接触工业生产放射性物质，从事电离辐射研究、电视机生产及在医疗部门的放射科工作的准妈妈，要提前调离工作岗位。因为电离辐射是胎儿的隐形杀手。

降低自己的工作强度

怀孕是一件很辛苦的事情，所以需要体力的储备。如果决定孕育下一代，准妈妈不能再像以前那样从事高强度的工作，要降低自己的工作强度，为怀孕积蓄能量。

如果老板要求出差，该如何应对

如果老板要求出差，可以跟老板进行沟通，告知自己怀孕的打算。在不是非去不可的情况下，可以推荐别的同事代替自己去，相信通情达理的老板会准许的。

●● 改掉对精子和卵子不利的生活习惯

改掉对精子不利的生活习惯

对准爸爸来说，精子的数量、质量和活力是优生的保证，可近年来男性精液质量在全球范围呈普遍下降趋势，这与社会和环境因素的作用不无关系，但更多地与生活习惯有关。

研究表明，精子成熟需要3个月时间，只要提前3个月开始改掉不良生活习惯，就能立竿见影地提高精子的质量和数量。

1.避免接触有害物质。科学研究表明，许多物理、化学、生物因素作用于人体，对生殖功能会产生损害，使染色体异常，精子畸形，影响胎儿的正常孕育。

2.尽量少接触电磁辐射。X射线和γ射线是最早被确认能使睾丸生精功能受损的射线，即使少量的照射也可使精子数量降低。

3.避免不良的气候环境。人在气候寒冷、高原缺氧或有毒物的环境中，由于机体不适应，内分泌的功能必然受到影响，使精子发育受到不良影响，造成精子数量减少、质量下降。

4.戒除不良嗜好。吸烟、酗酒、吸毒不仅影响身体健康，而且还是优生优育的大敌。

5.节制性生活。性生活频繁，会使精液稀少，精子的数量和质量也会相应减少和降低。正常健康男性，以每3~4天性交1次，精子质量最高。

6.避免暴露在高温环境中。阴囊温度比体温低1℃。温度过高就会产生不正常的精子，并且使精子活动力下降，长此下去，会影响睾丸正常的生殖功能。建议准爸爸在孕前避免长时间、经常性洗热水澡。

改掉对卵子不利的生活习惯

除了年龄外，良好的生活习惯也对卵子质量起着决定作用。计划怀孕后，准妈妈就应该着手改掉一些不利卵子的不良生活习惯了。

1.规律作息。经常熬夜、生活作息混乱，身体的生物钟会被打乱，直接影响内分泌平衡，使

月经是激素正常与否的信号

痛经、经期提前或推后、排卵期出血、月经血块多、经量过多或过少，可能都是内分泌失衡的表现，如果月经连续3个月不正常的话，就应该去医院诊治。

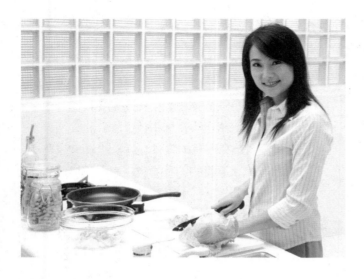

卵巢的功能发生紊乱，影响卵子的发育成熟及排卵，而内分泌的调整是一个非常漫长的过程，因此养成早睡早起的规律作息习惯特别必要。

2.保持标准体重。太瘦或太胖都会降低怀孕的概率。孕前体重标准以及调整方法，可以参考本书调整体重到正常范围的内容。

3.保持身体健康。女性身体越健康，卵子发生染色体变异的概率越低，不仅会如愿受孕，将来流产的危机也小。最好是在卵子质量最高的年轻岁月中受孕。

4.调理好子宫环境。子宫环境与子宫、卵巢、附件等女性生殖系统都有关系，一旦月经周期或经血情况有变、白带量多、夜尿多等情况出现，应该积极治疗、调理，然后再考虑受孕计划。

●● 为日后的开支算一笔账

家庭增添一个小成员需要储备一笔花费，大大小小地算起来也不是小数目，这就需要事先做好开支预算，以做到心中有数。

怀孕期间

产检费用：1000～2000元
胎教投入：500元左右
营养费用：800元/月×7（3～9个月）=5600元
孕期培训班费用：约1000元

生产阶段

顺产：门诊费+住院费+治疗费≈3000元

剖宫产：门诊费+住院费+治疗费+药费+其他费用≈5000元

宝宝0~1岁

衣：以普通品牌为例，一套约100元，一季准备4套，400元×4季=1600元。

食：辅食每月400元左右，若从第5个月开始添加辅食；奶粉每月700元，从第一个月开始算，加起来约11600元。

住：婴儿床和床上用品，按照最低标准来算，大约需要1000元。

用：纸尿片每月300元，12月共3600元。

娱乐及学习费用：玩具、书籍、儿童教育类音像制品等600元左右。

★ 以上费用仅供参考。

温馨提示　生育保险可申请报销

如果准妈妈已购买生育保险，生产期间产生的费用，如住院费、治疗费、药费等可按规定向所在单位或当地社保部门申请报销。

06 心理准备：
经营好这美妙的10个月

● ● 接受孕育给生活带来的一系列变化

生孩子是人生的一件大事，怀孕会给生活带来一系列的变化。在怀孕前除了要做好物质、体力上的准备外，也要做好心理准备。千万不要小看了心理方面的准备，事实证明，有心理准备的准妈妈比没有心理准备的准妈妈孕期生活要顺利从容得多，早孕反应也轻很多。

接受怀孕的事实，愉快地怀孕

不管你正期盼着怀孕，还是觉得顺其自然就好，或是对此充满了恐惧、担忧，又或是在没有任何准备的情况下突然怀孕了，一旦确认怀孕了，就要欣然接受这个事实。怀孕、生孩子是大多数女性必经的一个阶段，虽然会给自己的精神和体力带来很大的消耗，给生活带来诸多不便，但同时也会带来幸福感和喜悦感。所以，要愉快地接受怀孕这个事实。

接受怀孕带来的身体变化

怀孕后，体形、体重等方面会发生很大的变化，尤其是怀孕后期，身体变得越来越笨重，行动变得越来越不便。很多准妈妈无法接受这种变化，甚至出现厌恶、憎恨的情绪，其实大可不必如此，只要你想着你肚子里孕育的是一个爱情的结晶，是一个会让自己的人生变完整的生命，你也许就会对这些变化不那么在乎了。况且，体形、体重的变化只是一时的，生完孩子之后，只要进行积极的运动锻炼，体形是可以恢复的。

● ● 别将生男生女当成一种压力

在生男生女的问题上，女性承受的压力往往是较大的，一方面有来自公婆父母及舆论的压力，另一方面有的女性自己也受到传统观念的影响，无形中给了自己很大的压力。

怎样化解对生男生女的压力

1.将自己从思想上解放出来。从根本上来说，压力往往都是自己给的。现代社会，人们对男女性别有了新的认识，再者女性地位也比以往有了明显提高，多数家庭对生男生女并不像以前那样看重，因此，准妈妈自己一定要打破对生男生女的陈旧想法。

2.坚持自己的人生态度。来自外界的压力难以完全规避，要改变别人的观念一时之间也难以实现。在这种情况下，准妈妈不必过于纠结于去改变外界，积极的态度应该是向别人解释自己的想法，并坚持自己的观点，对自己有充分的自信，这样必能令压力不攻自破。

●● "酸儿辣女"不科学

长期以来，在我国民间，尤其是农村广大地区，关于胎儿的性别一直有许多的说法。其中，"酸儿辣女"的说法可谓"源远流长"。事实

上，这一说法毫无科学根据，因为生男生女是由染色体决定的，胎儿的性别完全是随机产生的，并不以人的意志为转移。

怀孕后，孕妇出现食欲下降、对气味敏感、嗜酸或嗜辣，甚至想吃些平时并不喜欢吃的食物，均属于正常的生理反应，原因是孕后内分泌活动改变，胎盘分泌绒毛膜促性腺激素。这种激素会抑制胃酸分泌，使胃酸分泌量减少，从而降低了消化酶的活性，影响食欲与消化功能。一般情况下，绒毛膜促性腺激素在怀孕后1个月左右开始增多，2个月时达到高峰，这也就是孕妇为什么在怀孕初期偏爱酸食的道理所在。而有些孕妇偏爱吃辣，则是因为个体对刺激性食物的偏好。

07 特殊关照：
孕前预防不孕不育症

●● 女性不孕是什么原因

所谓女性不孕症通常是指由于女性的原因导致不能怀孕。一般情况下，夫妻同居2年以上，没有采取任何避孕措施却未能怀孕者，称为不孕症。

也有些不孕症是男方原因导致的，如性功能障碍、精液异常等。但大多数不孕症仍以女方因素为主。不孕分为原发性不孕和继发性不孕，原发性不孕是指患者从来没有怀孕过，继发性不孕是指曾经生育过或者流过产，之后连续2年以上不孕。

造成不孕的主要原因

不排卵：主要是由于激素分泌失调导致排卵困难或经期紊乱造成。

输卵管障碍：有很多不孕者都是由于输卵管太窄或者阻塞，精子与卵子无法相遇而导致不孕。

盆腔因素：病原体感染；盆腔子宫内膜异位症可引起腹腔液中巨噬细胞数量增加，功能增强并分泌出很多生物活性物质，能够吞噬精子，抑制精子的活动，阻碍精卵结合以及影响输卵管舒缩功能等，从而影响受孕。

子宫因素：例如子宫畸形、发育不良、黏膜下肌瘤、内膜息肉、宫腔粘连等都会影响到胚胎的着床以及发育，从而导致不孕。

宫颈因素：宫颈位置异常、宫颈狭窄与粘连、宫颈肌瘤及颈管炎，炎症时吞噬细胞可吞噬精子，炎性细胞蜕变物的细胞毒作用会对精子造

成杀伤，而且炎症时的脓性分泌还可以改变宫颈黏液的性状，阻碍精子的通过。

子宫颈黏液异常： 如果子宫颈黏液分泌过多，精子会没有办法顺利通过。同样的如果子宫颈管黏液过少，精子也没有办法通过子宫。

阴道因素： 比如处女膜厚，孔小；阴道先天畸形、狭窄等，均会妨碍性交，影响精子进入阴道。

免疫因素： 血清、宫颈黏液、卵泡液中抗精子抗体存在。

● ● 女性不孕症检查

要确认自己是否真的患有不孕症，需要做一些检查，切不可盲目地判断自己是否患了不孕症。

四项妇科临床基本检查： 基础体温测定、阴道脱落细胞检查、子宫颈黏液检查和子宫内膜活体组织检查。

输卵管通畅试验： 包括通气试验、通液试验以及子宫输卵管造影术。最好在月经干净后3～8天进行。

性交后试验： 性交后试验是检查女方阴道内或宫颈内精子的情况，这个试验一般在排卵期或基础体温上升前1～2天进行。由于这个试验反映的是夫妇相互的适应情况。因此，一定要在医生指导下进行，密切配合医生的要求，不然检测就很难获得准确的结果。性交后试验一般需要预约。

B型超声检查： 检查子宫和附件发育情况及形态位置，有无病变如子宫内膜异位症、卵巢和输卵管肿瘤、子宫肌瘤等。

腹腔镜检查： 腹腔镜检查是目前诊断不孕症的一个重要手段，通过此检查可以直接观察到腹腔内有无粘连及子宫、卵巢、输卵管的发育情况。

宫腔镜检查： 可直接观察子宫颈管、子宫内腔和双侧输卵管的形态，并可在直视下取活体组织进行检查。

免疫试验： 疑有免疫性不孕可做血内抗精子抗体和子宫颈黏液抗精子抗体的检查。

内分泌测定、性染色质、染色体及其他实验室检查： 促卵泡激素（FSH）、黄体生成素（LH）、催乳素（PRL）和雌二醇（E2）可在排卵和排卵前期空腹取血测定，血孕酮（P）则应在基础体温高温期中段检测。怀疑有遗传性异常者，夫妻二人应当做颊黏膜染色质和血染色体检查。

专家热线
常见疑问解答

Q 我和老公分居两地，每月见一次，4年了还没有怀孕，是不是不孕呢？

A 虽然你们两个人在一起4年了，可是同房的时间并不多，所以还不能判断就是不孕症。你们可以选择在排卵期同房，如果尝试多次还是很难怀孕的话，你和老公就需要禁欲3～5天然后去医院做相关检查以确诊。

女性该怎样预防不孕症

1.每年至少做一次妇科检查，发现疾病应及时治疗，以免影响受孕。

2.月经初潮晚者（18～20周岁才来第一次月经）生殖系统发育成熟得比一般人晚，要适当晚婚晚育。

3.工作压力过大、精神过度紧张、多次早孕流产以及夜生活没有节制，例如经常通宵上网、抽烟、喝酒、过度减肥等不良生活习惯都会造成不孕。所以，一定要养成良好的生活习惯，尤其是准备怀孕期间。

● ● 男性不育的主要原因是什么

了解什么是不育

男性不育症主要是指由于男性的原因导致女

性不能生育。

不育症的分类

男性不育症分为原发性男性不育和继发性男性不育。原发性男性不育是指一个男子与一个女子具有正常的夫妻生活且没有采取任何避孕措施，却从未使对方怀孕过。继发性男性不育症是指一个男子曾经使一个女子受孕过，最近1年有不避孕的性生活史却没有让对方受孕。通常而言，男性的继发性不育恢复生育能力的可能性比较大。

男性不育还可以分为相对不育以及绝对不育。相对不育指的是一个男子的生育能力遭受了某种程度的损伤及破坏，不过依然可以正常性交和射精，并未丧失生育能力，只要通过合理的治疗和调养，还有恢复生育能力的可能性。绝对不育指的是患者已经完全失去了生育能力，以目前的治疗水平无法治愈。

不育的原因

1.生殖道感染、先天性异常、全身性疾病都会引起不育。

2.精液质量异常。包括少精症、无精症、死精症、弱精症、多精症、精量过少以及精液不液化等。

3.性功能障碍。包括阳痿、早泄、遗精、不射精等，无法使精子通过女性阴道，从而造成不孕。

4.免疫学因素。是指男子血清或者精浆中存在一种抗精子抗体，从而自身产生抗精子免疫反应，致使免疫性不育。

5.精索静脉曲张，从而影响睾丸的生精功能，导致不育。

6.环境因素。现代工业的发展使得环境日益受到污染，也会造成男性不育。例如，汽车尾气中的氧化亚氮与铅容易损害精子的质量。

7.精神心理因素。如果一个男性的精神总是处于异常紧张的状态中，就会使得神经内分泌发生紊乱，从而导致睾丸生精能力低下，有可能引起性交功能障碍致使不育。

8.乱服补药。生殖保健药品一般都含有性激素成分，会对睾丸的正常生精功能造成影响。此外，麻醉药、镇静药、降压药、抗癫痫药以及激素类药物也会影响睾丸的生精功能，导致不育。

●● 男性不育症检查

判断男性生育功能最主要的方法就是做精液检查，医生会以精子的数目、活动能力、形态以及存活率作为指标来判断检查者是否患有不育症。精液检查一般1～2周做一次，至少需要3次以上才能做出准确的判断。

有的时候男性不育症还需要进行其他项目的检查，例如前列腺液及精囊分泌液的化验、睾丸活组织检查、免疫学检查，尤其是精子抗体的测定等。

不育症的预防

不育症的原因虽然有很多，不过只要有了良好的生活习惯以及正确的知识，有一些不育症是可以预防和避免的。

1.了解男性的生理特征以及一些保健知识，这样才能及时发现问题。一旦发现自己的睾丸出现异常，如肿大、变硬、凹凸不平或者疼痛等，千万不要忍着，一定要及时去医院诊治。

2.避免睾丸升温。睾丸的工作温度比人的体温要低1℃左右，假如温度太高，精子的产生就会受到影响。因此，长时间骑自行车、长时间泡热水澡、穿过紧的牛仔裤等一切可以使睾丸升温的事情都要避免去做。

3.远离烟酒、烧烤、油腻食物，因为它们会影响精子的活力及人的性欲。保持规律的作息，不要熬夜。

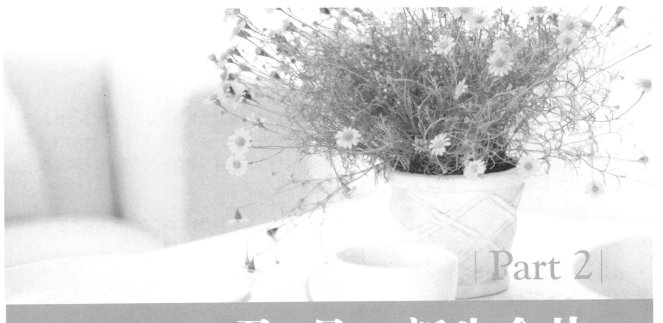

Part 2

孕1月，新生命从这里起步

阅读关键提示

- 胎儿发育周周看
- 孕1月准妈妈身体的微妙变化
- 怀孕知识课堂
- 营养与饮食
- 健康食谱推荐
- 日常起居保健
- 胎教进行时
- 情绪调节站
- 职场准妈妈须知
- 孕期不适与疾病
- 产检关注
- 特殊关照：高龄准妈妈的孕期生活

01 胎儿发育周周看

怀胎十月，一朝分娩，其中掺杂的艰辛与快乐是没有孕育经历的人所不能体会的。准爸爸和准妈妈总想知道腹中的小生命是怎样一点一滴地成长的。这的确是一个神秘的过程，虽然你无法亲眼看见，但胎儿发育周周看会通过简要的描述向你展现胎儿的生长过程，让你感受生命的奇迹。

●●● 第1周的胚胎

卵子受精后6～7天，受精卵到达子宫腔，"扎根"在子宫内膜里，静静地开始发育。胚胎现在尚是一群正处在分裂阶段的小细胞，体积非常小，用缝衣针的针尖形容它再合适不过了。虽然此时的胚胎离胎儿的模样还差得很远，但它的生长速度可是快得很呢！

此时准妈妈身体基本上没有变化，你甚至根本不知道自己怀孕了。

●● 第2周的胚胎

胚胎发育的第2周，胚胎依然处在十分幼小的阶段，仍然非常小，不过与第1周相比就要大得多了，长到了0.36~1毫米。

这一周胚胎会更加牢固地"扎根"在子宫壁上，并且开始分化成不同的细胞群体，也就是胚层。一般会分化成外胚层、内胚层和中胚层三个胚层，不同的胚层将来会发育成不同的组织或者器官。外胚层会发育成神经系统和皮肤等；内胚层则会发育成胃肠、胰脏、肝脏，以及甲状腺；中胚层会发育成骨骼和大部分的肌肉、结缔组织、血液系统、泌尿生殖系统。

这一周羊膜囊和血管网也逐渐形成。

●● 第3周的胚胎

本周的胚胎比前两周略微大了一点点，不过也仅仅是大约1.25毫米长，别人却很难发现你体型上的变化。

本周胚胎发育的最关键一点就是心脏开始形成了，不过你还感受不到它的跳动。这一周胚胎的基本骨架逐渐形成，中枢神经系统、肌肉、骨骼开始发育。

●● 第4周的胚胎

进入怀孕的第4周，你是否能感觉到自己身体的变化呢？

胚胎的长度增加到4毫米，重量为0.5~1克，非常轻。有长尾巴，身体朝中间弯曲着，像海马。准妈妈一定会觉得很不可思议吧，胎儿在肚子里长到第4周时竟然像海马。

另外，准妈妈为胚胎传输营养物质的通道——脐带逐渐发育。脐带未形成时，胎儿的营养主要靠胎盘和绒毛来提供。胚胎原来的神经孔会闭合起来，大脑的雏形脑泡形成。原肠形成，各种脏器就是由原肠发育而来的。眼杯、听泡、鼻窝及肢芽的雏形随之一一出现。血液循环开始建立。

这个时候胚胎已经开始会像蚯蚓一样爬行蠕动了，准妈妈是否能感应得到呢？

> **温馨提示**
>
> **胚胎发育因人而异**
>
> 在此介绍的只是大部分胚胎的发育过程，因为每个胚胎在子宫里的发育并不是完全相同的。因此，如果你发现自己的状况与介绍的情况有一些出入也无须在意。如果不放心，可以去医院做相关检查，以排除异常情况。

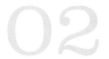

02 孕1月准妈妈身体的微妙变化

对于大部分准妈妈来说，怀孕第1个月的早孕反应并不是很强烈，甚至没有早孕反应的表现，只有通过测量基础体温等方法才知道自己怀孕了。而有的准妈妈怀孕之后，早孕反应立刻就会比较明显，通常会有下面一些反应。

停经

月经规律的准妈妈，若是过了日期还没来月经，很有可能就是怀孕了。不过，也有极小部分准妈妈，尽管已经怀孕了，可是还是会来一两次月经，只是来的经血量比平常要少，日期也短一些。

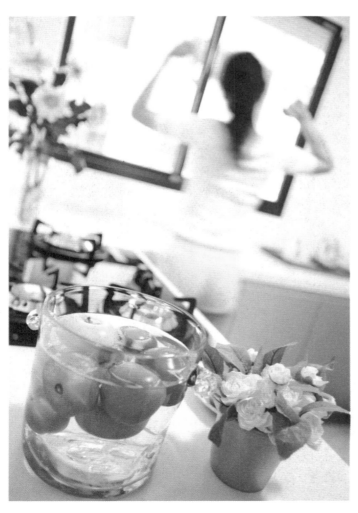

胃口发生变化

有些准妈妈在停经后的1~2周里胃口会发生变化。有些准妈妈的食欲会下降，平时爱吃的东西，可能现在不喜欢吃了；有些准妈妈则表现得特别爱吃酸味的东西。这些症状通常会持续半个月到一个月的时间。

精神疲倦

很多准妈妈会感到疲倦，没有力气，昏昏欲睡。

乳房发生变化

乳房增大，乳头、乳晕颜色加深，乳头四周还会出现些小结节，乳房变得极其敏感，即使轻碰，痛感也很明显。

基础体温升高

怀孕后，准妈妈体内的孕激素升高，使得基础体温也随之升高，通常会升高0.3℃~0.5℃。到孕4月时，基础体温才开始下降。因此，若是连续两周以上基础体温都比平时高，就有可能是怀孕了。

03 怀孕知识课堂

●● 受孕过程：精卵的美丽相遇

当精子与卵子美丽相遇，形成受精卵，一个新生命由此诞生。不过，不是每一个精子都能与卵子美丽邂逅的，它们要经历漫长的路程，经受重重阻碍，大部分夭折了，只有极少数能到达受精部位接受卵子的检验。不过等待它们的还有一场竞争，以保证最后与卵子相遇的那个精子是最优良的。

卵子的等待

女子在育龄期，每个月卵巢都会排出一个成熟的卵子，卵巢排卵之后，卵子会随着卵泡液缓缓流出，来到腹腔内输卵管伞端附近，由于输卵管伞端的纤毛大量摆动，卵子很快就会被输卵管伞部吸收到输卵管内。被吸收进输卵管内的卵子会停留在输卵管的壶腹部以等待

精子的到来。由于壶腹部输卵管液流速较慢，如果卵子在这里遇到了精子，就可以受精。

精子与卵子相遇的艰难历程

◎精子的艰难跋涉

性交时，男子每次射精，会排出2亿～4亿个精子，不过大部分精子会随着精液从阴道内排出，只有小部分精子进入到阴道内。但很快又有一部分精子会因不适应阴道内的酸性环境而被杀死，仅有一小部分能够快速地闯进宫颈口，来到宫腔。

进入宫腔后，精子还要历经一段极其漫长的时间，有些精子会被白细胞吞噬，有些则因体力不支而被淘汰。当一些幸运儿到达宫颈腔顶部后，会朝着两个不同的方向继续前行，由于两侧的卵巢每个月并不同时排卵，只有一侧排卵，因此，能够与卵子相遇的精子又少了一大半，历尽千难万险，2亿～4亿个精子中能够到达卵子周围的通常仅仅只有数十个到200个。

◎精子与卵子结合

精子进入输卵管后，依靠自身尾部的摆动和子宫收缩以及输卵管的蠕动快速向输卵管壶腹部游动，在那里有早已等候它的卵子。遇到卵子后，所有的精子会将卵子包围住，通过释放酶来溶解卵子周围的放射冠以及透明带，为精子进入卵子打开通道。在卵子表面被打开

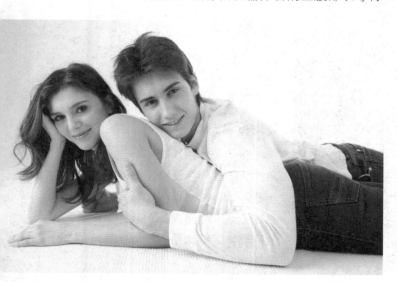

一个缺口时，最"眼疾手快"的那个精子就会趁此机会钻进去，同时透明带立即分泌出一种物质，并将缺口堵上，阻止其他精子进入。之后通过核的融合，使得父、母各23条染色体结合成为23对染色体，变成一个新的细胞，这个细胞就叫做受精卵，也叫孕卵，此过程就是受精。至此，一个新生命就将从这里开始孕育。

获能后的精子才具备授精能力

精子在与卵子结合前，尚需在女性生殖道内孵育一段时间之后，经历形态、生理、生化方面的变化，才具备授精能力，此过程叫做精子获能。

● ● 着床后受精卵才算是正式安家

受精卵的发育

精子与卵子结合形成受精卵后就开始进行有丝分裂，与此同时会朝着子宫腔方向前行。36小时之后，受精卵会在输卵管内分裂成2个细胞，72小时以后分裂为16个细胞，此时它不再叫受精卵，而叫做桑葚胚。受精后的第4天，细胞团进入子宫腔内，并且会在子宫腔里继续发育。此时，细胞继续进行分裂，变成48个细胞，成为胚泡。胚泡自身能够分泌出一种激素，把自己埋入子宫内膜。

什么是着床

着床，顾名思义就是胚泡找一个安全的地方，稳定下来在那里生长发育。胚泡未着床之前，作为一个新个体在宫腔内不断游离，有遭受排斥脱落的危险，所以它需要找一个避风港。于是它经过定位、沾着、穿入等步骤，钻入子宫内膜的基质，利用自己分泌出的激素深埋在内膜基质之中。这样，它就与母体紧密地结合在一起了，能够摄取母体血液营养来保证自己的发育。

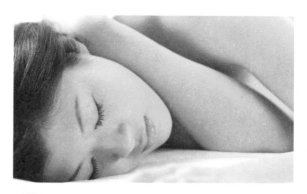

受精后6～7天胚泡着床

通常受精后的第6～7天，胚泡开始着床。着床位置通常在子宫上1/3处，植入完成就表示胚胎已经安置好了，并开始形成胎盘，孕育胎儿了。

着床时准妈妈的感觉

受精卵着床的时候大部分准妈妈是没有感觉的，有些准妈妈会出现小腹轻微胀痛、乳房变柔软等现象，像来月经时的感觉；还有的会出现疲倦、浑身没力的感觉；小部分人会出少量的血，极个别人会发高烧，等等。这些都是受精卵着床时的正常现象，由于每个人的生理和心理不同，会出现不同的感觉。

专家热线
常见疑问解答

Q 我确定在本月5日受孕，可7日的时候因为应酬喝了一些酒，不知道是否会对胎儿造成影响？

A 由于你确定是5日受孕，7日受精卵还未正式着床，所以酒精还不会影响到胎儿。但是对于准妈妈来说，一旦决定怀孕，最好戒烟酒，因为很多时候你并不知道自己怀孕的真正日期，如果在受精卵着床后喝酒，对胎儿的发育造成不良影响，就后悔莫及了。

04 营养与饮食

●● 判断一下自己是否缺乏营养

准妈妈们都很关心自己的营养是否跟得上的问题，那么，如何判断自己是否缺乏营养呢？我们可以通过身体发出的各种信号来判断自己是否缺乏营养。

信号一：头发干燥、变细、易断、脱发

可能缺乏的营养：蛋白质、脂肪酸、锌。

饮食调养对策：多吃黑芝麻和核桃。黑芝麻含有丰富的油酸、棕榈酸、维生素E、叶酸、蛋白质、钙等多种营养物质，而核桃则含有丰富的维生素C、胡萝卜素、蛋白质、油脂、糖类等多种营养元素，经常食用能够让头发乌黑亮泽。另外，还要多吃水果和鱼类。

信号二：过度恶心、呕吐

可能缺乏的营养：维生素B_6。

饮食调养对策：罐头食品、加工肉类、酒精等都是维生素B_6的大敌，所以，准妈妈们一定要避免吃这些食物。而要适当吃动物肝脏与肾脏、大豆、甘蓝、糙米、蛋、燕麦、花生这些维生素B_6含量丰富的食物。

信号三：舌炎、舌裂、舌水肿

可能缺乏的营养：B族维生素。

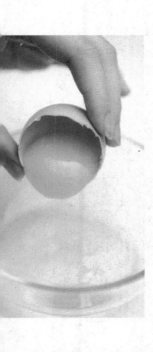

饮食调养对策：饮食过于精细或者长时间吃素，都会造成B族维生素的缺乏。因此，准妈妈在饮食上要做到有粗有细、有荤有素。素食准妈妈应进食一些豆类制品和蛋类制品，并在医生的指导下补充一定量的复合B族维生素药物制剂。

信号四：身体虚弱，蹲下去以后两眼冒金星

可能缺乏的营养：铁。

饮食调养对策：可补充富含铁的食物：如黑木耳、红枣、芝麻、樱桃、鸡蛋、肉类等。

信号五：嘴角开裂、发干

可能缺乏的营养：维生素B_2（核黄素）和维生素B_3（烟酸）。

饮食调养对策：不吃辛辣、刺激食物，多吃绿色蔬菜和豆类、小米、肉、牛奶等食物，多喝水。

●● 营养不需猛补，保持孕前的水平就好

准妈妈并不需要猛补

很多准妈妈一发现自己怀孕后，就大补特补，唯恐肚子里的胎儿营养跟不上。其实，大可不必如此，因为大多数的准妈妈都是健康的。一个怀孕前身体健康、营养均衡的女性，只需要在医生的指导下适当地补充一些孕期所需的食

物及营养，保证优质蛋白、维生素、矿物质、微量元素的摄入就可以了，完全没必要刻意地猛补。对于身体比较瘦弱、体重低于正常值的准妈妈，怀孕期间要尽量多吃一点，增加食物的摄入量，这样身体才能有充足的体能及热量，担负起孕育健康宝宝的使命，但也不需要猛补。

补得过多，会带来哪些不良后果

补得过多会导致营养过剩，而营养过剩的直接结果就是肥胖，这给准妈妈自身健康及胎儿的发育都会带来一定的负面影响。对准妈妈来说，肥胖容易引发各种妊娠疾病，如妊娠高血压综合征、妊娠糖尿病等。而对胎儿来说，营养过剩可能会成为巨大儿，导致出生困难及日后健康出现问题。

●● 孕1月准妈妈每日需要摄入的食物量

根据中国营养学会推荐的标准：一般女性每日的热量摄入为2 100千卡（1千卡=4 186焦耳）；到孕中期，准妈妈每日所需热量为2 300千卡，孕后期（产妇）的热量摄入为每日2 600千卡。

从以上的营养学数据可以看出，怀孕之后，准妈妈的每日所需热量并没有增加太多，所以，怀孕之后没必要大吃大喝。准妈妈每日所需的各类食物总量，可以参考下表：

主食（米、面）	300～500克
蔬菜	500～800克
瘦肉、鱼、虾	200～250克
豆类食品	100～200克
鲜奶	250毫升左右
水果	200～250克
鸡蛋	1～2个
糖	20克左右（尽量少吃）

要保证准妈妈每日都摄入足够的营养，就必须做到均衡膳食，即全面提供符合卫生要求、营养全面、配比合理的膳食标准和膳食配方。我们的身体在完成各种代谢活动时，需要蛋白质、脂肪、碳水化合物、水、各种维生素、矿物质和必需的微量元素，以及膳食纤维等40多种营养素。没有任何一种食品具备这么多的营养素。所以，准妈妈每天的饮食结构要全面、合理。

同时，准妈妈要少吃油炸食品、高热量食品、含糖分高的食品等，这些食物不仅没有营养，热量还很高，容易导致肥胖，对胎儿的健康也不利。

知识链接　妈妈的饮食会影响胎儿的饮食喜好

营养学家发现，胎儿的饮食喜好受准妈妈饮食的影响。如果准妈妈胃口不好、偏食，那么胎儿也表现出没有胃口、偏食。所以，准妈妈自己要养成良好的饮食习惯。

●● 早餐不但要吃，更要吃好

早餐是一天中最重要的一餐，准妈妈吃营养充足的早餐，不仅有益于自身的健康，而且有益于胎儿的健康。

就餐时间

最合适的早餐时间是起床后20～30分钟，因为这时人的食欲最旺盛，吸收能力也最强。另外，早餐与中餐以间隔4～5小时为宜，也就是说，早餐在7∶00～8∶00为宜，如果早餐过早，就需要将早餐的量增加或将午餐的就餐时间提前。

营养搭配

营养健康的早餐应该包括富含纤维的全麦类食物，并搭配质量好的蛋白质类食物，例如牛奶、蛋类（淀粉和蛋白质的摄取比例最好是

1：1）、蔬菜和水果，如几片黄瓜或西红柿。早餐要避免食用过甜、过油的食物，特别要注意食物不宜太凉，因为凉食会降低胃肠的消化能力，而且在秋冬寒冷季节里容易引起腹泻等问题。

一周早餐食谱举例

　　周一：1杯牛奶、1碗粥（大米、小米、玉米、薏米等粥）、面包夹草莓酱和奶酪

　　周二：1杯牛奶、1个花卷、1块蛋糕、1个梨

　　周三：1杯酸奶、1个蛋饼（含鸡蛋25克、小麦粉75克）、1个苹果

　　周四：1杯牛奶麦片、1个肉包子、1根香蕉

　　周五：1杯牛奶、1个三明治面包（含面包片50克、生菜50克、鸡胸脯肉20克）、1个橘子

　　周六：1杯酸奶、1碗大米粥、1个鸡蛋、1个菜包

　　周日：1杯牛奶、1碗八宝粥、1根火腿、2片早餐面包、1根香蕉

　　★ 水果蔬菜可以榨汁食用，不过要选取新鲜的水果和蔬菜。

●●● 根据热量高低有选择地食用食物

　　日常食用的食物热量，可以按以下表格大致分类，准妈妈只要大致掌握饮食的热量等级，就可以把握自己的热量摄入了。

食物类别	低热量食物	中热量食物	高热量食物
五谷根茎类及其制品	白米饭、糙米饭、无糖白米糖、馒头、燕麦、米粉、红绿豆、莲子	吐司、面条、小餐包、玉米、苏打饼干、高纤饼干、清蛋糕、地瓜、芋头、土豆、小汤圆、山药、莲藕	各式甜面包、油条、丹麦酥饼、小西点、鲜奶油蛋糕、派、爆玉米花、甜芋泥、炸地瓜、八宝饭、八宝粥、炒饭、炒面、水饺、烧卖、锅贴、油饭
奶类	脱脂奶或低脂奶、低糖酸奶	全脂奶、调味奶、酸奶	奶昔、炼乳、养乐多、奶酪
鱼类肉类蛋类	鱼肉（背部）、海蜇皮、海参、虾、乌贼、蛋白	瘦肉、去皮的家禽肉、鸡翅膀、猪肾、鱼丸、贡丸、全蛋	肥肉、牛腩、肠子、鱼肚、肉酱罐头、油渍鱼罐头、香肠、火腿、肉松、鱼松、炸鸡、盐酥鸡、热狗
豆类	豆腐、无糖豆浆、黄豆干	甜豆花、咸豆花	油豆腐、炸豆包、炸臭豆腐
蔬菜类	各种新鲜蔬菜及菜干	腌渍蔬菜	炸蚕豆、炸豌豆、炸蔬菜
水果类	新鲜的水果	纯果汁	果汁饮料、水果罐头、蜜饯
油脂类	低热量沙拉酱	植物油	动物油、人造奶油、沙拉酱、花生酱、咸肉、黑芝麻酱、腰果、花生、核桃、瓜子
饮料类	白开水、无糖茶类	低糖茶类	一般汽水、果汁、运动饮料、奶茶、含糖饮料
调味品	盐、酱油、醋、葱、姜、蒜头、胡椒、生辣椒、芥末、八角、五香粉		西红柿酱、沙茶酱、香油、蜂蜜、果糖、蛋黄酱、油葱、辣油、豆瓣酱
甜食			糖果、巧克力、冰激凌、甜甜圈、酥皮点心、布丁、果酱、沙琪玛
零食		海苔、米果	方便面、牛肉干、鱿鱼丝、薯片、各类油炸制品

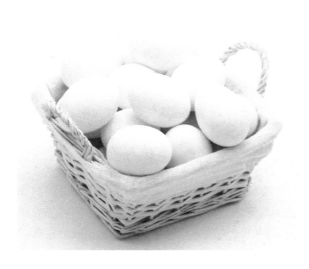

◆食谱推荐：豆腐百花汤

原料： 豆腐200克，鸡蛋1个，菜心、新鲜香菇、紫菜、黑木耳、胡萝卜、青柿子椒、西红柿各适量，葱末、姜末各少许，盐、鲜汤各适量

做法：

1.豆腐捏碎，加盐拌匀；鸡蛋打碎取蛋黄，加入捏碎的豆腐中搅匀。

2.取一个能耐高温的盒子，并在盒底抹上少许油，将搅匀的豆腐与蛋黄倒入其中，并用刀轻轻刮平。

3.将菜心、新鲜香菇、紫菜（泡发）、黑木耳（泡发）、胡萝卜、青柿子椒、西红柿洗净，切成自己喜欢的形状摆在豆腐上，盖上盖子上屉蒸10分钟。

4.取适量鲜汤烧沸后将蒸好的豆腐轻轻滑入汤中，加适量葱末、姜末、盐煮沸即可。

功效： 此汤汤清味鲜，营养丰富，有利于补充多种营养素。

●● 保证营养——多摄入优质蛋白

准妈妈每天应补充多少优质蛋白

　　孕早期胚胎的生长发育需要大量的优质蛋白质，这使得准妈妈对优质蛋白质的需求量增大。在胚胎发育的关键时期，如果缺乏蛋白质，胎儿就有可能会生长缓慢，甚至会畸形。

　　准妈妈每天都应该从膳食中摄入不少于70克的优质蛋白质（一杯牛奶和一碗谷物中所含的量相当于10克蛋白质），才能够满足身体的需要。具体来说，孕早期，准妈妈的蛋白质的摄入量为每天80克；孕中期，可以增加到每天90克；而孕晚期则可以增加到每天95克。

哪些食物富含优质蛋白

　　动物性蛋白质如蛋、肉、鱼、奶类及植物性蛋白质如大豆，都是优质蛋白的重要来源。其他的蛋白质不是优质蛋白，也不容易被人体吸收利用。所以，在补充蛋白质时，最好将多种食物进行搭配，这样才能有效地补充优质蛋白。除正常的膳食之外，孕早期每天还可以在医生的指导下补充蛋白质粉。

●● 准妈妈喝水有什么需要注意的

早上起来喝一杯温开水

　　准妈妈早上起来要空腹喝约200毫升，温度在25℃～30℃的温开水。因为不少准妈妈都有便秘的状况，而新鲜的温开水有温润胃肠，促进消化液分泌，刺激胃肠蠕动的作用，能够很好地缓解便秘症状，尤其是在早上空腹饮用效果更好，还能补充细胞夜间失去的水分。

数据解读

准妈妈每天该喝多少水？

　　在孕早期准妈妈每天摄入的水量最好在1 000～1 500毫升，孕晚期则要适当减少饮水量，每天摄入的水量在1 000毫升以内为宜。

不要等到口渴了才喝水

感到口渴时，表示体内的水分已经失衡，细胞脱水已经到了一定的程度。此时再饮水，补水效果并不好。准妈妈应该每隔2个小时喝一次水，一天保证8次，一次100～200毫升为宜，而不要等到有口渴的感觉时才去喝水。

在热水瓶中贮存超过24小时的开水不能喝

因为开水在热水瓶中贮存时，水温会不断下降，这会使得水中含氯的有机物不断地被分解成一种有害的物质——亚硝酸盐，对准妈妈的身体极为不利。

没有烧开、烧得太久的水不能喝

没有烧开的自来水中的氯会和水中残留的有机物互相作用，产生一种致癌物质。烧得过久的水同样不能喝，因为水在不断的沸腾中，其中的亚硝酸银、亚硝酸根离子以及砷等有害物质的浓度就会相对增加。这些有害物质会与血液中的低铁血红蛋白结合成无法携带氧的高铁血蛋白，从而导致中毒。

保温杯沏的茶水不能喝

因为将茶叶浸泡在保温杯中，会大量破坏茶叶中的维生素，还会增加有害物质，使得茶水苦涩，饮用后会致使消化系统与神经系统出现紊乱。另外，被污染的水绝对不能喝，蒸饭、蒸肉的下脚水也不能喝。

准妈妈吃鱼好处多，该怎么吃有讲究

准妈妈多吃鱼对胎儿的发育，尤其是脑部神经系统十分有利。因为鱼类含有丰富的氨基酸、卵磷脂和钾、锌等微量元素，这些都是胎儿发育，特别是神经系统发育的必需物质。另外，鱼肉中所含的不饱和脂肪酸——二十碳五烯酸不仅能降低血液的黏稠度，防止血栓形成，还能扩张

血管，方便准妈妈给胎儿运输充足的营养物质，促进胎儿的发育。不仅如此，二十碳五烯酸还可以有效地预防妊娠高血压综合征的发生。总之，准妈妈吃鱼好处多多，可怎么吃也是有讲究的。

准妈妈吃多少鱼合适

准妈妈以一周吃2次鱼，一次大约吃200克为佳。

受污染的鱼不能吃

腐败、受污染的鱼，准妈妈吃了会对胎儿造成不利影响，还有可能使胎儿中毒。而有些准妈妈偏好吃咸鱼，怀孕时最好不要吃。因为咸鱼中含有大量的亚硝酸盐，对孕妇及胎儿不利。

知识链接 　　**如何识别受污染的鱼**

看形状，受污染的鱼一般体态畸形，与正常鱼不一样；看鱼眼，眼睛浑浊，甚至鼓出；闻气味，正常的鱼有一股鲜腥味，受污染的鱼则往往有一股难闻的气味，有的类似大蒜味，有的散发出氨味，甚至还有的闻起来有煤油味。

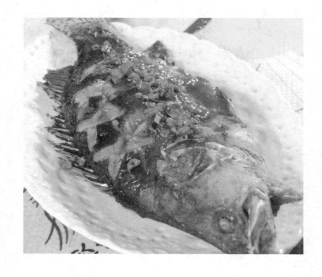

吃鱼的其他注意事项

1.要多吃深海鱼类，如鲑鱼、鲭鱼等。

2.烹调的方式最好是蒸或者炖，以最大限度地保留鱼的营养。

3.准妈妈如果对鱼类过敏，切不可勉强吃鱼，免得造成身体的不适。

4.少吃或不吃罐头鱼，因为大多数罐头鱼防腐剂等含量严重超标，一旦被胎儿吸收，就可能影响胎儿脑部神经的发育。

●● 水果每天不要超过500克

再好的水果每天也不要超过500克

不少准妈妈都希望宝宝能够皮肤白嫩，于是拼命地吃水果。可是水果虽好，也要限量吃。因为水果中含有的葡萄糖、果糖被胃肠道消化吸收之后会转化为中性脂肪，使准妈妈体重增加，还容易引起高血脂症。所以，准妈妈每天吃水果最好不要超过500克，妊娠期糖代谢异常或者是患有妊娠糖尿病的准妈妈则要减半，甚至可以黄瓜、西红柿取代，最好是等到血糖得到平稳控制之后再吃水果。

这些水果准妈妈要少吃

荔枝、桂圆：荔枝、桂圆属于热性水果，而准妈妈在怀孕之后，体质一般偏热，阴血往往不足。这时候再过多地食用荔枝、桂圆这一类热性水果，就很容易出现便秘、口舌生疮等上火症状。对于有先兆流产的准妈妈来说更要注意，因为热性水果很容易引起胎动不安，严重时会导致流产。

柑橘：性温味甘，能够补阳益气，可是吃多了容易引起体内燥热而使人上火，引发口腔炎、牙周炎、咽喉炎等。所以，柑橘虽然好吃，准妈妈要控制食用量，每天不能超过3个，重量控制在250克以内。

菠萝、香蕉、葡萄、西瓜：这几种都是含糖量较高的水果，吃得过多，可能会引发妊娠糖尿病。所以，准妈妈要少吃，肥胖、有糖尿病家族史的准妈妈尤其要少吃。

准妈妈的首选水果——苹果

苹果之所以能成为准妈妈的首选水果，自然有它的道理：

1.苹果富含多种维生素和矿物质、苹果酸、鞣酸和细纤维等，对于怕胖的准妈妈来说，多吃苹果不仅能够防止过度肥胖，对胎儿的发育也好处多多。

2.苹果能够调节胃肠功能，如果连皮一块吃，能改善便秘和拉肚子的症状。

3.苹果具有很好的美容功效，准妈妈如果贫血、气色不好，多吃些苹果可以改善这些症状。

4.苹果还能够缓解孕吐，如果准妈妈孕早期食欲不好、恶心，可以多吃些苹果。

温馨提示

吃水果宜在两餐之间

水果不要空腹吃，吃水果的最佳时机是两餐之间，这样既不会使血糖太高，又可以预防低血糖的发生。

●● 蔬菜如何吃更营养

蔬菜中的营养素容易流失，要保留蔬菜中的营养素，需要在保存、洗、切、煮上掌握一些技巧。

1.刚买回来的蔬菜，不要着急放进冰箱内，应先洗净，再以保鲜袋装好，并且在保鲜袋上刺一些小孔，然后放在冰箱最底层，烹调时取出切炒即可，不必再洗。

2.洗菜时动作要快，不可搓揉或挤压，也不应将菜叶久久浸在水中，否则菜叶部分的营养素会流失掉。

3.清洗蔬菜时，尽量少丢弃外层的叶、茎及皮。因为越靠外皮的部分，营养越丰富，如黄瓜、胡萝卜和地瓜等外皮的营养都较内部为高，萝卜、芹菜的绿叶部分所含营养也很丰富。黄豆、绿豆、红豆、花生等豆类，在食用时，应连胚带膜食用，因为这部分的B族维生素特别丰富。

4.菜最好是整棵洗后再切，以免B族维生素、维生素C流失。

5.能生吃的蔬菜，例如胡萝卜、小黄瓜等，尽量生吃，保持原味和营养。要炒的菜，待油开后才下锅，用猛火炒，以缩短烹调的时间，保持蔬菜原有的色泽和鲜味，最重要的是保留它的营养价值。

6.煮菜叶不要放苏打，以免破坏维生素B和维生素C，水也不宜放得太多，同时要盖紧锅盖，菜汤不宜倒掉，也不应回锅多次。

●●忍痛割爱，戒掉冷饮

炎炎夏日，来上一杯冷饮或者一个冰激凌，是再美妙不过的事情。可是，对于有着孕育责任的准妈妈来说，不管你多么爱吃这些东西，此时都要有所节制了。

准妈妈多吃冷饮，营养会跟不上

怀孕期间准妈妈的胃肠蠕动变慢，消化功能降低，此时再吃冷饮会刺激胃黏膜，引发胃部不适、疼痛、功能紊乱，甚至导致胃炎，影响准妈妈对营养的吸收，从而导致营养跟不上，影响胎儿的生长发育。

吃冷饮过多，还会引发其他不适

准妈妈若吃冷饮过多，还有可能会诱发宫缩，引起早产。并且冷饮通常脂肪含量偏高，不利于准妈妈血糖及血脂的控制。所以，准妈妈最好少吃冷饮，夏天尽量吃不冰的东西，冬天则要吃温热的东西。

温馨提示

冷藏蔬果的适宜温度

用冰箱冷藏蔬果，最适宜的温度是0℃~4℃，不过，香蕉、柠檬、杧果、南瓜等蔬果则适合储存在13℃~15℃的温度中，温度太低会使之变黑、腐烂。

◆食谱推荐：西瓜翠衣汤

原料：西瓜皮（将红瓤去除干净）适量，蜂蜜少许

做法：1.西瓜皮洗净，切成小块。

2.锅中加适量清水，放入西瓜皮大火煮开后转小火再煮30分钟。凉温后调入蜂蜜。

功效：西瓜皮具有清热利尿的作用，用它煮成水，放凉之后代替冷饮，是非常健康的解暑饮料。

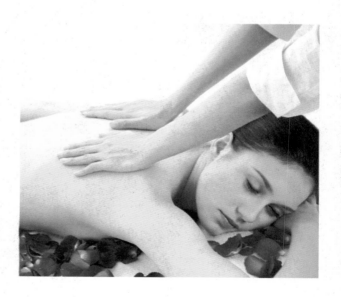

05　健康食谱推荐

●● 补充蛋白质、多种维生素和矿物质

◆五彩鸡丝

原料：熟鸡脯肉150克，胡萝卜、金针菇、黄瓜各100克，红椒丝50克，盐、胡椒粉、白糖各少许，麻油适量

做法：1.熟鸡脯肉撕成丝；胡萝卜、黄瓜分别洗净切成丝，加盐略腌；金针菇洗净，与红椒丝一起焯熟。

2.将所有准备好的原料放入碗中，加盐、胡椒粉、白糖拌入味，淋上麻油即可。

功效：这道菜含有丰富的蛋白质、维生素B_2、维生素B_3、维生素C、维生素E，以及钙、磷、铁等矿物质，营养价值很高，且鲜脆爽口，适宜孕早期的准妈妈食用。

小提示：五彩丝可随自己的喜好更换，黄瓜可用青色的彩椒代替，还可加入豆腐皮等其他喜欢的食物。孕早期食物不用刻意准备，最重要的是吃得合意。

●● 补充叶酸、蛋白质

◆菠菜鸡煲

原料：鸡半只（约500克），菠菜100克，冬菇4朵，葱花、姜末、冬笋各少许，蚝油、酱油、白糖、盐各适量

做法：1.鸡洗净，剁成小块；菠菜洗净，用沸水焯一下，切段；冬菇洗净，切成块；冬笋洗净，切成片。

2.锅中放油烧热，用葱、姜爆香，加入鸡块、冬菇及蚝油翻炒片刻，放盐、白糖、酱油及冬笋，翻炒至鸡熟烂。

3.菠菜放在盘中铺底，将炒熟的鸡块倒入即可。

功效：菠菜叶酸含量丰富，利于胎儿的神经系统发育。这道菜还富含B族维生素及蛋白质，可帮助调整准妈妈的情绪，预防失眠，还有助于提高免疫力。

小提示：感冒发热、血脂血压较高的准妈妈不宜多吃菠菜鸡煲，因为鸡皮中脂肪较多，对病情不利，若吃则需先去皮。

●● 强身止吐

◆姜米拌脆藕

原料：嫩脆藕250克，生姜15克，香菜茎10克，盐、香油各适量，白糖、白醋各少许

做法：1.嫩脆藕去皮，切成薄片，用清水冲洗干净；生姜去皮切末；香菜茎洗净切末备用。

2.锅中加适量水，用旺火烧沸，投入藕片氽一下，迅速捞出，放到凉开水中浸凉。

3.将藕片、姜末放到一个比较深的碗里，加入盐、白糖、白醋拌匀，静置5分钟。

4.加入香菜末、适量香油，再次拌匀，盛入碟中即可食用。

功效：这道菜可为准妈妈补充丰富的碳水化合物、维生素C、蛋白质及钾等营养素，强身止吐。

小提示：这道菜中还可以加一些红椒一起拌，这样可令味道更甜美，还能补充大量的维生素C，增强免疫力。

●●补铁养血

◆ 菠菜蛋汤

原料：鸡蛋2个（约120克），菠菜50克，水发黑木耳10克，胡萝卜25克，猪油、盐、鲜汤各适量

做法：1.将鸡蛋磕入碗内打散至起泡；菠菜、胡萝卜洗净，切成小片；水发黑木耳洗净后撕成小片。

2.炒锅内加入猪油，烧热后倒入蛋液，煎至两面呈金黄色，用铲子切碎后取出。

3.原锅里倒入鲜汤，然后放入胡萝卜、黑木耳、鸡蛋，大火烧约10分钟，至汤色变白时，加入盐调口味，撒上菠菜后烧沸即可。

功效：此汤含有蛋白质、铁、钙、胡萝卜素，有补铁补血、健脑的作用，可为准妈妈养血补身。

小提示：菠菜别煮太久，在汤成后撒上略煮即可，否则营养成分会被破坏。

●● 补脾和胃

◆ 彩椒牛肉丝

原料：牛肉、甜椒各200克，蒜苗段15克，姜丝

25克，酱油15克（1大匙），甜面酱5克（1小匙），盐4克，淀粉15克（1大匙），鲜汤适量

做法：1.牛肉去筋洗净，切成0.3厘米粗的丝，加入适量盐、淀粉拌匀；甜椒去蒂去子，洗净，切成细丝。

2.将酱油、鲜汤、剩余的淀粉放入一只碗中，调成芡汁。

3.炒锅上火，放植物油烧至六成热，加甜椒丝炒至断生，盛入盘内。

4.原锅内放入植物油烧至七成热，下牛肉丝炒散，放甜面酱炒至断生，再加甜椒丝、姜丝炒出香味，烹入芡汁，最后加入蒜苗段，翻炒均匀即成。

功效：这道菜中含多种人体必需的氨基酸、B族维生素、维生素C和钙、磷、铁等，有补脾和胃、益气增血、强筋健骨的功效。

小提示：为了保证牛肉的口感，应选用鲜嫩的里脊肉，同时炒的时间要短，需用旺火。

●● 宽肠通便，疏理气血

◆ 油豆腐烧油菜

原料：油豆腐50克，油菜200克，盐3克，白糖2克，水淀粉5克（1小匙），料酒、酱油各少许

做法：1.油豆腐切成小块备用；油菜洗净，将梗和叶分开，切段备用。

2.锅内加植物油烧热，下入菜梗略煸炒，加盐调味，再下入菜叶稍炒。

3.放入油豆腐翻炒几下，加入酱油、料酒和少许水，烧开。

4.加入白糖稍煮一会儿，用水淀粉勾芡即可出锅。

功效：可以健脾养胃、宽肠通便、疏理气血，很适合孕早期的准妈妈食用。

小提示：油菜中的维生素容易流失，所以最好急火快炒。

06　日常起居保健

●● 如何使用验孕试纸自行验孕

验孕纸是现代社会一项贡献杰出的发明，它不仅在检测怀孕上准确度高，而且价格低廉，大多数人都可以便捷地得到怀孕与否的结果。

验孕试纸什么时候可以使用

大约在同房后14天左右使用即可检验出是否怀孕，所以当发现月经没有如期而来时，可以试着用验孕试纸测试一下。

数据解读

为什么只有在同房14天后才能得出验孕结果

验孕之所以在同房后14天左右进行，是因为它是通过检测胎盘分泌的一种激素HCG（绒毛膜促性腺激素）的值来工作的，这种激素在怀孕前几天相当少，几乎测不出，直到14天左右才日益明显。

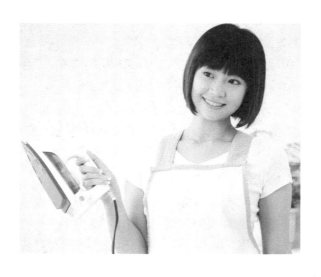

怎样使用验孕试纸

在拿到验孕试纸后应首先读懂说明书，了解正确的使用方法，然后去卫生间仔细地按照说明去做。

还要特别注意验孕试纸的生产日期，买验孕试纸时要注意包装盒上的生产日期，拿出来使用时也需要看一看。不要使用过期的试纸，因为验孕试纸含化学物品，时间长了就会失效。

怎样看测试结果

如果验孕后出现阳性（有两条色带）则表示可能怀孕了，如果出现弱阳性（一条深、一条浅的色带），也要考虑怀孕的可能性。

●● 去医院验孕，确保结果更准确

去医院验孕是必要的

虽然验孕试纸的结果基本是准确的，但还是不能排除因为时间、尿液的浓度、月经的影响等因素造成的误差，最好配合到医院检查，确保结果更准确。

去医院验孕还有一个重要原因，就是初次检查时，医生除了判断准妈妈是否怀孕外，还会确认是否为正常的怀孕，一般如果出现一些特别明显的不利于怀孕的情况，医生可以及早地发现并给出相应的建议，以便于及早采取相应措施。

医院的几种主要验孕方式

◎ 尿检（妊娠试验）：可早期诊断出是否怀孕

同房后14天左右，凡是尿中检查出绒毛膜促性腺激素的，正常情况下可判断为怀孕，用这种方式可最早判断怀孕与否，因此也叫妊娠试验。

参考价格：10~15元

◎ B型超声波检查：最可靠且准确

最早在怀孕第5~6周，就是月经迟到1周时可使用，检查时在B型超声波屏上能看见子宫内有圆形的光环，又称妊娠环，环内的暗区为羊水，其中还可见胎芽及可能有节律的胎心搏动，超声波检查也能判断胚胎发育是否正常。B超检查还能早期发现宫外孕。

参考价格：30元

◎ 验血：最早准确地判断怀孕

验血可以在同房后10天左右进行，比尿检早5天左右，是最早检查怀孕的方法，准确率更高。HCG在同房后约10天后在血液中出现，此后开始出现在尿液中。

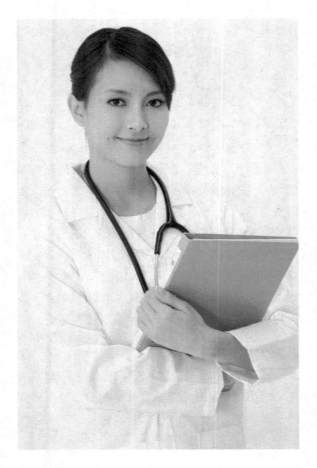

参考价格：根据地域差异和医院等级不同，30~80元不等

◎ 妇科检查：直观检查

在检查中，医生会发现子宫开始变大，宫颈及子宫下段变软，阴道黏膜颜色变深等。受孕后2周可做检查。

参考价格：5元左右

去医院验孕前需要做的准备

为保证检查结果准确和检查方便，准妈妈去医院验孕前做相应的准备是很有必要的。一般来说，从以下几个方面准备比较好：

1.初诊检查前日晚上保证良好睡眠。

2.检查时间在上午9：00前为宜，且最好空腹，这样符合相关血液检查的要求（可带些点心，抽完血后再吃）。

3.选择适合自己条件的医疗单位进行初诊检查，这样既便于孕期情况的连续观察，又能避免日后转院耗费精力。

4.检查当日应穿着宽松易脱的衣服，以利于妇科检查。

5.为了节省时间，保证就诊效果，准妈妈最好事先明确末次月经时间、早孕反应开始时间等，可以将自己的疑问事先列出，检查时及时询问医生。

6.如实回答医生的询问，医生的询问所涉及的方面都是医疗需要的。

7.预约下次检查时间。如果准妈妈的情况适合继续怀孕，医生将告诉准妈妈下次检查的时间。

●● 孕早期已经开启，此期对胎儿有重要意义

准妈妈的情绪会传达给胎儿

孕1月时胎儿的脑、脊髓神经系统器官原形已经出现，准妈妈的精神情绪，不但会影响到自己的食欲、睡眠、精力、体力等，还能影响胎儿的血液

供给、胎心率、呼吸。如果这个时期准妈妈的心情过于紧张、焦虑不安，甚至对怀孕所带来的早孕反应感到反感与厌恶的话，就十分不利于胚胎早期健康地形成，对胎儿的身心健康和发育也很不利。所以，千万不要以为只是怀孕第一个月而已，胎儿的大脑还没有完全形成，他还无法感知到准妈妈的各种情绪，而让自己沉浸在大喜大悲或者焦虑不安中，应该让自己保持平和的心态。

准妈妈要远离药物

受孕早期药物对胎儿的影响是巨大的。受孕1月是胚胎组织器官分化、形成的重要时期，也是胎儿致畸敏感期，这一时期若用药不当，极有可能造成胎儿畸形。所以，这一阶段准妈妈要远离药物。如果在不知道自己怀孕的情况下服用了药物，在确知后一定要去医院检查，看胎儿的发育是否受到了影响。

改掉不良的生活习惯

如果原来你是一个生活没有规律，大大咧咧的人，这个时候你就要改掉不良生活习惯，要想想你肚子里正在孕育着一个新的生命，不能再像以前一样生活，要做一个心细、生活有规律的准妈妈。

有意识地按照孕妇的标准去做

每天要保证8~9小时的睡眠时间，最好在午间能休息1个小时；尽管有些食物是你不爱吃的，可是为了肚子里的宝宝，要适当地吃一些；周末的时候不能再像以前一样穿着高跟鞋逛街，出门要穿平底鞋。总之，你要时时提醒自己你是一个孕妇了。

●●● 打造健康无污染的居室环境

居室环境的好坏关系到母婴的健康

准妈妈大部分的时间都会在居室里度过，所以居住环境的好坏不但关系到准妈妈个人的健康问题，更为重要的是关系到准妈妈能否顺利怀孕、怀孕后胎儿是否能健康生长发育、智力发育如何等一系列问题。因此，准妈妈及准爸爸一定要努力创造好的居室环境。

居室布局要舒适明亮

准妈妈的房间不一定要很大、很宽敞，但布局一定要科学合理，房间的整体布局应当以舒适明亮为主。色彩亮丽的环保材料是不错的选择，房间要收拾得干净整洁，家具位置摆放也要合适。这样准妈妈生活在其中自然会感到精神愉悦、心情好，也有利于胎儿的生长；相反，如果居室色彩太过灰暗，房间太过凌乱，会让准妈妈感到压抑和不快。

居室的温度与湿度要适宜

家里温度最好保持在20℃~22℃，太高或太低对准妈妈都不好。太高，容易使人烦躁不安、无精打采、头昏脑涨；太低则容易使准妈妈着凉，引发感冒。湿度保持在50%比较好。湿度太大了，容易滋生细菌，被褥、衣服发潮，还有可能引起关节疼痛；湿度太小的话空气干燥，就会让准妈妈感到口干舌燥，容易上火。

温馨提示　　**如何保持室内适宜的湿度**

在特别潮湿的季节，要经常开门、开窗换气来消除室内湿气。如有必要可以买一个干燥机来除被褥、衣服的潮气。

北方的冬季气候干燥，暖气设备会使得室内更加干燥，可在室内放一盆干净的清水，在暖气片上放一条湿毛巾来增加空气湿度。也可用加湿器，但加湿器不要摆在床头，里面的水要常更换，同时要定时清洗加湿器。

居室要安静

居室里如果噪声大会扰乱准妈妈的心绪，使准妈妈的听力下降，还会让肚子里的胎儿感到不安，影响胎儿脑功能的发育。所以，居室内一定要保持安静，不要在居室内大声喧哗，家人更不要当着准妈妈的面大声地争吵。如果房子是临街的，则要早早做好隔音准备。不过，家中如果太过安静则会让准妈妈感到孤独、寂寞，肚子里的胎儿也会失去听觉刺激，同样不利于优生。最好在家里经常播放一些优美的音乐，音量不要太大，音响的总音量控制在最大音量的1/4～1/3为宜。

●● 安全使用化学用品

慎用日用清洁剂

洗涤剂、柔顺剂、漂白剂、除臭剂、消毒液、空气清新剂这些日用清洁剂中，大多含有对准妈妈有影响的化学成分。所以，在日常生活中要尽可能地少用或者不用，使用的时候必须戴上优质的防水手套。

清洁剂能不用就不用，能少用不多用，尽量减少用量，以降低危害。另外，可寻找其他更安全的方法，例如用蚊帐来代替蚊香；室内经常通风，就可以不用空气清新剂；衣服经常拿到阳光下去晾晒，就可以不用消毒液了。

少买新衣服、新家具

在准妈妈怀孕这段时间尽量少买衣服，最好在孕前就将衣服准备好。衣服买回来后不要立即穿，要用盐水浸泡15分钟以杀菌，之后在阳光下晾晒几个小时，准妈妈才能穿。这一阶段，家里也要尽量避免购买家具，如果非买不可，最好买环保的家具，准妈妈尽量离新家具远一点。

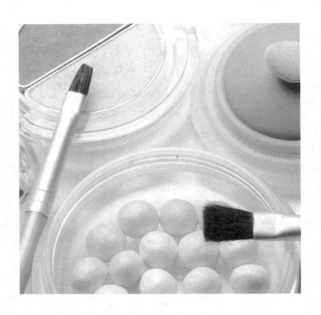

●● 和有害化妆品说再见

准妈妈要远离的化妆品

1.美白祛斑类化妆品。这类化妆品中一般都含有对准妈妈和宝宝有害的成分，建议准妈妈不要长期使用该类化妆品。

2.含异维A酸、A醇的化妆品。这两种成分常存在于祛痘类化妆品中，内服该成分已证实有致畸作用，虽然化妆品中含量不多，但准妈妈还是应避免使用。

3.精油。高纯度的精油分子一般具有轻微的毒性，经皮肤渗入到体内，很容易伤害到敏感的胎儿。而且有些精油具有活血通经的疗效，如果使用了这类精油，很有可能导致流产。

4.香水。香水中的人工麝香会扰乱人体内分泌及影响激素正常发挥作用，对胎儿造成不良影响。

5.彩妆用品。口红、粉底、睫毛液、指甲油等化妆品也含有对胎儿有害的化学成分，准妈妈也要远离。

纯天然并不一定就温和

有的准妈妈认为大部分的化妆品里含有的化

学成分对胎儿发育不利，于是就选择所谓的纯天然产品来护肤。其实，不管是纯天然还是非纯天然，对准妈妈来说都不是百分之百的安全。因为就算是纯植物的化妆品，在生产的过程中也有可能会添加稳定剂、防腐剂等来保证某些成分的稳定以及新鲜。

●●受孕后暂停性生活

孕早期为什么要暂停性生活

怀孕的前3个月，由于胎盘还没有发育成熟，和子宫壁之间的连接还不够紧密，同时由于此时孕激素分泌还不足，无法给予胚胎强有力的保护，所以，在这个时期进行性生活，有可能由于动作姿势不当或幅度过大，导致子宫遭受震荡，造成流产。

准爸爸要理解和体贴准妈妈

这一时期由于准妈妈体内内分泌发生变化，加之对胎儿的担心，准妈妈对性生活可能缺乏兴趣，甚至会表现出对准爸爸的讨厌和不满。作为准爸爸，要对准妈妈给予理解和体贴，与准妈妈探讨采用别的方式来交流夫妻感情。准爸爸绝对不能只顾着满足自己的欲望，而不顾及准妈妈的感受以及她肚中的胎儿。

●●记怀孕日记，作为见面礼送给宝宝

为什么要写怀孕日记

两个人从相识、相恋、结婚，到有了自己爱情的结晶，是一件非常幸福的事情。如今，这个爱情的结晶在准妈妈的肚子里一天天长大，准妈妈也一天天发生着变化，这种感受如果能用文字记录下来是一件非常美妙的事情。而且，怀孕的经历就特别珍贵，就更要将这种经历记录下来。在记录的过程中，准妈妈紧张不安的情绪能够得到缓解，更能感受到怀孕的那种喜悦，如果准爸爸能和准妈妈一起来记录的话，还能增进两人的

感情。以后等孩子长大了看到你写的怀孕日记，也更能体会到母亲孕育过程的艰辛和不易。

怀孕日记写些什么

怀孕日记可以记录准妈妈怀孕时的点点滴滴，包括今天做了些什么检查，今天吃了些什么，今天有什么样的感觉，等等，不用刻意，只要是想写就写下来好了。不过，怀孕日记里不要过多地记录伤心的事情，这样会影响准妈妈的情绪。另外，专家建议在怀孕日记里准妈妈最好将这些也记录下来：

- 最后一次月经的日期
- 早孕反应开始和消失的时间
- 孕早期检查的情况
- 孕期中患的疾病
- 孕期用过的药物
- 胎教情况
- 阴道流血情况
- 是否接触过X射线和其他放射性物质或有毒的物质

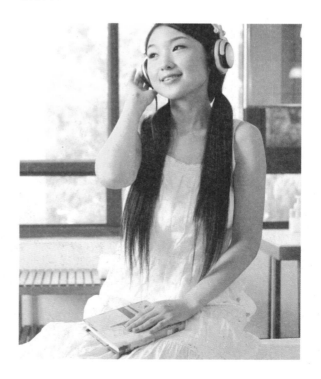

●●孕期做运动，好处多多

帮助准妈妈吸收钙

准妈妈若能够经常去公园参加户外运动，不仅能够呼吸到新鲜的空气，阳光还能够使皮肤中的脱氢胆固醇转化成维生素D，增进机体对钙和磷的吸收。既能够防止准妈妈发生骨质疏松软化症，而且对胎儿的骨骼发育大有好处。

促进胎儿的生长发育

适当的运动不但能增强准妈妈的体质，还能够增加胎儿的血液供氧，加速新陈代谢，促进胎儿的生长发育。

有利于胎儿大脑的发育

准妈妈在做运动时，大脑能够得到充足的氧气以及营养，从而释放出脑啡肽等有益物质，此物质可以通过胎盘进入胎儿体内，有利于胎儿的大脑发育。此外，准妈妈运动时羊水会跟着摇动，摇动的羊水轻轻地触碰着胎儿全身的皮肤，就如同在给胎儿做全身按摩一样，同样有利于胎儿的大脑发育。所以，常做运动的准妈妈生出来的孩子更聪明。

日后宝宝性格会更好

经常运动的准妈妈身体的疲劳感与不适感会减轻，心情会比较舒畅，准妈妈的好心情自然会影响到胎儿，日后宝宝的性格也会更好，这也算是一种好的胎教方式。

●●剧烈的运动要避免

运动要循序渐进

准妈妈刚开始运动时，运动量要小，等到身体适应以后再逐渐增加运动量，不要一开始就做大量的运动，以至于身体承受不了。运动最好听从医生的指导建议，以保障运动的安全有效。在运动中倘若出现任何疼痛、气短、出血的现象，要立刻停止运动，去医院就诊。

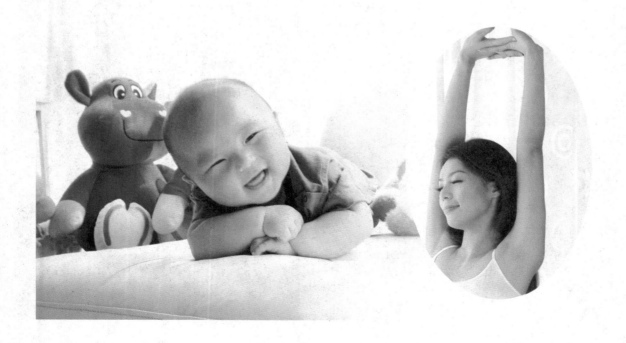

运动要因人而异

不是每个准妈妈都适合运动，假如准妈妈曾经有过先兆流产、早产、羊水过多或者过少、前置胎盘史，或者是患有心脏病、高血压等严重的内科并发症，为了安全，可以不进行运动。

多做缓慢的有氧运动，避免剧烈运动

孕早期准妈妈要多做缓慢的有氧运动，如散步、瑜伽等，每天可以定时定量做一两项。日常的家务劳动如扫地、拖地、擦桌子、买菜也可以做，不过若是出现严重反应，就要减少家务劳动。而像跳跃、快速旋转、球类运动这样的剧烈运动则一定要避免。

●●散步、慢跑，准妈妈都适合做

安全的运动方式——散步

对准妈妈来说，散步是一种很安全的运动方式，整个孕期都可进行。双脚上有很多的神经末梢与大脑密切联系，且同身体内的各个器官连接。另外，脚踝以下有60多个穴位，经常散步能够刺激穴位，调理脏腑，疏经通络，进而改善身体各个器官组织的功能。散步不但能够锻炼身体，还能够促进睡眠、改善消化功能。

适宜散步的环境和时间

散步要避免环境嘈杂的地方以及车辆过多的马路，而要选择在空气清新、人流较少、环境好的公园、林阴道等地进行。这样，准妈妈可以一边散步一边欣赏美丽的风景，整个人的心情自然而然就会变得很好。

散步的时间可选择早晨和晚上。早上八九点钟时散步会感觉比较舒服。如是夏天，可提前1个小时开始散步。晚上则选择饭后10分钟出去散步比较好，最好不要选择在天黑后去散步，以免摔倒。每天散步时间最好不要超过2小时，一次半个小时或者1个小时比较好。准妈妈也可依据自己的感觉来调整时间，以不疲劳为宜。散步时步子要缓慢，身体幅度不要太大，如果孕期体重增加过快、过多，可以将步子放慢一点。

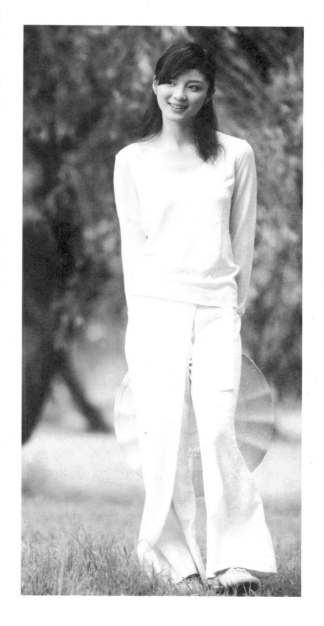

07 胎教进行时

●● 什么是胎教

"胎教"一词早在汉朝时就出现了。古人认为，母亲的情绪与言行会让胎儿感受到，因此母亲必须谨守礼仪，给胎儿以良好的影响。

今天胎教的含义要丰富得多，可以分为广义的和狭义的。广义的胎教是指为了使胎儿的身心都能够健康发育，同时为了保证孕产妇的安全所采取的精神、饮食、环境、劳逸等各个方面的保健措施。狭义的胎教是指在胎儿发育成长的各个不同阶段，给予其有针对性的、积极主动的、合理的信息刺激，促使胎儿建立条件反射，从而促进其大脑机能、身体运动机能、感官机能与神经系统机能的成熟。

●● 常用的胎教方法

音乐胎教法：有两种产生效果的方法，一是准妈妈自己从音乐中感受美好，从而将良好的心绪传递给胎儿；二是直接通过音波来刺激胎儿听觉器官的神经功能。

抚摩胎教法：在怀孕第20周时，适度而有规律地抚摩腹部，能够刺激胎儿的触觉，激发胎儿活动的积极性，有利于胎儿大脑功能的协调发育。

语言胎教法：父母亲通过动作以及声音和腹中的胎儿进行对话的胎教方法。在对话过程中，胎儿可以通过听觉与触觉感觉到父母对他充满爱的呼唤，非常有利于胎儿的身心发育。

触压、拍打胎教法：准妈妈从可以在腹部明显地触摸到胎儿的头、背以及四肢时起定期轻轻拍打或者抚摩胎儿，这样能够让胎儿建立起有效的条件反射，强健四肢。

心理胎教法：心理胎教法又叫清净法，包括清净操和冥想。清净操不仅是一种很好的胎教法，还对准妈妈的分娩、产后休养有帮助。

营养胎教法：指根据准妈妈怀孕各个时期胎儿发育的特点，指导准妈妈通过饮食来补充各个时期所需要的营养，预防孕期疾病。

●● 受过胎教的宝宝有什么不一样

不那么爱哭

宝宝在感到饥饿、尿湿以及身体不舒服时就会啼哭，只有得到满足之后才会停止啼哭。可准妈妈经验少，很多时候并不知道宝宝因何啼哭，导致宝宝越哭越凶，很难安抚下来。相反，受过胎教的宝宝，他的感音能力比较好，在听到妈妈的脚步声或是说话声后就会停止啼哭。

能更早地与人"对话"

受过良好胎教的宝宝出生后的2～3天，便会用自己的小嘴张合同大人"对话"，2个多月就可以认识自己的父母，3个多月时你叫他的名字他就能听懂了。

能更早地学会发音

受过胎教的宝宝比没受过胎教的能更早地学会发音，2个月时会发几个元音，出生后4个月时会发几个辅音，5～6个月时就能发出能表达一定意思的声音了。

能更早地理解语言

受过胎教的宝宝在出生后4个半月时就可以认出第一件东西了，6~7个月时就能辨认手、嘴、奶瓶等。他还能更早地理解大人的语言，更早地学会各种手势语，如"再见"的手势。

能更早地学会说话

受过胎教的宝宝在出生后9~10个月时，就会有目的性地叫爸爸妈妈了，出生后20个月左右就能背诵整首儿歌，还可以背数了。这样的孩子入学后成绩也会更优异一些。

08 情绪调节站

● ● ● 做好角色转换的心理准备，迎接全新生活

准妈妈要做好角色转变的准备

在没有怀孕生孩子之前，你是为人妻，怀孕之后你就将多了一个身份：为人母。从怀孕之时起责任也随之而来，除了孕育孩子，孩子将来的成长也需要准妈妈与准爸爸来承担。孩子一旦出生，夫妇俩自由自在的日子就会终止，大部分的精力和时间会花在孩子身上，尤其是准妈妈，有的甚至不得不放弃自己的工作，这都会让准妈妈在心理上产生失落感。可是，换个角度看，孩子一点一滴的成长所带给你的欣喜和乐趣是无可取代的，并且，随着孩子年龄的增长，你就会感受到为孩子付出的越多，得到的回报也越多。

因此，准妈妈要调整好自己的心态，及早做好角色转换的准备，这样才能在整个孕期拥有一份好心情，泰然处之，这对自己和胎儿都有好处。

温馨提示

从长辈那里得到启发

准妈妈可以问一下自己的父母，他们做父母时是一种什么感觉，当时是如何处理各种问题的。长辈的经验总能给你一定的启发。

准爸爸也要做好角色转变的准备

准妈妈怀孕后，由于生理上的变化，可能会变得烦躁不安、爱发脾气，准爸爸要给予理解和体贴准妈妈，要分享准妈妈的喜悦和担忧，给予她最大的支持，陪伴她一起度过这一段孕育小生命的特殊时光。准爸爸要与准妈妈一起"怀孕"，陪准妈妈去医院做检查，倾听准妈妈的感受，和准妈妈一起学习孕期知识，和准妈妈一起给胎儿做胎教，等等。这样才能尽快地进入"父亲"的角色，有"已为人父"的概念。

●● 调整好情绪，别让孕期抑郁来扰

判断自己是否患有孕期抑郁症

假如在一段时间里，出现以下4种或以上症状，那么你很可能患有孕期抑郁症：不能集中注意力；十分焦虑、很容易发怒；睡眠不好，极易疲倦，或者有持续的疲劳感；总是想吃东西或者没有任何食欲；对什么都提不起兴趣，总是没有精神；情绪持续低落，总是想哭；情绪波动很大，喜怒无常。

哪些准妈妈易患孕期抑郁症

有过流产经历的准妈妈；曾经有过痛苦经历而又性格内向的准妈妈；怀孕期间遭遇重大不幸经历的准妈妈；以前有不孕倾向，通过服药等手段怀孕的准妈妈。

孕期抑郁症的应对方式

怀孕时尽量做一些让自己感到愉快的事情，如看有趣味的小说；经常出去散步；与其他准妈妈多交流；与准爸爸保持亲昵的交流，增加夫妻间的感情，让自己有一个坚强的后盾。当心中有不快时要及时向准爸爸或者别的亲人、朋友倾诉，将不好的情绪都宣泄出来，不要去想自己曾经生的病是否会对孩子有什么不好的影响之类的事情。

◎ 经常哼唱好处多

有专家指出，哼唱可以使准妈妈保持愉悦的心情，让体内神经内分泌系统始终处于正常的状态，为胎儿提供一个良好的生长环境，使其先天充足。哼唱时，声带的振动使肺部扩张，会增加肺活量，提高血液氧含量，能为胎儿的成长奠定良好的基础。科学家发现，再好的音乐也比不上准妈妈口中的歌声。来自播放器的歌声，既没有母亲唱歌给胎儿机体带来的物理振动，更缺乏饱含母爱的亲情对胎儿感情的激发。

孕期母亲经常唱歌，对胎儿相当于一种产前免疫，可为其提供重要的记忆印象，不仅有助于胎儿体格生长，也有益于其智力发育，这能使胎儿获得感觉与感情的双重满足。因此，当打算要宝宝的时候，不妨经常哼唱一些自己喜欢的歌曲。

09 职场准妈妈须知

●● 职场准妈妈怎么安排工作与生活

怀孕并不一定就要待在家里，只要从事的工作不是很繁重，工作时间不是太长，能维持适当的工作量，适当地休息，准妈妈还是可以继续在职场发挥自己的才能的。

将怀孕的事情告知领导

准妈妈一旦确诊怀孕，要尽早将事情告知自己的领导和同事，以便领导安排工作。回到家中要尽可能早点休息，以保证充足的睡眠以及第二天好的工作状态。

工作中要适度休息一下

准妈妈每天的工作时间不能超过8小时，工作量也不能太大。再忙碌也要抽出一点时间来休息一下。工作1～2个小时之后要放下手中的工作，离开电脑，走动一下，工作3～4个小时之后，要抽空闭目养神15分钟，长时间保持一种工作姿势的准妈妈，不妨适时改变一下姿势，并通过伸伸胳膊动动脚来缓解疲劳。另外，不要加班和上夜班。

吃好工作餐

如果单位有微波炉的话，准妈妈可以提前准备好饭菜，到单位用微波炉热一下就可以吃了。如果单位没有微波炉，只能在外面吃，准妈妈就要把握一个原则："挑三拣四"+降低口味要求。"挑三拣四"是指不要吃那些对孕期不利的食物，降低口味是指工作餐毕竟不如自己做的饭菜那么可口，准妈妈此时应该从营养的角度来挑选食物，而不是依照自己的口味。每天都带上一些水果，在饭前半小时吃个水果来补充维生素。吃饭时，最好就不要再喝饮料了。

上下班避开高峰期

准妈妈如果是乘坐公共交通工具上下班的话，一定要避开高峰期，如上班早半个小时，下班晚半个小时，以避免拥挤。

●● 边怀孕边工作的好处

能缓解早孕反应

大部分的准妈妈在怀孕前3个月都会出现晨昏、恶心、呕吐等早孕反应，职场准妈妈由于有良好的工作生活习惯，并且大部分精力都在工作上，这能很好地缓解早孕反应。

有利于保持好的心态

职场准妈妈有更多的机会跟人交流，并且在这一特殊时期，周围的同事，甚至领导、客户都会对准妈妈更加宽容、友善、体贴，这些都会让准妈妈拥有良好的心情。

减少各种不好的幻想

准妈妈待在家里过于清闲的时候，会想自己的孩子会不会畸形、会不会流产等，这势必会影响心情，不利于胎儿的生长发育。而在职场中准妈妈就没有那么多时间来东想西想，而同事不经意的一句表扬如"你今天气色很好""你生的宝宝一定会很聪明漂亮"等都会让那些不好的幻想消失。

有利于分娩和产后的恢复

坚持上班，有利于锻炼准妈妈的骨盆、加强腹部和腿部的韧劲，体重和体型也更容易保持。而且，工作的不容易也会让准妈妈能够更加坦然地面对分娩时的痛苦，这些都有利于分娩，此外，坚持上班的准妈妈每天能保证一定的运动量，产后能够更好地恢复。

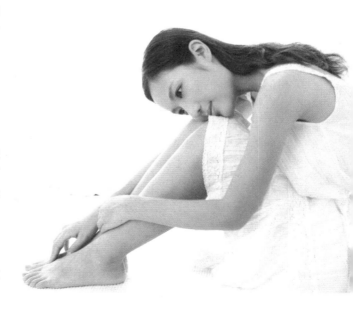

10 孕期不适与疾病

●● 感冒和流感

感冒的分类和一般症状

感冒主要是呼吸道病毒感染引起的，多发生在冬季、秋冬或冬春季节交替的时候。感冒大致分为风寒感冒、风热感冒两种类型，根据类型的不同，其症状也不尽相同。

风寒感冒：起病较急，主要表现为发热、畏寒，甚至打寒战；不流汗，但会鼻塞、流清涕、咳嗽、痰稀色白、头痛、周身酸痛、食欲减退、大小便正常、舌苔薄白等。

风热感冒：主要表现为发热较重，但畏寒不明显，有汗、鼻塞、流黄涕、咳嗽严重或有黏稠的黄痰，头痛、口渴、咽红肿痛、大便干、便黄等，检查时可见扁桃体红肿、咽部充血、舌苔薄黄或黄厚、舌质红等。

流行性感冒（流感）：流行性感冒是由流感病毒引起的上呼吸道感染，传染性较强，症状比普通感冒重，除了头痛、乏力外一般都会出现高热，严重者甚至并发肺炎、脑炎等症，孕期妇女发生流感对准妈妈和胎儿都有不利影响。

孕期容易发生感冒的原因

准妈妈在孕期身体免疫力低下，是感冒的易感人群，加上怀孕后呼吸道黏膜容易充血、水肿，更容易发生呼吸道感染；并且准妈妈怕热，出汗多，突然到温度较低的环境（如空调房）中，很容易着凉，此时易被空气中长存的感冒病毒所感染，出现感冒的临床症状，甚至引起并发症的发生。

孕期感冒对胎儿的影响

1.准妈妈感冒时比较容易发热，尤其是在怀孕8周内，此时胚胎的器官刚刚分化形成，高热导致物理内环境异常，容易引起胚胎畸形，如胎儿唇腭裂、心脏病等。

2.准妈妈的体温超过38.5℃就属于高热了。高热有引起胎儿流产、早产的可能。感冒后如有严重的咳嗽、咳痰，可能并发支气管炎，进一步发展可发生肺部感染，此时容易发生流产或早产。另外，持续咳嗽还会使宫腔的张力过大，引起胎膜早破，导致早产。

感冒后能不能用药，用什么药

长久以来人们都有一个思想误区，就是怀孕感冒时不能用药，怕药物引起胎儿畸形。事实上，选对用好感冒药，对胎儿来说才是比较安全的。只是用药时一定要遵医嘱，不可盲目用药，如果药品说明书上标明是孕妇禁用的，那就一定不要用。

一般来说，怀孕能够安全使用的感冒药有板蓝根冲剂、感冒清热冲剂等，这类药物对解热有良好的功效；感冒初起时服用大量的维生素C类药物并多喝水有助于机体的恢复；如果鼻塞、流涕，可局部使用滴鼻剂；咳嗽、咳痰时可用镇咳、祛痰的药物。

哪些情况下要及时就医

感冒症状超过1周，或伴有疲劳、食欲不佳、低热或高热、咳嗽、咳痰、心悸时，应及时就医，进一步诊治。发生感冒后，如果有持续心动过速的症状，应警惕病毒性心肌炎的发生。另外还要辩证进行相应的治疗，因为感冒类型不同，用药和护理方式也不同。

温馨提示

感冒初起时的缓解方法

1.用浓盐水漱口和咽喉，每隔10分钟1次（适用于喉咙痛痒）。

2.在保温杯内倒入42℃左右的热水，将口、鼻部贴近茶杯口内，不断吸入热蒸汽，每天3次（适用于鼻塞不通）。

感冒期间的饮食及日常护理

1.饮食要清淡、易消化，进食富有营养的食物，如牛奶、蔬菜、水果、汤、粥等，避免进食辛辣、油腻、不易消化的食物，每次进食量不宜过多，可少量多次进餐，食后稍微活动以助消化。

2.暂时放下手中的工作，充分休息，保证足够的睡眠（每天至少8小时）。

3.室内要通风，尤其是在冬季，更要保证通风良好。

4.洗温水浴有助于缓解感冒症状，但要注意保暖。

预防感冒的方法

1.勤洗手，不用脏手摸脸、嘴巴和鼻子。

2.保持室内通风透气，并提高相对湿度（可放置水盆或使用加湿器）。

3.使用专用毛巾、餐具；每次刷完牙要将牙刷清洗干净，并将刷毛朝上，以加速干燥。

4.尽量少去人多的公共场所，如商场、超市、电影院等，外出乘坐公共交通工具时尽量戴口罩。

●● 妊娠牙龈炎

妊娠牙龈炎的表现

妊娠牙龈炎表现为全口牙龈组织，特别是牙间乳头出现明显水肿、颜色暗红、松软，严重的会有出血现象，甚至产生溃疡，伴有严重的疼痛。

孕期易患牙龈炎的原因

怀孕时由于准妈妈体内雌激素、孕激素等发生变化，影响到组织的新陈代谢，进而使得牙龈对菌斑的反应也发生改变。另一方面，在怀孕期间胎儿会从准妈妈体内吸收大量的钙、磷、铁等微量元素，如果这些微量元素不足，准妈妈骨骼与牙齿中的钙就会脱离出来进入血液，以血钙的形式供给胎儿。准妈妈牙齿的脱钙现象会使得牙齿的耐酸性降低，就很容易发生龋齿。

如何预防妊娠牙龈炎

1.准妈妈在孕前一定要去口腔科检查，怀孕后也要定期检查牙齿。

2.准妈妈要使用软毛牙刷，刷牙时避免大力触碰到牙龈。

3.准妈妈要注意补充维生素C，以减少牙龈出血。一旦患上牙龈炎，要选择松软、容易消化的食物，以避免损伤牙龈。

●● 皮肤过敏

补得过多会导致准妈妈皮肤过敏

准妈妈在怀孕期间出现过敏、水肿等症状都是正常的妊娠反应，可是准妈妈或许不知道，服用过多的补品、吃过敏食物也会引起皮肤过敏。所以，准妈妈在怀孕期间不要补得太多，以前如果吃某种食物会过敏，怀孕的时候要禁止食用。如果在吃某种食物时出现全身发痒或者气喘、心慌的症状，赶紧停止食用，严重时要立刻就医。

皮肤过敏不可乱用药

准妈妈出现皮肤过敏一般不会对胎儿造成不良影响，可是如果乱用药物的话，某些药物就有可能进入胎盘，妨碍胎儿的生长发育，导致胎儿出现畸形或罹患疾病。所以，准妈妈一旦出现皮肤过敏，不要私自买药，要立即去医院就诊。

皮肤过敏的护理方法

1.保持个人卫生和环境卫生，穿着透气的纯棉衣裤，千万不要随便抓挠皮肤，这样会加重症状；定期清洗床上用品，室内保持清洁。

2.避免大吃大喝，少吃油腻食物、甜食以及刺激性食物，过敏期间每餐饮食的食物种类特别是肉类要尽量单一，以便查找过敏食物，少吃调料多的食物，如卤味等。

专家热线
常见疑问解答

Q 怀孕时出现皮肤过敏能不能用保养品？

A 如果正处于皮肤过敏时期则不能使用普通保养品，因为保养品中含有着色剂、油脂香料、酒精等材料，这些物质多多少少都会刺激皮肤，加重皮肤敏感的症状。皮肤过敏的准妈妈可在医生指导下使用药物或药妆保护皮肤。

11 产检关注

●●● 孕期产检项目早知道

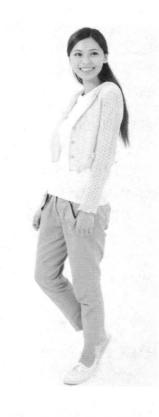

产检时间	产检项目
孕6~8周	确诊是否宫内怀孕
孕12周	选择一家合适的医院空腹抽血，检查建档，进行基础检查，包括B超、白带常规、妇科检查、胚胎发育情况，全身检查包括血压，体重，了解心、肝、肾的功能，血、尿常规、血型、传染病等。排除常见疾病如宫外孕、葡萄胎及各种类型的流产
孕16周	宫高、腹围、胎心、血压、体重、唐氏征筛检，高龄孕妇进行羊水穿刺检查
孕20周	复查血、尿常规，产科检查（宫高、腹围、胎心、血压、体重）
孕24周	复查尿常规、AFP、四维彩超胎儿畸形筛查、糖筛（妊娠期糖尿病）、产科检查（宫高、腹围、胎心、血压、体重）。糖筛异常者，需进行葡萄糖耐量试验
孕28周	复查尿常规、产科检查（宫高、腹围、胎心、胎位检查、血压、体重）、骨盆测量、血糖异常者做口服葡萄糖耐量（OGTT）试验、澳抗阳性肌注乙肝免疫球蛋白200IU

产检时间	产检项目
孕30周	复查尿常规、产科检查（宫高、腹围、胎心、胎位检查、血压、体重）
孕32周	复查尿常规、产科检查（宫高、腹围、胎心、胎位检查、血压、体重）、澳抗阳性肌注乙肝免疫球蛋白200IU
孕34周	复查尿常规、产科检查（宫高、腹围、胎心、胎位检查、血压、体重）
孕36周	复查血尿常规、产科检查（宫高、腹围、胎心、胎位检查、血压、体重）、澳抗阳性肌注乙肝免疫球蛋白200IU
孕38周	复查尿常规、产科检查（宫高、腹围、胎心、胎位检查、血压、体重）、指导胎动及临产征兆、胎心监测
孕39周	复查尿常规、产科检查（宫高、腹围、胎心、胎位检查、血压、体重）、指导胎动及临产征兆、胎心监测
孕40周	复查血、尿常规，产科检查（宫高、腹围、胎心、胎位检查、血压、体重），指导胎动及临产征兆，胎心监测

● ● 选择一家合适的产检医院

就近原则

准妈妈在怀孕期间要做十几次检查，所以，选择一家合适的产检医院非常重要。有的准妈妈觉得产检是一件很重大的事情，所以一定要选择一个大医院检查才行。这就造成了大医院准妈妈扎堆做检查的现象，排队挂号等待检查会花掉不少时间，很多准妈妈甚至吃不消了。所以，怀孕时产检选择医院应以就近为原则，不一定非要跑很远去有名的大医院检查。

像B超检查、核实孕周、了解基础血压和体重等在社区医院检查就行了，如果社区医生建议去上一级医院检查再转院。

选择合适的医院生产

生产是一件复杂的事情，而准妈妈的身体情况又各不相同，因此一定要选择一家适合自己的医院。

如果准妈妈和胎儿在孕期一切正常，那么你可以就近选择一家环境比较好，方便家人照顾的医院，也可以选择在产检的医院直接生产。

如果准妈妈患有妊娠高血压、妊娠糖尿病等全身性疾病，就最好选择综合实力比较强的大医院生产，预产期前可以提前去该医院产检，与医生建立联系。

如果准妈妈在产前检查中发现有脐带绕颈、先天性心脏病等危及新生儿安全的情况，那就要选择有新生儿抢救能力的医院，以确保一旦新生儿娩出后发生特殊情况，可以在第一时间得到救治。

12 特殊关照：
高龄准妈妈的孕期生活

所谓高龄初产妇就是指年龄达到或超过35岁才第一次怀孕的准妈妈。高龄怀孕会因为身体各方面的机能都有所衰退而使怀孕过程变得不那么顺利，因此高龄准妈妈在孕期一定要更加注意调养。另外，虽然以前有过生育，此次怀孕大于或等于35岁的也是高龄产妇。

●● 高龄准妈妈的生理特点

骨盆关节变硬

女性超过35岁以后，坐骨、耻骨、髂骨和骶骨的关节就会逐渐变硬甚至骨化，形成一个固定的盆腔，增加分娩的困难。

肌肉力量差

高龄准妈妈的肌肉力量会变差，这样在临分娩的时候就容易出现宫缩不好、宫颈的扩张力变差的情况，还容易出现宫颈水肿、宫口很难开大等宫颈难产的情况。所以，高龄准妈妈大多要采用剖宫产。而她们出现各种妊娠并发症以及流产、早产的概率也要高于年轻的准妈妈。

卵巢功能衰退

30岁是女性卵巢功能的高峰期，之后就会随着年龄的增长而衰退，卵子的质量也会下降，使胎儿畸形、染色体异常、痴呆的可能性变大。

●● 高龄准妈妈容易遭遇哪些孕育麻烦

更容易出现妊娠并发症

相比于年轻的准妈妈，高龄准妈妈患与怀孕相关的妊娠高血压、心脏病或是肾脏病、糖尿病的内科并发症的概率更大。

更容易发生难产

高龄准妈妈由于年龄的因素，产道与会阴、骨盆的关节会慢慢变硬，不容易扩张，子宫的收缩力与阴道的伸张力也不好，有一些高龄准妈妈分娩时由于宫口开得慢，甚至没法打开，使得分娩时间变长，极易引发大出血与难产。

产后恢复慢

由于人体各项机能的恢复会随着年龄的增长而变慢，因此，高龄准妈妈产后恢复的时间比年轻的准妈妈要长，尤其是身材、皮肤方面。

●● 给高龄准妈妈的贴心提醒

孕前要注意调经理带

如果高龄未孕妈妈想要受孕，孕前一定要注意调经理带。调经指的是调理月经，使经期长短适宜，来的时间有规律，经量正常（量太少可能是内膜太薄，受精卵着床困难），经血颜色正常，没有痛经的现象。理带指的是调理阴道的分泌物，分泌物过多表示体内湿气大，会导致不孕；太少会使得阴道干涩，行房困难，自然也不容易受孕；白带多，色、味异常应及时做病原体检查。

要特别重视产检

准妈妈常见的如感冒、拉肚子等小毛病，要看"双科"，也就是除了看呼吸科、消化科外，最好同时也看看妇产科。因为，对于高龄准妈妈来说，拉肚子这种小毛病也有可能会导致宫缩，使妊娠出现问题。

要特别注重孕期保健

高龄准妈妈要特别注重孕期的保健。饮食方面，以高蛋白、低脂肪、性温和的食物为宜，远离烟、酒、咖啡等刺激性食物；运动方面，要进行适当的体育锻炼，慢跑、散步，在医生的指导下做孕妇操都是很好的运动方式；工作方面，要放慢工作的脚步，减少工作量，还要特别注意休息，保证充足的睡眠。

保持乐观豁达的心态

高龄准妈妈在孕期更容易出现烦躁、担忧和不安的心态，这些不利于孕育健康的胎儿。高龄准妈妈也有优势，如事业稳定，可以让孩子得到更好的教育；自己丰富的阅历和见识，可以帮助孩子树立乐观的心态和正确的世界观……这些都是年轻的准妈妈所不能企及的。

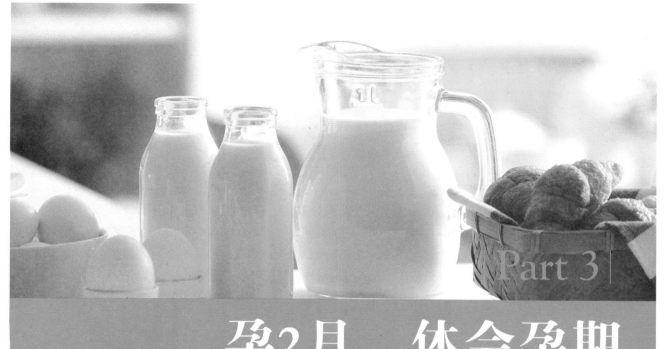

Part 3

孕2月，体会孕期带来的微妙变化

阅读关键提示

- 胎儿发育周周看
- 孕2月准妈妈身体的微妙变化
- 怀孕知识课堂
- 营养与饮食
- 健康食谱推荐
- 日常起居保健
- 胎教进行时
- 情绪调节站
- 职场准妈妈须知
- 孕期不适与疾病
- 产检关注
- 特殊关照：素食准妈妈的营养计划

01 胎儿发育周周看

●● 第5周的胚胎

胚胎开始形成外、中、内三胚层，每一个胚层都会逐渐分化为不同的组织器官。外胚层会分化为神经系统、眼睛的晶状体、毛发、指甲以及皮肤等；中胚层会分化为肌肉的骨骼、结缔组织、循环系统、泌尿系统；内胚层会分化为消化系统、呼吸系统的上皮组织以及相关的腺体，阴道下段、膀胱等。最先分化出的是神经系统与循环系统的基础组织。

●● 第6周的胚胎

孕第6周，胚胎在准妈妈的子宫里飞速成长。

胚胎面部的基本器官都逐渐成形，鼻孔、眼睛的雏形都清晰可见。将来形成嘴巴的部位的下方，有一些小皱痕，这就是脖子与下颌雏形。手臂和腿的雏形出现，也就是胚胎的上面与下面开始长出的"幼芽"。

心脏已经出现心房的划分了，心脏的雏形开始发育，并且已经开始有规律地跳动。除了心脏，其他的很多器官也正在迅速地成长发育着，例如初级的肾的雏形以及原肠开始发育，神经管开始与大脑和脊髓连接。

●● 第7周的胚胎

此时的胚胎大概是12毫米长，一粒豆子大小。

胚胎开始出现一个和身体不成比例的大头。面部器官变得更加明显，将来形成眼睛的地方有一个明显的黑点，鼻孔大张着，耳朵处略微凹陷。胳膊和腿进一步发育，看上去就如同小短桨一般。垂体与肌肉纤维开始发育。

心脏已经划分为左心房和右心房，每分钟能跳150下，是不是有点快呢？不过此时你还听不到胎心音。

●● 第8周的胚胎

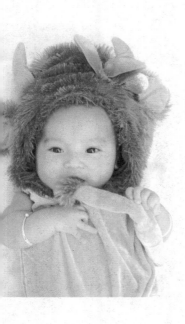

孕第8周，胚胎大概长20毫米，看起来像颗葡萄。

各个器官开始出现明显的特征，耳朵继续发育，像牙与腭等这样复杂的器官也开始发育，手指与脚趾间看起来好像有少量的蹼状物。皮肤如同纸一样薄，能非常清晰地看到血管。

02 孕2月准妈妈身体的微妙变化

早孕反应逐渐明显

怀孕的第2个月，大部分准妈妈应该已经知道自己怀孕了。而早孕反应也逐渐明显，准妈妈会感到头晕、乏力、嗜睡、流涎、恶心、呕吐、食欲下降，喜欢吃酸的食物，闻油烟味和异味反感。这些症状在怀孕第3个月后会逐渐消失。

尿频等症状出现并日益明显

大部分准妈妈会出现尿频、乳房增大、乳房胀痛、腰腹部酸胀等症状，部分准妈妈还会有身体发热的感觉。由于此时宝宝尚小，准妈妈的小腹部依然没有什么变化。不能因为尿频就不喝水，相反要多喝水，让体内的代谢产物能早点随着尿液排泄出去。

03 怀孕知识课堂

●● 营养"传送带"——脐带

脐带的形成过程

脐带是由胚体的尿囊演化而来的，尿囊在形成短短的几周后就开始退化，在退化前尿囊壁上会出现两对血管，这两对血管会变得越来越发达，最后演变成2条脐动脉和1条脐静脉，成为母体为胎儿提供营养物质的唯一通道。

脐动脉和脐静脉形成之后，尿囊就开始退化，刚开始变成细管，之后完全闭合变成细胞索，形成韧带。而此时胎盘则向腹侧卷折，背侧的羊膜囊也飞速生长，且朝腹侧卷折呈条状，将卵黄囊、脐动脉、脐静脉、韧带都包卷起来，就形成了脐带。

脐带的结构

若将胎盘比作雨伞，脐带就好像是伞把，一头连着胎盘的胎儿面，一头连着胎儿的腹壁。一条脐静脉和两条脐动脉形成"品"字状，脐带表面被羊膜覆盖，中间充满了胶状的结缔组织，起到保护血管的作用。

脐带的作用

胎儿在准妈妈肚子里生长发育时，需要不停地从准妈妈那里摄取营养及氧气。可是，在准妈妈肚子里时，胎儿是有鼻不能呼吸，有嘴无法吃食，怎么办呢？这就要靠吸附在母体上的胎盘摄取营养，然后通过脐带输送给胎儿。所以，脐带就是准妈妈为胎儿输送营养的"传送带"。

宝宝呱呱坠地后，脐带被剪断，它的"使命"也就光荣结束了。由于脐带上痛感神经很少，所以剪脐带时宝宝并不会感到痛苦。

04 营养与饮食

●● 吃点干的食物缓解孕吐

准妈妈为什么会孕吐

准妈妈为什么会出现孕吐呢？这是由于体内激素的改变。怀孕时，准妈妈的胃酸分泌会变少，胃肠的平滑肌张力下降，胃肠的蠕动变缓慢，就会使得食物在胃里长时间地停留，导致准妈妈在早上起床后或者吃过饭后发生恶心、呕吐、食欲下降的现象。

专家热线
常见疑问解答

孕吐会影响胎儿吸收营养吗？

这个担心是多余的。怀孕初期，胚胎主要处在细胞分化阶段，生长发育速度很慢，并不需要额外增加热量的摄取，只要体重没有减轻太多，出现脱水、电解质不平衡或酮症酸中毒的现象，就不会影响胎儿的生长。

孕吐时不妨吃点干的食物

如果准妈妈早上起床后，恶心、呕吐得厉害的话，不妨吃点干的食物，例如咸饼干、烤馒头片、面包等，不喝粥或者汤，能够缓解呕吐。另外，这一时期，准妈妈的饮食一定要清淡，不吃辛辣、油腻、刺激性的食物。

●● 孕吐期间如何保证营养

孕吐是早孕反应的一种常见症状，一般会在怀孕4～8周的时候开始，在第8～10周时达到顶峰，然后在第12周时回落。不过也有部分准妈妈孕吐现象持续的时间会更长。

饮食、精神因素、怀孕后体内激素的变化以及黄体酮的增加，都是引发孕吐的原因。轻度的孕吐反应，一般在怀孕3个月左右即会自然消失；剧烈而持续性的呕吐（表现为全身困倦无力、消瘦、脱水、少尿甚至酸中毒等危重病症），对母子健康影响很大，应及时请医生治疗。

由于怀孕最初3个月，是细胞分化最旺盛、胎儿各种器官形成的关键时刻，因此，孕吐期的饮食调理十分重要。

1.早餐一定不能少

孕吐期的准妈妈大部分都会有晨起恶心的症状，这是准妈妈很长一段时间没有吃东西导致体内血糖含量降低造成的，因此，准妈妈早晨起床之前应该先吃点含蛋白质、碳水化合物的食物，如温牛奶加苏打饼干，再去洗漱，就会缓解症状。

此外，清晨不要太着急起床，起床太急会加重反胃的情况。

2.少量多餐，干稀搭配

准妈妈的进食方法以少食多餐为好。每2～3小时进食一次，一天5～6餐，甚至可以想吃就吃。恶心时吃干的，不恶心时吃稀汤。进食后万一呕吐，可做做深呼吸，或听听音乐、散散步，再继续进食。晚上反应较轻时，食量宜增加，食物要多样化，必要时睡前可适量加餐。

3.水果入菜，增加食欲

呕吐剧烈时可以尝试用水果入菜，如利用柠檬、脐橙、菠萝等做材料来烹煮食物，以增加食欲；也可加入少量的醋来增添菜色和味道。还可以试一试用酸梅汤、橙汁、甘蔗汁等来缓解妊娠的不适。

●● 补充促进胎儿大脑发育的营养素

胎儿大脑发达需要具备三个条件：大脑细胞体积要大；大脑细胞数目要多；大脑细胞间相互连通要多。这三点缺一不可，准妈妈要想满足这三大条件，就不能忽视以下营养素：

营养素	对大脑的作用	食物推荐
蛋白质	含量占脑干总重量的30%~35%，是人的大脑进行复杂智力活动不可缺少的基本物质，缺乏会引起胎儿大脑发育障碍，影响智能水平	肉、动物内脏、鱼、虾、蛋、乳类、豆类食品、谷类、坚果等
脂肪	占脑重的50%~60%，在大脑活动中起着不可代替的作用。其中含有对大脑发育最重要的脂质——不饱和脂肪酸、卵磷脂	食用油、核桃、鱼、虾、动物内脏等
糖类	是大脑活动能量的来源，具有刺激大脑的活动能力的作用	白糖、红糖、蜂蜜、甘蔗、萝卜、主食、地瓜、大枣、甜菜及水果
维生素A	可以促进脑部发育，缺少会导致智力低下	动物肝脏、鱼、海产品、鸡蛋、牛奶
B族维生素	通过帮助蛋白质代谢而促进脑部活动	芦笋、肉、蛋、花生、牛奶、动物肝脏、五谷杂粮、绿叶蔬菜
维生素C	在胎儿大脑发育期起到提高脑功能敏锐度的作用	樱桃、猕猴桃、西蓝花、草莓、柿子、柠檬、西红柿、苦瓜等
维生素E	具有保护细胞膜的作用，还能防止不饱和脂肪酸的过氧化	坚果、植物油、麦芽、谷物、新鲜绿叶蔬菜、动物内脏、豆类、蛋黄、瓜果、瘦肉、花生等
钙	具有保证大脑顽强工作，以及对大脑的异常兴奋起到抑制，使脑细胞避免有害刺激的作用	牛奶、乳酪、绿色蔬菜、大豆、小鱼干、芝麻等
碘	是胎儿神经系统发育的必要原料	碘盐及海带、海蜇、紫菜、苔条和淡菜等海产品

●● 增强抵抗力——多摄入维生素C

准妈妈为什么要补充维生素C

维生素C能够增强机体的免疫力，还可以促进钙和铁的吸收，能有效防止准妈妈缺钙、缺铁。对于爱美的准妈妈来说，维生素C同时还是很好的肌肤营养素，有助于肌肤的美白和保湿。

维生素C摄入不足会怎样

维生素C对于胎儿的皮肤、骨骼、牙齿以及造血器官的生长发育有促进作用，如果在胎儿牙齿的形成时期缺乏维生素C，胎儿的牙质就无法正常形成，从而影响牙基质的发育，并且宝宝出生后牙齿容易受到损伤，产生龋齿。

准妈妈维生素C适宜摄入量

准妈妈对维生素C的需求量为每天100毫克左右，千万不要摄入过量，如果每天超过1000毫克，就会影响胚胎发育，长时间过量服用就会导致胎儿在出生后发生坏血症。

补充维生素C的方法

可通过食用富含维生素C的蔬果来补充，如西红柿、青椒、黄瓜、菜花、大枣、草莓、柑橘、猕猴桃等。也可以服用维生素C制剂，不过一定要遵医嘱。

●● 准妈妈嗜酸，可以吃这些

准妈妈嗜酸的原因

怀孕后胎盘分泌出的绒毛膜促性腺激素会抑制胃酸分泌，使消化酶活性降低，影响胃肠的消化吸收功能，使准妈妈食欲下降、恶心、呕吐。而酸味能刺激胃液的分泌，提高消化酶的活性，促进胃肠蠕动，增加食欲。

适合准妈妈吃的酸味食物

酸奶： 酸奶含有丰富的钙质、优质蛋白质以及多种维生素和碳水化合物，既能促进人体对营养的吸收，又可将有毒物质排出去。

酸味蔬果： 许多蔬果都带有天然的酸味，如杨梅、橘子、西红柿、猕猴桃、青苹果等。这些蔬果含有充足的水分和粗纤维，不但可以增加食欲，帮助消化，而且能够通便，可以避免由于便秘对子宫和胎儿造成压力。

温馨提示

准妈妈不宜吃的酸味食物

山楂味酸，但不适宜准妈妈食用，因为它有强烈的活血化瘀功效，吃多了容易导致流产。另外，人工腌渍的酸菜和醋制品准妈妈也要少吃。

●● 腌渍食品营养少，准妈妈要少吃

腌渍食品会造成营养缺乏与结石

食物在腌渍的过程中，所含的维生素、矿物质、蛋白质等营养素会被大量破坏，等到腌渍完成后，这些营养素几乎已经消失殆尽，所以，准妈妈如果偶尔吃点腌菜调节一下胃口还可以，长期吃腌菜，就会导致体内营养素缺乏。而且，腌渍的蔬菜里面含有大量的草酸和钙，但由于腌菜酸度太高，进入人体后很难在肠道里形成草酸钙，很难排出体外，相反会被人体大量吸收，并结晶沉积在泌尿系统里形成结石。

腌渍食品含有致癌物质：亚硝胺

在腌渍过程中，腌渍食品很容易被细菌污染。而且亚硝酸盐含量一般偏高，亚硝酸盐的含量会在腌渍后的1小时里增加，2周后达到高峰，并会持续2～3周。如果食用了含有高亚硝酸盐的腌渍品，会引起中毒，而亚硝酸盐在人体内如果遇到胺类物质，就会生成一种致癌物质——亚硝胺。所以，腌渍食品吃多了容易致癌。

腌渍食品含盐量过高，会引发妊娠高血压

腌渍制食品在腌渍过程中，通常都会放入大量的食盐，因此，腌渍食品含盐量很高。准妈妈吃过咸的食物，不仅对胃肠有害，会增加肾脏的负担，还会引发血压增高、水肿等妊娠高血压综合征。

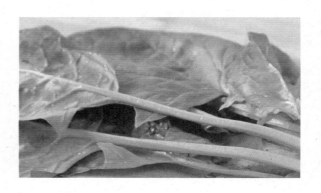

●● 牛奶，孕期必不可少的营养品

准妈妈补钙最好的办法就是喝牛奶

在整个怀孕期间，准妈妈体内需贮存50克钙才能保证胎儿的正常发育。准妈妈虽然可以从饭菜中摄取钙，但那是远远不够的。营养学家认为：补钙的最佳方法是每天喝200~400毫升牛奶。牛奶中的钙最容易被人体吸收，并且还含有磷、钾、镁等多种矿物质，十分符合准妈妈的营养需求。

由于牛奶在加工过程中营养成分会被破坏，所以专家建议准妈妈们选择饮用瞬时超高温灭菌以及利乐无菌包装技术的牛奶，因为这种加工包装工艺，能够使牛奶中的营养得到最大限度的保存。

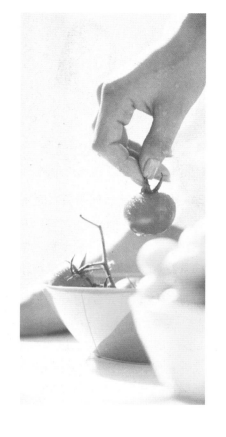

100毫升牛奶中含的营养成分			
蛋白质	3.30克	碳水化合物	5.00克	钙	120.00毫克
磷	93.00毫克	铁	0.20毫克	维生素A	24.00毫克
维生素B_1	0.04毫克	维生素B_2	0.13毫克	维生素B_3	0.20毫克
维生素C	1.00毫克	水分	87.00克	脂肪	4.00克

不爱喝牛奶或乳糖不耐的解决方法

不喜欢喝牛奶或有乳糖不耐症的准妈妈，可以用酸奶来代替牛奶。酸奶不但保留了牛奶中的营养成分，还将牛奶中的乳糖分解了，是牛奶的最佳替代品。乳糖不耐的准妈妈若想喝牛奶，可以在餐后饮用少量牛奶，减少一次摄入的乳糖量，延长牛奶在胃肠道里停留的时间，减轻胃肠道的不适。

●● 另一种营养补充方式——孕妇奶粉

孕妇奶粉符合孕期营养需要

即使准妈妈膳食结构比较合理、平衡，也可能出现某些营养摄取不足的情况，比如叶酸、铁、钙、锌、维生素D等。孕妇奶粉中几乎含有孕期需要的所有营养素，并拥有合理的量，能够满足准妈妈的需求，而且也很容易被消化。

专家热线
常见疑问解答

Q 吃了孕妇奶粉还需要补充别的营养素吗？

A 如果没有特殊情况，原则上不需要再补充其他营养素，以免造成营养摄取过量。不过，一些在营养需求上有特殊要求的准妈妈，比如贫血、缺钙严重等，一定要按照医生的诊断补充铁剂和钙，同时一定要告知医生自己正在喝孕妇奶粉，以免补充超标。

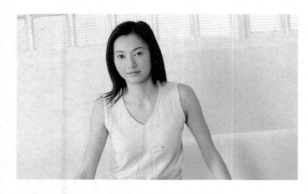

孕妇奶粉从什么时候开始吃最好

孕前体重较轻的人，可以从准备怀孕时开始吃，这样有利于做好受孕后的营养储备，提高体内营养素的水平，有利于受孕和怀孕。

孕期应该怎样正确地喝孕妇奶粉

正确的喝法应是按照孕妇奶粉的说明进行，每天早晚各一次最好。但由于饮食结构和习惯的差异，建议准妈妈在医生的指导下做一些恰当的增减，以免某些营养素过量。

温馨提示　不是所有的准妈妈都适合喝孕妇奶粉

孕妇奶粉中的脂肪含量及热量都相对较高，如果准妈妈患有糖尿病，或是体重超标、体重增长过快，都应在选择孕妇奶粉之前征求一下医生的意见。

怎样选择合适的孕妇奶粉

第一次买最好不要选大桶装，因为每个人都有口味喜好，如果第一次买的口感不符合自己的喜好，大桶装容易造成浪费，不妨多试吃免费试用装，买小包装，尝试了觉得合适再买大桶装也不迟。

另外，还要有针对性地来挑选，每种奶粉的特点不同，可以根据自己最需要的方面去购买，比如对维生素需求高时，可以挑选配方里面维生素种类和含量相对多一些的。

●● 怎样确保孕期饮食卫生

进入孕期，饮食卫生对准妈妈的影响增大，若误食含有害物质的食物，会对胎儿产生较大的负面影响。孕期的饮食卫生，除了要注意食物本身卫生，还要注意餐具卫生、就餐环境卫生，以及食物添加剂是否有害等。

1.蔬菜、水果应充分清洗干净，并用水冲洗干净残留的洗洁精，必要时可以放入清水中浸泡一下，去除表面残留的农药或者洗洁精。水果应去皮后再食用，以避免农药污染。

2.用专用的水果刀来削水果皮。切忌用菜刀削水果皮，因为菜刀常接触生肉、生鱼、生蔬菜，会把寄生虫或寄生虫卵带到水果上，带来安全隐患。最好将切熟食、切肉与蔬果的砧板分开。切生肉后洗手，还要注意清洗砧板和刀具，以免间接感染病菌。

3.尽量选用新鲜天然食品，避免食用含食品添加剂、色素、防腐剂等物质的食品。如尽量饮用白开水，避免饮用各种含咖啡因饮品和可乐型的饮料。

4.吃完东西后要漱口，尤其是水果。因为有些水果含有多种发酵糖类物质，对牙齿有较强的腐蚀性，食用后若不漱口，口腔中的水果残渣易造成龋齿。

5.未经高温消毒的方便食品，如热狗、生鸡蛋、生鱼片等要避免食用，以防止感染李斯特菌、弓形虫。

6.家里的炊具应尽量使用铁锅或不锈钢炊具，避免使用铝制品及彩色搪瓷制品，以防止铝元素、铅元素对人体的伤害。

7.减少外出就餐的次数，尤其是一些卫生条件差的排档、烧烤摊等，不仅食物、餐具、环境卫生不达标，就餐人员也比较复杂，不小心的话，很容易感染疾病。必须在外吃工作餐的时候，一定要挑选一个卫生放心的就餐之处，然后有选择地进食。

05 健康食谱推荐

●● 温中散寒，理气止吐

◆生姜羊肉粥

原料：生姜10克，羊肉100克，大米150克，盐3克，胡椒粉少许

做法：1.生姜去皮，切成末；羊肉洗净切成小片；大米用清水洗净。

2.取瓦煲一个，注入适量清水，待水烧开后，下入大米，用小火煲约20分钟。

3.加入羊肉片、姜末，用盐、胡椒粉调味，用小火继续煲30分钟即可食用。

功效：对准妈妈身体虚寒、小腹冷痛、孕吐都有一定功效。

小提示：令这道粥味道鲜美的要点是羊肉要嫩，煲粥中途不宜搅动。

●● 开胃消食，补充维生素

◆蚝油菜花

原料：菜花400克，葱花5克，淀粉70克，酱油15克，蚝油、白糖、料酒各10克，盐、香油各适量

做法：1.菜花洗净，掰成小朵，随清水下锅，同时加入盐5克,煮熟后捞出,沥去水分,均匀地滚上一层干淀粉。

2.将酱油、蚝油、白糖、料酒、适量盐和干淀粉放入碗内,调成芡汁。

3.炒锅上火，放入适量植物油烧至七成热，下菜花炸成金黄色，捞出控净油。

4.锅内留底油，下葱花略煸，投入菜花，倒入芡汁，翻炒均匀，盛起淋入香油即可。

功效：此菜开胃消食、化滞消积，可减少孕吐反应，此外可为准妈妈补充大量维生素C。

小提示：给菜花裹淀粉一定不要太厚，轻轻、薄薄地滚上一层即可。

●● 止呕养胃

◆粟米丸子

原料：粟米粉200克，盐少许

做法：1.将粟米粉掺水揉成滋润的粉团，再搓成长条，然后分成小丸子待用。

2.汤锅加适量清水，加盖用旺火煮沸，下入丸子，用文火煮至丸子逐个浮在水面，续煮3～4分钟，加盐调味即可。

功效：粟米丸子软糯、清淡，可滋阴养胃，清热止呕，适合有早孕反应的准妈妈食用。

●● 缓解不适，低脂高蛋白

◆原味鲜鱼汤

原料：鲜鱼一条（约250克，鲤鱼、胖头鱼、鲫鱼均可），白萝卜150克，料酒、葱段、姜片各5克，盐、醋各少许

做法：1.鱼肉洗净；白萝卜洗净，切成较大的片。

2.锅中放植物油烧至八成热，将鱼下锅烧至微黄，放入葱段、姜片、白萝卜片，加清水以大火煮至汤色微白。

3.待汤微开，加少许料酒、盐，以中火煎煮至酒味消失，待汤显白色时加醋即可。

功效：几乎不含脂肪，热量低，可在低热量的前提下有效地补充高质量蛋白质，同时还可缓解孕早期的不适。

小提示：吃的时候，可将姜切成末，加醋、少许盐调匀，用作蘸鱼肉与萝卜的调料。

●● 健脾开胃

◆拍黄瓜

原料：黄瓜200克，盐、醋、香油各少许

做法：1.将黄瓜洗净，放在案板上用刀拍开，顺长切成两半，采用滚刀法切成小滚刀块。

2.将切好的黄瓜放入盘中，拌入盐、香油，食时淋入少许醋即可。

功效：健脾开胃，同时富含钙、磷、铁、胡萝卜素、维生素C等多种营养素，适合准妈妈夏天食用。

小提示：黄瓜无论在口味还是在营养上都容易被其他食物影响，因此拍黄瓜最好不放其他配菜。

06 日常起居保健

●● 怎样预防先兆流产的发生

什么是先兆流产

先兆流产指的是孕早期（孕12周之前）出现的阴道少量出血，时有时止，并且伴随着轻微的下腹疼痛与腰酸。先兆流产很可能会引发流产，不过如果发现及时、治疗得当的话，部分胎儿可以保住。

先兆流产的原因

1.大多数流产都是由准妈妈过度劳累以及不当的性生活导致的。

2.胚胎不够健全或胚胎染色体发生畸变，可能会导致胚胎早期死亡，无法继续妊娠。

3.怀孕期间准妈妈的情绪很不稳定，经常处于悲伤、愤怒之中，就会使得大脑皮层的活动功能被扰乱，导致子宫收缩，也可能导致先兆流产。

4.准妈妈在怀孕期间患了流感、风疹等急性传染病，病毒产生的毒素很有可能导致流产。另外，内分泌失调，比如黄体功能不足、甲状腺功能失调、生殖道炎症都有可能引发流产。

如何预防先兆流产

1.性生活时会压迫腹部，刺激宫颈，引起宫缩，因此在孕早期也就是孕2个月至3个月里最好禁止性生活。

2.准妈妈在怀孕早期避免做太重的体力劳动，如提水等。多休息，减少活动，不过也不是说要整天躺在床上不动，而应该适当活动。

3.多吃有营养、容易消化的食物及蔬菜水果，补充营养。维生素E具有保胎的功效，准妈妈可以多吃一些维生素E含量丰富的食物，比如松子、核桃、花生等。

4.少去人多的地方，预防疾病的传染；减少与手机、电脑等接触的时间，避免接触有害化学物质。

发现先兆流产的迹象怎么办

准妈妈如果发现自己有先兆流产的迹象，应尽快到医院检查，以明确病因和胎儿的状况，但要尽量减少不必要的阴道检查，以减少对子宫的刺激。

如妊娠反应为阳性，结合体温和B超检查认为适合保胎时，应在医生的指导下进行保胎治疗；如阴道出血量多于月经量，或其他诊断查明胎儿已死亡或难免流产，应尽早终止怀孕，防止出血及感染。

温馨提示

给有流产史的准妈妈的建议

有流产史的妇女，再次怀孕时，可以在医生的指导下服用少量的孕激素来安胎。子宫颈口松弛的准妈妈可以在怀孕3个月左右时去医院做一个子宫颈环扎术，在预产期之前拆结扎线就可以了。

●● 孕期适用的安全护肤品

要想知道自己以前用的护肤品是否适合怀孕时使用，准妈妈不妨提前给自己的护肤品做个测试。

洗面奶

通常而言，要选择酸碱适度，性质比较温和，不会刺激皮肤的洗面奶。碱性太强的洗面奶，尽管有很好的清洁力，可是对皮肤却有很强的刺激性，容易造成皮肤角质层变薄，变敏感。有条件的话最好选用孕妇专用洗面奶。

用甘油代替护肤品是准妈妈不错的选择

怀孕时准妈妈既想护理皮肤，可又怕护肤品对胎儿不利，不妨用甘油来代替护肤品。甘油温和无刺激，安全性也好，就算是敏感性皮肤的准妈妈也可以放心使用，不会对胎儿产生不良影响，而且它的滋润、保湿效果非常好。不过在使用时要将甘油进行稀释，通常用甘油和纯净水按1∶20的比例混合就可以了。

"液体黄金"——橄榄油也可以选择

被称为"液体黄金"的橄榄油有很好的保湿、防晒的作用，并且不含香精成分，准妈妈可以放心使用，准妈妈若是出门的话可以在洗完脸后抹一点。

●● 拒绝染烫发，远离致癌物

长期接触染发剂可引发癌症和白血病

如今市场上销售以及美发店使用的染发剂大多数都含有一种叫对苯二胺的有毒化学物质，人的头皮是人体毛囊最多、最集中的地方，染发时染发剂会接触到头皮，对苯二胺就会从毛囊开口处进入毛细血管，之后随着血液循环到达骨髓，长期反复作用于造血干细胞，致使造血干细胞发生恶变，从而引发白血病。此外，若是在染发时皮肤有破损或溃烂，就有可能导致皮肤鳞癌的发生。所以，要减少染发的次数，一年最好不要超过两次。

准妈妈应绝对禁止染烫发

　　准妈妈拒绝染烫发不但是对自己负责，更重要的是为胎儿的健康着想。染发剂或冷烫精中的化学物质进入准妈妈体内后，很有可能随血液进入子宫，从而对胎儿的大脑神经系统造成损害。因此，建议准妈妈最好在准备怀孕前一年内就不要再烫染发。

●● 洗澡时，安全问题放首位

　　怀孕后准妈妈的汗腺和皮脂分泌会比平时旺盛，所以经常需要洗澡以清洁皮肤。准妈妈洗澡不能像平时那样随便，要特别注意，若是在洗澡时不注意方法的话，会对自己和胎儿造成危害。

选择合适的沐浴产品

　　沐浴产品应该是中性、温和、没有浓烈香味、保湿性好的产品，以免伤害敏感的皮肤。如果使用具有浓烈香味的沐浴产品，不仅会刺激皮肤，闻起来也会觉得不舒服。此外，浴室里最好不要放味道浓烈的芳香剂。

选择淋浴而不是坐浴

　　准妈妈洗澡要采用淋浴的方式，而不是坐浴。因为准妈妈的内分泌功能发生了变化，阴道内具有杀菌功效的酸性分泌物变少，自然防御机能下降。这个时候如果采用坐浴的方式，水里的细菌、病毒就很容易进入阴道，严重时可上行感染子宫，引起阴道炎、羊膜炎、胎膜早破或者尿路感染等。

洗澡的时间不宜太长

　　由于洗澡的时候，浴室封闭，里面湿度又大，氧气的供应会相对不足，加上热水的刺激，全身的毛孔会张开，时间一长就很容易造成准妈妈脑部供血不足，出现头晕、眼花、胸闷的症状，而胎儿就会缺氧、胎心率变快，严重的话会给胎儿神经系统的发育带来危害。所以，准妈妈洗澡时间不要太长，最好控制在20分钟以内。

洗澡的水温不宜太高

　　准妈妈洗澡的水温不宜过高，应该控制在38℃以下。准妈妈洗澡水温太高、时间太长会对准妈妈和胎儿产生不利影响。

●● 准妈妈的夏季防晒要诀

出门要带遮阳伞

　　夏季防晒对准妈妈来说非常重要，因为准妈妈的皮肤非常敏感，极易被晒伤，如果不注意防晒，就会在皮肤上留斑。所以，准妈妈出门最好是避开上午10：00到下午3：00这一阳光强烈的时间段。出门时，一定要带上遮阳伞。另外，最好穿浅色的棉质衣服，以减少皮肤对紫外线的吸收。

少吃光敏感食物，多吃含维生素C和蕃茄红素的食物

　　夏季阳光强烈，加上准妈妈怀孕后皮肤非常敏感，如果再摄入过多的光敏感食物，如芹菜、香菜等，在阳光的照射下，皮肤就会发红，甚至肿胀，脸上的黑色素就会迅速增加、沉淀，导致皮肤变黑。所以，在夏季，准妈妈要少吃这一

类的食物，而要多吃含维生素C和蕃茄红素的食物，因为它们具有分解黑色素的作用。研究证明，每天摄入16毫克的蕃茄红素，可以将晒伤的危险系数降低40%。

选用含物理防晒成分的防晒霜

阳光特别强烈的时候仅靠遮阳伞是无法完全阻挡紫外线的，还需要防晒霜的帮忙。准妈妈挑选防晒霜要特别注意，不要选择含化学成分的防晒霜，那里面通常含铅、铬等元素，对胎儿有不良影响。而要选择含物理成分的防晒霜，天然、不含铅，对胎儿没有影响。不过，不管涂的是哪种防晒霜，一回到家中就应该立即将防晒霜洗掉。

●● 准妈妈使用电扇、空调须知

不宜长时间吹电扇或者空调

如果准妈妈长时间对着电风扇或者空调吹，就会使动脉血压暂时上升，增加心脏的负担。并且由于头部的血管比较丰富，对冷刺激比较敏感，长时间地吹电扇或空调会出现头痛头晕、疲倦无力等症状。正确的做法应该是将电风扇调成摇头旋转，并且放在离准妈妈较远的地方，风量也不宜太大；吹空调时应该穿上长衣裤，晚上则要盖上空调被，不能将肚子裸露在外面。

出汗多时不能马上吹电扇或空调

身体出汗多时，全身皮肤的毛孔就会变大，汗腺大张，如果此时马上吹电扇或者空调，轻者伤风感冒，重者高烧不退。一般人可以通过打针吃药来治疗，可准妈妈此时不能轻易打针吃药，因为一旦用药不慎，就会给胎儿的健康带来危害。所以，准妈妈要避免在出汗多时吹风扇或者空调，而要等到汗收了之后再吹，以免引发疾病。

健康知识

空调要定期清洗

空调使用一段时间后，空调的过滤网、蒸发器和送风系统上会积聚大量灰尘、污垢，产生大量的细菌、病毒。这些有害物质随着空气在室内循环，会污染空气，传播疾病，严重危害人体健康。因此，空调在使用一段时间后或换季停机时，必须清洗，以保证有一个健康、清新的空气环境。

●● 冬季如何安全有效地取暖

冬季出行轻便保暖的方法

准妈妈要尽量避免在大风、寒潮的天气出门，如果出门，就一定要做好防寒保暖工作。准妈妈由于身体比较笨重，所以防寒保暖的装备一定要轻便，才有利于行动。首先准妈妈应该为自己挑选一套保暖效果好的内衣，相比于厚重的棉质内衣，羊毛保暖内衣的保暖效果好而又轻便，更适合准妈妈。而外套则应选择羽绒服，不仅轻便柔软，防风保暖效果也好。最好选择中长款能盖住腰身的羽绒服。另外，围巾也是不可少的，因为人体大部分的热量是从头部和颈部散发出去的。所以，准妈妈一定要系上围巾，以减少热量的散发。

准妈妈室内取暖注意事项

1.准妈妈在使用空调取暖时，应该时不时地开窗通风换气，如果使用空调的时间较长，可将窗户留一个3～4厘米的缝隙，以便外面的新鲜空气可以流进来，使得室内的空气能保持新鲜。空调的温度不要调得太高，保持室内温度在21℃～23℃就可以了，所以建议准妈妈买一个温度计，以便更好地控制室内温度。如果是采用煤炉取暖的话，更要保持室内空气畅通，以免煤气中毒。

2.正确使用电热毯取暖。入睡前可开一会儿电热毯，被窝暖和后就立即关掉。

3.准妈妈睡觉时如果觉得冷，不妨用热水袋来取暖。随着热水袋温度的不断下降，人体本身可以产生更多的热量来维持温度，以提高抵御寒冷的能力。而且，被窝里的温度基本上是稳定的，这样就可以减少人体在睡眠过程中水分以及盐分的过度流失。所以，用热水袋取暖的方法非常适合准妈妈。

吃一些营养丰富的食物

冬天人体消耗的热量大并且快，所以，准妈妈要适当多吃些鸡、鱼、肉、蛋、乳、豆制品以及动物肝脏等营养丰富的食物，以补充能量。

●● 床上用品该换换了

换一个舒适的枕头

枕头太高，会加重颈椎的负担，太低则会让头部充血，面部水肿，所以首先要选择一个高度适中的枕头。在挑选枕头时，可以将枕头往下压，之后看它的高度是不是一个拳头（约9厘米）的高度，最好不要超过一个半拳头。枕头的柔软度要适中，太硬和太软都不好。

枕套应选用纯棉材质的，而枕头的填充材料最好选择木棉、香蒲绒、棉、谷物的，透气性比较好。另外，准妈妈也不适宜选用药枕，因为药枕中一般填充的是中药，成分比较复杂，有些中药可能对准妈妈或胎儿产生不良影响。

床单、被罩应选用健康环保的

床单、被罩都应选用全棉材质的，不要选用混纺化纤织物，否则容易刺激皮肤，引起瘙痒；被褥最好是全棉布包裹棉絮。

准妈妈忌睡特软的席梦思

准妈妈的脊柱通常前屈得比较厉害，经常睡在特别软的席梦思上，会对腰椎产生重大影响，使脊柱的位置失常。由于席梦思太软，平躺时，会使脊柱呈弧形，使得已经前屈的腰椎关节摩擦加大；侧卧时，脊柱也会跟着朝侧面弯曲。时间长了，脊柱就会变形，从而压迫神经，给腰肌带来沉重的负担，还有可能引发腰痛。另外，由于席梦思太软，准妈妈会深陷其中，给翻身带来困难，不利于提高睡眠质量。

因此，准妈妈最好选择睡木板床，垫上棕垫或者比较厚的棉垫。

●● 能否练瑜伽，因人而异

练习孕期瑜伽的好处

准妈妈练习瑜伽可以增强体力和肌肉张力，增强身体的平衡感，同时刺激控制激素分泌的腺体，加速血液循环，还能很好地控制呼吸，有益于改善睡眠，消除失眠，形成积极健康的生活态度。另外，还可以让分娩过程变得轻松简单，有助于准妈妈在产前保持平和的心态，对产后重塑身材也有一定帮助。

温馨提示   不适合练瑜伽时可用其他方式代替

如果准妈妈不适合练习瑜伽，还有很多运动方式可以代替，比如散步也是一种很好的锻炼和休息方式。

专家热线
常见疑问解答

Q 很多瑜伽体式指导上会标示每次练习15～20分钟，按说明做还是按感觉做好呢？

A 瑜伽的练习因人而异，必须以个人的需要和舒适度为准，练习时如有不适感应缩短练习时间，或改用其他体式，不应局限于特定的练习时间。

并非每个准妈妈都适合练瑜伽

应该说，瑜伽并不是使怀孕和分娩更为安全顺利的唯一方式，只是可以在孕期帮助准妈妈获得更好的锻炼。在练习孕期瑜伽前，不管是否有过瑜伽经验，都应先取得医生的建议，最好在经验丰富的合格瑜伽教练的指导下进行练习。

孕期瑜伽从什么时候开始最好

建议准妈妈从怀孕第4个月开始，怀孕头3个月，胎儿尚处于娇嫩阶段，不宜做瑜伽。

对没有流产史、积极健康又有瑜伽练习经验的准妈妈，只要觉得准备好了，经医生允许也可做些轻柔的瑜伽练习。

给准妈妈推荐一种瑜伽体式

◎ 蝶式瑜伽

适合阶段： 初级，孕中期可练习。

锻炼作用： 舒展髋部、骨盆和大腿内侧肌肉。

做法： 上身直立坐下，两脚脚板相对靠拢于会阴部位，放松肩部，两膝如蝴蝶拍动翅膀一样上下运动，向下运动时使两膝尽量靠近地面。

●● 适当做些家务，也可锻炼身体

准妈妈适当做家务的好处

大多数人都有一个误区，说到锻炼就必须是参加体育活动，如跑步、打球等，其实，做家务也是一种锻炼身体的方式。做家务能使一些平时活动不到的肌肉群得到锻炼，对预防一些日常疾病有好处。所以，准妈妈可以通过做家务来锻炼身体。

准妈妈做家务的注意事项

1.动作尽量缓慢，尤其是到了孕后期，肚子越来越大，身体也越来越笨重了，尤其要慢，并且做任何家务都不要直接压迫到肚子。

2.做家务活时要避免长时间的站立，最好是做15～20分钟家务活之后休息几分钟，不要想一下子将所有的家务活都做完，要分段来做。

3.要求不能太严格，而要以身体感到舒适为原则，如果身体出现不舒服的状况，如肚子突然出现阵痛或者呼吸急促（每分钟超过30次）等，就说明活动量已经超出了自己所能承受的程度，要立即停下来休息。

各项家务活应该怎么做

扫地、拖地： 由于准妈妈弯腰不方便，所以在打扫时选择清洁用具非常重要。扫地、拖地时要选择长度适宜，不需要弯腰的工具，扫把的长度最好到腰部，而拖把的长度则应介于胸部与颈部之间，并且打扫时不要蹲下或者跪在地上。不建议准妈妈清洁浴室，因为浴室通常比较滑，准妈妈很容易滑倒。

晾晒衣服： 由于准妈妈不适合做过度屈膝或过度伸展的动作，所以，如果晾晒衣服的晾衣架太高，准妈妈需要踮起脚尖才够得到的话，最好就不要做了，交给家里其他的人来做吧，或者换用可以升降的晾衣架。

厨房家务： 准妈妈收拾一下餐桌是没有问题的，可是由于孕早期准妈妈对油烟比较敏感，所以，厨房里的活最好还是不做，以免引起恶心、呕吐。

温馨提示

垫高双腿缓解疲劳

如果准妈妈在做家务时出现脚部抽筋或者水肿的情况，可以坐着休息一下，坐的时候若是躺在沙发上，则应在脚下垫一个枕头，以抬高双腿缓解疲劳，若是坐在椅子上，可将腿平放在另一张椅子上。

07 胎教进行时

●● 做一个胎教计划表，对照执行

孕期注意事项很多，需要做出合理的计划，胎教更不例外。将胎教时间和方式做成表格，方便对照执行，有利于自我监督及对效果的检测。以下表格仅供参考，准妈妈可以根据自己的工作、生活情况制订出适合自己的计划表。

胎教计划表

	时间	内容
上午	7:00	起床
	7:00~7:30	出去散步
	8:00~9:00	吃早餐、饭后休息
	9:00	进行音乐胎教：上午可以听一些让人神清气爽的音乐。例如民族音乐《江南好》；之后听一些对开发胎儿大脑有好处的音乐，例如贝多芬的《献给爱丽丝》
	10:00	进行抚摸胎教和语言胎教：一边抚摸胎儿一边向胎儿问好，或者朗诵诗歌给胎儿听
下午	3:00~4:00	再进行一次音乐胎教，下午可以选择一些抒情性很强的民族音乐，如《春江花月夜》《平沙落雁》等
晚上	7:00~8:00	出门散步，一边散步一边将自己的所见告诉胎儿，是一种很好的语言胎教
	8:00~10:00	和家人一起看电视聊天，和谐愉快的气氛是一种很好的情绪胎教
	10:00~11:00	准时睡觉，同时进行抚摸胎教和语言胎教。一边抚摸胎儿一边讲童话故事

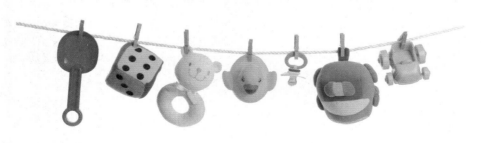

●● 胎教误区，准妈妈可别闯

误区一：音乐胎教，声音越大越好

很多准妈妈以为在做音乐胎教时，声音越大越好，这样才能刺激胎儿的听力，让胎儿听到。于是，将录音机直接放在肚皮上或者将音量开得很大。

事实上，这个时候胎儿的耳蜗虽然发育了，但是还非常娇嫩，特别是内耳基底膜上的短纤维十分稚嫩，突然遭受到高频声音的刺激，可能造成不可逆转的损害。

误区二：尝试一下新奇胎教法

有一些准妈妈总喜欢尝试新鲜的事物，觉得胎教也应该尝试一些比较新奇的方法，但专家建议准妈妈最好采用传统的胎教方法，因为这是经过科学论证的，而那些新奇的胎教法目前往往还缺乏理论依据，还只是一种探索，效果怎样，还很难判断。

误区三：胎教随时随地都可以进行

事实上胎儿绝大多数的时间都处于睡眠状态，随时随地进行胎教很有可能打扰到胎儿的睡眠，惊扰到胎儿，让他产生不安的情绪。所以，实行胎教要遵循胎儿生理与心理发展的规律，不能想什么时候进行就什么时候进行。

●● 静心冥想，寻回平稳的心境

很多先天性疾病都与怀孕时准妈妈的情绪不好有关。例如，自闭症就与准妈妈怀孕时的不好心态有关；准妈妈怀孕时经常发脾气或者感到恐惧，将来孩子会患幼儿神经质；胎儿爱哭闹，与准妈妈怀孕时经常处于焦虑中有关……所以，准妈妈怀孕时不但要注意营养与休息，还应该控制自己的情绪，让自己有个平稳的心境，不大喜大悲。准妈妈若是能经常静下心来冥想，对稳定情绪有很大的帮助。

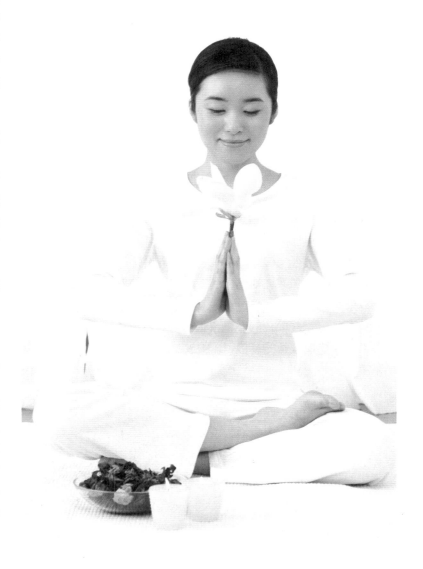

08 情绪调节站

●● 一起学习孕期知识，避免手忙脚乱

准爸爸也要学习孕期知识

准妈妈由于怀孕所带来的身体变化有诸多不便，很多事情都需要准爸爸去做，如果准爸爸一点孕期知识都没有的话，万一准妈妈出现什么情况，准爸爸只能在一旁束手无策，干着急。准爸爸不能只做一个旁观者，应该与准妈妈一起学习孕期知识，当准妈妈出现问题时能够从容面对。

准爸爸学习孕期知识对彼此都有利

准爸爸和准妈妈一起学习孕期知识，可以让准妈妈感受到准爸爸在全身心地参与承担孕育宝宝的重任，会感觉到非常幸福，心情也会变好。准妈妈的情绪稳定，就不会担心这、担心那，毕竟还有一个懂得孕期知识的准爸爸在旁边，这会让准妈妈感觉到很踏实。而准爸爸通过对孕期知识的学习，能更加深切地体会到准妈妈的不易，从而对准妈妈会更加体贴、理解。准爸爸多学习一些孕期知识，对胎儿的健康成长也有利，毕竟很多事情需要准爸爸的参与，如胎教。

所以，准爸爸要利用空余时间学习一些孕期知识，这样等到以后孩子长大后问起自己长

大的经历时，准爸爸也不至于一无所知。

准爸爸孕早期要做的事情

1.跟准妈妈一起学习孕期知识。

2.调整好自己的情绪，让双方都有愉快的心情。

3.帮准妈妈买一双舒适、好穿又防滑的平底鞋，买几套宽松的衣服。

4.注意准妈妈的饮食和营养，用药前要先咨询医生。

5.时时提醒准妈妈注意安全、怎样做更好。

6.陪准妈妈散步，和准妈妈一起进行胎教。

7.让准妈妈有充足的休息时间，承担大部分的家务。

8.陪准妈妈去医院做检查。

●● 让亲人朋友做自己的坚强后盾

心中有不快向亲人或者朋友倾吐

准妈妈在怀孕后性情通常会发生变化，变得焦躁不安、喜怒无常。而身体上则会感觉到疲劳、不舒服、精力不集中。这时，你可以考虑找一个年长的亲人或者朋友倾吐这些感受，年长的亲人通常都是过来人，能给自己很多的经验，当你知道更多的孕期知识时你的焦虑就会减轻。而朋友则通常都会是自己情绪的垃圾桶，当你心中感到不安时，打个电话给朋友，或者约朋友到公园里聊聊天都能减轻自己的焦虑情绪。不要怕麻

> **温馨提示** 准爸爸可以通过这些途径学习孕期知识
>
> 准爸爸可以通过看有关孕育方面的书籍，或者上一些孕育论坛，如亲子社区，来了解孕期知识。

烦她们，亲人和真正的好朋友是非常乐意你跟她们分享怀孕的感受的。

亲人朋友要理解准妈妈

亲人或者朋友要体谅准妈妈在这一特殊时期的坏脾气，若是她有一些不近人情的地方，你要体谅她，比如你某句话在以前她会觉得无所谓，可现在她可能会非常不高兴甚至暴跳如雷，你不要指责她，要想到她现在是一个孕妇，有一点情绪也是可以理解的，当她感到不高兴时你要安抚她的情绪，而不是跟她计较，让事情朝着不好的方向发展，甚至发生矛盾冲突，这对准妈妈及她肚子里的胎儿都非常不好。

●● 善用音乐平复焦虑情绪

准妈妈听音乐的好处

音乐是对抗焦虑的好帮手。它不但能够让人的肌肉松弛，还可以使人的精神放松，心情变得愉悦、平和，让压力得以释放。研究表明，准妈妈每天听30分钟轻松愉快的音乐，能够使孕期紧张、焦虑的情绪得到有效的缓解，使心境变得美好，并将这种信息传递给胎儿，让胎儿健康生长。

适合准妈妈听的音乐

1.柔和平缓、带有诗情画意的音乐能够镇静情绪，如《春江花月夜》《平沙落雁》。

2.旋律欢快、优美的音乐，尤其是描写春天的曲子，能让人看到希望，感受到活力，解除忧郁，如《喜洋洋》《春天来了》《春之声圆舞曲》。

3.清丽的抒情音乐能够消除疲劳，如《假日的海滩》《锦上添花》《水上音乐》。

4.曲调激昂、引人向上的音乐具有振奋精神的作用，如《娱乐升平》《步步高》《金蛇狂舞》。

●● 试着学习绘画

音乐、绘画、舞蹈等都是可以提高修养、培养情趣的艺术。绘画具有和音乐一样的效果，如果准妈妈在孕期时常能画一些图画，会对胎儿产生有益的影响。绘画通过神经传递到胎儿未成熟的大脑，对其发育成熟起到良性刺激作用，一些刺激可以长久地保存在大脑的某个功能区，一旦遇到合适的机会，惊人的才能就会发挥出来，这就是绘画胎教的作用。

至于准妈妈选择研习哪种绘画形式、画些什么、画得好不好，这些都不重要，准妈妈可以选择任意感兴趣的绘画方式，可以画国画、油画，还可以是漫画，或是铅笔素描。可以临摹艺术作品，也可以随心所欲地涂鸦，只要感觉快乐和满足，就达到了胎教的目的。准妈妈还可以边画边向宝宝解释绘画的内容或意义。如"宝宝，妈妈现在画的是一轮冉冉升起的红日，太阳底下的土地上生长出很多嫩绿的小草，有很多小朋友在做游戏……"

09 职场准妈妈须知

●● 职场准妈妈有哪些权利

身为职业女性，一旦怀孕，就有可能会遭到被解雇的不公平待遇，"生了孩子，没了位子"是大多数准妈妈怀孕前最担忧的事情。因此，准妈妈首先应该了解自己在职场中享有哪些权利，一旦遭受到不公正的待遇时应该怎么办。

孕妇享有不被辞退的权利

《中华人民共和国妇女权益保障法》明确规定：任何单位不得以结婚、怀孕、产假、哺乳等为由，辞退女职工或单方解除劳动合同。

另外，女职工在医疗期、孕期、产期和哺乳期内，劳动合同期限届满时，用人单位不得终止劳动合同。劳动合同的期限应自动延续至医疗期、孕期、产期和哺乳期满为止。

女性职工在孕期依法享有的劳动保护

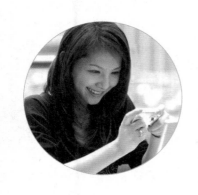

1.孕妇享有不被降低工资的权利。在我国，工资分配实行男女同工同酬，不得在女职工怀孕期、产期、哺乳期降低其基本工资。

2.女职工在孕期禁止从事铅、汞、苯等有毒物质浓度超过国家卫生标准的作业，制药作业中从事抗癌药物及己烯雌酚生产的作业，作业场所放射性物质超剂量的作业，人力进行土方和石方的作业，强体力作业，伴有全身强烈震动的作业，工作中需频繁弯腰、下蹲、攀高的作业和高处作业等。

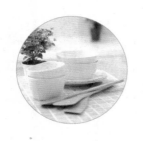

3.女职工怀孕期间不得延长劳动时间，一般不得安排其从事夜班劳动。怀孕女职工不能胜任原劳动的，应当根据医务部门的证明，予以减轻劳动量或者安排其他劳动。怀孕7个月以上的女职工，在劳动时间内应当安排一定的休息时间和适当减轻工作。

4.怀孕女职工在劳动期间内进行产前检查，应算作劳动时间，即按出勤对待，不能按病假、事假、旷工处理。对在生产第一线的女职工，要相应地减少生产定额，以保证产前检查时间。

关于产假的规定

女职工生育享受不少于90天产假，其中产前休假15天，难产的增加产假15天；多胞胎生育的，每多生育一个婴儿，增加产假15天。

女职工怀孕流产的，应当根据医务部门的证明，给予一定时间的产假。女职工怀孕不满4个月流产时，给予15~30天的产假；怀孕满4个月以上流产、引产者，给予42天产假。产假期间工资照发。

●● 巧妙地为自己打造一个无烟环境

准妈妈被动吸烟如同自己吸烟，不但会影响到胎儿的存活率、出生体重，还有可能会使宝宝成年后的生育能力受到损害，也更容易受到各种疾病的侵扰。可是在日常生活中，准妈妈无法完全避免接触烟雾，尤其是职场准妈妈，更容易成为被动吸烟者，那么，在办公室里，准妈妈如何让自己尽量少受烟雾的侵袭呢？

办公室有人抽烟怎么办

当办公室里有人吸烟时，准妈妈可以将窗户打开，换换新鲜空气，或者在办公室里准备一个小型的电风扇，将烟雾吹走。如果可能的话换一个离吸烟的人远一点的位置或者告诉同事自己怀孕的事情，让他到别处去抽烟。

摆放一些能吸收有毒物质的植物

准妈妈可以在自己的办公桌上放一些能够吸收有毒化学物质的植物，如芦荟、龟背竹、虎尾兰、金橘等，这些植物都能很好地吸收空气中的有害物质，帮助净化空气，让准妈妈少受烟雾的毒害。

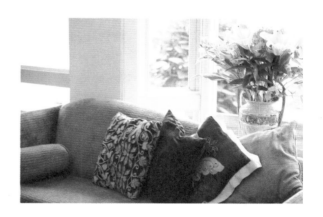

10 孕期不适与疾病

●● 白带增多

孕期白带增多是病吗

白带是阴道黏膜的渗出液，由子宫颈与子宫内膜腺体分泌物等混合而成。它与月经一样，是女性正常的生理现象。怀孕之后，女性盆腔的血液供应丰富，会出现白带增多的现象，这是正常的，不必担心。

白带增多时怎么办

首先要注意卫生，每天用温开水清洗外阴，但要注意的是不要清洗阴道里面，不要使用肥皂或阴部清洁剂；每天换洗内裤，有阳光的时候一定要把内裤放在阳光下暴晒，并且最好选用棉质的、透气性比较好的内裤；为了避免交叉感染，准妈妈应该有单独的浴巾和水盆；大便完之后，应该由前向后擦拭，以免把残留的脏物带到阴道里，引起感染。

其次是要增强营养，多吃蛋白质、维生素、矿物质含量丰富的食物，如新鲜蔬菜、水果、瘦肉等。

孕期白带异常怎么办

准妈妈白带异常若是因为受到了感染，最好去医院做个检查，然后接受治疗，力争在孕8月前治愈，以免胎儿经过产道时，眼睛受到感染而受伤害，并且准爸爸要同时接受治疗，以防交叉感染。白带异常的诊断比较简单，只需

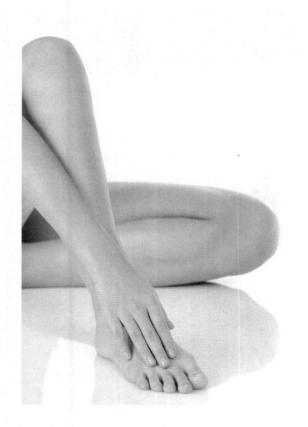

取白带化验一下，如果找到滴虫或念珠菌就可以确诊，治疗有特效药，所以准妈妈不要背上沉重的心理包袱。

●● 乏力、没精神

乏力、没精神是正常的早孕反应

很多准妈妈在孕早期会出现浑身乏力、疲倦，没精神，什么事情也不想做的症状，以为自己生病了。其实，这是正常的早孕反应，随着胎儿的不断长大，子宫也在增大，为了给胎儿提供一个好的成长环境，准妈妈体内的激素会发生变化，身体也会出现一系列的变化，这是在所难免的。大多数准妈妈在怀孕3个月之后就会自然好转，不用太介意。

应对方法

如果是在家里，感到困倦的时候就尽量休息，以保证充足的睡眠，用不着刻意地坚持，当然也不要整天睡在床上。如果是在上班，可以抽空小憩一下，多吃些水果，也可以在办公室里放一些小零食，如话梅来提提神，还可以适当补充些蛋白质粉，这样你的精神会好一些。

●● 孕吐

什么是孕吐

孕吐是早孕反应的一种。大多数的准妈妈是从孕5周开始发生孕吐，也有更早发生的。孕吐通常最容易发生在早晚，准妈妈会没有任何原因就发生呕吐，有的时候本来正在安安稳稳地吃饭，可能闻到了什么味道就会出现恶心、呕吐。

改善孕吐的方法

1.不少准妈妈孕吐反应严重都是由心理紧张引起的，所以放松心态比什么都重要。要多了解一些孕期知识，多和周围的准妈妈交流经验，互

相学习。也可以多与医生交流自己的情况，以解除心理压力。

2.尽量将餐厅的环境布置得赏心悦目，温度适宜，以刺激食欲，减少恶心的感觉。见到想吃的食物要马上吃，免得等一会儿又不想吃了。多喝水，多吃维生素含量丰富的食物，少食多餐。每天都要吃些新鲜的水果和蔬菜，以免体内堆积太多酸性物质，使胃酸增多，引起孕吐。新鲜的水果和蔬菜都属于碱性食物，能够中和胃酸，缓解孕吐。

3.不能因为吃不下饭、恶心呕吐、乏力，就老是在床上待着，尤其是早上不要赖床，否则会加重孕吐。运动太少，会使恶心、食欲不佳、乏力等症状更加严重，而因为早孕反应严重又更加不去运动，就会慢慢形成恶性循环。所以，不要因为出现了孕吐而不去运动，相反，运动能减轻反应。

4.在医生的指导下服用维生素B$_6$来缓解孕吐。孕吐严重者一定要及时就医。

●● 尿频

什么是尿频，准妈妈为什么会尿频

一个成人每天白天平均排尿4～6次，夜间0～2次是属于正常的，如果超出了这个范围就属于尿频。准妈妈怀孕之后子宫会慢慢变大，压迫膀胱，使膀胱的容量减小，即使尿量很少也会让准妈妈产生尿意，从而发生尿频。大部分准妈妈都会遭遇尿频的困扰，这是正常的，不用担心，如果在尿频的同时伴有尿痛、尿不尽（小便后仍有尿意），或者发热、腰痛等症状就属于病理性尿频了，要及时去医院检查治疗。

如何应对正常的尿频

合理饮水：有些准妈妈嫌不断地去厕所麻烦，于是就通过少喝水来减少小便的次数，这其实是不对的，因为准妈妈要保证每天的饮水量

才有利于胎儿的正常发育。可以增加白天喝水的量，晚上临睡前的1～2个小时内不要再喝水，减少晚上排尿次数。

放松心态：有些准妈妈的尿频是精神紧张引起的，要通过不断地去厕所来缓解心中的压力。如果尿频只是在白天或者晚上临睡前出现，叫做精神性尿频，最好的解决方法就是放松心态。

多做缩肛运动：在医生的指导下多做缩肛运动，加强骨盆的肌肉力量，以控制排尿。

> **健康知识**
>
> ### 缩肛运动的做法
>
> 像憋大便一样，将肛门往上提，之后放松，接着再往上提，再放松，如此反复进行。一次可以做50下，时间为5～10分钟。行走时、坐着时或者躺着时都可以做此项运动。

如何应对尿频

要保持外阴部的清洁，每天用清水冲洗外阴，勤换内裤；睡觉时多采用侧卧的姿势，避免仰卧，因为侧卧能够减轻子宫对输尿管的压迫，防止尿液积存而导致感染；若患了泌尿系统感染，要及时去医院就诊治疗。

> **温馨提示**
>
> ### 千万不能憋尿
>
> 有些准妈妈嫌上厕所麻烦，于是采用憋尿的方式来控制小便的次数，这万万不可，因为如果经常憋尿或者憋尿的时间过长，会影响到膀胱的功能，最后甚至无法自行排尿，造成尿潴留，需做导尿术才行。

11 产检关注

怀孕周数的确定

　　医学上所说的怀孕周数通常是从最后一次月经来潮的第1天开始计算的。比如，一个人最后一次月经是3月1日，而4月5日检查确定怀孕了，一共是36天，因此，怀孕的周数就是5周。对于月经来潮有规律的人，可用早期B超核对期或按末次月经第一天来计算预产期。但是对于月经没有规律，时早时晚的人来说，用这种方法计算误差就可能很大，就需求助医生。

12 特殊关照：
素食准妈妈的营养计划

素食给身体带来的好处

　　1.可以使血清中的高密度脂蛋白胆固醇高，低密度脂蛋白胆固醇低。

　　2.能够摄取较多的维生素A和维生素C。

　　3.能够摄取较多的纤维质，防止便秘。

素食者会缺乏的营养

　　因为素食者是不吃肉的，所以通常会缺乏肉类中含量较多而素食中含量较少的营养素，如维生素B_{12}、维生素B_2和维生素D、钙、铁、蛋白质等，而这些营养素通常对胎儿的生长发育起着至关重要的作用。

素食准妈妈的饮食原则

　　吃素的准妈妈如果掌握了一定的饮食原则，也能让肚子里的胎儿健康发育成长。

　　1.如果是全素者，就要采取氨基酸食物营养互补的方式，例如豆类、绿叶蔬菜与全谷类配合食用，或者豆类及其制品与坚果类食物（如花生、核桃）配合食用等。

　　2.广泛地食用各种食物，选择种类不同的蔬菜，尤其是要多食用深绿色蔬菜，以保证维生素A、钙、铁的摄入量。

　　3.每天固定吃两份坚果类食物，以保证不饱和脂肪酸的摄入量。如有必要还需要在医生的指导下服适量矿物质等营养素片。

　　4.一日三餐要保证摄入水果，特别是维生素C含量丰富的水果，如猕猴桃、橙子等。

　　5.每天摄入一定量的粗粮和根茎类食物，例如糙米饭、全麦面包、地瓜等，以保证热量、铁质及B族维生素食物的摄入量。

　　6.不要食用加工和腌渍食物，如腌萝卜、烟熏豆皮、榨菜等。

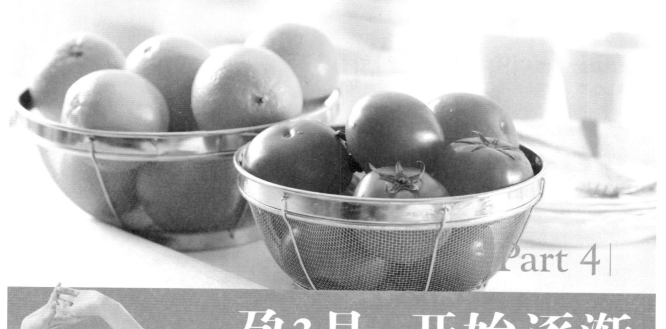

Part 4

孕3月，开始逐渐适应孕期生活

阅读关键提示

- 胎儿发育周周看
- 孕3月准妈妈身体的微妙变化
- 怀孕知识课堂
- 营养与饮食
- 健康食谱推荐
- 日常起居保健
- 胎教进行时
- 情绪调节站
- 职场准妈妈须知
- 孕期不适与疾病
- 产检关注
- 特殊关照：意外流产之后的休养

01 胎儿发育周周看

●● 第9周的胎儿

从本周开始，胚胎便可以被称作"胎儿"了，这是胎儿发育的一个临界点。

胎儿长出了胳膊和腿，小尾巴开始逐渐变短直至消失，各器官开始发育并逐渐形成，可谓初具人形，但还不能知道是男是女。胎儿的两只小手在腕部呈弯曲状，并在心脏区域交叉；腿在伸长，脚蜷曲交叉在身体前部。虽然这个时候胎儿已能够开始活动，还会不断变换姿势，但身为准妈妈的你还感觉不到。

这时胎儿的内在精神开始产生，这是关键时期，因为准妈妈的情绪将与胎儿的发育息息相关，所以作为准妈妈的你一定要避免坏心情，尽量让自己保持身心愉悦，积极乐观、平静温和。

●● 第10周的胎儿

这时的胎儿身长大约4厘米，体重可达到10克左右，已经很像个小人儿了。

基本的细胞结构已经形成，身体的各部分比如胳膊、腿、眼睛、生殖器和胃肠系统都已初步发育。小家伙的眼皮还没有张开，黏合在一起。胳膊和腿生长迅速，手指和脚趾已经分开，还会在妈妈肚子里做简单的"体操"，左右腿会交替做类似踢腿的屈伸动作。

●● 第11周的胎儿

小人儿已经完全成型，身长达到4~6厘米，体重达到14克左右，四肢已经可以在羊水中自由地活动，能做更多的"体操动作"。

这个时期，小家伙的头显得格外大，和身体的长度基本相同。眼和耳郭等已发育成形，尾巴完全消失，手指甲和头发也长出来了。这时候胎儿开始变得不安分起来，在温暖而充足的羊水里频繁地活动身体，不时改变身体的方向和位置。

与此同时，胎儿的各类器官，比如大脑、心脏、肝脏、胃肠、肾脏也发育起来，脊柱也在发育中。

●● 第12周的胎儿

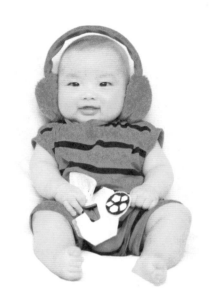

　　胎儿一直在很努力地成长，他的变化是惊人的，准妈妈摸着自己的肚子，可要好好称赞一下宝贝。

　　这周胎儿身长增至约6.5厘米，头几乎占了整个身体的一半，并且会动了。小手小脚上的蹼状物逐渐消失，手指和脚趾完全分开。骨骼和关节正在形成，已经能清晰地看到膝盖和脚后跟。随着肾脏和输尿管的形成，胎儿可以排泄了。胎盘令胎儿与准妈妈的联系更加稳定，流产的危险性越来越小。

　　胎儿已经步入脑迅速增长期，这是脑细胞快速增殖的第一阶段，此后的3个月，对胎儿来说主要是大脑的发育时期，脑的重量会不断增加。

　　过完这周，孕早期就结束了，最危险的流产期也会过去，准妈妈和胎儿都将迎来一个新的阶段。

02 孕3月准妈妈身体的微妙变化

子宫如拳头般大小

　　怀孕第3个月，准妈妈的子宫如拳头般大小，但从外表看肚子隆起仍然不明显。

阴道分泌物增加

　　准妈妈阴道的分泌物，也就是白带比平时略微增多，颜色通常为无色，或淡黄色。

胀气、便秘或腹泻

　　由于直肠受到压迫，加上准妈妈往往在这个阶段精神忧虑，情绪不稳定，易出现毫无原因的便秘或腹泻。

乳房变化

　　准妈妈的乳房除了胀痛外，进一步胀大，乳晕和乳头色素沉着更明显，颜色变黑。

温馨提示

顺利度过早孕反应强烈期

　　这时已经到了早孕反应的后半期，症状不久就会自然消失。家人尤其是准爸爸应给予准妈妈更多地体贴与关怀，帮助准妈妈顺利度过这一时期，而准妈妈也要抱着积极乐观的态度来面对。

03　怀孕知识课堂

●● 了解胎儿居住的"小房子" ——子宫

准妈妈体内神奇的"小房子"

　　子宫是女性的重要器官，形状像一个倒置的梨。它虽然深处体内，却是女性的象征，也是孕育下一代的重要器官。子宫，就像女性体内弥足珍贵的"小房子"，这里产生月经血，孕育胎儿。准妈妈的子宫是胎儿最贴心的"小房子"，胎儿在这所温暖的"小房子"里成长、玩耍，直到十月怀胎期满，小宝宝呱呱坠地。对准妈妈来说，孕期体内变化最大的器官，就是胎儿的这所"小房子"了。

孕期"小房子"快速膨胀

　　孕前，准妈妈的子宫一般为50克，而且空间很小，但因为接受了胎儿这个住客，经过10个月的孕育和成长，它会长到1 000克，增加将近20倍，可容纳胎儿、羊水等约5 000毫升内容物。足月子宫长35厘米、宽25厘米、厚22厘米左右，子宫随着胎儿的不断发育而增大，不仅占据了准妈妈骨盆中及腹部大部分的位置，甚至还会因为向上推挤而稍稍改变准妈妈心脏的位置。

●● 宫外孕：受精卵安错了家

什么是宫外孕

　　正常情况下，准妈妈怀孕后受精卵在子宫腔内着床发育的称为宫内孕，如果受精卵受某些因素的影响，在子宫腔外某处，比如输卵管、宫角、宫颈、卵巢等处着床发育的则称宫外孕，医学上称为异位妊娠。

宫外孕的早期症状

　　1.下腹感觉坠痛，有排便感，有时会出现剧痛，并且会冷汗淋漓。

　　2.输卵管妊娠流产或者破裂前，症状与体征都不明显，通常会出现短暂停经及妊娠表现，有时会出现一侧下腹胀痛的情况。检查时输卵管通常是正常的或有肿大。

　　3.有恶心、呕吐、尿频症状，还可能伴有少量阴道出血。

　　4.宫外孕破裂时由于腹腔内急性出血，会使身体的血容量减少，引起剧烈腹痛，轻者会昏厥，重者则出现休克。

　　宫外孕的症状通常是不典型的，早期与正常的怀孕没有什么区别。有的病人因大出血而发生休克，面色苍白，血压下降，这时应该考虑是不是宫外孕，及时去医院检查、治疗。

哪些人易患宫外孕

　　1.曾经有过宫外孕病史的，再次发生宫外孕的概率比较高。

　　2.频繁做人流的，很容易使子宫内部受到伤害，从而导致受精卵不易在子宫内着床，而转移到别处去"安家落户"，如宫颈异位。

　　3.患有某些妇科疾病，如慢性输卵管炎、输卵管发育不良或畸形、盆腔子宫内膜异位症等，比较容易导致宫外孕。

患宫外孕如何治疗

宫外孕可以并发闭经、腹痛、阴道不规则出血、休克等。

1. 积极防治输卵管炎。由于引起宫外孕的常见原因是慢性输卵管炎，所以做好输卵管炎的防治显得非常重要。在产后、流产后和月经期要注意卫生，预防感染现象，应及时彻底地治疗，以免后患。

2. 临时急救的保健。输卵管妊娠经确诊后，应立即输血以补充失血，并进行开腹手术，切除病灶。

3. 保守治疗及保存生育功能的保健。对于一些轻症患者，如内出血不多，一般情况好，可应用中西医结合的非手术治疗方案，非手术治疗也必须在医院进行，并严密观察血压、脉搏，做好手术准备，以防出现意外来不及抢救。如病情不见好转，应立即进行手术治疗。

一旦确诊宫外孕，尽快到正规医院，系统治疗；千万不可自行了事；以免贻误病情，造成不良后果！

宫外孕治疗后的保健

1. 要注意劳逸结合，避免做重体力活。

2. 注意饮食和营养，保证蛋白质、维生素的摄入。

3. 出院后一个月或者月经干净后，应该去医院做检查及复测B超。

●●● 葡萄胎：子宫里的良性肿瘤

什么是葡萄胎

怀孕之后，胚胎会长出很多绒毛并附着在母体的子宫上，胎儿通过这些绒毛与母体进行物质交换，以获取氧气和营养以及进行新陈代谢。然而，在某些因素的影响下绒毛间质会发生水肿，绒毛基质微血管消失，绒毛变成大小不一的水泡，这些水泡相连在一起，形似葡萄，因此称葡萄胎。年龄大于40岁的孕妇葡萄胎的发生率是年轻女性的10倍。

产生葡萄胎的原因

葡萄胎的真正发病原因目前还不清楚，通常认为与营养障碍，尤其是叶酸缺乏、感染（特别是病毒感染）、遗传和免疫机能障碍等因素有关。

葡萄胎的症状

通常出现在停经8～12周后，有阴道出血现象，可能伴有下腹阵痛或急性腹痛。怀有葡萄胎时孕吐比正常怀孕来得早，并且症状异常严重，持续的时间也长。停经8周左右，通过B超监测依然无法发现胎囊及胎儿，显示的是雪片样影像，甚至在孕18周后依然感觉不到胎动，听不到胎儿的心跳。部分患者可能会出现咯血或痰带血丝的症状。孕20周前也可出现高血压、水肿以及蛋白尿，并且症状严重。因此孕早期应做B超检查。

专家热线
常见疑问解答

Q: 做过葡萄胎清宫术之后还能不能怀孕，何时才可以怀孕，需要注意什么？

葡萄胎清宫术后应该定期随访至少2年，每周查尿1次，等到尿妊娠试验阴性之后，则每月1次，半年以后每3个月做1次尿检。随访期间应该坚持避孕，据医嘱服用消炎、止血等药物。同时要注意观察自己的症状，一旦出现不规则的阴道出血、咯血等症状时要马上就医。术后1个月内要禁止性生活和盆浴，之后可以有性生活，但要坚持做好避孕措施，平时可以适当运动，正常工作。2年后若一切正常就可以再次怀孕。

04 营养与饮食

●●镁有助于胎儿发育

准妈妈补镁对母婴健康的意义

胎儿发育离不开镁元素。芬兰和美国的研究均发现，镁缺乏对母婴健康非常不利。准妈妈若孕期缺镁，有可能导致子宫胎盘系统的血管痉挛，可发生胎儿宫内发育迟缓。此外，孕期缺镁还可引起流产、早产和胎儿发育异常、胎儿精神及生理障碍。因此，准妈妈应该重视补镁，多吃含镁丰富的食品，这对母婴都非常有利。

科学补镁

如果准妈妈体内镁含量太高，就容易造成镁中毒，严重者还有可能抑制准妈妈的呼吸和心跳。所以，补充镁时要特别注意。

一般情况下，只要营养均衡，准妈妈可以多吃富含镁的食物，从食物中就可获取所需的镁。如果食物摄取不足，就需要额外补充。补镁应该咨询医生，医生会根据准妈妈的具体情况推荐含镁的制剂给准妈妈服用。

另外，当镁摄取量过多时，人体会借由肾脏排泄出金属离子，所以多喝水会有助代谢。

富含镁的食物

补镁宜多食香蕉、小麦、菠萝、花生、扁豆、蜂蜜、绿叶蔬菜、黄豆、芝麻、核桃、玉米、苹果、麦芽、海带等。

◆食谱推荐：香蕉燕麦早餐粥

原料：香蕉1根，燕麦片50克，牛奶200毫升，葡萄干少许

做法：1.香蕉去皮切片；燕麦片用半杯热水冲泡开。

2.将牛奶倒入燕麦片中，加入香蕉片、葡萄干，拌匀即可。

功效：此粥可促进胃肠蠕动，防止便秘。

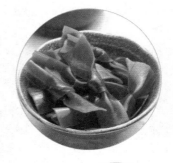

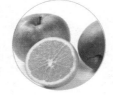

●● 准妈妈要注意补碘

碘是人体必需的微量营养素，是甲状腺合成甲状腺激素的基本原料。甲状腺激素不但能够促进人体的生长发育、维持正常生理活动，并且对人脑神经系统的发育起着重要的作用。

准妈妈为什么会缺碘

碘在地球上的分布是非常不均匀的，通常是沿海低洼地区碘过多，而内陆山区则碘较为缺乏。在中国，除部分沿海地区外，各个省市差不多都存在不同程度的环境缺碘现象，如果不注意碘的补充，通常就会引发缺碘性地方性甲状腺肿大的流行。

另外，怀孕时准妈妈对碘的需要量会增大，如果准妈妈挑食、偏食，如不吃碘含量高的海产品，就容易发生缺碘。

缺碘对准妈妈和胎儿的影响

由于胎儿在前5个月不能自行分泌甲状腺激素，发育所需的甲状腺激素都来源于准妈妈。如果准妈妈碘摄入不足，所生成的甲状腺激素就无法满足胎儿的需要，会使得胎儿全身的脏器及骨骼系统的发育停滞，还会严重损害胎儿的中枢神经系统以及内分泌系统，甚至造成死胎、流产、早产以及先天性畸形。

准妈妈补碘适宜量

准妈妈补碘的关键时间是在孕早期3个月，最好是怀孕前补充。补碘要注意把握量，过量同样对胎儿不利。国际上推荐准妈妈每天摄入碘的适宜量为175微克。

常用补碘方法

1.食用加碘盐是补充碘的一个重要途径，不过在食用过程中要注意下面几点：加碘盐应该随吃随买，一旦拆封就要用密闭的容器装起来，不用的时候将盖子盖紧；炒菜时不要一开始就放盐，而要等到菜快要炒好装盘时再放盐，这样才能不破坏食物的营养，盐中的碘才能发挥效用；不能用油来炒碘盐。

2.由于炒菜时盐放得太多对身体不好，尤其是准妈妈吃菜要清淡，所以通过盐来补充碘很有限，还需要吃一些碘含量高的食物，如海带、紫菜、鲜带鱼、干贝、淡菜、海参、海蜇、龙虾等海产品来补碘。

数据解读

几种食物的含碘量

海带含碘量最高（干海带达到24毫克/千克），其次为海贝类及鲜海鱼（0.8毫克/千克）。陆地食品则以蛋、奶含碘量最高（0.04～0.09毫克/千克）。

3.如果缺碘比较严重，可以在医生的指导下服用含碘的制剂（如碘油）来补充碘。

●● 准妈妈如何挑选和食用肉类

每天吃肉不要超过200克

适当地食用肉类对准妈妈和胎儿的健康及发育是必需的。不过，如果每天摄入的肉类过多，日积月累就会导致高血脂症、动脉粥样硬化，甚至会使心血管系统或其他脏器发生病变。

对于健康的准妈妈来说，每天肉类的摄取量在200克左右最佳，而每周所摄入的肉类中最好能包括300克鱼肉。

准妈妈适合吃什么肉类

鱼肉：鱼类尤其是海鱼含有的不饱和脂肪酸在人体内可生成DHA（二十二碳六烯酸），对胎儿大脑和视力的发育非常有益，建议准妈妈每周最好能够吃2~3次。

兔肉：蛋白质含量高，脂肪含量低，非常适合怀孕前就比较胖或者体重超标的准妈妈食用。

鸡肉：蛋白质含量高，容易消化和吸收，脂肪含量低。

牛肉：含有丰富的蛋白质、铁和铜，B族维生素的含量也很高，脂肪含量相对较低。

●● 准妈妈吃鸡蛋要注意什么

鸡蛋中含有丰富的蛋白质和卵磷脂，是妈妈补充营养的首选，但是要想让营养能够被充分地吸收，在饮食搭配上要注意以下几点。

怎样吃鸡蛋营养价值高

鸡蛋蒸着吃和做汤最有营养，因为这样做能使蛋白质松解，极易被消化吸收。

如果是煮鸡蛋，应该先用冷水浸泡一会儿，以降低鸡蛋内的气压，水最好没过鸡蛋，因为煮的时候浸不到水的地方，蛋白质不容易凝固，会影响到蛋白质的消化率。浸泡好了后用中火将鸡蛋煮沸，煮沸后再煮5分钟后停火，停火之后再泡5分钟就可以食用了。这样煮出来的鸡蛋消化率高，营养成分也基本上没有遭到破坏，营养价值比较高。

不吃生鸡蛋和半熟的鸡蛋

生鸡蛋里含有抗胰蛋白酶，会影响人体对蛋白质的吸收；并且生鸡蛋里面还含有大量的细菌，如沙门氏菌，吃了之后有可能会引起腹泻甚至食物中毒。

有的人喜欢吃半熟的鸡蛋，觉得这样的鸡蛋营养价值高，事实并非如此，因为鸡蛋半熟时，其内部结构还没有完全被高温分解，有些细菌还没被杀死，吃了同样有可能会引起腹泻，而且也不利于吸收消化。

鸡蛋不能与这些食物搭配吃

1.鸡蛋不要与白糖同煮。很多妈妈有吃糖水荷包蛋的习惯。其实，鸡蛋和白糖同煮，会使鸡蛋蛋白质中的氨基酸形成果糖基赖氨酸结合物。这种物质不易被人体吸收，对健康会产生不良作用。

2.鸡蛋不要与豆浆同食。很多妈妈喜欢在早上喝豆浆的时候吃个鸡蛋，或是把鸡蛋打在豆浆里煮。豆浆性味甘平，有很多营养成分，单独饮用有很强的滋补作用。但是豆浆中含有一种特殊的胰蛋白酶，与蛋清中的卵松蛋白相结合，会造成营养成分损失，降低二者的营养价值。

鸡蛋吃得太多的坏处

1.致血清胆固醇含量过高。鸡蛋中含有大量的胆固醇，如果吃得太多，会大大增加胆固醇的摄入量，容易导致肥胖，并使血清胆固醇含量过高，从而引起动脉粥样硬化及其他心、脑血管疾病的发生。

2.增加肝脏和肾脏的负担。摄入过多鸡蛋，会增加肝脏和肾脏的负担。每天只吃1个鸡蛋就能满足人体所需的8种必需氨基酸。吃得太多了，蛋白质分解代谢的产物会加重肝脏的负担，而在内代谢后所产生的大量含氮废物，还需要通过肾脏排出体外，又会进一步增加肾脏的负担。

温馨提示

如何选购鸡蛋

1.**看** 优质的鸡蛋，蛋壳清洁、完整、无光泽，壳上有一层白霜。劣质的鸡蛋，蛋壳则有裂纹、络窝现象或者有轻度霉斑等。

2.**摸** 优质鸡蛋的蛋壳比较粗糙，重量适中。劣质鸡蛋摸起来很光滑，重量要么过重，要么过轻。

3.**闻** 用嘴向蛋壳上轻轻哈一口热气，之后用鼻子闻一下，有轻微的生石灰味的是优质鸡蛋，有轻度霉味是次质鸡蛋，有比较大的霉味、酸味、臭味等不良气味的是劣质鸡蛋。

●● 饮食不宜过精，适当吃点粗粮

吃粗粮有益健康

粗粮中保存了许多细粮中没有的营养，膳食纤维比较多，富含B族维生素等。对准妈妈来说，适当补充些粗粮，不但可弥补细粮中所没有的营养，而且粗粮里的膳食纤维有促进胃肠蠕动、帮助消化的作用，可以防止孕期便秘。

适合准妈妈吃的粗粮

玉米：玉米含有丰富的不饱和脂肪酸、淀粉、胡萝卜素、矿物质、镁等多种营养成分。准妈妈经常食用，可以加强肠壁蠕动，促进身体新陈代谢，加速体内废物排泄。它还富含谷氨酸，能促进脑细胞的新陈代谢，排除脑组织中的氨。

地瓜及其他薯类：富含淀粉，钙、铁等矿物质，而且其所含的氨基酸、维生素都要远远高于那些精制细粮。地瓜还含有一种类似于雌性激素的物质，准妈妈经常食用，能令皮肤白皙、细腻。

糙米：糙米胚芽中含有蛋白质、维生素以及锌、铁、镁、磷等矿物质，这些营养素都是准妈妈每天需要摄取的。

荞麦：荞麦比其他谷类更能为准妈妈提供全面的蛋白质，铁、锰、锌等微量元素和膳食纤维。还含有丰富的赖氨酸成分，能促进胎儿发育，增强准妈妈的免疫功能。

豆类：如黄豆、绿豆、黑豆、赤小豆、芸豆、豌豆等。

吃粗粮并不是越多越好

粗粮不容易消化，准妈妈过多摄入粗粮会导致营养缺乏，长期过多摄入膳食纤维，会使人的蛋白质补充受阻，降低身体免疫抗病的能力。因此每天粗粮的摄入量占到各类的20％即可，且最好粗细搭配。

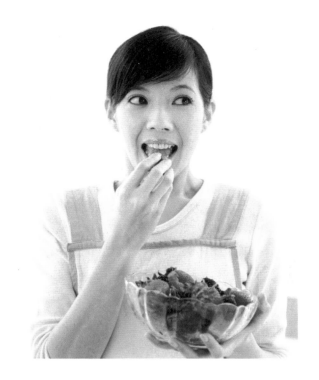

吃粗粮要补水

粗粮中的膳食纤维需要有充足的水分做后盾，才能保障肠道的正常工作。一般多吃1倍膳食纤维，就要多喝1倍水。可以增加肠道蠕动，减少有害物质对肠道壁的侵害，减少准妈妈便秘及产后其他肠道疾病的发生。

 温馨提示 **粗粮不宜和奶制品、补钙（铁）剂一起吃**

粗粮不能和奶制品、补充铁或钙的食物或药物一起吃，最好间隔40分钟左右。因为摄入过多膳食纤维，会影响人体对矿物质的吸收。例如，如果把燕麦片和补铁剂或者补钙剂一起吃，就会影响铁、钙的吸收；在吃奶制品时如果同时吃膳食纤维含量比较高的粗粮，也会影响人体对钙的吸收。

●●外出就餐注意卫生和营养搭配

外出就餐注意事项

1.选择干净、卫生的就餐场所，可以观察其餐桌下方和餐厅墙角，看看桌底是否干净、是否积累灰尘和油渍，墙角是否堆有杂物、是否有油渍和灰尘。

2.嘈杂的地方很不适合准妈妈，因此就餐地点应选择远离KTV、舞厅等娱乐场所的地方。

3.自带餐具，一次性筷子不要用。一次性筷子在制作过程中为了让筷子看起来更白更干净，往往使用硫黄熏、药水泡，同时还用石蜡抛光。因此，餐馆提供的一次性筷子最好不要用，一次性牙签也是同样状况。

准妈妈怎么点菜

多选择蔬菜：在餐馆吃饭，菜中的糖、盐、脂肪以及淀粉含量远远超出自己家里做的饭菜。特别是有些快餐食品，能量和脂肪含量很高，但膳食纤维、矿物质和维生素的含量很低。准妈妈在外就餐时可选择有蔬菜的品种以补充维生素和矿物质。

注意营养平衡：在外就餐时首先应从营养的角度考虑准妈妈所需的饮食结构，要荤素搭配、粗细搭配、酸碱搭配。肉类不宜太多，要多吃富含钙、铜、镁、铁等营养素的新鲜蔬菜；还要点些主食，使蛋白质、脂肪、碳水化合物三者摄入量维持均衡。

深海鱼可以多吃点：准妈妈可以点一些深海鱼做成的菜，如金枪鱼、沙丁鱼、三文鱼等，这些深海鱼能够提供胎儿大脑发育所必需的DHA、EPA（二十碳五烯酸）等。

冷荤菜肴最好少吃：凉拌菜色彩鲜艳，又很可口，非常适合夏天食用，但对准妈妈来说最好少吃，尤其是一些肉类凉菜，如酱肘子、卤牛肉等。因为这类菜肴味道改变很多，无法保证原料的质量和新鲜度。

用酸奶代替碳酸饮料：碳酸饮料含有二氧化碳，会刺激胃液分泌，容易造成腹胀而影响食欲。另外，碳酸饮料中基本上都加有柠檬酸和磷酸，长期大量饮用会影响人体对钙的吸收，影响胎儿骨骼发育，准妈妈喝点酸奶、鲜榨果汁或蔬菜汁等都挺不错。

远离油炸食品：市售的油炸类食物，用的难免不是"回锅油"，这种反复沸腾过的油中有很多有害物质。

准妈妈别忘记饭后吃水果

为了弥补新鲜蔬菜补充的不足，准妈妈最好在饭后2个小时左右吃个水果，以补充体内维生素的缺乏。水果可以自带。

●● 预防食物过敏

常见的过敏性食物有哪些

目前已知可引起过敏的食物主要有8类，占所有过敏原食品的90%以上，而其他常见的间歇性食物过敏原（160多种）仅占10%以下。常见过敏性食物如下所列：

1.花生及花生制品：如花生酱、含花生的饼干等食品。

2.甲壳类产品：如虾、蟹、龙虾、小龙虾等。其主要致敏原存在于肌纤维中的一种原肌蛋白。对某种虾、蟹过敏的人也会对其他品种的虾、蟹过敏。

3.鱼类：包括海水鱼和淡水鱼。

4.蛋类及蛋类制品：其主要的致敏原是溶菌酶、卵清蛋白、卵黏蛋白、类卵黏蛋白和卵运铁蛋白等。

5.乳类及乳类制品：如牛奶、奶酪、酸奶及发酵制品等。牛奶中的酪蛋白、乳球蛋白、乳清蛋白、牛血清白蛋白等是引发过敏的主要致敏原。

6.坚果类：如杏仁、胡桃、山核桃、巴西果、榛子等。

7.大豆及大豆制品：如黄豆、豆腐、豆皮等。

8.含面筋的谷物类产品：如小麦、黑麦、燕麦等。

另外，食品添加剂，如防腐剂、色素、抗氧化剂、香料、乳化剂、稳定剂、松软剂和保湿剂等，其中人工色素、香料引起过敏反应较为常见。

怎样预防食物过敏

预防食物过敏的最好办法就是不食用过敏性食物，不要吃过去从未吃过的食物，吃某种食物引起过敏后应立即停止食用。容易过敏的准妈妈需要注意以下几点抗过敏注意事项：

1.以往吃过某些食物发生过过敏现象，在怀孕期间应禁止食用。

2.不要吃过去从未吃过的食物，或霉变的食物。

3.如在食用某些食物时发生全身发痒，出荨麻疹或心慌、气喘，或腹痛、腹泻等现象，应考虑到食物过敏，立即停止食用。

4.食用蛋白类食物一定要注意烧熟煮透，如动物肉、肝、肾及蛋类、奶类、鱼类等。

●● 孕期要少吃哪些调味料

孕期准妈妈要少吃食盐、味精、醋以及一些热性调料。

不宜多吃食盐

食盐量与高血压发病率有一定关系，食盐摄入越多，发病率越高。孕期若过度摄入，容易并发妊娠高血压综合征，严重者可伴有头痛、眼花、胸闷、昏眩等自觉症状，甚至发生子痫而危及母婴安康。专家建议孕期每日食盐摄入量应控制在6克以内。

不宜多吃味精

味精主要成分是谷氨酸钠，血液中的锌与其结合后便会从尿中排出，味精摄入过多会消耗大量的锌，不利于胎儿神经系统的发育。

不宜多吃醋

过多的醋和酸性食物是导致畸胎的元凶之一。尤其是怀孕最初半个月左右，大量的酸性食物，可使体内碱度下降，从而引起疲乏、无力。醋不仅会腐蚀胃肠黏膜而加重溃疡病发展，而且醋有丰富的有机酸，能使消化器官分泌大量消化液，从而加大胃酸的消化作用。因此，怀孕期间准妈妈不宜多吃醋。

不宜吃热性调料

怀孕后吃小茴香、大茴香、花椒、桂皮、辣椒、五香粉等热性香料，以及油炸、炒制等热性食品，容易消耗肠道水分，使胃肠腺体分泌减少，造成便秘。发生便秘后，会用力排便，令腹压增大，压迫子宫内胎儿，易造成胎动不安、胎儿发育畸形、羊水早破、自然流产、早产等不良后果。

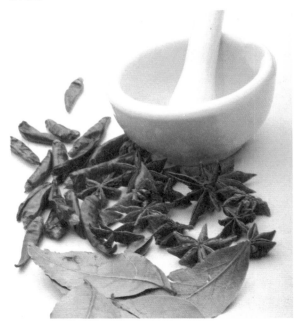

●● 解馋的营养小零食

准妈妈如何吃小零食

有的准妈妈在怀孕前有吃零食的习惯，怀孕后不是不可以吃零食，但是在零食的选择上应慎重。首先要注意小零食的卫生，街头露天出售食品最好就不要吃了。另外，有些可能对身体造成不良影响的零食，如腌渍食品、冰激凌、罐头食品和过甜的点心等，准妈妈也不适合吃。

而且由于怀孕后期胎儿会压迫准妈妈的消化系统，食后饱胀感重，正餐的进食量会受到影响。这时期的营养需要量又相当大，营养不足会直接危害胎儿和孕妇。此时可以采用吃零食的办法，即常说的少量多餐，选择酸奶、水果、坚果等比较好，但一定要适量。

适合准妈妈的零食

葡萄干：能补气血、利水消肿，其含铁量非常高，可以预防孕期贫血和水肿。但葡萄干含糖量比较高，患有妊娠糖尿病的准妈妈不能吃。

大枣：含有丰富的维生素C和铁，但是吃多了易使准妈妈胀气。

核桃：含有丰富的维生素E、亚麻酸以及磷脂等，对促进胎儿大脑的发育很重要。但核桃中的脂肪含量非常高，也不可贪吃。

酸奶：含益生菌，可以调理胃肠，同时又富含蛋白质，并且很容易消化吸收。

海苔：富含B族维生素，特别是维生素B_2和维生素B_3。它含有各种微量元素与大量的矿物质，有助于维持人体内的酸碱平衡，而且热量很低，纤维含量很高，对准妈妈来说是不错的零食。

全麦面包：能够增加体内的膳食纤维，还能补充更全面的营养。

板栗：含有丰富的蛋白质、脂肪、碳水化合物、钙、磷、铁、锌，以及多种维生素等营养成分，有健脾养胃、补肾强筋、活血止血的功效。准妈妈常吃板栗，不仅健身壮骨，还有利于骨盆的发育成熟，并可帮助消除孕期的疲劳。

营养提示

零食不可代替正餐

零食是对正餐的有益补充，但绝不能替代正餐。吃零食的最佳时间是两餐之间，而不是餐前餐后的时间。夜宵最好吃低热量、不胀肚的零食，以免影响睡眠质量。

05 健康食谱推荐

●● 养心除烦

◆ 蛋黄莲子汤

原料：莲子100克，鸡蛋1个，冰糖适量

做法：1.莲子洗净，加3碗清水，先用大火煮，煮开后转小火煮约20分钟，至莲子软烂，加冰糖调味。

2.将鸡蛋磕破一个小孔，倒出蛋清，然后取蛋黄入莲子汤煮滚一下即可食用。

功效：可养心除烦，安神固胎。

●● 补铁益气

◆胡萝卜烧牛腩

原料： 牛腩350克，胡萝卜150克，姜少许，葱、香菜少许，八角、酱油、郫县豆瓣、西红柿酱、白糖、料酒、甜面酱、水淀粉、盐各适量

做法： 1.将牛腩洗净，放入开水中煮5分钟，取出冲净，放入干净的沸水中煮20分钟，取出切厚块，留汤备用。

2.将胡萝卜去皮洗净，切滚刀块；葱姜洗净，葱切段，姜切片备用。

3.锅中加植物油烧热，下入姜片、葱段、豆瓣酱、西红柿酱、甜面酱爆香，下入牛腩爆炒片刻，加入牛腩汤、八角、白糖、酱油、盐，先用大火烧开，再用小火煮30分钟左右。

4.加入胡萝卜，煮熟，用水淀粉勾芡，撒上香菜即可出锅。

功效： 可补中益气、滋养脾胃，其中大量的铁可防治贫血。

小提示： 胡萝卜可以用土豆代替，口感和营养也很好，可根据准妈妈的喜好选择。

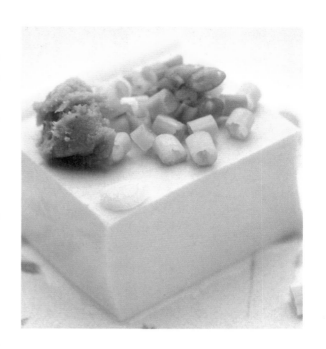

●● 补血开胃

◆猪血豆腐汤

原料： 猪血200克，豆腐150克，姜3克，大葱葱白3克，盐2克，料酒3克

做法： 1.猪血和豆腐洗净，切成小块；姜、葱洗净，切成细末。

2.锅内放植物油烧热，爆香葱姜，下猪血，烹入料酒，加适量清水烧沸，放入豆腐块，加盐调味即可。

功效： 含各种人体所必需的氨基酸和丰富的铁，具补血的功效，可防孕期贫血，对孕期眩晕、开胃也有良好的作用。

小提示： 食用动物血时，无论用何烹调方法，都一定要熟透，最好辅以葱、姜等配料，以去除异味。

●● 补充碘、钙、蛋白质

◆紫菜豆腐羹

原料： 紫菜（干）40克，豆腐300克，西红柿100克，盐2克

做法： 1.紫菜洗净，用清水浸开，再用沸水煮一会，拭干水分，剪成粗条。

2.豆腐洗净，切成小方粒备用；西红柿洗净，切成小块。

3.锅内加植物油烧热，放西红柿略炒，加适量清水烧沸，再加入豆腐粒与紫菜条同煮。

4.将水淀粉加入煮沸的紫菜汤内，调入盐便可关火。

功效： 此菜含大量钙质，可帮助胎儿骨骼生长，紫菜含丰富的碘质，对胎儿生长发育及新陈代谢非常重要。

小提示： 紫菜在浸泡前先在烧热的干锅中略烘，可令口感更佳。

06 日常起居保健

●● 使用环保、健康的餐厨用具

准妈妈出门最好自带餐具

准妈妈若是去餐馆吃饭或者打包最好自带餐具，因为一次性筷子和餐盒对人体都有很大的害处。

◎ 一次性筷子的危害

1.侵蚀呼吸道黏膜：一次性筷子在制作时必须要用硫黄来熏蒸，因此在使用时碰到热的食物就会释放出二氧化硫，侵蚀呼吸道黏膜。

2.腐蚀消化系统：一次性筷子在制作时会用双氧水（过氧化氢）来漂白，双氧水有很强的腐蚀性，会腐蚀人体的口腔、食道甚至是胃肠；而在打磨时所使用的滑石粉，如果制作时清除得不彻底，就会沉积在人体内，沉积的多了，对人体不利。

3.病菌感染：一次性筷子的保质期最长的也只有4个月，保质期一过，筷子上就有可能会携带金黄色葡萄球菌、大肠杆菌及肝炎病毒等。

◎ 一次性餐盒的危害

目前市面上所使用的一次性餐盒在生产过程中使用了碳酸钙、滑石粉等矿物质，这些东西会与食物中的水、醋以及油等相互溶解，随后进入人体内，引起消化不良与肝系统病变等多种疾病，并会影响胎儿的大脑发育。

将家里的筷子换一换

筷子应该选用本色的木筷或者是竹筷，涂彩漆的筷子不要买，因为涂料一般都含有铅等致癌物质，并且，筷子上的涂料会随着筷子的磨损逐渐脱落，一旦脱落随食物进入人体，会对人体的健康造成危害。不过，竹筷、木筷，由于材质的原因，很难彻底清洗干净，筷子的纹路上很容易被细菌污染，因此要经常用高温消毒。

不锈钢筷子是不错的选择，既环保又容易彻底清洗干净，准妈妈不妨将家里的筷子换成不锈钢的。

不用塑料碗

塑料碗在常规条件下是无毒无害的，可是在温度超过40℃时就会释放出一种有害物质，这种有害物质溶出到食物中，随着食物被人食用后，就有可能会引起慢性铅中毒等危害，所以，最好不用塑料碗来盛饭菜，选用白色碗内无花纹的瓷碗是最好的。

淘汰铝锅

铝的金属活动性比较活泼，遇到酸、碱、盐都很容易溶解，金属铝在进入人体后会破坏人体中负责细胞能量转换的三磷酸腺苷，从而使人体细胞的能量转换过程受到阻碍。最好使用铁锅，还能起到补铁的作用。

● ● 细数孕期不宜佩戴的首饰

准妈妈在怀孕后就要放弃一些美丽的装饰品了，因为怀孕期间，准妈妈体内新陈代谢改变，手指、胳膊、下肢等都会相应变粗。

戒指

戒指的圈型大小一般都是固定的，孕期手指变粗后，戴着太紧会影响肢体血液循环。特别是在孕后期水肿严重时，原本合适的戒指就会变紧了，如果没有及时摘掉，很可能就摘不下来，时间长了不仅影响血液循环，还会导致局部皮肤损伤。

玉镯

玉镯也会发生同样的问题，由于肢体变粗，原先可以活动自如的玉镯可能勒住腕部无法拿掉，也会给孕妇在手术室待产带来许多不必要的麻烦，如妨碍输液、静脉穿刺等。

项链

夏天佩戴金属项链，由于汗渍等原因容易造成皮肤过敏，会给准妈妈带来不能预期的麻烦。

特殊材料制成的首饰

如坊间流行的磁石和锗粒，以及其他声称有磁疗作用的首饰。因材质采用的是带有辐射的金属或矿石，虽然经过加工处理，正常人佩戴没多大影响，但是胎儿是很敏感的，为了孩子的健康，准妈妈最好不要佩戴。

> **温馨提示**
>
> **肥皂水轻松摘戒指**
>
> 戒指戴的时间长了可能会卡在手指上摘不下来，这时候只要将手指伸进肥皂水中，皮肤和戒面得到润滑，戒指就能轻松摘下来了。

● ● 准妈妈看电视、上网要克制

准妈妈看电视的注意事项

1.距离不要太近，和电视机保持距离在2米以上。

2.时间不能过长，一次看电视时间不宜超过2小时。

3.选择电视节目时，不要看恐怖、刺激、血腥暴力以及过于悲剧性的影视作品和节目，这些内容会使准妈妈情绪紧张，会把不良情绪传给胎儿，使胎儿不安。

4.不要熬夜看电视，睡得过晚。应当注意休息，保证8～9小时的充足睡眠。

5.刚吃饱饭时不要看电视，以免影响消化、吸收，不利于胎儿生长发育。

6.不要边看电视边吃零食，或者蜷着身体看电视等。这会使腹腔内压增大，胃肠蠕动受限，不利于食物的消化吸收，特别不利于胆汁排泄，易发胆道疾病。

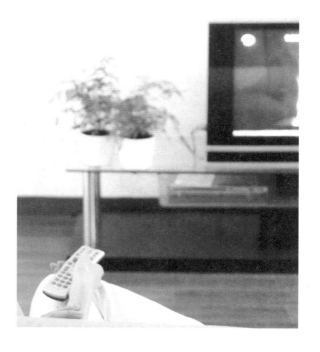

有些准妈妈因怀孕后各种外出活动减少，便花很多时间在电脑前上网或玩游戏，以此消磨时间。这种做法对胎儿十分不利。电脑游戏中的紧张情节和惊险场面对孕妇的刺激过大。要玩也要选择一些温和有趣的游戏，并且要控制时间。上网时注意不要坐得太久，要经常站起来走走，活动活动。坐的时间久了，会影响准妈妈的下肢血液循环，加重下肢水肿，导致下肢静脉曲张。

●● 合理使用手机，减少辐射伤害

孕早期是胚胎组织分化、发育最为关键的时期，如果准妈妈长期不合理地使用手机，可能会对胎儿器官发育产生影响。准妈妈在孕早期应尽量少用手机，以避免对胎儿造成危害。在使用时可参考以下建议：

1.手机在充电时，周围会产生很强的电磁波，能杀死人体内的免疫细胞，所以，妈妈应远离手机充电插座30厘米以上，切忌放在床边。

2.在信号接通的瞬间最好把手机放在离头部远一点的地方，这样可以减少80%～90%的辐射量。

3.在通话过程中，让手机与大脑相距15厘米。建议最好使用耳机，以避免手机天线靠近头部，从而减少辐射的直接危害。有座机的时候最好改用座机通话。

4.不要把手机挂在胸前，或者靠近腹部，因为即使在待机状态下，手机周围也存在电磁波辐射，虽不及接通时危害大，但长时间接触也会对准妈妈和胎儿造成伤害。

●● 有些花草对准妈妈有害，不能养在家中

在家中养些花花草草，赏心悦目，但是有些花草却不适合准妈妈，家里如果有这些花草，一定把它们都"请"到阳台上去。而准妈妈也要记得，在办公室也要远离这些植物，以免对自己和胎儿造成不良的影响。

准妈妈不宜养的花卉

松柏类花木以及玉丁香、接骨木、兰花、百合等：所散发的气味能刺激人的胃肠，影响食欲，准妈妈闻到会引起恶心呕吐。

洋绣球花、五色梅、天竺葵等：容易使准妈妈的皮肤过敏而引发瘙痒症。

夜来香以及丁香类：在晚上能散发出大量刺激嗅觉的物质，准妈妈长期闻此花香，会头晕目眩、郁闷不适。

月季花：有些准妈妈若长期接触月季的气味，会引起气喘烦闷。

紫荆花：准妈妈若长期接触其花粉，会诱发哮喘症或加重咳嗽症状。

有毒的花卉：如郁金香、一品红、夹竹桃、水仙、含羞草等，接触过久，会使准妈妈皮肤红肿，或者昏昏欲睡，毛发脱落等。

准妈妈可以养的花草

吊兰、龟背竹：它们可以净化空气，还能吸收甲醛，清除有害气体。

仙人掌、芦荟：它们白天晚上都能释放氧气，可以令空气更清新，并且没有浓重的气味。芦荟还可以吸收装修和家具散发的甲醛。

准妈妈养花禁忌

1.不要在卧室内摆放花草。大部分花草在夜间会释放二氧化碳，吸收氧气，降低室内氧气浓度，不适合准妈妈。而且花香会使人神经兴奋，长期放在卧室，会影响准妈妈的睡眠。

2.夏天不要养喜水喜阴的花草，会导致室内湿气太重，也容易滋生蚊虫。

3.养花时需要做的粗重活，比如搬花盆、给花松土，准妈妈就不要亲力亲为了，交给准爸爸吧。

●● 厨房污染重，准妈妈尽量远离

因为准妈妈的味觉比较敏感，厨房是油烟重地，会加重准妈妈的早孕反应，所以准妈妈还是尽量远离，而且如果厨房里使用了电磁炉、微波炉等电器，准妈妈也得注意防辐射。

厨房粉尘油烟危害大

烹调食物会产生大量的油烟，另外煤气或液化石油气燃烧后会产生二氧化碳、二氧化硫等多种有害物质，令厨房变成了污染重地。而且在粉尘和煤烟中，含有一种强烈的致癌物——苯并芘。这些有害物质进入准妈妈体内，可通过血液进入胎盘，会严重影响胎儿的发育。

因此，准妈妈要少进厨房，如果需要进厨房，待在里面的时间越短越好。做饭时要打开窗户，保持厨房内空气流通。多采用煮、炖、蒸等方式来做饭，而少用煎炸、爆炒等产生油烟多的烹调方式。

抹布暗藏致病菌

一条全新的抹布使用1周后，细菌数量高达22亿，包括大肠杆菌、沙门氏菌、霉菌等多种致病菌。而我们用于厨房的抹布常常是随手放在水池边，经常处在一种潮湿的环境下，更容易滋生细菌。

可是抹布不能不用，该怎么办呢？建议每隔3~5天给抹布消消毒。方法很简单，将抹布洗干净后用沸水煮30~40分钟，或用消毒液浸泡30分钟就可以了。厨房里可以多备几块抹布，分别用来擦水池、台面、餐桌等，做到"专布专用"，这样可以避免交叉感染。

水龙头也不干净

你知道吗？厨房水龙头上的有害菌可能比厕所抽水马桶手柄上的还要多！这可不是夸张。厨房的水龙头长期接触油渍、污垢，而且总是处于潮湿状态，就会滋生包括大肠杆菌、金黄色葡萄球菌等致病菌。

因此，水龙头要每周用消毒液刷洗1次。如果安装有过滤装置，要将过滤网拧下，用漂白剂稀释溶液浸泡，再用清水冲洗干净。

家用电器的摆放位置有讲究

电脑最好单独摆放在书房，避开卧室。并且妥善收纳各种电源线。

电视机离沙发不要太近，保持在2米左右，保护眼睛并避开电视机工作时发出的X射线。

●● 孕期的皮肤护理

容易长痘的准妈妈

在怀孕的前3个月，由于身体内的雌激素水平激增，少数准妈妈都会经历一个痘痘爆发的阶段，怀孕前就属于油性皮肤的准妈妈更多见。由于怀孕的前3个月是胚胎发育的重要阶段，所以对付这个时期的皮肤问题不能使用一般的祛痘产品。

在这个阶段，准妈妈要避免选用含有水杨酸等磨砂作用的洗面乳、化妆品和润肤霜。但如果怀孕3个月后仍然出油很多的话，就可以使用一些比较温和的产品了，因为这时胎儿已经进入了正常的发育阶段。

准妈妈可以使用温和的洗面乳清洁面部，一天两次，避免使用一些滋润型的产品，因为所含有的润肤剂可能会使毛孔堵塞。另外，要加强保湿，每周使用一次面膜导出毛孔油脂。尽量避免阳光的照射，外出的话一定要使用防晒霜。

皮肤干燥的准妈妈

随着胎儿的生长发育，可能需要从准妈妈的体内吸收更多的血液和水分，准妈妈身体内所需要的水分会大量增加，所以很难保持皮肤的湿润，特别是手和脚两处。

首先，准妈妈需要保持房间湿度适宜，并且不要频繁地洗澡。其次，应每天使用温和的洗面乳调整干性皮肤，使用具有保湿作用的润肤霜，并且外出时一定要涂防晒霜。如果准妈妈的皮肤出现脱皮等现象，一定要使用专业的磨砂膏将死皮去除。并且每周使用一次保湿滋润的面膜。

●● 选好口腔护理用品，安全清洁口腔

准妈妈如何选用牙刷

1.选用软毛保健牙刷。准妈妈怀孕后体内的激素变化可能会使牙龈出现轻微的肿胀，使用软毛的保健牙刷可避免牙龈出血；而且每3个月要更换一次牙刷。

2.同时备有细小刷头的牙刷或单头牙刷。普通牙刷毛难以接触到的牙面较难刷干净，可以使用刷头细小的牙刷或单头牙刷清洁。

准妈妈如何选择牙膏

准妈妈如果没有明显口腔疾病，可以选用含氟牙膏。不建议准妈妈随意长时间使用药物牙膏，特别是强消炎类的牙膏，因其含有较多的化学制剂。

善用洁牙工具（牙线与漱口水）

漱口水、牙线也是辅助洁牙的好帮手。因为齿缝和牙龈线下是牙刷不易刷到的地方，用牙线能深入牙龈线清除污垢，去除牙齿邻面的牙菌斑和食物残渣。有条件可定期做口腔保健。

●● 头发变浓密，要细心呵护

有些准妈妈发现怀孕期间，头发变得比以前浓密了，长得也快了，这是因为孕激素的增加改变了头发生长的自然周期，使孕期本该正常脱落的头发"寿命"延长。可是也会有准妈妈反映头发掉得多了，怎么才能更好地呵护头发呢？

1.定期洗头，使用温和的洗发水。洗发后不要用干毛巾使劲揉搓头发，最好让头发自然晾干。

2.头发打结时，可先涂上护发素再将头发梳开。

3.使用宽齿的梳子，避免过度使用吹风机、卷发器。

4.使用天然材质的梳子，如木梳、牛角梳。

5.多吃些利于头发生长的食物，比如黑豆、黑芝麻等。

6.外出时戴太阳帽或使用遮阳伞，避免头发受到紫外线的伤害，变得干枯、易断。

●● 及早办理准生证

准妈妈分娩的时候，医院是不看准生证的。但申报户口的时候，一定要用准生证去领取出生证，这是卫生计生部门的管理措施，所以准爸妈不要忘记去办理准生证。

办理准生证需要的各种证明证件

●夫妻两人身份证双面复印件。

●夫妻两人户口本主页、本人页、变更页复印件。

●结婚证复印件。

●由准爸爸的存档处开具的男方初婚未育证明（盖章有效）。

●准妈妈由街道计生部门开具的婚育情况证明（盖章有效）。

●双人照片（类似结婚证双人照）。

07 胎教进行时

●●● 做胎教要端正态度，不可急于求成

准父母应端正态度

准父母为肚子里的胎儿做胎教的真实目的是：让胎儿的神经系统、大脑及各种感觉机能、运动机能发展得更健全完善，为宝宝出生后接受各种刺激、训练打好基础，使孩子对未来社会环境具有更强的适应能力。胎儿还在妈妈的肚子里，给胎儿做胎教，应该是通过有意识地培育，提高胎儿的综合素质，使每个普通的胎儿更聪明、更健康，而不应该被某些宣传误导，认为只要胎教就能培育出神童来。

不要急于求成

要想有聪明、健康的宝宝，不要急于求成，而是应该选择最佳的方案进行科学胎教。应按自然的发展规律，按胎儿的月龄及每个胎儿的发展水平进行相应的胎教。有的胎儿经过音乐胎教后，虽然聪明活泼，但精力过盛，总是不爱睡觉，这就是胎教过度的结果。这种多多益善、操之过急的做法，有可能干扰胎儿的生物钟，扰乱胎儿的正常发育进程。

●● 生活好习惯从胎儿期开始培养

准妈妈的作息会影响到胎儿

有人说，自己的孩子晚上不睡，特别精神，害得大人得熬夜陪宝宝，白天却呼呼大睡。有的妈妈说，自己的宝宝生下来就比较乖，到点就睡觉，其实这跟准妈妈自己的生活习惯有关。从各位做妈妈时的经历，我们不难看出，那些有良好生活习惯，遵守一定的作息规律的妈妈的宝宝，往往有正常的作息规律；那些晚上不睡的宝宝，他们的妈妈多半怀孕时期也有熬夜不睡，白天不起的习惯。这就是胎教的一个神奇的作用。

准妈妈应调整好自己的作息

胎儿跟准妈妈是息息相关的，若想让宝宝生下来就有个好的习惯，那么就从自己的孕期开始调整吧。准妈妈一定要生活规律，腹中的胎儿自然也容易跟随准妈妈的身体状况而有良好的作息。准妈妈应保持睡眠充足、不熬夜、饮食均衡等好习惯。这样也能避免失眠、头痛等孕期困扰。熬夜会造成人体抵抗力下降、体力不佳、皮肤变差等问题，准妈妈必须要有健康的身体才能孕育健康的宝贝。

数据解读

人的智力获得从胎儿期开始

美国心理学家研究发现，人的智力获得50%在4岁以前，30%在4~8岁，另外20%在8岁以后完成。而4岁以前完成的50%就包括胎教在内。

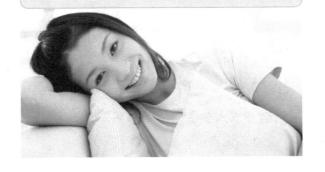

08 情绪调节站

●●摆脱不切实际的致畸幻想

家人不要带给准妈妈不良信息

在关于胎儿的问题上，准妈妈一般都很敏感，很多准妈妈的情感是相当脆弱的。一旦听到谁的胎儿不好，哪个孕妇出了什么事之类的信息，很容易跟自己联系起来，导致情绪低落，而且常常会无谓地担心，甚至焦虑成病。因此，亲人和朋友不要在准妈妈面前提起这些关于孕产的不良信息，比如双方身体都很棒，结果孩子生出来是脑瘫，谁家孩子是先天残疾……像这类例子很容易对准妈妈产生不良刺激。

不要在某些细节上过于纠结

准妈妈们都希望从医生那里得到绝对支持。有时去做产检时，医生虽然告诉了准妈妈很正常，没问题，可有些准妈妈还是会抱着怀疑的态度问这问那，一遍一遍地得到医生的肯定回答后才放心。假如医生由于工作较忙，没有对准妈妈提出的每个细节问题详细解答，或者只是简单告诉你很正常，而对别的准妈妈多聊一些，有些准妈妈就会胡乱猜疑：是不是胎儿出现了什么问题，医生是不是在瞒着我什么？

此时家人要多多理解并给予准妈妈一些安慰与解释。另外，准妈妈应该明白，医生的工作非常忙碌，不可能关注到每个准妈妈的心情。胎儿有什么问题，医生一定会提出来的。

准爸爸和家人多多陪伴准妈妈

让准妈妈处在一个和谐的人际关系中，尽量减少让准妈妈独处的机会，转移注意力。尤其是准爸爸，是准妈妈的心理支柱，要体贴准妈妈容易多愁善感的心，让准妈妈多接触一些健康、活泼、可爱的儿童形象，树立积极的心态。

让自己忙一点

有相当一部分准妈妈属于抑郁或敏感的气质，她们越临近生产的时候越可能产生"致畸幻想"。比如她们会担心孩子生下来兔唇、斜颈或长六根手指，越是"闲而生愁"的准妈妈，这种"致畸幻想"越是频繁和强烈。因此，准妈妈要让自己变得忙碌一点，冲淡这种担忧。

除了积极参与工作，准妈妈可以给自己准备一些休闲活动，培养一些良好的爱好，让精神注意力有所转移，就不会过多怀疑。并且积极主动地多与周围的人们沟通。当周围的亲友与同事都表扬准妈妈"气色很棒""育儿知识储备丰富""一定能生个漂亮聪明的宝宝"时，致畸幻想也会不知不觉消失。

> **温馨提示**
> **和准爸爸做些小游戏**
>
> 和准爸爸一起玩些不妨碍健康的小游戏，也有助于准妈妈的心理调适。像脑筋急转弯、猜谜语、扑克牌游戏、五子棋等，都可以让准妈妈从不良情绪上转移注意力。

09 职场准妈妈须知

●●找个合适的时机向老板汇报孕事

建议准妈妈怀孕3个月较稳定，确定怀孕成功后，就要找个合适的时机主动跟老板或上司告知自己怀孕的情况。一是获得上司和同事支持，避开较繁重的工作；二是有利于上司提前准备，及早考虑工作安排和交接；三是如果准妈妈从事的是不适于怀孕的工种，则需要掉换适当的岗位。

告诉上司自己怀孕的消息一定要趁早进行，不要让老板成为最后一个得到你怀孕消息的人。汇报的时机和方式也要慎重选择。

职场准妈妈要告诉老板自己怀孕的情况，得学会挑日子。千万不要拿着自己的检查报告径直走进他的办公室，这样会显得很突然。最好是选择一项工作或任务圆满完成时，或者工作暂时告一段落，自己还完成得不错的时机。这就等于告诉老板，你没有因为怀孕而影响工作，这样在谈话时才更有说服力，不至于使自己很被动。

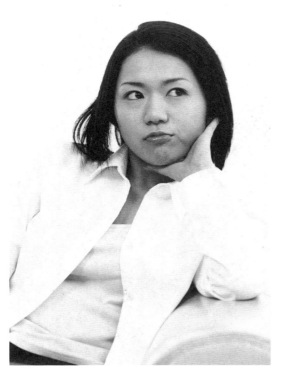

选择合适的方式

提前跟老板约好时间，这样会比较从容。而且老板明白你是有重要的事情跟他谈，那么他会有充分的时间来思考你提出的问题，寻找解决的办法。谈话时，要尽量表现得诚恳，一般情况下，都可以和平沟通这些事情。

如果你在大公司或外企上班，也可以根据你们的工作习惯，给上司发一封正式的E-mail，告诉上司自己怀孕的消息，很多人更善于用笔表达，这样可以避免面谈的尴尬，还能把自己的需求和困难都讲清楚。

关于你的工作问题，如果老板或领导的确有为难之处，你也可以积极出谋划策，帮助他分析情况，提出合理解决的办法。

站在对方的位置考虑问题

提前做一下功课，要站在老板的立场上多想一想。自己的怀孕是否影响到某些重要的工作计划？最近的工作中是否有失误？自己负责的工作别人能否顺利接手？替别人想，也就是替自己想，你的上司假如感觉到，一定不会为难你。当然准妈妈一定要表明，虽然怀孕了，依然会在工作中尽职尽责。

●●办公室里也可以舒适午睡

不少人，尤其是脑力劳动者都会体会到，休息一会儿后工作效率会大大提高。职场准妈妈每天若是能够午睡一会儿，对恢复体力和精力都有很大帮助。

怎么午睡更舒服

最好能够睡在沙发上，没有沙发也可以把几把椅子摆在一起，将其中一把椅子的椅背调整为最低状态，然后靠在上面，腿尽量伸展开放在椅子上，这样可以避免腿部水肿。还可以自己带个小褥子，或者小靠枕之类，让午睡更舒服。如果你的办公室够大，可以放下一张折叠床，则可以自带，中午睡觉时铺开，不用时就收起来藏在桌下，也很方便。

午睡注意事项

1.选择安静的地点午睡，如休息室、会议室，尽量避免在嘈杂、人群来回穿梭的地方午睡。

2.避开风口，注意保暖。写字楼通常有中央空调，夏季应避免在出风口处午睡，以免着凉。最好在办公室准备一条毯子。人在睡熟之后，全身毛孔处于开放状态，如果不注意保暖，往往容易受凉。

3.午睡时间不宜过长。睡得过久，人体进入深睡眠状态，如果这时突然醒来，会出现暂时性脑供血不足，会感到轻微的头痛和全身无力。

数据解读

午睡10分钟，效果好于夜间2小时

午休是正常睡眠和清醒的生物节律的表现，是保持清醒必不可少的条件。研究表明，每日午后小睡10分钟就可以消除困乏，其效果比夜间多睡2小时好得多。

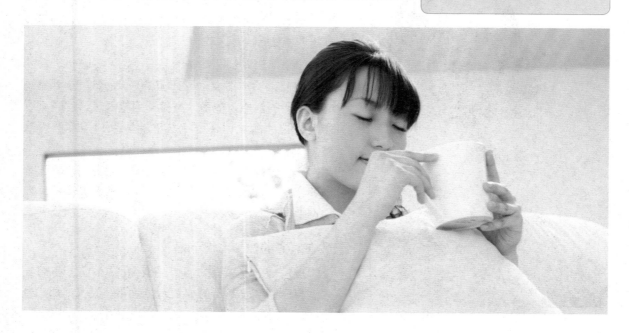

10 孕期不适与疾病

●●消化不良

准妈妈怀孕后，由于体内的一些变化，常常会出现食欲不振、恶心、呕吐等消化不良的症状。

孕期消化不良的原因

孕期消化不良是正常现象，因为准妈妈体内的孕激素含量增加，胃肠蠕动减弱，胃酸分泌增加，加上逐渐增大的子宫压迫胃肠。尤其是怀孕后期，胎儿在不断长大，挤压到胃，这些都会导致消化不良。

缓解消化不良的方法

合理调配饮食。食欲不振时要少吃多餐，择其所好，吃一些清淡、易消化的食物，如粥、豆浆、牛奶以及水果等，少吃甜食及不易消化的油腻荤腥食物。待食欲改善后，可增加蛋白质丰富的食物，如肉类、鱼虾和豆制品等。

专家热线
常见疑问解答

怀孕时消化不良，可以吃一些助消化的药吗？

一般来说，孕期出现消化不良不建议用药，最好通过饮食调理。但如果症状比较严重，导致食欲严重下降、无法进食时，可以在医生的建议下适当用一些成分相对安全的助消化药物。

保持良好心情。精神方面的不良刺激，可能会招致消化不良。准妈妈最好多听音乐或观赏美术作品，以使自己心情愉快。为增加食欲，准妈妈保持适当的活动是必不可少的，每天散散步，做一些力所能及的工作和家务，不仅能增进消化，也有利于胎儿的生长发育。

●●尿路感染

由于女性特殊的生理特点和怀孕期间的身体变化，孕期很容易发生尿路感染，发生率高达7%～10%。严重的尿路感染对准妈妈和胎儿的害处很大，不适当用药更会对胎儿产生危害。

为何准妈妈易发尿路感染

1.女性的尿道比较短，而且直，仅有数厘米长，尿道口又紧邻阴道口和肛门，这些地方的分泌物和排泄物很容易污染尿道，细菌沿着尿道上行而引起感染。

2.怀孕期间，体内的雌激素水平上升，会造成尿道的酸性降低，同时怀孕后尿液中的葡萄糖、氨基酸等营养物质增多，也增加了尿道细菌繁殖的机会。

3.由于孕激素的影响，尿道管壁平滑肌松弛，蠕动减弱，到了孕中、晚期，膨大的子宫还会压迫膀胱和输尿管，这些都会造成尿流不畅和尿潴留，增加尿路感染的概率。

尿路感染对准妈妈和胎儿的危害

下尿路感染时，准妈妈可能有尿频、尿急、尿痛，有时还有血尿等症状。如不积极治疗，细菌可侵入输尿管及肾盂，产生上尿路感染。上尿路感染会产生肾盂肾炎。患急性肾盂肾炎时，准妈妈可能出现全身中毒症状，如打寒战、高热、腰痛等，容易造成胎儿早产、畸形，甚至死亡。即使分娩后，严重的也会导致母亲的肾功能异常衰竭。

尿路感染的预防和治疗

1.准妈妈应每2～4周去医院做一次尿液检查，如果确诊患了尿路感染，一定要在早期治疗，不要任病情继续发展。

2.治疗时一定跟医生说明怀孕的情况，以便医生选择对胎儿无害的药物。准妈妈不要因为顾及胎儿而不敢用药，该用药还得用。否则延误病情的后果更糟。

3.如果西医治疗收效不明显，或者反复发作，可以同时辅助用中药治疗，或者辅以药膳食疗。

4.养成多喝水的习惯。喝水多，排尿就多，尿液可以不断冲刷泌尿道，使细菌不易生长繁殖。

5.注意外阴部清洁，每次排尿后必须吸干外阴部残留的尿液，否则细菌很容易繁殖。无论大小便，都要用温水从前向后冲洗阴部，然后用煮沸过的干净毛巾从前向后擦干净。

6.每天换一次内裤，内裤要用纯棉制品。煮沸消毒，并经日晒最好。

7.裤子要宽松，太紧的裤子会束压外阴部，使得细菌容易侵入尿道。

8.保持大便通畅，以减少对输尿管的压迫。

9.睡觉时应采取侧卧位，以减轻对输尿管的压迫，使尿流通畅。

◆食谱推荐：芹菜汁

用鲜芹菜2 500克，绞出汁，煮沸后，每次服60毫升，每日3次。忌辛辣食物。

功效：芹菜汁可健胃、利尿，尿路感染者可常服。

●●●头晕

头晕头痛是孕期常见的症状。准妈妈往往会头重脚轻，走路不稳甚至昏厥。每个人的体质不同，有的准妈妈在整个怀孕期间都会被此类问题困扰。引起孕期头晕的原因除了压力和疲劳以外，主要有以下几种：

血压偏低，大脑缺血

在怀孕的早中期，胎盘的形成会使准妈妈的血压有一定程度的下降。这种生理性血压下降，就使流到大脑的血流量减少，造成脑血供应不足，使脑部缺血缺氧，从而引起头晕。尤其是突然站立或乘坐电梯时会发生晕倒。这种一时性的脑供血不足，随着心率的加快、心搏出量的增加，将会逐渐改善，头晕也会逐渐消失，一般到怀孕7个月时就会恢复正常。

对策：出现这种情况，准妈妈要尽量不骑自行车，以免跌伤；如果头晕发作，要立即坐下或平卧，以阻止头晕加剧；避免久站。

进食过少，血糖偏低

孕早期由于发生呕吐，所以吃得很少，导致血糖偏低，细胞能量减少，准妈妈就容易出现乏力、头晕、冷汗、心悸等不适症状。

对策：这类准妈妈早餐要吃得多些，质量也要好些，保证有牛奶、鸡蛋等，还可随身携带奶糖，一旦出现头晕，马上吃糖可使头晕症状得到缓解。

体位不妥，压迫血管

孕晚期的准妈妈较长时间仰卧或躺坐于沙发中看电视会感到头晕，而在侧卧或站立时则无此感觉，这属于仰卧综合征。准妈妈仰卧或躺卧时，沉重的子宫压在位于后方的下腔静脉上，影响了回到心脏的血量，导致心脑供应减少，引起头晕、胸闷不适。

对策：准妈妈如果发生此类头晕，应马上侧卧或半躺坐位，可使头晕缓解。

贫血

准妈妈贫血时，也会有头晕的表现。

对策：平时应摄入富含铁质的食物，如动物血、猪肝、瘦肉等。一旦发生贫血，应紧急补铁，纠正贫血。

●●腹痛

怀孕初期腹痛

正常的生理现象：因子宫增大所产生的胀痛感，尤其以初次怀孕的准妈妈最容易有深刻感受。这种胀痛感通常感觉有点闷，不会太痛，休息一下就好了。

异常状况：如果下腹一侧感到持续如撕裂般的绞痛时，则有可能是宫外孕的征兆；若下腹感到的是一阵阵的收缩疼痛，同时伴随阴道出血，就有可能是流产的先兆。

怀孕中期腹痛

正常的生理现象：这时的准妈妈感到不舒服的，是下腹两侧老是会有抽痛，而且常常是只痛一边，或两边轮流痛，特别是早晚上下床的时候。这是因为子宫圆韧带拉扯而引起的抽痛感，并不会对怀孕过程造成危险。

异常状况：如果下腹有规则的收缩痛，同时感觉到绷紧，就要怀疑是不是由子宫收缩所引起，这时就有可能发生晚期流产。

怀孕后期腹痛

正常的生理现象：这时胀大的子宫会压迫到胃肠器官，准妈妈会常常感到上腹痛、恶心、吃不下东西。两侧的肋骨感到好像快被扒开一样疼痛，甚至会喘。同时，下腹耻骨膀胱受到子宫的压迫而觉得尿频与疼痛；直肠也因受到子宫的压迫而容易腹胀及便秘不舒服。要避免这些情形，只需要少量多餐或适当活动即可，对怀孕过程的安全并不会构成威胁。

异常状况：如果准妈妈感到持续性的强烈收缩，有时还有阴道出血时，应警惕胎盘早期剥离，若胎盘位置低，无腹痛即出血，均应立即去医院。

疾病引起的腹痛

急性胃肠炎、急性盲肠炎、急性胰脏炎、胆囊结石和胆囊炎、肠梗阻、子宫肌瘤、尿道结石等疾病发生时也会有腹痛的症状，当然还伴有其他的症状，如恶心、呕吐、腹泻等。

温馨提示

腹痛时要及时就医

不管由什么原因引起，准妈妈一旦出现腹痛就应去医院就诊。由医生来判断是什么原因导致的腹痛，并给予治疗方案。准妈妈切记：不要随意服药。

11 产检关注

●●第一次正式产检

第一次产检正式建档

一般来说，准妈妈怀孕12周时，应该去正规医院的妇产科做第一次正式检查，同时建立

健康档案。有些医院规定建档只在某个时间内进行，因此准妈妈最好提前咨询。记得带上身份证、围产保健手册和医疗保险手册。

第一次产前检查都要做些什么

在第一次产检时，医生一般会测量准妈妈的身高、体重、血压、宫高、腹围，给准妈妈进行全身各系统的体格检查，并核对孕周。如果怀孕超过12周，医生会听听胎儿的胎心。可能还会有一系列的实验室检查，包括血型、血常规、肝功能、尿检、乙肝、丙肝、艾滋、梅毒、心电图检查等。

去产检需要准备些什么

准妈妈去医院进行产检时最好有人陪伴，应注意穿着舒服宽大的衣服，带齐证件，准备好足够的钱。如果需要抽血，准妈妈最好不要吃早饭，因为需要空腹验血。

医生可能会问的问题

准妈妈的年龄、职业、月经初潮时间、月经周期、月经量及末次月经时间、以前的孕产经历、流产史、避孕情况、疾病史、药物过敏史、生活习惯，及准爸爸的健康情况和双方的家族遗传病史等。准妈妈和准爸爸可以一起提前仔细考虑一下这些问题，会帮助你向医生提供更全面的信息，保证母胎健康。

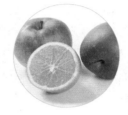

12 特殊关照：
意外流产之后的休养

意外流产后注意事项

1.流产后需要休养半个月左右的时间，在此期间要注意休息，保证充足的睡眠。

2.饮食方面注意营养搭配，保证蛋白质的摄入，如鸡蛋、牛奶、鱼、禽、肉类等。多吃蔬菜和水果，少吃生冷、油腻、辛辣的食物，以免刺激肠道引起消化不良。

3.保持阴部清洁，每日清洗外阴；禁止盆浴，以免污水流入阴道引起感染。

4.由于子宫有新的创伤，阴道流血易发生逆行感染，因此流产后一个月内禁止性生活。

5.休息期间适当活动，以利于子宫内积血的排出。细心观察出血情况，若阴道流血超过一周以上，或量多甚至伴有下腹痛、发热、白带混浊有臭味等异常表现，就应及时到医院复诊。

专家热线
常见疑问解答

流产后多久再怀孕合适？

Q
A
一般认为流产后半年左右再怀孕较好。一来准妈妈的身体和生殖器官能得到充分的休息、调养和功能的恢复，等身体器官各方面功能正常了，更有利于受孕怀胎、母胎健康以及优生优育。二来如果第一次流产是因孕卵异常或患病所致，那么两次怀孕相隔一定时间，再次发生异常情况的机会可能减少。

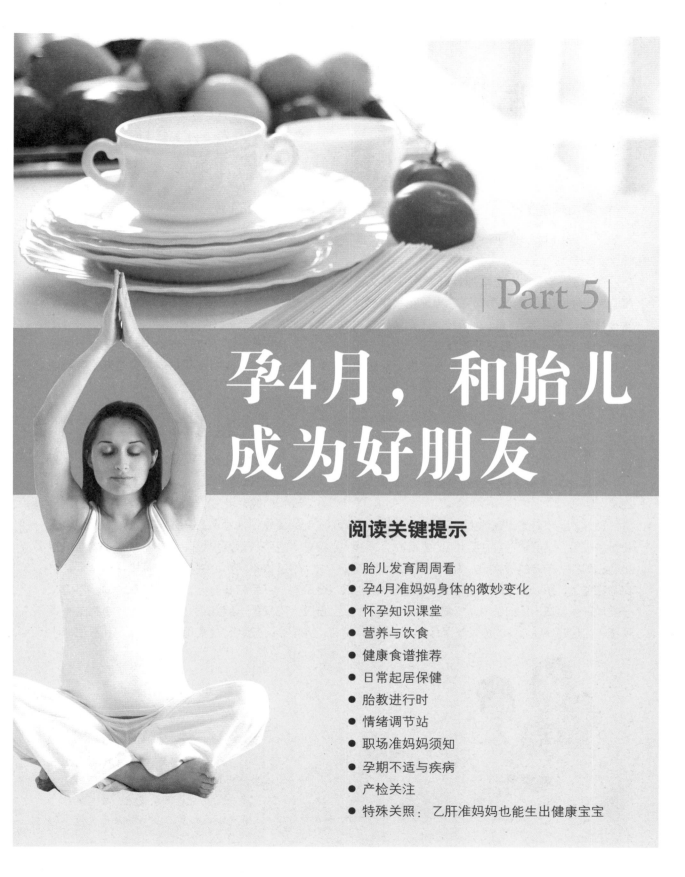

Part 5

孕4月，和胎儿成为好朋友

阅读关键提示

- 胎儿发育周周看
- 孕4月准妈妈身体的微妙变化
- 怀孕知识课堂
- 营养与饮食
- 健康食谱推荐
- 日常起居保健
- 胎教进行时
- 情绪调节站
- 职场准妈妈须知
- 孕期不适与疾病
- 产检关注
- 特殊关照：乙肝准妈妈也能生出健康宝宝

01 胎儿发育周周看

●● 第13周的胎儿

这一周，胎儿的身长大概约7.6厘米，体重比上周略微增加。

胎儿的神经元快速增加，开始有了神经突触。胎儿的条件反射能力增强，当你用手轻轻地触碰腹部，胎儿就会蠕动，不过你还无法感觉到他的动作。胎儿的手能够开始握拳了，脚趾与脚底也能够弯曲了，脸看起来与成人更像，只是眼睑依然紧紧地闭合着。肝脏已经开始制造胆汁，肾脏也开始工作。

●● 第14周的胎儿

本周胎儿的身长会达到10厘米，体重达到28克。

胎儿的头发开始迅速地生长，皮肤上长着一层细细的绒毛，这层绒毛会在胎儿出生后消失。手指上会出现独一无二的指纹印。由于面部器官发育得比较完整了，所以，胎儿这个时期已能在妈妈的肚子里做许多事情，比如皱眉、斜眼睛、吸吮自己的手指等，这些对他大脑的成长都很有利。

●● 第15周的胎儿

这一周胎儿身长、体重飞速增长，身长达到了14～15厘米，体重达到了68克。并且在随后的几周里，胎儿的身长和体重还会迅猛地增长，会是现在的1倍甚至更多。

此时腿长超过了胳膊，手的指甲也完全形成，并且指部的关节可以运动了。胎儿最大的变化就是会在子宫里打嗝了，这其实是开始呼吸的表现。

●● 第16周的胎儿

这一周的胎儿身长大概达到了16厘米，体重迅速增加到100克。

现在的胎儿会在你的子宫里玩耍了，他最喜欢玩的便是跟他紧密联系的脐带了，有时他会去拉它，把脐带紧紧拉住使得只能有很少的血液流过。不过你不用担心他会将脐带拉得过紧，让自己没有一点空气和养分，他自己有分寸，不会让自己太难受的。胎儿循环系统以及尿道在这一周也完全步入正轨，他能够不断地吸入和呼出羊水了。

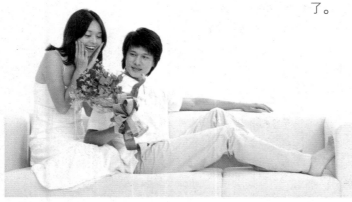

温馨提示   **多与胎儿进行交流**

这一时期是怀孕最有意思阶段的开始，准妈妈要抓住这段时间多与胎儿进行互动交流，要与胎儿成为朋友，建立良好的母子关系。

02 孕4月准妈妈身体的微妙变化

腹部开始隆起

这一个月子宫已经像婴儿的头部一般大小，准妈妈的下腹部开始隆起，原来的裤子或裙子可能会穿着有些紧，要开始换穿孕妇装了。

乳房明显增大

准妈妈的乳房在这一个月明显增大，而且乳晕的颜色变得更加深了。除此之外，有的准妈妈的乳头还能挤出乳汁来，看上去就好像是刚刚分娩后分泌的初乳。

早孕反应逐渐消失

早孕反应会逐渐消失，食欲开始增加。并且由于胎盘已经形成，流产的可能性减少了很多，可以说是进入了相对安定的时期，准妈妈的身心也会变得舒畅很多。不过白带增多、腹部感觉沉重以及尿频的现象依旧存在。

基础体温开始下降

从这个月开始，准妈妈的基础体温开始下降。

03 怀孕知识课堂

●● 怀孕后体温偏高、怕热

怀孕后体温会升高0.5℃

由于准妈妈体内黄体激素分泌增加，使血管扩张，体内代谢比平时快20%，因此食量比平时大，体温也比怀孕前高。通常来说，准妈妈的体温大约会比孕前高0.5℃，大部分准妈妈体温都会在37℃左右，并且维持3个月左右，怀孕第4个月开始下降，直到分娩。

如何应对怀孕后怕热的现象

由于准妈妈体温偏高，所以比平时怕热。建议准妈妈经常用清水冷敷脖子、腋下、胯下以及背部等容易长痱子的地方，穿宽松透气的衣服，如果痒得受不了，可请皮肤科医师诊断。不要擦含有酚成分的药膏。

●● 推算预产期，提前知道宝宝的生日

什么是预产期

预产期是指从最后一次月经开始日算起的第280天。以月数计算，这里的1个月是指1个月经周期，也就是28天，孕期为10个月。不过医院多以周来计算，孕期为第40周。

预产期的推算方法

末次月经计算法：月份=最后一次月经的月份+9（或-3），日期=最后一次月经的第一天日期+7。如准妈妈最后一次月经是2010年5月4日，预产期就是2011年2月11日。

受精日计算法：从受精日开始，经过38周，即266天后，就是预产期。测量基础体温知道排卵日，能计算出受精日。这种方法更精确。

04 营养与饮食

●● 增加主食摄入，保证热量供给

孕中期是胎儿迅速发育的时期。这一时期，胎儿不仅身高、体重迅速增加，组织器官也在不断地生长发育，同时准妈妈的体重也会快速增加，因此需要的热量也随之增加。为了满足胎儿的迅速发育以及保证准妈妈营养素存储的需要，这一时期准妈妈要调整饮食，不失时机地补充营养。其中，增加主食的摄入，以保证充足的热量是很有必要的。

孕中期准妈妈的饮食原则

1.增加主食的摄入。适当增加米饭、馒头等主食的量，同时适当地搭配一些杂粮，如小米、玉米、地瓜等。通常而言，孕中期准妈妈每天摄入的主食应该在350～450克。

2.增加动物类食物的摄入。动物类食物是优质蛋白质的重要来源，也是胎儿生长发育的物质基础。素食妈妈可以用豆类以及豆制品来代替动物类食物，因为豆类以及豆制品所提供的蛋白质质量与动物类食物差不多。

孕中期准妈妈一天膳食构成

谷类食物	350～450克
大豆制品及坚果类	60克
鱼、禽、瘦肉 （交替食用，一周一次海鱼）	150克
鸡蛋	1～2个
海产品	50～100克
动物肝脏或动物血	25克
牛奶或酸奶	400～500毫升
蔬菜	300～500克
水果	200～400克

●● 准妈妈如何健康吃夜宵

准妈妈对营养的需求量比孕前增多，往往比较容易饿，尤其是晚上。这时就需要适当吃点夜宵，以免饿得睡不着觉。

吃夜宵的注意事项

1.适当地补充能量就可以了，高油脂、高热量的食物，如油炸物、烧烤、比萨等食物要避免。因为油腻的食物会增加胃肠的负荷，影响睡眠甚至是第二天的食欲。水分和糖分含量高的水果以及利尿的食物也要避免，否则也会影响睡眠。

2.吃夜宵的时间与睡眠之间一定要间隔一定的时间，最好在睡觉前1小时就将夜宵吃完。

3.由于空腹吃甜品会使胃酸增多，引起胃部不适，所以最好不要用甜品来做夜宵。

4.夜宵的量一定要小，不能超过全天进食份额的1/5，品种可以多样化。

5.吃得不要太咸，否则的话会让你喝大量的水，使得夜尿增多，早晨起来还可能面部肿胀。

●● 科学合理地补充钙

准妈妈每天需要补充多少钙质

中国营养学会建议孕妇和乳母每日应摄入钙1000～1200毫克。

哪些食物富含钙，该怎么吃

*牛奶：*牛奶中的钙很容易被人体吸收，所以，牛奶可以作为日常补钙的主要食品。需要注意的是，牛奶加热时不能搅拌，加热到60℃～70℃就行。另外，其他奶制品如酸奶、奶酪、奶片，也是很好的补钙食品。

*蔬菜：*有很多蔬菜钙含量也很高，如100克雪里红含钙230毫克；100克小白菜、油菜、茴香、香菜或者芹菜含钙大约150毫克。蔬菜在炒的时候要多加水、时间要短，菜不能切得太碎。

*豆制品：*豆类食品的含钙量也非常高。豆类食品在吃的时候要注意，例如豆浆需要反复煮开7次后才可以食用；而豆腐不能和菠菜同吃，因为菠菜中含有草酸，它能与钙相结合生成草酸钙结合物，降低人体对钙的吸收率。不过豆制品如果和肉类一起烹煮，不仅美味，而且营养丰富。

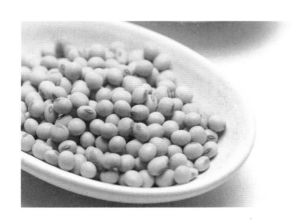

*海带和虾皮：*海带和虾皮都是含钙量很高的海产品，而且它们还可以降血脂，预防动脉硬化。夏天将海带煮熟后凉拌，冬天用海带炖排骨，都是不错的补钙美食。用虾皮做汤或者做饺子馅、包子馅都是日常补钙很好的选择。

*动物骨头：*动物骨头里含大量的钙，但是不溶于水，很难被人体吸收，所以在烹煮前要先敲碎它，加醋后用文火慢煮。

钙片怎么吃效果最好

1.如果选择服用钙片来补钙，最好选择剂量小的钙片，每天分两次或者三次口服，比一次服用的效果好。喝牛奶补钙也一样要少量多次，如果将一杯500毫升的牛奶分成2～3次喝，补钙效果要好于1次全部喝掉。

2.补钙的最好时机应该是在睡觉前和两餐之间。不过要在距离睡觉还有一段时间的时候服用钙片，最好是在晚饭后休息半小时服用，因为后半夜和早晨人体的血钙浓度最低，最适宜补钙。

●● 认清钙质克星，别让补钙白忙一场

很多人都有这样的困惑：高钙食物没少吃，却没有达到补钙的效果。因为生活中很多食物中都含有钙质的克星，如果在吃高钙食物时又吃了这些食物，补钙就会白忙一场。所以，要认清这些钙质克星，补钙的时候避免吃这些食物，补钙的目的才能达到。

克星一：草酸

*代表食物：*菠菜、苋菜、竹笋等蔬菜。

不少有涩味的蔬菜里都含有草酸，草酸会在人体的肠道里与钙结合成白色沉淀物——草酸钙化合物，使得人体很难吸收钙质。所以，在吃含钙食物时要避免吃这些蔬菜，如果同时吃，就要将这些蔬菜先在水里焯一下，去掉涩味后再烹煮。

克星二：植酸

代表食物：大米、白面、黄豆。

大米、白面、黄豆中所含的植酸，也会在肠道中与钙结合，形成无法被人体吸收的植酸钙盐，使人体对钙的吸收大大下降。

所以，准妈妈煮饭前要先将大米用适量的温水浸泡一会，让大米中的植酸酶分解掉大部分的植酸后再煮；面食则要选择发酵的面食，因为面粉在发酵过程中，酵母中所含的植酸酶能将大部分的植酸分解，从而不会影响到人体对钙的吸收。而吃黄豆芽比直接吃黄豆好，因为黄豆在发芽过程会产生植酸酶，将植酸分解掉。

克星三：碳酸

代表食物：碳酸饮料、可乐、咖啡。

人体内的钙、磷的正常比例应该是2∶1，可是，若准妈妈过多地摄入碳酸饮料、可乐、咖啡等含磷量很高的食物，就会使得钙、磷比例严重失衡，磷的含量大大超过钙，就会将体内的钙"赶"出去。所以，这类食物准妈妈最好不要吃。

数据解读

钙在人体中的吸收率

受体内维生素D水平、钙摄入水平、年龄等因素影响，钙在人体中的吸收率通常在20%～40%。婴幼儿时期钙吸收率最高，可达60%左右；青春期及青春早期分别为28%和34%，青春中后期为25%，而70岁以上的老年人钙的吸收率一般只有10%左右。

克星四：钠

代表食物：盐。

如果摄入含钠的食物过多，肾脏就要每天将多余的钠排出体外，每排出1000毫克的钠，就要损耗26毫克的钙。摄入的钠越多，损失的钙也就越多，所以，准妈妈的饮食应该以清淡为主。

●● 哪些食物不宜搭配食用

准妈妈在日常吃饭的时候不可能只吃一种食物，各种各样的肉蛋蔬菜会搭配食用。食物搭配得当，可提升营养价值利于吸收；食物搭配不当，则会降低营养价值，甚至会引起身体不适。

将能够提高营养价值的食材搭配食用

猪肝与菠菜：猪肝、菠菜都有补血之功能，一荤一素，相辅相成，对治疗孕期贫血有特效。

鸡肉与栗子：鸡肉补脾造血，栗子健脾，更有利于吸收鸡肉的营养成分，造血机能也会随之增强。老母鸡汤煨栗子效果更佳。

鸭肉与山药：老鸭既可补充人体水分又可补阴，并可消热止咳。山药也是滋阴之佳品，与鸭肉同食，可消除油腻，补肺效果更佳。

鲤鱼与米醋：孕期准妈妈的身体容易出现水肿。米醋有利湿的功能，若与鲤鱼伴食，利湿消肿的功能则更强。

豆腐与萝卜：这可是绝佳的搭配，因为豆腐属于植物蛋白，吃多了会引起消化不良，叫做"豆腐积"。萝卜，特别是白萝卜的消化功能强，若与豆腐一起食用，会使其营养大量被人体所吸收。

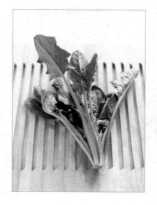
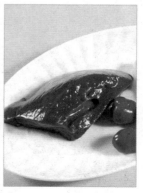

●● 发挥食物的通便功效来防治便秘

膳食纤维的通便功能

膳食纤维的化学结构中含有多种亲水基团，有着极强的吸水作用，能够极大地增加粪便的容积，刺激肠道的蠕动，便于粪便的排出，使有害物质在肠道内的停留时间减少，从而有效地防止便秘以及痔疮的发生。

改变膳食结构，增加膳食纤维摄入

要增加膳食纤维的摄入，首先就要改变自己的饮食结构，每天吃点粗粮，精白米与粗粮要搭配着吃。每天吃一顿麦片粥，经常吃全麦面包，冬天吃点红豆，夏天吃点绿豆；蔬菜与水果也是富含膳食纤维的食物，应该经常吃。

如果每天都能做到谷类粗细搭配，并摄入400克以上的蔬菜及200克以上的水果，就能基本满足膳食纤维的摄入量，使粪便变软，体积增大，促进肠道蠕动，防止便秘的发生。

具有润肠通便功效的食物

具有润肠通便功效的食物，如酸奶、蜂蜜、芝麻、银耳、百合、芹菜、萝卜、韭菜、木耳、海带、蘑菇等。此外，要多喝水，水是肠道的润滑剂，膳食纤维只有在肠道中吸收到足够的水分才能够膨胀，促进肠蠕动，软化粪便。

●● 选择健康安全的食用油

给准妈妈吃的食用油应该主要从营养够不够、安全好不好、烹调方法正不正确三个方面来考虑，如果能兼顾这三个方面，给准妈妈做的菜一定可以做到营养、美味、健康兼备。

怎样从营养上把关

食用油的主要成分是脂肪酸，营养专家推荐的脂肪酸摄入比例为：饱和脂肪酸：单不饱和脂肪酸：多不饱和脂肪酸=1∶1∶1。

事实上，没有哪种油能达到理想中的水平，总是在某些成分上较多一些，相对来说，亚麻子油、大豆油、玉米油、葵花子油、红花子油、橄榄油、野茶油等含的不饱和脂肪酸较多，较为适合准妈妈食用。

> ◆食谱推荐：蜂蜜香油水
>
> **原料：** 蜂蜜50克、香油25克、开水100毫升左右
>
> **做法：** 三者混合搅拌后，早晨空腹饮用。
>
> **功效：** 蜂蜜有补虚润肠的功效，与香油同用润肠的功效更强，再加上水一起服用，对于津亏便秘、热结便秘、习惯性便秘均有很好的疗效。

还可以根据准妈妈自身的实际情况选择：

麻油：香味浓郁，可起到润肠通便的作用，适合便秘的准妈妈。

花生油：香气浓郁，含亚油酸、卵磷脂等有益成分也较多，但不适合较易上火的准妈妈，天热时也不宜多食。

玉米胚芽油：其中的维生素E有保胎的作用，在孕早期可以考虑多用一些。

其他中、高档油：孕中期以后是胎儿大脑细胞的快速生长期，可以考虑将大豆油、葵花子油、橄榄油或野茶油等中、高档油混合使用。

怎样从安全上把关

尽量选用大品牌、标示清晰、外观油色透亮的品种，不过在冬天生榨的油中会出现沉淀，这是天气原因引起的，与加工工艺有关，不影响品质。

保证家庭用油安全还要注意的细节有：

1.油不要烧到冒烟，烟中有致癌物质。

2.油尽量不重复使用，重复地冷热交替容易使油变质。

3.油壶用后要盖紧，防止与空气接触氧化。

4.油壶不宜放置在过热或阳光直射处。

怎样从烹调方法上把关

中式菜品：玉米油、花生油、苦茶油等耐热性高的油

中式菜品需要炒制或油炸的居多，这就应选用耐热性较好的油，如玉米油、花生油等，否则不仅会破坏营养成分，高温还容易产生有害有毒物质。

西式菜品：牛油、黄油、奶油等荤油

西式菜品往往不重温度，而胜在香味和卖相，黄油等油相对更香，且能让面点产生起酥的效果，不过这类油准妈妈不能吃太多，因为饱和脂肪酸和胆固醇含量较高。

凉拌菜品：芝麻油、麻油等香油

这类油香气四溢，可令凉菜更开胃，也可用大豆色拉油、橄榄油等颜色清亮的油，但香味就逊色多了。

●● 吃大枣好处多，准妈妈如何吃

大枣含有丰富的营养物质和多种微量元素，有"天然维生素"的美誉，对于准妈妈补充营养及胎儿生长发育都有很大的帮助。

大枣对准妈妈的诸多好处

促进胎儿大脑发育：大枣中含有十分丰富的叶酸，微量元素锌的含量也很丰富，有利于大脑发育，促进智力发展。

增强免疫力：大枣含有丰富的维生素和矿物质，尤其是维生素C，可增强抵抗力。

安神补血：大枣可促进人体对铁质的吸收，具有养血安神、疏肝解郁的作用，如果准妈妈感到精神紧张和烦乱，不妨在汤或粥中加点红枣同食。

降血压：大枣中含有芦丁，是使血管软化、降低血压的物质。

健脾益胃：大枣能补益脾胃，多吃红枣能显著改善胃肠功能，达到增强食欲的功效。

准妈妈吃大枣应注意的细节

1.大枣可煮、可蒸、可生食、可制甜羹，也可调制家常小菜，还可配合其他食品烹调，如果是用大枣进补，则水煮最好，这样不会改变药效，也可避免生吃引起腹泻。

2.生食大枣时，一定要洗净，否则大枣上可能会残留农药。

3.大枣是一种容易变质、发酵的食品，尤其是生大枣，一定要注意选择和贮藏，变质的大枣不能吃。

4.大枣可以经常食用，但不可过量，否则会有损消化功能，并引起便秘等症。

5.大枣糖分多，尤其是制成零食的红枣，患糖尿病的准妈妈不应多吃。

6.孕期水肿的准妈妈不宜多吃大枣，因为大枣味甜，多吃容易生痰生湿，加重水肿。

温馨提示　自制大枣零食比市售大枣零食更健康

市场上有各种大枣零食，它们大多糖分很高，想要吃到更健康的大枣可以尝试自制，例如将大枣去核后用小火烤成脆枣。蒸米饭时放一粒大枣进去，不仅味道香甜，还可滋润养颜。

●● 蔬菜生吃好还是熟吃好

蔬菜的吃法要根据其中所含的维生素来决定，如富含维生素C和B族维生素的蔬菜，可以生吃来保证这些营养。

适宜生吃的蔬菜

胡萝卜、白萝卜、水萝卜、西红柿、黄瓜、柿子椒、大白菜心、紫甘蓝等。生吃时最好选择无公害的绿色蔬菜或有机蔬菜。生吃的方法包括自制蔬菜汁，将新鲜蔬菜适当加点醋、盐、橄榄油等凉拌，切块蘸酱食用等。

需要汆烫一下的蔬菜

十字花科蔬菜，如西蓝花、菜花等汆烫过后口感更好，它们含有丰富的膳食纤维，也更容易消化；菠菜、竹笋、茭白等含草酸较多的蔬菜也最好汆烫一下，因为草酸会在肠道内与钙结合成难吸收的草酸钙，干扰人体对钙的吸收；大头菜等芥菜类的蔬菜含有硫代葡萄糖苷，汆烫一下，水解后生成挥发性芥子油，味道更好，且能促进消化吸收；马齿苋等野菜焯一下能彻底去除尘土和小虫，还能防止过敏；莴笋、荸荠等生吃之前也最好先削皮、洗净，用开水烫一下再吃。

煮熟才能吃的蔬菜

含淀粉的蔬菜，如土豆、芋头、山药等必须熟吃，否则其中的淀粉粒不破裂，人体无法消化；含有大量的皂苷和血球凝集素的扁豆和四季豆，食用前一定要炒熟变色；豆芽一定要煮熟吃，无论是凉拌还是烹炒。

●● 保证营养，最好别吃反季蔬果

准妈妈最好吃时令蔬果，因为反季节蔬果是在违反蔬果自然生长规律的条件下栽培出来的，它们虽然极大地丰富了我们的餐桌，可是与时令蔬果相比，其营养成分发生了某些改变，即使吃了也得不到想要的营养，甚至对身体有害。

反季蔬果品质差

反季节蔬果通常以大棚栽培为主，受不到阳光的照射，通风也不好，蔬果的品质就会降低。有资料表明，大棚里栽种出来的蔬菜由于光合作用不足，叶绿素、维生素C、糖分的含量也会大大下降。另外，由于大棚里通风不好，使得蔬菜的叶片表面水分蒸发变少，因此从土壤中吸收的矿物质也会变少，就使得蔬菜的矿物质含量下降。

反季蔬果里有害物质增加

由于大棚里通风不好，有害物质很难散发出去，蔬果中的有害物质就会超标。并且为了缩短蔬果的生产周期或者保鲜，种植者常常会给反季节蔬果施加很多的农药、化肥，甚至是激素、保鲜剂等。

05 健康食谱推荐

●● 补中益气，增强体力

◆ 芦笋鸡柳

原料：芦笋300克，鸡脯肉300克，胡萝卜100克，葱末、姜末各少许，水淀粉、料酒、盐、酱油、香油各适量

做法：1.将鸡肉洗净，切成0.5厘米左右的条，用少许料酒和酱油腌5分钟；芦笋洗净，切成小段；胡萝卜洗净切条备用。

2.锅中加植物油烧热，下入葱末、姜末爆香，依次下入鸡肉、胡萝卜条和芦笋段，加料酒和盐煸炒至断生。

3.用水淀粉勾芡，淋入香油即可出锅。

功效：富含蛋白质、维生素、钙、磷、镁等营养物质，具有补中益气、增强体力的功效，还可以增强食欲、预防贫血，减轻怀孕带来的乏力、头晕等症状。

小提示：鸡柳还可以和很多蔬菜一起搭配，不仅营养不减，而且风味更多，比如西芹、香菇等。

●● 利水补钙

◆海米烧冬瓜

原料：冬瓜250克，海米5克，盐3克

做法：1.将冬瓜洗净，削去皮，切成小块；海米用清水冲洗一下。

2.锅置火上，放油烧热，下冬瓜翻炒片刻，加入海米和盐，略加清水，调匀后加盖烧透入味即成。

功效：冬瓜有利水的功效，海米富含钙、碘，有利于胎儿生长发育。

●● 满足热量需求

◆香椿蛋炒饭

原料：嫩香椿芽125克，米饭250克，鸡蛋2个，猪瘦肉50克，盐、水淀粉各适量

做法：1.将猪瘦肉洗净，切成细丝，放到碗里，加入2克盐、水淀粉、半个蛋清，抓匀上浆。

2.将另一个鸡蛋磕到碗里，加剩余的蛋液和少许盐拌匀；将香椿芽择洗干净，切末备用。

3.锅内加少许植物油，烧至四成热，下入肉丝滑散，盛出。

4.另起锅加植物油，倒入蛋液，炒出蛋花，下入肉丝、香椿末，旺火翻炒均匀，倒入米饭拌匀即可。

功效：可以为孕妇补充丰富的蛋白质、碳水化合物、维生素和矿物质等营养素，满足胎儿和准妈妈的营养和热量需求。

小提示：还可以将香椿与鸡蛋一起，煎成鲜美的香椿蛋饼，营养一样很丰富。

●● 通便润肠

◆芹菜炒瘦肉

原料：瘦肉200克，芹菜100克，葱白、姜各适量，盐、料酒、面酱、酱油、水淀粉各适量

做法：1.将瘦肉、葱白、姜洗净切成丝；将芹菜去叶，洗净，在开水中略焯一下，切成寸段。

2.肉丝用少许酱油、料酒、盐拌匀，然后加上少许水淀粉，抹些植物油。

3.用酱油、料酒、葱姜丝、水淀粉兑成汁。

4.炒锅内放植物油烧热，下肉丝推散，加入面酱，待散出味后加芹菜段炒几下，再倒入兑好的汁，待出气泡时翻匀即成。

功效：此菜可清热解毒、祛风除湿、降脂降压、通便润肠。

小提示：瘦肉要注意用淀粉勾芡，这样可使瘦肉细嫩适口，防止口嚼时有"老"感或"渣"感。芹菜要快速翻炒，炒久会影响芹菜的颜色和味道。

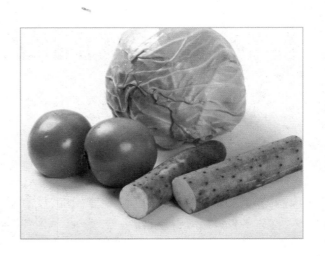

06 日常起居保健

●● 体型发生变化，换穿合适的内衣裤

准妈妈的体重日益增加，肚子越来越大，胸部也会明显变大很多，原来的内衣、内裤都会显得紧绷，要挑选合适的新内衣、内裤了。

文胸的选购原则

1.使用孕妇专用文胸。这类文胸一般是采用全棉材料制成的，触感柔软，罩杯、肩带等都经过特别的设计，不会挤压乳腺、乳头，引起发炎现象。根据乳房的变化适时更换文胸的尺码。通常来说，怀孕5个月之后，文胸的尺码大概要比怀孕前增大一个尺码以上；怀孕7个月之后，增大约两个尺码。

2.不要选择普通钢托的文胸及功能性文胸。普通的钢托文胸有可能会使乳导管堵塞或者造成乳腺炎，而导致产后无法产奶。文胸中加磁或中草药，以及具备理疗功能的远红外线文胸也不要选。

内裤的选购原则

1.纯棉材质。准妈妈的内裤最好是纯棉材质的，透气性好，不会刺激皮肤，穿着舒服。

2.孕后期要选择托护内裤。孕8～10个月时，准妈妈的腹部会特别突出。这时，选择有前腹托护功能的内裤比较舒适。腹壁特别松弛、腹部下垂得很厉害的准妈妈还可以选择腹带。不管是托护内裤还是腹带都要选择托护部位材质弹性比较好的产品，腹带在晚上睡觉时应该解下，免得影响胎儿的发育。

●● 孕期视力不稳定，保护眼睛很重要

怀孕后由于准妈妈体内激素发生变化，使得眼睛的内部结构也会出现微小的变化，有可能会导致视力下降。这种情况只是暂时的，如果准妈妈在孕期注意保护眼睛，视力在产后是能够恢复的，否则就有可能造成不可逆的视力下降。那么，孕期如何保护眼睛呢？

用眼时的注意事项

1.连续近距离用眼时间不能太长，看书或者看电视、看电脑40～50分钟后，要停下来闭目休息或看远处3～5分钟，防止眼肌过度疲劳。

2.长时间用眼后做眼保健操，并要经常坚持。

3.室内灯光不能太强，也不能太弱，尽量减少光线对眼睛的刺激。

4.近视的准妈妈要定期到专业的眼镜公司检查视力，一旦发现视力减退要及时更换眼镜，防止近视进一步加深。

保持合理的饮食结构

少吃糖果与高糖食品，如果糖吃得太多，血液中就会产生大量的酸性物质，这些酸性食物和体内的食盐，尤其是钙相结合，使得血钙减少，这就使眼球壁的坚韧性受到影响，使眼轴很容易伸长，从而助长近视的发生与发展。

多补充蛋白质、钙、磷，多吃胡萝卜、豆芽、橘子、红枣等对预防近视有帮助的食物。

●● 准妈妈泡脚有禁忌

泡脚能够促进血液循环，有效防止静脉曲张，准妈妈泡脚是有益的，不过同时，准妈妈泡脚也是有很多讲究的。

泡脚时间不能太长

时间要掌握好，不能太长，泡的时间太长，会引起出汗、心慌等症状，应该以20分钟为宜，最长也不超过半个小时，并且泡脚的水不能太热，温水就可以了。

不能用药水泡

虽然中药足浴在养生保健方面有着一定的作用，但准妈妈却要避免。因为中药泡脚可能会刺激到准妈妈的性腺反射区，给准妈妈与胎儿的健康造成不良影响。不仅是中药，其他药物也要避免，最好用清水泡。准妈妈在孕后期不能做足底按摩，以防止发生流产。

●● 准妈妈身体各部位的清洗方法

准妈妈怀孕以后，由于机体内分泌的改变，新陈代谢逐渐增强，汗腺及皮脂腺分泌也会随之旺盛。因此，准妈妈比常人更需要沐浴，以保持皮肤清洁，预防皮肤、尿路感染。但是，如果在沐浴时不注意方法，有可能对准妈妈和胎儿的健康造成影响。

颈部耳后：颈部、耳后是污垢容易堆积的部位，有的准妈妈喜欢使劲搓，但要注意颈部容易生长小的丝状疣，一旦搓破，会引起感染。所以应用手指指腹轻轻向上来回搓揉。

腋下：腋下汗腺丰富，洗澡时不可用热水刺激，也不宜用澡巾大力搓。可抬起胳膊用温水冲洗，因腋下皮肤组织较松弛，可以把沐浴液揉出丰富泡沫后清洗，再以指腹按揉，促进血液循环。

乳头：准妈妈要常用温水清洗乳头，但要注意保护乳房。不可用力牵拉乳房及乳头，不可用力搓揉，应以一手往上轻托乳房，另一手指腹顺时针方向轻揉。准妈妈可在浴后抹些橄榄油，可使乳房皮肤滋润而有韧性。

会阴：会阴部的清洁十分重要，应每天都用清水冲洗，及时去除排泄物、分泌物，也可用性质柔和的洗护用品清洗。准妈妈在洗浴时应分开大小阴唇，由前往后清洗分泌物。大便后最好也要清洗肛门，洗去肛门皱褶中的污物，还可有效防治痔疮。

腹股沟：淋浴时应该用温水冲洗腹股沟，并用两个手指指腹从上向下抚摩轻搓腹股沟。身体较为肥胖的准妈妈则要拨开褶皱仔细搓洗。

●● 身材变丰满，选购宽松舒适的孕妇装

大部分的准妈妈在怀孕4个月时，就要开始选购孕妇装了，选购孕妇装要考虑面料、色彩、款式等问题。

纯棉面料的孕妇装是首选

准妈妈在孕期容易出汗，所以孕妇装应选择天然纤维材质的，利于通气降热。纯棉面料的吸湿性、透气性都比较好，穿着也舒服，是孕妇装的首选，亚麻面料也是不错的选择。夏天的时候还可以选择泡泡纱面料的，这种面料不但有很好的透气性，还能巧妙地掩盖住身体的臃肿。

准妈妈最好不要选择纯合成纤维面料的孕妇装，因为这种面料的吸湿性和透气性都不好，易起静电，对胎儿有一定的影响。

孕妇装的色彩要柔和

柔和的色彩看起来赏心悦目，穿上这样颜色的孕妇装可以调节准妈妈的情绪，让准妈妈看起来显得有精神，对准妈妈和胎儿的身心健康有利。米白色、浅灰色、粉红、苹果绿等都是不错的选择。

孕妇装的款式要宽松

准妈妈选择孕妇装时要选择宽松的款式，千万不要选择修身的。宽松的胸腹部、袖口会让准妈妈感到舒适。衣服最好是开前襟或者是肩部开扣的，上衣和裤子最好是分开的，便于穿脱。在宽松的原则上准妈妈可以根据个人爱好选择不同款式，但不要选择太夸张的款式。其中，背带式的孕妇装由于穿着方便，还能消除对腹部的压力，特别受欢迎。

● ● 根据孕期生物钟来安排生活

在一天中的各个阶段，准妈妈身体的反应都是不一样的，有的时候准妈妈会觉得很困，有的时候又会觉得精力很旺盛，其实这一切跟准妈妈体内的生物钟有着密不可分的关系。掌握孕期生物钟对准妈妈合理安排每日活动很有好处。

在恰当的时间做恰当的事

上午10：00~11：00　准妈妈可以在这个时间段内从事烦琐的家务事或者工作上的难题。

下午1：00~2：00　这段时间，刚吃完午餐的你记忆力会下降。所以，最好在这个时间段小睡片刻，保证每天大约30分钟的午觉。

下午3：00~4：00　这段时间，身体各种机能处于最高运作阶段，最适合出门活动。在家休息的准妈妈可以选择离家比较近的公园或其他幽静的地方散步。

下午5：00　这是一天中食欲最旺盛的时间，准妈妈可适当地吃一些点心或其他爱吃的食物。

凌晨1：00　这是准妈妈最容易感受到阵痛的时间。尤其是到了孕晚期的最后1个月，准妈妈和准爸爸都必须在这个时间段保持高度的警惕。

将生物钟调整到最佳状态

7：30　起床。起床后喝一杯水，可以补充水分，纠正晚上的缺水状态。

7：30~8：00　刷牙（早饭之前）。如有孕吐现象，则早饭之后半小时再刷牙。

8：00~8：30　吃早饭。早饭一定要吃，且要吃好吃饱。

8：30~9：00　避免运动。研究发现，在早晨进行锻炼的运动员更容易感染疾病，因为免疫系统在这个时间的功能最弱。

9：30　开始一天中最困难的工作，因为这个时候头脑最清醒。

10：30　让眼睛离开屏幕休息一下。如果准妈妈属于电脑办公一族，则应每工作1个小时，就让眼睛休息3分钟。

11：00　吃点水果。这是一种解决身体血糖下降的好方法。吃一个橙子或一些红色水果，这样做能同时补充体内的铁含量和维生素C含量。

12：00~下午1：00　吃午饭。

下午2：30~3：30　午休一小会儿。

下午4：00　喝杯酸奶。这样做可以稳定血糖水平，有利于心脏健康。

下午5：00~7：00　锻炼身体。根据人体生物钟，这个时间段是运动的最佳时间。

晚上7：30　晚餐少吃点。晚饭吃太多，会引起血糖升高，并增加消化系统的负担，影响睡眠。晚饭应该多吃蔬菜，少吃高能量和高蛋白质的食物。吃饭时要细嚼慢咽。

晚上8：30　出去散散步，利于消化。

晚上9：30　看会儿电视放松一下，有助于睡眠，但要注意，尽量不要躺在床上看电视，这会影响睡眠质量。

晚上10：00　洗个热水澡。

晚上10：30~11：30　上床睡觉。如果你早上7：30起床，那么在此时间段睡觉可以保证你至少拥有8小时充足的睡眠。

●● 孕中期可以适时适度进行性生活

孕中期适度性生活，有利于胎儿的健康发育

孕3月之后，胎盘逐渐形成，胎盘和羊水像两道屏障，阻挡着外界的刺激，使胎儿能够获得有效的保护。怀孕因此进入了稳定期，准爸爸和准妈妈可以适度地进行性生活了。这一时期，准妈妈的早孕反应已经消失，阴道也比较容易润滑，性唤起会更容易，因此，性生活会更加和谐，更容易达到高潮。这有利于增进夫妻间的感情，也有利于胎儿的健康发育。

应建立在情绪胎教的基础上

孕期的性生活应当建立在情绪胎教的基础上，也就是要把爱心和性欲融为一体。白天，准爸爸应给准妈妈亲吻和抚摸，让爱的暖流传递到准妈妈的心田里，这能促进夜间的性生活的和谐。而反过来，夜间和谐的性生活又能增进准妈妈和准爸爸白天的感情，这样一来准妈妈就会心情愉快，情绪饱满，这样的好情绪是对胎儿有利的。

适合孕中期的性生活体位

孕中期性交宜采用女方在上的体位，女方跨坐在男方的身上，这样女方可以掌握性交的深度和角度，也不会挤压到自己的腹部。也可以采用侧卧位，男方躺在女方的体侧，从后面进入。总之，不管采用哪种体位，都不能压迫到准妈妈的腹部。

健康知识

孕期性生活最好用避孕套

孕期过性生活虽然不用担心怀孕，但也要用避孕套。一是避免精液刺激子宫发生收缩，引起早产；二是防止准爸爸生殖器上的细菌感染准妈妈的阴道。

●● 妊娠纹影响美观，要注意预防

妊娠纹的形成

怀孕超过3个月后，准妈妈的腹部皮肤上会出现一些宽窄不同、长短不一的粉红色或紫红色的波浪状花纹。分娩后，这些花纹会逐渐消失，留下白色或银白色的有光泽的斑痕线纹，即妊娠纹。

随着胎儿的成长、羊水的增加，子宫也会逐渐膨大。准妈妈腹部快速"膨胀"，超过了肚皮肌肤的伸张度，就会导致皮下组织所富含的纤维组织及胶原蛋白纤维因经不起扩张而断裂，而产生妊娠纹。怀孕期间激素的改变，或体重增加速度太快，也是妊娠纹产生的重要原因。

妊娠纹的形成部位，主要在腹部，另外臀部、大腿内侧以及乳房周围也较常见，往往由身体的中央向外呈平行状或放射状。

妊娠纹一旦形成很难消失

在分娩后的2～3个月，断裂的弹性纤维逐渐得以修复，原先皮肤上的纹路就会逐渐变为银白色。妊娠纹一旦形成，就难以恢复到以前的状态，它的痕迹是很难完全消失的。所以，对待妊娠纹，预防重于治疗。

妊娠纹预防方法

1.严格控制体重，均衡摄取营养。一般说来，准妈妈从怀孕到分娩，平均体重增加12.5千克是最理想的，而且体重的增加应该是渐进式的。摄取过多营养，不但会囤积在体内，造成产后瘦身的困难，还会让准妈妈在短时间内生出妊娠纹。

2.多吃可以增加皮肤弹性的食物。要多吃富含蛋白质、维生素的食物，可以改善皮肤的肤质，增加皮肤的弹性。

3.使用托腹带及合身文胸。准妈妈怀孕4个月时，可以使用托腹带来减轻腹部和腰部的重力负担，减缓皮肤向外、向下的过度延展拉扯，可

以有效避免妊娠纹。此外，准妈妈还应该选用尺寸合适、支撑力够的孕妇内衣，可减少胸部下垂所造成的皮肤拉扯，以避免胸部、腋下妊娠纹的产生。

专家热线
常见疑问解答

Q 孕期可以用市售的除妊娠纹霜吗，对胎儿有没有害？

A 一般来说不建议准妈妈在孕期使用除妊娠纹霜，因为即使是宣称纯植物的产品都不可避免地含有化学元素，会对胎儿造成伤害。如果准妈妈想要使用这类产品，一定记住怀孕3个月以前不要擦涂除妊娠纹霜。因为这时胎儿的生长还不稳定，很容易受外界刺激、气味的影响而造成畸形或流产，特别是一些高龄产妇更要注意。

温馨提示

怎么预防妊娠斑

怀孕期间准妈妈还很容易长妊娠斑，可以试试我们介绍的几种方法，来预防或减轻妊娠斑：

1.减少阳光照射。晒日光能加重妊娠斑，准妈妈夏日外出要做好防晒措施，比如戴遮阳帽、打防紫外线遮阳伞、涂防晒霜等，避免阳光直射皮肤表层。

2.补充维生素。准妈妈可以多吃富含维生素C的食物，如柑橘、草莓、猕猴桃、西红柿等，还应多吃富含维生素B6的牛奶及其制品。

●●● 孕妇操助准妈妈自然分娩

孕妇操对准妈妈和胎儿的好处

孕妇操可以增强准妈妈骨骼和肌肉的强度与柔韧性，防止由于体重的增加而引起的腰腿痛，

还可以放松腰部、骨盆部与肌肉，并能够使准妈妈心情舒畅，精神受到鼓舞，为胎儿的顺利分娩做好身体和心理上的双重准备。另外，学习孕妇操还能让准妈妈学会控制自己的身体，增强自我意识，增加活力；还能缓解孕期背痛、腿部痉挛，便秘和气急等症状，分娩后也能更快地恢复体形。

准妈妈练习孕妇操时身体的供氧量会增加，保证有充足的氧气进入胎儿的血液，促进胎儿的新陈代谢，加快胎儿组织功能的形成；而且锻炼时的轻轻摇动对胎儿也是一种安抚，让胎儿感到舒服和安慰。

孕妇操的练习方法

○ 腿部运动

1.坐在椅子上，双腿与地面垂直，双脚并拢平放在地面上。

2.脚尖用力往上翘，深呼一口气再吸气，脚尖放下。

3.把右腿放在左腿上面，然后慢慢地上下活动右腿和右脚尖，5~6次之后换另一条腿进行。

功效：这项运动能够使脚部肌肉得到锻炼，有效防止脚部疲劳。每次做3~5分钟即可。

○ 骨盆运动

1.平躺在床上，双腿与床面成45度。

2.两个膝盖并拢并带动大小腿慢慢地、有节奏地向左右摆动，摆动时两个膝盖就像在画一个椭圆形，肩膀与脚掌则紧贴床面。反复做10次左右。

3.伸直左腿，右腿保持原来的姿势，右腿膝盖缓缓地向左倾斜。

4.倾斜到最大限度时恢复原位，之后再向右侧倾斜。如此反复5~6次以后，换腿进行。

功效：此项运动能够使关节得到放松，骨盆肌肉得到伸展，有助于分娩。每次可做10分钟左右。

●● 若身体状况允许，准妈妈可以游泳

以前准妈妈怀孕了是被禁止游泳的，其实，准妈妈游泳有很多好处。只要掌握好游泳的方法、运动量，控制好水温，准妈妈的身体状况又比较好的话，是可以游泳的。

准妈妈游泳的好处

1.能够增加肺活量，有利于分娩时长时间地憋气用力，缩短产程。

2.水的浮力能够支撑沉重的妊娠子宫，从而使腰肌和背肌的负担得到减轻，使孕期常有的腰背痛症状得到缓解或者消除。

3.可以减少胎儿对直肠的挤压，促使骨盆内的血液回流，有效预防便秘、下肢水肿和静脉曲张的发生。

准妈妈游泳前的准备

1.换上适宜的泳衣、泳裤，戴好泳帽，最好还戴上游泳镜。

2.下水之前，要先量血压和脉搏，各种检查合格才能下水游泳。

3.为了避免入水前或出水后滑倒，应选择防滑拖鞋，到了池边再脱掉，出水后立刻穿上防滑拖鞋。入水时要轻慢，切不可跳入水中。

准妈妈游泳的注意事项

1.准妈妈游泳的最佳时间是在孕5~7月，此时已经进入稳定期，胎儿的各个器官已经生长到位，准妈妈可以适当进行游泳运动。孕晚期则应停止游泳，以免羊水早破或者感染。

2.选择卫生条件良好的游泳训练场地，场边应有专职的医务人员或救生人员，一旦发生意外，能够得到及时的救助。

3.水温一般要求在29℃~31℃，一方面在这种水温下准妈妈的肌肉不容易抽筋，也没那么容易疲劳；另一方面这样的温度不是太热，不会使准妈妈的体温升高。水温若是低于28℃，就会使子宫收缩，容易引起早产或者流产。游泳的时间应选择在子宫不容易紧张的时候，也就是上午10：00~下午2：00之间。

4.选择仰泳的姿势或者是在水中漂浮、轻轻打水，避免剧烈动作，以免劳累。

5.不要过度伸展关节，也不能潜水，以免发生溺水危险。

07 胎教进行时

●● 环境胎教对胎儿有积极影响

环境胎教的积极影响

注重环境胎教，可以促进胎儿的健康发育，宝宝出生后智力也会比较高。因为当准妈妈置身于舒适优美的环境中时，就会感受到美和欢快，心情自然就会变得轻松愉快，从而影响到腹中的胎儿，真正做到"气美潜通，造化密移"。好的环境，能带给胎儿良好的感应，不好的环境，则会带给胎儿不良的感应。

美化居室环境

居室环境对于准妈妈来说最基本的要求是整洁美观，每天进行打扫，经常整理，而且有一些

装饰，来增加情趣，使准妈妈感到轻松、愉快。

感受大自然的美好风光

准妈妈不能总是在屋里待着，这样不利于自己的身心健康以及胎儿的生长发育。散步、游玩，看美丽的风景，可让准妈妈心情舒畅，身体各系统处于最佳状态，而胎儿也会处于最佳的生长环境中。

●● 可以开始对话胎教了

和胎儿聊聊天

和胎儿聊天是对话胎教的重要形式，聊天的内容可以就地取材，将自己的所见、所闻、所感随时跟胎儿聊一聊。如闻到准爸爸做的早饭香味时，可以跟他说："宝宝，闻到饭的香味没，那是你爸爸做的哦！"吃早饭的时候可以告诉他："这个圆圆的、红彤彤的是苹果，那个椭圆形的，外面有一层壳包着的是鸡蛋……"还可给胎儿介绍屋内的摆设等。

讲讲故事唱唱儿歌

除了跟胎儿聊天，准妈妈或准爸爸还应该经常给胎儿讲讲故事、唱唱儿歌。可以使用幼儿画册，里面的语言风格符合胎儿的口味，故事也比较富有想象力，胎儿一定会喜欢听。给胎儿讲故事时，准妈妈或准爸爸要充满感情，并且尽量

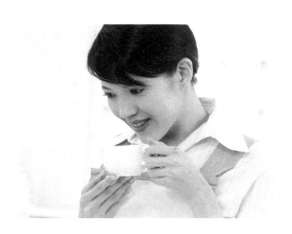

地发挥自己的想象，让故事内容在自己的脑海里呈现出一个个具体生动的形象，这种专注和投入也是一种非常好的胎教。除了喜欢听故事，胎儿也很喜欢听韵律感极强的儿歌，并且喜欢不断重复，这个特点会一直持续到幼儿期。所以，准妈妈或者准爸爸可以经常声情并茂地念一些优美、悦耳的歌谣给胎儿听，一首歌谣可以反复地念，胎儿不但不会感到厌烦，反而会很喜欢。

●● 夫妻感情直接影响胎教效果

夫妻感情好生出来的孩子更聪明健康

夫妻感情融洽不但会让家庭幸福，同时也是一种良好的胎教。在怀孕期间，准爸爸和准妈妈如果能够相亲相爱，互相包容，并用极大的爱心共同关注胎儿的成长，使整个家庭在孕期都沉浸在温馨和爱的氛围之中，这样胎儿就会安然舒畅地在准妈妈腹中顺利成长，宝宝出生后往往聪明健康。

夫妻感情不好会严重影响到胎儿的发育

如果夫妻间的感情不融洽，怀孕期间经常争吵，对胎儿来说就像一场灾难。因为在激烈的争吵中，准妈妈的内分泌会发生改变，带给胎儿不利的影响；而且，准妈妈处于盛怒之中时，全身的血管会收缩，血流会加快，同样会祸及胎儿；另外，激烈的争吵声对胎儿而言就是噪声，会危害胎儿健康。

温馨提示　**夫妻感情不和，生下的孩子心理缺陷概率高**

据统计，如果怀孕时父母感情不和，生出来的孩子出现身心方面缺陷的概率要比那些感情和睦的父母所生的孩子高，孩子出生后由于恐惧心理导致神经质的概率也要高。这类儿童通常发育缓慢，怯懦胆小，还有可能出现消化功能不良等现象。

08 情绪调节站

●● 准爸爸多陪伴准妈妈减少孤独感

怀孕的准妈妈不时会出现情绪低落，这时准爸爸一定要陪在妻子的身边，细心地呵护，避免妻子出现孤独的感觉，影响心情甚至身体健康。

陪妻子产检

准爸爸尽量抽时间陪妻子去做每一次产检。首先，这一行为体现了对妻子和胎儿的重视和爱护。其次，准妈妈身体不便，其他家人的陪同与丈夫相比，意义是不一样的。最后，每一次健康检查都会测量胎儿的发育程度（大小、身长等），检查中最激动人心的地方就是准爸爸有机会听到胎儿的心跳；超声波检测时，还可以从屏幕上看到胎儿在子宫内活动翻身，这恐怕会成为准爸爸终生难忘的经历，一定不能错过。

陪妻子一起去"听课"

目前很多医院的产前检查服务中都有孕妇课堂。准妈妈在课堂里可以学到一些关于怀孕和分娩的必要知识，这种"课堂"都是欢迎准爸爸参加的。所以，准爸爸最好能于百忙之中抽出时间和爱妻一起去听课，一来可以学到知识，二来这也是体现自己对爱妻"心理支持"的有力行动。

陪妻子散步

怀孕后准妈妈会经常觉得腰酸背痛，到了孕中、晚期，准妈妈的腿或脚还可能肿。准爸爸哪怕工作再忙，也要争取每天抽出时间陪妻子散散步，每天花几分钟为她擦擦背或者做做足底按摩，这些亲密小举动将会永远保存在准妈妈的甜蜜回忆里。

●● 多进行开阔心胸的户外活动

进行户外运动的好处

有些准妈妈怀孕后喜欢窝在家里，时间长了就会觉得闷，还容易东想西想，情绪自然也会受到影响。而如果能经常出去做些户外运动，晒太阳，呼吸新鲜空气，心情会好很多。尤其冬季是抑郁症的高发时期，准妈妈由于受怀孕和内分泌的影响，以及对胎儿健康状况的担忧，在冬天更容易出现情绪问题，而晒太阳是防止冬季抑郁症的很好办法。所以，准妈妈应该经常参加户外活动，这有利于母子的身心健康，尤其是冬天，更要在天气好的时候出去走走。

准妈妈可以参加哪些户外活动，要注意些什么

慢跑、跳简单的韵律舞、打太极、早晚散步等运动都是准妈妈可以参加的。当然，准妈妈在参加户外运动时要注意安全，避免剧烈的腹部运动，也要避免做与别人有身体接触的运动，免被碰撞。夏天做户外活动应该带上手帕擦汗，还需要带上一瓶水，随时补充水分。运动场所最好选择人比较少、比较清静的地方。

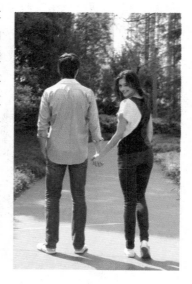

09 职场准妈妈须知

●●● 弄清楚生育保险的相关事宜

什么是生育保险

生育保险是社会保险中的一项，是国家通过立法，对怀孕、分娩女职工给予生活保障和物质帮助的一项社会政策。我国生育保险待遇主要包括两项，一是生育津贴，用于保障女职工产假期间的基本生活需求；二是生育医疗待遇，用于保障女职工怀孕、分娩期间以及实施节育手术时的基本医疗保健需要。

生育保险金的发放标准

生育保险金=生育津贴+医疗补助金津贴

○ 生育津贴

女职工：以用人单位职工月平均工资为基数，正常生育的按3个月（90天）计发；晚育的按3.5个月（105天）计发；生育并已领取《独生子女优待证》的按4.17个月（125天）计发；晚育并已领取《独生子女优待证》的按4.67个月（140天）计发。

男职工：领取《独生子女优待证》的男配偶享受10天假期，以孩子出生当月本单位平均工资计发。

○ 医疗补助津贴

以上年度企业职工月平均工资为基数，正常生育的按2个月计发；剖宫产或多胞胎的按4个月计发。

怎样才能享受到生育保险

1.生育或施行计划生育手术时的所在单位按照规定参加并履行了缴费义务，且为其缴纳生育保险费累计满3个月的企业职工。

2.生育或施行计划生育手术符合国家计划生育政策的职工。

3.以上条件须同时具备。

如何报销生育保险

生育女职工产假满30天内，由用人单位或街道、镇劳动保障服务站工作人员携带申报材料到区社会劳动保险处生育保险窗口办理待遇结算；工作人员受理核准后，支付生育医疗费和生育津贴。

●●● 再忙也别忘了和胎儿交流

要时不时和胎儿进行交流

准妈妈若总是忙于工作，忘了和胎儿进行交流，就会增加日后宝宝患"儿童孤独症"的概率。而准妈妈在孕期如果能经常抚摸自己的腹部，轻声细语，就会给胎儿带来安全感，从而最大限度地降低宝宝患"儿童孤独症"的概率。所以，职场准妈妈再忙，也不要忘了抽空和胎儿进行交流。

工作时如何跟胎儿进行交流

准妈妈在工作时要见缝插针，利用一切机会适时地跟胎儿进行交流。比如在整理桌上的文件时，可以一只手整理，另一只手抚摸肚子，告诉他："宝贝，妈妈这是在整理文件。"在进行其他的工作之前，都可以事先抚摸一下肚子，告诉胎儿自己准备做什么，还可以跟胎儿说："宝贝，妈妈要开始工作了，你可以看看妈妈是怎么工作的。"做一会儿可以暂停一下，再跟胎儿说一会儿话。

10 孕期不适与疾病

●● 鼻出血

准妈妈容易鼻出血的原因

怀孕之后，准妈妈体内的孕激素会增加，这就使得血管扩张，容易充血。此外，由于准妈妈的血容量升高，使得鼻腔更容易出血。

鼻出血时的处理方法

当鼻子出血时，准妈妈不要太紧张，要稳定情绪，因为大部分情况下鼻出血都可以通过自行处理，及时止血。

最常用也最简单的方法：如果一侧鼻孔出血，就用手指按压另一侧鼻孔的前部，也就是软鼻子处，按压5～10分钟之后再放手。若是两边都在出血，就用两个指头捏住两侧鼻翼，用嘴呼吸。也可以将鼻腔喷药喷到棉球上，将棉球塞入鼻孔帮助止血。

要注意的是，鼻血止住以后，鼻孔里会有不少血凝块，不要急着把它们弄出去，过一会儿再弄。这时候要尽可能避免用力打喷嚏以及用力揉鼻子，以免再出血。若是经常流鼻血，或者流鼻血超过20分钟都止不住的话，就要去医院进行诊治了。

如何预防鼻出血

1.多吃含维生素C、维生素E的食物，少吃辛辣刺激的食物。

2.不要养成挖鼻孔的习惯，以免导致鼻黏膜血管受损而出血。

3.保持室内的湿度，如果天气很干燥，可以用加湿器来增加湿度。睡觉前可以在鼻腔内涂一些维生素E软膏，以避免黏膜干硬。

●● 贫血

贫血的症状

进展期的症状是：呼吸困难、心悸、胸痛。

严重贫血时：常常无缘无故感到乏力、容易疲劳、蹲着站起来时感到眩晕、面色苍白、指甲薄脆。

贫血的危害

由于母体可以对低血红蛋白进行代偿，所以轻微的贫血并不会对准妈妈和胎儿造成很大的危害。但是严重贫血就有可能会导致早产、死胎或者新生儿体重过轻。贫血还会使准妈妈的抵抗力下降，加上分娩时大量失血，就会使准妈妈终身的健康水平下降。

如何预防孕期贫血

1.怀孕前要积极治疗失血性疾病，如月经过多等。

2.加强营养，由于孕期最常见的就是缺铁性贫血，因此要多摄入含铁食物。

3.每次产前检查一定要检查血常规，特别在孕后期要经常检查，做到早诊断、早治疗，以免对胎儿造成影响。

●● 小腿抽筋

很多准妈妈都会有小腿抽筋的现象，据统计，大概有50％的准妈妈会突然出现小腿抽筋。

孕早期，小腿抽筋通常不明显，可到了孕中期和孕晚期，则会不断地加重。有些准妈妈只是偶尔小腿抽筋，有些则经常发作。

小腿抽筋的原因

准妈妈小腿抽筋一般都是由孕期缺钙导致的。整个孕期，准妈妈对钙的需求量增加，并且会随着胎儿的生长发育不断增加，因为钙是胎儿生长发育，尤其是骨骼发育必不可少的物质。如果准妈妈钙摄入不足或者本身吸收钙的能力比较差，就会使自己血液中钙的含量下降，从而引起小腿抽筋或手足抽搐。此外，如果准妈妈受寒了或者休息不好，也会出现小腿抽筋的现象。

小腿抽筋的预防

1.在饮食上要适当多吃含钙丰富的食物，并且要多晒太阳，以促进人体对钙的吸收。

2.避免长时间的站立和走路，每走或者站一会儿要坐下休息一下，以减轻双脚的负担，避免双脚过度劳累。平时走路可以有意识地让脚后跟先着地，小腿伸直时脚趾稍弯曲不往前伸，能够减少发作。

3.若天气较冷则要注意腿部的保暖，临睡前可以用温水泡脚，睡觉时可以用热水袋暖被褥，将腿部垫高也可以防止抽筋的发生。如果发生抽筋，可以马上将腿伸直，脚尖向上翘，以使抽筋消除。

知识链接

小腿抽筋常在夜间发作

胎儿吸收钙质导致准妈妈血液中的钙水平下降，神经、肌肉的兴奋性增加，而夜间血钙水平比日间还要低，所以小腿抽筋常常在夜里发作。

●●● 妊娠期鼻炎

什么是妊娠期鼻炎

由于怀孕后准妈妈体内的性激素发生改变，雌激素水平增高，引起鼻黏膜的超敏反应，导致鼻塞、打喷嚏、流鼻涕等症状。孕前如有鼻炎等孕期会加重。据统计，有20%左右的准妈妈在孕期都有可能发生鼻炎，特别是怀孕后3个月最为明显，分娩后，鼻炎往往会痊愈，不留任何后遗症。因此，这种发生在孕期，分娩后又可以自行痊愈的症状就被叫做妊娠期鼻炎。

妊娠期鼻炎的预防

妊娠期鼻炎尽管是由生理状态引起的，但也是可以预防的。

1.孕期多吃维生素C、维生素E含量丰富的食物，如西红柿、橙子、豆类等，能够增强血管弹性，改善鼻腔黏膜的血流。生冷、刺激的食物不要吃。

2.保持室内清洁卫生，经常开窗透气，勤洗头、洗澡，床上用品也要经常清洗，避免霉菌的滋生，避免过度刺激的气味，如香烟、蚊香、油漆、清洁剂等。

3.注重鼻腔卫生，积极预防感冒。大风寒冷的天气或者感冒流行期间，尽量不去公共场所，外出时要戴上口罩，以减少干冷空气的刺激，保持口鼻的温暖湿润；如果室内空气污浊，不要喷洒空气清新剂，以免刺激鼻子，可以用白醋熏蒸的办法给空气消毒。一旦受凉了要及时服用生姜红糖水，以减少感冒的机会。

4.坚持运动，增强体质。当人体的抵抗力下降时，鼻黏膜的调节功能就不好，防御功能降低，病毒就会乘虚而入导致发病。因此要经常锻炼，增强抵抗力。可以通过早晨慢跑、冷水洗脸、下午散步等方式来增强抵抗力，提高人体耐寒力以及对不良环境的适应能力。避免过度疲劳、睡眠不足和受凉等。

11 产检关注

●● 第二次产检

选择一家合适的医院空腹抽血，检查建档，进行基础检查，包括B超、白带常规、妇科检查、胚胎发育情况；全身检查包括血压，体重，了解心、肝、肾的功能，血、尿常规，血型，传染病系列；排除常见疾病如宫外孕、葡萄胎及各种类型的流产。还需要做唐氏征的筛查。

●● 教你读懂产检单

胎心的正常值

胎心在120~160次/分时是正常的，但准妈妈在做过剧烈运动或者心率过快或者胎动时，会有一定的升高，但都是暂时的，为了确保检查的准确性，应该休息一下之后再复查一遍。

如何从产检单上看胎盘是否正常

如果胎盘位置过低或者有过早从子宫剥离的危险时，B超单上就会特别写明，如果B超单上并未写明胎盘的情况，说明一切正常，不用担心。

如何看羊水是否正常

羊水有两种测量方式：AFV和AFI。准妈妈不用深究它们的测量方法，只要在拿到产检单时能看懂上面的数据就行了。通常来说，B超单的羊水径线一栏中，如果只给出了1个数值，就是AFV；若是画出十字，写有4个数字，加起来就是AFI。

羊水过多：AFV＞7（或8）厘米，AFI＞20厘米。

羊水过少：AFV＜3厘米，AFI＜8厘米为羊水过少临界值，AFI＜5厘米为羊水过少绝对值。

看懂乙肝的检查报告

HBsAg	HBsAb	HBeAg	HBeAb	HBcAb	反映情况
－	－	－	－	－	未感染乙肝
＋	－	＋/－	－	－	处于感染初期
＋	－	＋	－	＋	急性或慢性乙型肝炎，具有很高的传染性，也就是俗称的"大三阳"
＋	－	－	－	＋	急性、慢性乙型肝炎或者HBsAg携带者
＋	－	－	＋	＋	急性乙肝正在恢复或者慢性乙肝，传染性很小，也就是俗称的"小三阳"
－	－	－	＋/－	＋	曾经感染过乙肝，传染性很小
－	＋	－	＋	＋	急性乙肝康复期，开始产生免疫力
－	＋	－	－	＋/－	疫苗接种后或者乙肝感染后康复

★ "＋"表示阳性，"－"表示阴性。

看肝肾功能是否正常

了解肝脏和肾脏功能主要是通过血生化检查，此报告中包含了以下的项目，还有参考值，如果检查结果在参考值以外，就表示可能存在问题，需要咨询医生：

检测目的	中文名	英文名	参考值
肝功能化验	谷丙转氨酶	ALT	0.00~40.00μ/L
	谷草转氨酶	AST	0.00~40.00μ/L
	总胆红素	TBIL	1.70~30.00μmol/L
	直接胆红素	D-BIL	0.00~15.00μmol/L
血糖化验	葡萄糖	GLU	3.85~6.05mmol/L

12 特殊关照：
乙肝准妈妈也能生出健康宝宝

●● 乙肝准妈妈并非必须终止妊娠

准妈妈在怀孕期间得了肝炎，并不是都要终止妊娠，在有些情况下是可以继续妊娠的。

孕期患急性肝炎的处理

○ 孕早期得了乙肝要终止妊娠

若是孕早期得了急性病毒性肝炎，最好进行人工流产，这是因为肝炎病毒有可能会通过胎盘使胎儿受到感染，引起胎儿染色体的畸变，从而导致胎儿畸形。此外，6%左右的乙肝准妈妈会把病毒传染给胎儿，使胎儿成为乙肝病毒携带者。当然，在肝炎还比较重的时候不宜进行流产，因为这有可能会使肝炎加重，甚至演变成重症肝炎而危及准妈妈的生命。

○ 孕中、晚期患病毒性肝炎可以视情况而定

如在孕中、晚期患病毒性肝炎，尽管发生早产、死胎、死产的概率比正常孕妇高，但此时胎儿的各个器官已经基本成熟，因此不会引起畸形。所以，这一时期的处理要视具体情况来定。

如果经治疗痊愈后，血中的乙肝表面抗原消失了，胎儿出生后，94%左右的新生儿可以没有任何问题。若是肝功能恢复后，血中的乙型肝炎表面抗原依然呈阳性，那就要去医院再查一次e抗原和e抗体。如果e抗原呈阳性，就一定要进行预防注射。

若是孕前肝功能、肝胆脾B超皆稳定，可怀孕时病情加重，肝功明显损害，转氨酶、胆红素迅速升高，准妈妈感到恶心、呕吐、疲倦无力，这时应当终止妊娠，积极进行保肝和抗病毒治疗。

●● 加强产检并遵医嘱用药

定期注射免疫球蛋白

携带乙肝病毒的准妈妈应该从怀孕7个月时起，每个月打1支乙肝高效免疫球蛋白，以预防乙肝毒的宫内感染，使新生儿能够健康出生。若是临近分娩时发现得了乙肝，在发现时应该立即打1支乙肝高效免疫球蛋白。

定期进行产检

在怀孕之后，准妈妈要定期进行肝功及病毒活性检测，并且要比普通产检更为频繁，以防病毒活跃引起疾病发作。

肝毒性药物一定要禁用

乙肝准妈妈怀孕时，应禁用各种肝毒性药物，如抗生素、抗结核药物、治疗糖尿病的药物

等，防止引起或者加重肝细胞的损害。主要通过肝脏代谢的药物也要慎重使用，以避免增加肝细胞的负担以及造成药物在体内的积蓄。若是在受孕及孕早期转氨酶轻度升高，无其他明显不适，为避免胚胎发生畸形，也不要用药，孕6月后才能使用一些安全性较高的降酶药。

●●● 乙肝准妈妈的饮食与起居

乙肝准妈妈的饮食原则

1.饮食应以清淡为主，多吃新鲜蔬菜和水果，多吃菌类食物，如木耳、蘑菇等，以提高免疫力。

2.一旦病情好转，要逐渐增加蛋白质的摄入量，并且应该食用富含优质蛋白质的食物，以利于肝细胞的再生和修复。

3.饮食要有规律，要定时、定量，并且要适量、稳定，千万不要忽多忽少，忽早忽迟。

4.禁止吃油腻、高脂肪、刺激性的食物，如螃蟹、动物内脏，多种海鲜（如黄鱼、墨鱼等），腌菜不宜食用，生冷食物禁止吃，禁止酗酒、抽烟，也不能随意进补高脂肪、高胆固醇的食物。

5.饮食不能过量，尤其是不能吃太多肉类和糖类食物。肉类和糖类食物吃得过多，会大大增加体内蛋白质和糖的含量，多余的蛋白质和糖会以脂肪的形式储藏在体内，其中肝脏也是一个重要的储藏点，时间长了，身体就容易肥胖，就有可能形成脂肪肝，使受损的肝脏负担进一步加重，导致乙肝恶化。

乙肝准妈妈的起居注意事项

1.生活要规律，绝对不能熬夜，晚上睡觉的时间最好不要超过11：00，因为晚上11：00至凌晨1：00是肝脏排毒的时间，需要在熟睡中进行。避免过多的体力和脑力劳动，过度劳累会消耗很多的营养和氧气，使得肝脏能量供应大大减

少，肝脏的抗病能力降低，就会使乙肝病毒迅速扩散。

2.病情平稳时，可以适当进行体育锻炼，活动以不感到疲倦、恶心、腰痛为准。但在病情波动期，最好是卧床静养，等待康复。

3.性生活不能过度，否则会使得大脑皮层长期处于兴奋状态，不但血液循环增快，呼吸变得急促，肌肉紧张，还会伤耗元气，损害肝肾。急性肝炎恢复期，慢性肝炎和肝硬化相对稳定后应暂停性生活一段时间。孕36周以后，要绝对禁止性生活，防止流产、胎膜早破及宫内感染。

专家热线
常见疑问解答

Q 孕期可以用保肝药吗?

A 患慢性乙肝的准妈妈可以在医生的指导下用药。常用的保肝药，如肝太乐、益肝灵、复合维生素B对胎儿均无不良影响，可以考虑使用。糖皮质激素类、胰岛素等小剂量、短时间应用也不会对胎儿造成影响。

●● 乙肝妈妈也能哺乳

如果出现这些情况，则不能母乳喂养

1.乙肝病毒复制指标（如HBV、DNA等）呈阳性者。这是因为其乳汁中含有乙肝病毒颗粒，有可能会传染给宝宝，并且新生儿的免疫系统尚不完善，抵抗力差，当受到病毒感染时，往往无法有效地识别和除去病毒，从而导致慢性感染。

2.乳头出现出血和溃疡现象时。因为溃疡处的血液或组织已经被乙肝病毒感染了，极易通过宝宝的口腔进入其体内，使其受到感染。

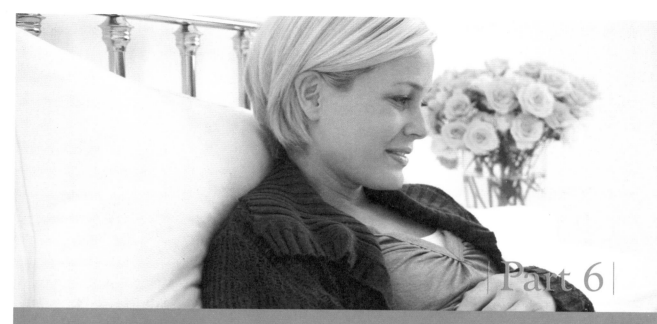

|Part 6|

孕5月，身心稳定的"黄金期"

阅读关键提示

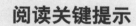

- 胎儿发育周周看
- 孕5月准妈妈身体的微妙变化
- 怀孕知识课堂
- 营养与饮食
- 健康食谱推荐
- 日常起居保健
- 胎教进行时
- 情绪调节站
- 职场准妈妈须知
- 孕期不适与疾病
- 产检关注
- 特殊关照：双胞胎准妈妈的孕期生活

01 胎儿发育周周看

●●第17周的胎儿

此时的胎儿长约18厘米，体重大约是170克，形状像个梨子。

骨骼都还是软骨。循环系统、尿道还有肺不但逐渐发育，而且已经在工作——胎儿现在可以吸入和吐出羊水了。可爱的胎儿会做像并拢指尖这样更为细致的动作。小家伙很淘气，除了玩玩小手和小脚，也会去拉扯脐带。若是准妈妈用手抚摸腹部，会感到胎儿的轻微反应，小家伙对触压已有了感觉。

这一周可以借助听诊器听到胎儿的心跳了，对准妈妈来说，这会更深刻地体会到胎儿的存在。

●●第18周的胎儿

这一周，胎儿的身长接近20厘米，体重大约200克。

此时胎儿的头已占全身长的1/3，眼睛原来偏向两侧，现在开始向前集中。头部及身体上长出一层薄薄的胎毛，白色的脂肪逐渐覆盖皮肤。手指脚趾长出指（趾）甲，并呈现出隆起；耳朵的入口张开；牙床开始形成；头发、眉毛齐备；由于皮下脂肪开始沉积，皮肤变成半透明，但皮下血管仍清晰可见；骨骼和肌肉也越来越结实，骨骼差不多已成为类似橡胶的软骨，并开始逐步硬化。

胎动越来越频繁，准妈妈可以清晰地感觉到这种变化。

●●第19周的胎儿

这一周胎儿大约有22厘米长，体重约225克。

小家伙的胸脯不时地鼓起来、陷下去，这是胎儿为了适应以后离开妈妈的"小房子"的生活在努力练习呼吸呢。只是胎儿此时呼吸的不是空气，而是羊水。胎儿越来越不老实了，时不时地踢腿、屈身、伸腰、滚动以及吸吮自己的大拇指。

●●第20周的胎儿

胎儿的头发在迅速生长，身体比例终于显得匀称，皮肤渐渐显现出红色，皮下脂肪开始沉着，皮肤不透明了。

各种感觉器官比如味觉、嗅觉、听觉、视觉等也在迅速生长发育，神经元也在胎儿的大脑中发育，神经元数量的增长开始减慢，但是神经元之间的相互连通开始增多。

胎儿的心跳十分活跃，手脚可以在羊水中自由地活动。

> **温馨提示**
> **准妈妈可以自己监测胎动**
>
> 随着胎动的增多，准妈妈可以自己监测胎动了。准妈妈要向左侧躺卧，连续计数1小时内的胎动次数，最好每天早晨、中午、晚上各测一次，并在做产前检查时将胎动记录提供给医生参考。

02 孕5月准妈妈身体的微妙变化

下腹突出，臀部丰满

怀孕5个月时，准妈妈的子宫又长大了一些，用手触摸肚脐和耻骨之间可感到有一团硬东西，这就是子宫的上部。此时下腹部明显突出，可测得子宫底高度在耻骨联合上缘的15~18厘米处。臀部也因脂肪的增多而显得浑圆，从外形上开始显现出较以前丰满的样子。

头发性质改变

怀孕后，由于激素的变化，准妈妈头发的生长速度一般会加快，显得比以前多且有光泽。但另一种可能是油性的发质变得更油，干性的发质变得更干、更脆，而且头发掉得很多。

肤质发生变化

由于孕激素和雌激素水平的变化很大，准妈妈的皮肤也会有很大的改变。有的准妈妈皮肤滋润光泽，有的则越发油腻，甚至长出小痘痘，干性皮肤则更加干燥以至有皮屑脱落。

指甲长得快，易断

由于内分泌的变化，准妈妈的指甲长得很快，而且较脆、易折断。

乳房形状变化

伴随着乳房的胀大，左、右乳头之间的距离开始逐渐变宽，双乳开始向腋下扩展并下垂。乳头很干燥，有时会内陷。有些准妈妈还能挤出黏稠、颜色微白的液体。

温馨提示

保护乳房的方法

准妈妈必须每天穿戴胸罩，给乳房提供良好的支撑；在乳房上涂些天然护肤油既保护皮肤又可减小摩擦力；每天用手轻柔地按摩乳房，经常清洗乳头。乳房出现肿胀甚至疼痛的情况，可以采用热敷、按摩等方式来缓解。

03 怀孕知识课堂

●●宫底高随着孕程先升后降

什么是宫底高

宫底高是指从下腹耻骨联合处至子宫底间的距离，准妈妈在做产前检查时，由医生用尺来测量。随着怀孕月份增加，宫底高是先升后降。

测量宫底高的意义

宫底高的变化跟准妈妈腹中胎儿的发育情况有密切联系，通过测量宫高和腹围，可以从一个方面了解胎儿的发育情况，还能估算胎儿的体重。所以，每次做产前检查时都要测量宫高及腹围，以便于医生根据宫高妊娠图曲线了解胎儿在母体内是否发育迟缓或是否为巨大儿。

如何测量宫底高

准妈妈排尿后，平卧于床上，用软尺测量耻骨联合上缘中点至宫底的距离。一般从怀孕20周开始，每4周测量一次；怀孕28～35周每2周测量一次；怀孕36周后每周测量一次。测量结果画在妊娠图上，以观察胎儿发育与孕周是否相符。孕16～36周，宫底高平均每周增加0.8～0.9厘米。36周后增加速度减慢，每周增加0.4～0.5厘米。如果连续2周宫高没有变化，需立即去医院检查。

●● 什么是前置胎盘

正常胎盘附着于子宫体部的后壁、前壁或侧壁。若胎盘附着于子宫下段，甚至胎盘下缘达到或覆盖宫颈内口处，其位置低于胎儿先露部，称为前置胎盘。

前置胎盘的常见原因

1.准妈妈子宫体部内膜病变。如产褥感染、多产、多次刮宫及剖宫产等，均会引起子宫内膜炎或子宫内膜受损，使子宫蜕膜血管生长不全，当受精卵植入时，血液供给不足，为了摄取足够营养而扩大胎盘面积，伸展到子宫下段。

2.胎盘面积过大。假如准妈妈怀的是多胞胎，胎盘面积就会比单胎大而达到子宫下段。双胞胎的前置胎盘发生率较单胎高一倍。

3.受精卵滋养层发育迟缓。当受精卵到达子宫腔时，尚未发育到能着床的阶段而继续下移植入子宫下段，并在该处生长发育形成前置胎盘。

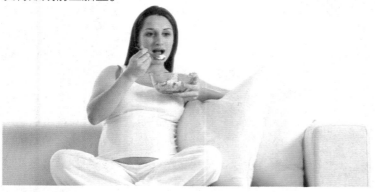

前置胎盘对母体的影响——产后出血和感染

由于胎盘附着在子宫下段，组织薄而脆，怀孕后期和分娩期时，子宫下段被拉长，但胎盘不能同时被拉长，使前置部分的胎盘与子宫分离而引起出血。加之反复出血，准妈妈常出现并发贫血，因而抵抗力低下，易患产后感染。

前置胎盘对胎儿的影响——早产、窒息

前置胎盘引起反复出血，容易导致早产；前置胎盘部分的早剥、受压可使胎盘缺血缺氧，易引起胎儿宫内窒息；由于胎盘占据子宫下段的位置，妨碍了胎头进入产妇的骨盆入口，以致胎位异常如臀位、横位发生率高出一般的产妇。

04 营养与饮食

●● 准妈妈每日尽量吃全五色食材

五色食物保养五脏法、五色食物减肥法等，其实道理是一样的，人们意识到不同色彩的食材含有不同的营养元素，因此准妈妈也应该学这五色养身法，每日争取吃全五色食材。

红色食物

红色食物有助于减轻疲劳，并有祛寒作用，还能护心。如红椒、红苹果、红枣、西红柿等。

白色食物

具有非常好的养肺抗癌的功效，并含有丰富的抗氧化物，具有抗衰老的作用。如山药、白菜、牛奶、白肉（鱼、禽类）、米面、豆腐、冬瓜、菜花等。

黄色食物

黄色食物可以帮助调节情绪，提升食欲，调理脾脏。如蛋黄、粟米、玉米、木瓜、柑橘、香蕉、黄豆等。

绿色食物

具有调和身体机能的功效。大部分蔬菜都拥有绿色的能量，可以维持人体的健康和活力，而且提供大量的膳食纤维，有助于清理胃肠，保护肝脏。

黑色食物

能够养肾。如紫米、黑芝麻、黑豆、紫菜、黑木耳、茄子等。

◆ 推荐食谱：五色豆粥

原料： 黄豆、绿豆、红豆、黑豆、白芸豆各25克

做法： 1.把各种豆洗净，用清水浸泡至少4小时。

2.将泡好的豆子放在高压锅里，加入适量的水，大火煮20分钟。煮好后不要立刻开盖，在锅里焖约15分钟。

●● 大豆及豆类制品不可过量食用

大豆要适量食用

大豆营养丰富，是质优价廉的营养品。一般人们认为食用大豆是安全的，这其实是一个误区。食用大豆也必须适量（一般干豆类每天食用不要超过50克），过量食用会产生副作用。因为大豆中含有植物雌激素，吃多了可能会造成男性胎儿生殖器官畸形或性功能出现障碍。

食用豆制品的注意事项

豆浆：豆浆中的蛋白质含量和牛奶相当，同时还富含多种维生素，准妈妈常喝豆浆可防止贫血或高血压。但豆浆也含有某些抗营养因素，不仅不利于人体对养分的消化吸收，反而有害健康。另外，豆浆性质偏寒，体质虚寒、消化不良、嗝气和肾功能不好的准妈妈最好少喝。

豆腐：豆腐营养丰富，含有铁、钙、磷、镁等人体必需的多种矿物质，还含有糖类、植物油和丰富的优质蛋白，素有"植物肉"之美称。但

是豆腐毕竟是豆类制品，吃太多会引起消化不良及加重肾脏的排泄负担。平均每天1份豆制品即可。

●● 滥服鱼肝油会致胎儿畸形

准妈妈不要滥服鱼肝油

准妈妈怀孕后都会担心缺乏营养元素，一般都特别紧张，尤其是家里人，总会给准妈妈补这补那。但是告诫各位准妈妈，想要补什么营养元素最好先去征求医生的意见，不要自己滥补。比如鱼肝油，就不是可以随便补的。

鱼肝油含维生素A和维生素D，因此常用来防治维生素A和维生素D缺乏症。对于一个正常人来说，人体需要的维生素A的量极微，日常的饮食已可满足其生理需要。准妈妈是否需要服用鱼肝油应在医生指导下进行，如果滥服鱼肝油，导致维生素A和维生素D服用超标，会造成体内的胎儿畸形，比如会导致胎儿先天性心脏病以及眼睛、腭部、耳朵的畸形，还有可能生出智障儿。维生素D补充过多则容易造成孕妇软组织的钙化。

如何正确服用鱼肝油

准妈妈服用鱼肝油，如果因治病需要，应按医嘱服用。

最好的补充营养的方法就是通过饮食调节，准妈妈应该牢记这个原则，多吃自然食品，而不要迷信各种补药。

> **温馨提示**
>
> ### 豆浆不可以放红糖
>
> 豆浆里不能加红糖，因为红糖里含有多种有机酸，它们和豆浆里的蛋白酶结合，容易使蛋白质变性沉淀，不容易被人体吸收。而白糖就不会有这种现象。

●● 准妈妈少吃盐，减轻肾脏代谢负担

过量摄盐的危害

加速钙质流失：盐的主要成分是钠，而钠是导致人体钙质流失的杀手。人的肾每天会将使用过的钠随着尿液排到体外，每排泄1000毫克的钠，大约也会同时耗损26毫克钙。据研究，钠通常会使女性的骨钙每年流失约1/100，而患有高血压的准妈妈体内钙质流失更严重。

导致感冒：吃得过咸，会减少人体口腔中唾液的分泌，导致口腔黏膜水肿、充血、病毒增多，易引起上呼吸道感染，最终引起感冒。

易患胃病：胃黏膜会分泌一层黏液来保护自己，但这种黏液怕盐，如果吃得太咸，日积月累，胃黏膜的保护层就没有了。长期下去，就引起胃溃疡、胃炎，甚至胃癌。

引起高血压：现代医学证明，吃得过咸可以导致高血压。据调查：日本东京北部地区居民平均每天吃盐25克，患高血压的人占全体居民的30%～40%；生活在北极圈的因纽特人每天吃盐量低于5克，几乎没有患高血压的。

加重肾脏负担：怀孕期间，准妈妈的肾脏除了处理自身废物外，还要处理来自胎儿的一些废物，所以负担比较重，吃太多盐就更容易加重肾脏负担。

加重水肿：由于钠离子是亲水性的，会造成体内水的潴留，开始时这会使细胞外液积聚，如果积聚过多，会导致准妈妈水肿。准妈妈怀孕晚期一般都会出现水肿，如果吃盐过多，加重水钠潴留，更容易加重水肿且使血压升高，甚至引起心力衰竭等疾病。

准妈妈每日吃盐量

在一般情况下，怀孕后女性和怀孕前女性在钠的摄入上差别不是很大。世界卫生组织规定，成人每日钠盐摄入量应不超过6克，一般情况下，准妈妈的食盐摄入量控制在每日6克即可。

但如果准妈妈除有下肢水肿外，还伴有高血压、蛋白尿等妊娠高血压症状时，则还是应该严格限制食盐的摄入。通常主张轻症每天食盐摄入量控制在5克以下，重症者应控制在2克以下。同时，怀孕期间不应服用利尿剂，以免造成钠的损失。

●● 补充DHA和EPA，帮助胎儿大脑、眼睛发育

DHA和EPA的作用

DHA和EPA是胎儿成长的必需物质，是大脑细胞的主要组成成分，是构成脑磷脂、脑细胞的基础，对大脑细胞的分裂、增殖、神经传导、突触树突的生长和发育起着极为重要的作用，是大脑形成和智商开发的必需物质，它对视觉、大脑活动、脂肪代谢、胎儿生长及免疫功能都有极大影响，缺乏时胎儿的脑细胞数量就会增长不够，细胞体积也小，质量也低劣。

减少用盐量的方法

1.炒菜时不宜先放盐，而应在起锅前加盐。

2.可利用酸味来诱发食欲，如醋拌凉菜。

3.将气味强烈的食材（如青椒、西红柿、洋葱、香菇）和味道清淡的食物一起烹调。

鱼体内富含DHA，如何留住

1.食用深海鱼。深海鱼类含有比较丰富的DHA，而且对大脑的发育以及人类的进化有着积极的作用。

2.吃应季鱼。准妈妈如果想通过吃鱼起到吸收DHA的作用，那么最好食用应季的鱼。应季鱼的味道好，鱼肥肉厚，DHA和EPA的含量也更丰富。

3.选对烹调方式。想要最大限度地保留DHA和EPA，最好用蒸、炖、烤的烹调方式。做鱼的时候不要用玉米油及葵花子油，因为此类食用油中含有亚

油酸，会妨碍DHA和EPA的吸收。

正确服用DHA、EPA营养补充剂

过量摄入EPA会引起其他一些不良反应。实验表明，人类在100天内只食用海产动物而禁食其他食物，结果是体重减轻，出血时间延长，血小板减少，男性精液中前列腺素减少，精子活力降低甚至消失。高浓度的EPA、DHA鱼油若服用不当，还可能会出现头晕、恶心等症状。因此，食用EPA、DHA不要过量，从怀孕6个月起，每日补充200毫克DHA即可，EPA的摄入量应该更少。

●● 适量食用坚果，给准妈妈添营养

坚果中富含蛋白质、脂肪、碳水化合物以及维生素、各种矿物质、膳食纤维等营养成分，另外，还含有多种不饱和脂肪酸，包括亚麻酸、亚油酸等人体的必需脂肪酸。可以清除自由基、调节血脂、提高视力，还能补脑益智。吃坚果对改善脑部营养很有益处，对肚子里的胎儿也能起到补脑作用，特别适合准妈妈食用。

哪些坚果适合准妈妈

核桃：多吃核桃可以补脑、健脑，以及增强机体抵抗力。核桃仁还有镇咳平喘的作用。所以经历冬季的准妈妈，可以把核桃作为首选的零食。核桃可以生吃，也可以做成琥珀核桃仁，或者在煮粥时放入一些。

花生：花生富含蛋白质，而且易被人体吸收。花生仁的红皮还有补血的功效。花生可以与红枣、莲子等一起做成粥或甜汤，也可以做成菜肴，比如宫保鸡丁。为了补血，不要把花生仁的红色种皮剥掉。

瓜子：市面上常见的是葵花子、南瓜子和西瓜子。多吃南瓜子可以防治肾结石病；中医认为西瓜子性味甘寒，具有利肺、润肠、止血、健胃等功效；葵花子所含的不饱和脂肪酸能起到降低胆固醇的作用。

松子：含有丰富的维生素A和维生素E，以及人体必需的脂肪酸、油酸、亚油酸和亚麻酸，还含有其他植物所没有的皮诺敛酸。它不但具有益寿养颜、祛病强身之功效，还具有防癌、抗癌之作用。准妈妈可以直接生吃，或者做成美味的松仁玉米来吃。

榛子：含有不饱和脂肪酸，并富含磷、铁、钾等矿物质，以及维生素A、维生素B_1、维生素B_2、维生素B_3，经常吃可以明目、健脑。

开心果：开心果富含不饱和脂肪酸以及蛋白质、微量元素和B族维生素，属于低碳水化合物膳食。我们一般买来的开心果是炒制好的，直接食用即可。

每天适当食用，多吃无益

坚果对准妈妈和胎儿虽然有诸多好处，但凡事要有度，过犹不及。由于坚果类食物油性大，准妈妈消化功能在孕期会减弱，如果食用过多的坚果，就会"败胃"，引起消化不良，甚至出现"脂肪泻"，反而适得其反。

如何选购坚果

准妈妈可以用"嗅""看""尝"来判断坚果炒货产品的质量。

嗅：如果坚果有哈喇味，说明产品已变质，就不要购买。

看：一般还是选择色泽接近自然状态的产品会更安全，比如开心果，就不宜选择颜色太白的。好的坚果炒货应该颗粒大小比较均匀，不带有瘪子、空壳、虫蛀、霉变的颗粒。

尝：好吃不好吃，尝一下就知道了。这可是最直接的方法。如果味道过咸或过甜等，或者吃起来感觉有刺鼻的味道，就不要购买。

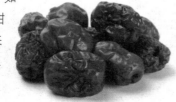

●● 哪些食物可以帮准妈妈改善睡眠

孕期睡眠不好时，最好的方式应该是通过饮食调理或生活方式调理改善。可以帮助准妈妈改善睡眠的食物有：

牛奶：睡前喝一杯牛奶

牛奶中含有两种催眠物质，一种是能够促进睡眠的以血清素合成的色氨酸，另外一种是具有类似麻醉镇静作用的天然吗啡类物质。

在睡前喝一杯牛奶，可以让准妈妈睡得更熟。

小米：睡前半小时进食

小米有较高的色氨酸含量，同时进食小米后能使人产生温饱感，促进胰岛素的分泌，能提高进入人脑的色氨酸的数量。

如果将小米熬成稍稠的粥，睡前半小时适量进食，对改善睡眠很有好处。

葵花子：可经常睡前食用

葵花子含多种氨基酸和维生素，可调节脑细胞的新陈代谢，改善脑细胞的抑制机能，睡前嗑些葵花子，可镇静安神、促进睡眠。

与葵花子作用相似的食品还有蜂蜜、莲子、核桃、红枣、豆类、百合、食醋等，均可经常在睡前食用。

含铜食物：可适当多吃

矿物质铜和人体神经系统的正常活动有密切关系，当人体缺少铜时，神经系统的抑制过程就会失调，致使内分泌系统处于兴奋状态，从而导致失眠。

准妈妈可多吃一些含铜量丰富的食物，如乌贼、鱿鱼、蛤蜊、蚶子、虾、蟹、动物肝肾、蚕豆、豌豆和玉米等。

●●睡前有哪些饮食禁忌

合理的饮食调理能帮助准妈妈改善睡眠，但若是不小心犯了睡前饮食禁忌，也会扰得准妈妈睡不安稳。所以，准妈妈还需要了解一些睡前的相关饮食禁忌。

睡前不宜有的饮食习惯

临睡前吃过多食物：准妈妈的胃肠功能在孕期有所下降，进食过多会加重胃肠负担，导致烧心、消化不良，引起失眠。建议准妈妈晚上吃得简单些，吃饭后至少2~3小时再睡觉。如果需要吃夜宵，要选择粥、面包等易消化的食物。

空腹睡觉：让胃空着会加重恶心想吐的感觉，尤其是孕早期，影响睡眠，实在吃不下东西的话，建议准妈妈吃些清淡的零食。

睡前喝水：虽然准妈妈需要保证饮水量，但我们不提倡准妈妈睡前喝太多水，以免导致频繁起夜上厕所，打扰睡眠。如果担心饮水量不够，可以白天多喝几杯水。

睡前不宜吃的几类食物

辣咸的食物：像辣椒、大蒜之类的辛辣食物，不管怎么做，都可能引起烧心和消化不良，干扰睡眠；高盐分食物会导致血压上升，情绪紧张，引起失眠。

胀气的食物：食物产生气体导致腹胀感容易妨碍睡眠，这样的食物有：豆类、洋葱、西蓝花、球甘蓝、土豆、地瓜、芋头、香蕉及甜点等。

油腻的食物：油腻会加重肠、胃、肝、胆和胰的工作负担，刺激神经中枢，让之一直处于工作状态，导致失眠。

●●用食物帮忙消除水肿

准妈妈久站或久坐后，下肢可能出现凹陷性水肿，卧床休息后即能消退，这叫"妊娠水肿"或"妊娠肿胀"，是孕期的正常生理现象。如在孕晚期，约7个月后，准妈妈单纯只是脚部轻度水肿，没有高血压、蛋白尿等其他不适现象，可不必作特殊治疗，一般在宝宝出生后水肿会自行消失。

妊娠水肿饮食重点

1.准妈妈容易水肿，无论什么原因引起的妊娠水肿，药物治疗都不能彻底解决问题。必须增加饮食中蛋白质的摄入，以提高血浆中白蛋白含量，改变胶体渗透压，才能将组织里的水分带回到血液中。每天一定要保证食入畜、禽、肉、鱼、虾、蛋、奶等动物类食物和豆类食物。

2.一定要吃足够量的水果。水果中含有人体必需的多种维生素和微量元素，可以提高机体的抵抗力，加强新陈代谢，还具有解毒利尿等作用。

3.不要吃过咸的食物。发生水肿时要吃清淡的食物，不要吃过咸的食物，尤其是咸菜，以防止水肿加重。

4.少吃或不吃难消化和易胀气的食物，比如油炸的糯米糕、地瓜、洋葱、土豆等，以免引起腹胀，使血液回流不畅，加重水肿。

◆食谱推荐：消肿食疗方

1.鲤鱼赤豆汤：鲤鱼1条（约250克），去鳞及内脏，与60克赤小豆同放沙锅中用慢火炖，待鱼熟豆烂时，加少量盐调味。每日1次，连服3~5日。

2.冬瓜皮赤豆汤：冬瓜皮50克、赤小豆50克，加水煎服，每日1次。

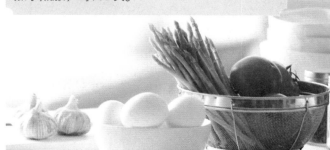

05 健康食谱推荐

●●补血益气，补充矿物质

◆木耳炒三白

原料： 水发木耳250克，鲜百合100克，鲜虾仁50克，鸡肉100克，盐适量

做法： 1.将水发木耳洗净，撕成大小适当的片，余烫一下；鲜百合瓣开洗净；鲜虾仁洗净；鸡肉洗净切片。

2.锅中放植物油烧热，倒入鸡肉片和鲜虾仁翻炒，炒熟后放入木耳、鲜百合和少许清水一起翻炒，当百合呈半透明时放入适量的盐调味即可。

功效： 此菜富含铁质、蛋白质及各种矿物质，口味清淡，营养丰富，非常适合孕中期的准妈妈食用。

小提示： 做木耳炒三白时火不要太大，因为木耳遇热会爆响，可事先将木耳焯熟后直接拌入。

●●补脾胃、壮筋骨

◆西红柿烧牛肉

原料： 牛肉150克，西红柿150克，葱花、姜末各适量，酱油、盐、料酒各适量

做法： 1.将牛肉洗净，切成方块；西红柿洗净，去子，去皮，切成块。

2.锅内倒入少许油，放入牛肉，烹入酱油，炒至变色，放入葱花、姜末、盐、料酒，略拌炒后加清水（浸过牛肉为佳）。

3.大火煮开后用小火把牛肉炖烂，放入西红柿略煮即成。

功效： 此菜富含蛋白质、维生素、钙等，有补脾胃、益气血、补虚弱、壮筋骨的功效。

小提示： 煮牛肉时的关键是大火先烧开，然后微沸炖烂牛肉，西红柿在牛肉酥烂后加入，汁多可大火收汁。

●●健脾利尿

◆小白菜余丸子

原料： 猪肉150克，白菜200克，鸡蛋1个（约60克），葱花、姜末各适量，盐、料酒各适量

做法： 1.将猪肉洗净，剁碎，放入碗中，加盐、料酒、鸡蛋、葱花、姜末调成馅。

2.小白菜择洗干净，先用开水焯一下，随后放入凉水中过凉，捞出备用。

3.汤锅内加水烧开，用小火微沸，先把拌好的肉馅挤成小丸子放入锅内，待煮熟漂起时捞出。

4.撇去汤中浮沫，加小白菜、盐，再将丸子放入，稍煮一下即成。

功效： 此菜含钙量高，具有健脾利尿、促进吸收的作用，同时还可帮助准妈妈缓解紧张的神经。

小提示： 用小白菜制作菜肴，炒、煮的时间不宜过长，以免损失营养。

●●全面提高营养

◆糖醋排骨

原料： 猪排骨500克，葱末、姜末各适量，白糖50克，醋25克，花生油500克，料酒、香油、红糖、盐各适量

做法： 1.将猪排骨洗净，剁成6～8厘米长的块，加适量盐水腌渍30分钟左右。

2.炒锅置于火上，将适量花生油烧至六七成热，下排骨浸炸片刻捞出。

3.另置一锅于火上，下入适量香油，放葱末、姜末炝锅，再放入排骨、适量开水、白糖、醋、料酒，用文火煨20分钟左右，待肉骨能分离，加红糖收汁，淋香油即成。

功效： 此菜富含蛋白质、钙、磷，排骨加醋烹调后能令钙容易溶解和吸收。

小提示： 这道菜属于高糖、高蛋白类别，热量较高，准妈妈食用时分量要拿捏好。

06 日常起居保健

●● 哪些准妈妈需要特别注意眼睛变化

第一次怀孕、年纪太大或太小的准妈妈，及患高血压、糖尿病的准妈妈，都要注意眼睛并发症。眼睛比较敏感，容易因为身体变化而衍生眼睛并发症，因此以上准妈妈最好每2～3个月就检查一下视力。

●● 护理乳房，保护好宝宝的"粮袋"

母乳是宝宝最好的粮食，很多妈妈都会在产后选择母乳喂养，但有时候会因为各种乳房问题而导致妈妈不能顺利哺乳，比如乳头内陷、乳腺管不畅通、乳头皲裂等。准妈妈只有在孕期提前对乳房进行护理，才能避免产后哺乳时一些不必要的麻烦。

坚持清洁和按摩乳房

一般从孕5月起，准妈妈的乳头中就能挤出初乳了，会在乳头上结成痂。准妈妈在这段时间最好每天洗澡，要是天冷，可以做局部的清洁。在清洁完之后要做乳房按摩，坚持到宝宝出生的时候，就能顺利地进行母乳喂养了。

怎样正确地清洁和按摩乳房

清洁：先将乳痂清除掉，然后用温热的毛巾将表面的皮肤清洁干净，用热毛巾对清洁好的乳房进行热敷。

按摩：将拇指同其他四指分开然后握住乳房，从根部向顶部轻推，将乳房的各个方向都做一遍，最后挤压乳晕和乳头就能挤出初乳，每天这样做可以保证乳腺管畅通。

养护：用温和的润肤乳液将清洗干净并按摩

完毕的乳房再进行一次按摩，这次按摩的重点是乳头，要给它一定的压力，用两三个手指捏住乳头然后轻捻，手指要沾上乳液，使乳头的皮肤滋润。这样当宝宝咬住它并用力吸的时候就不会裂开，从而避免造成额外的伤痛。

纠正乳头内陷

乳头内陷明显会导致产后哺乳困难，甚至无法哺乳，乳汁淤积，继发感染而发生乳腺炎。因此，乳头内陷的准妈妈，应该于怀孕5～6个月时开始设法纠正。

推荐给准妈妈的乳头内陷纠正方法：

第一种：一手托住乳房，另一手的拇指和中、食指抓住乳头向外牵拉，每日2次，每次重复10～20次。

第二种：将两拇指相对地放在乳头左右两侧，缓缓下压并由乳头向两侧拉开，牵拉乳晕皮肤及皮下组织，使乳头向外突出，重复多次。随后将两拇指分别在乳头上下侧，由乳头向上下纵形拉开。每日2次，每次5分钟。

第三种：用一个5毫升空注射器的外管扣在乳头上，用一橡皮管连接另一个5毫升注射器，利用负压抽吸方法也有助于纠正乳头外突。

清洁、按摩乳房动作一定要轻柔

由于对乳房和乳头的刺激可能引起子宫收缩，因此清洁、按摩或牵拉过程中用力一定要轻柔，如果出现腹痛或阴道出血症状，应立即停止，并及时送医院治疗。

●● 脚型发生变化，换双舒适合脚的鞋子

准妈妈身体变化很大，体形越来越笨重，脚部负担也越来越重。双脚不堪重负，肿胀、干燥，甚至疼痛现象时有发生。这时，一双舒适合脚的鞋子对准妈妈来说非常重要。

面料柔软舒适

春秋季节可以选择布料鞋，因为布料的透气性、吸汗性比较好，也更柔软，可弯曲性更高，行走起来比较省力。冬天穿保暖性好的鞋子，皮革鞋为首选，最好选择柔软轻薄的牛皮、羊皮鞋。

款式要宽松

最好选择圆头的鞋子，且要有一定的宽度，尺码最好比脚长大出1码。如果要去买鞋，宜在下午3：00~4：00点，因为这时是一天中脚部肿胀度最大的时候，依这时的脚型买鞋，才不至于使鞋码偏小。

鞋跟2厘米左右

一般认为怀孕后要穿平底鞋，其实不然，准妈妈鞋跟理想的高度为2厘米左右，且后跟要宽大、结实、有弹性。因为准妈妈由于腹部的压力，重心会自然后移，穿平底鞋时脚跟先着地，脚掌后着地，不能维持足弓吸收震荡，容易引起肌肉及韧带的疲劳和损伤。

●● 身体、口腔异味重，如何消除

激素导致体味变重

怀孕后，准妈妈内分泌会发生很大变化，雌激素和孕激素水平升高，加上准妈妈体温偏高，比较容易出汗，这就导致身体、口腔容易产生比较浓重的特殊气味，不太好闻。这虽然对身体丝毫无害，但却会影响准妈妈的心情。

如何抑制身体异味

1.如果是在夏天，准妈妈最好换穿棉质、吸汗、宽松舒适的衣物。如果是在冬天，准妈妈爱出汗，可以少穿一件衣服，因为准妈妈体温相对较高，保暖措施既要做好，也不能过分夸张。

2.要勤洗澡，勤换衣物，以此来消除体味，而不是用止汗露、香水之类的化学产品。

3.口腔异味重的要勤刷牙、漱口，可以选择含植物成分的漱口水。

●● 乘坐公交车、地铁注意事项

即使怀孕了也免不了要出门，尤其是职场准妈妈，更要每天跟公交车、地铁打交道。肚子里怀着一个小宝宝，毕竟不是一个人了，那么准妈妈乘车都应该注意哪些事项呢？

避开上下班高峰期

8：00和18：00是上下班的高峰时段，车上人多拥挤，路况也不好。准妈妈如果要出门，最好能够避开这两段时间。如果是职场准妈妈，必须按时上下班，那么早晨可以提前20分钟时间出门，下班后可以往后拖延20分钟再回家。这样就能避开高峰期，相对来说会比较安全一点。

选择舒适的座位

车上人少时最好选择前排通风良好的座位，尽量避开坐在车头或车尾，靠窗户坐能够保持通风透气和安全舒适。

知识链接 **在车上看书为什么会晕车？**

为了保持平衡，大脑对触觉、视觉及内耳平衡觉等数据的组织是相互一致的，当眼睛盯着书本时，大脑接收到的是静止的信息，但当车子变速或转弯时，内耳的感受器却抵触了上述信息，和大脑预期状况不一致，就会产生丧失空间感、恶心、呕吐等晕车症状。

请求别人让座

公交车和地铁上一般都设有"老幼病残孕专座"，准妈妈上车后可以提醒乘务员请坐在这些位置上的乘客为自己让座。

保持心平气和

在车上不要看书，以免晕车。保持心平气和，可以随身带着MP3等听听音乐。

抓紧扶手

如果实在没有座位，那么一定注意抓牢扶手，以免紧急刹车摔倒。

平稳上下车

上下车时不要和别人抢行，要等车完全停稳后再上下车，以防意外。

●● 准妈妈驾车安全守则

怀孕后反应一般都会变得迟钝，而驾驶汽车需要全神贯注，这会让准妈妈感到更加疲劳，紧张、焦虑，也不利于胎儿成长。驾车时长久的坐姿，也会影响准妈妈身体的血液循环。为了避免各种意外，准妈妈最好不要自己开车。必须自己驾车时，一定要遵守以下安全守则：

限制车速

准妈妈要时刻牢记肚子里还有个宝宝，因此要把爱开快车的习惯改掉，车速不要超过60公里/小时，最好不要开车上高速公路。

只走熟悉的线路

熟悉的路况可以令准妈妈得心应手，而不会过于紧张。

避免长时间开车

长时间驾驶需要全神贯注，付出更多的精力，而坐的时间过久，会使得准妈妈腰部承受太大压力，导致腹压过大。同时，长时间处于震动和摇晃之中，对准妈妈来说过于疲劳，可能会引起胎动异常和腹痛。因此，连续驾车不要超过1小时，每开一段时间车就要下车适当活动一下，以保持良好的血液循环。

避免紧急刹车、转弯

准妈妈开车时要注意平稳操作，加速、转弯和刹车时，都要保证车辆的平稳性。这样才能避免方向盘冲撞腹部，并保护胎儿不受剧烈的摇摆和晃动，也尽可能地避免事故的发生。

系上安全带

有些准妈妈认为系安全带会压迫到胎儿，因此驾车或乘车时选择不系安全带，其实这是不正确的。只要方法得当，系安全带对胎儿是没有影响的，而且这样才能真正保护胎儿。

孕早期和孕晚期不宜开车

孕早期由于早孕反应比较严重，准妈妈常会恶心、呕吐、疲倦，而开车需要高度集中注意力，这种情况显然是不适合开车的。而到了孕晚期，准妈妈的腹部已经变得很大，极易撞上方向盘或仪表板，造成损伤。当身体不适或者预产期临近时绝对不要驾车，以免途中突遇紧急分娩或因故流产。

温馨提示

旅途中遇到紧急情况的处理方法

准妈妈发生腹痛、阴道出血等情况时，一定要及时终止旅游，立即就医。如果是与怀孕有关的意外，例如流产、早产、妊娠并发症等问题，应先在当地稳定病情。陪同的家属可以请妇产科医师协助并与当地医疗机构联系，视病情来决定留在当地或转回本地治疗。如果准妈妈在国外旅游时发生意外，家属可以请当地卫生机构或外交机关协助处理。

●●给出游准妈妈的提示

在孕中期身心相对稳定的时候，准妈妈是可以出门旅行的，但一定要做好周密的安排和相关的准备。

交通工具

尽量乘坐平稳宽大、附洗手间设施的交通工具，如火车、大型轮船等。旅途中，准妈妈应注意定时做腿部运动，促进血液循环。

短途旅行可乘坐汽车，但一定要系好安全带。如是长途最好乘火车，这样能够避免颠簸引起流产。怀孕32周以内的准妈妈是可乘飞机的，乘机时最好选择紧靠通道的座位，这样便于经常起立活动下肢，防止水肿，也方便去洗手间。

住宿

选择在星级酒店住宿，附近要有医疗机构。

饮食准备

准妈妈常常会感到饥饿，总是想吃东西。因此临行前一定要在包里放些干果和小点心等健康小零食。最好事先请医生开一些维生素和补充矿物质的药物，以防在长途旅行中不能正常补充新鲜水果、蔬菜和足够的蛋白质。也可以带一小袋奶粉，在没有鲜奶的时候喝。

预防疾病的侵袭

感冒发热、腹泻脱水是引起准妈妈流产的主要原因。因此，准妈妈外出长途旅行时，一定要根据气候变化情况及时增减衣服，防止着凉感冒。旅途中应讲究饮食卫生，饭前便后洗手，不吃生冷不洁的食物，不喝生水，尤其不要控制住自己的欲望而乱吃那些小商贩的食物。

需要携带的必备物品

宽松的衣裤、舒适的鞋袜、帽子、托腹带、护垫、产前检查手册、保健卡、平时产前检查医院及医师的联络方式、需要每日服用的维生素、对怀孕安全的抗腹泻药、口服的胃肠药、小袋的奶粉、准妈妈怀孕周数的证明、防晒霜、润肤乳液、纸内裤、水、健康小零食、干净的毛巾和个人洗漱用品、护照或身份证、钱、纸巾等。

●● 为宝宝取个可爱的昵称

提前取个昵称，对宝宝进行语言胎教

虽然宝宝还没有出生，但是准爸爸准妈妈可以提前给孩子取个可爱的名称，方便与胎儿交流。怀孕5～6个月时，胎儿就有了听觉，准爸爸、准妈妈要经常叫胎儿的乳名，呼唤他，告诉胎儿父母对他的爱，胎儿会记忆深刻。宝宝出生后，当爸爸妈妈叫宝宝的乳名，他听到曾经熟悉的名字，就会有一种特殊的安全感，宝宝的烦躁、哭闹会明显减少，有时还会露出高兴的表情。

如何给宝宝取昵称

宝宝在准妈妈肚子里，往往不知道性别，此时给宝宝取昵称，可以采用以下的办法。

1.表达自己对宝宝未来人生的祝福。如有的准父母给宝宝取名叫"壮壮"，希望孩子出生后身体健康；有的给宝宝取名叫"乐乐"，希望宝宝一生快乐少烦恼等。

2.希望孩子成为一个什么样的人。希望长大当文学家、艺术家的，就给宝宝取个带有文艺气息的名；希望宝宝将来平平安安过一生，就给孩子取个"安安"之类的名字。

3.取个有纪念意义的昵称。比如准父母为了纪念夫妻的爱情有了爱情的结晶，就给孩子取名叫"晶晶"；或者怀宝宝的时候，妈妈做了一个什么样的梦，都可以用来给宝宝命名，把自己的美好意愿和人生纪念都加进去。

07 胎教进行时

●● 抚摸胎教，让胎儿感受温柔的接触

什么是抚摸胎教

抚摸胎教通过轻轻抚摸、触压准妈妈的腹部，让腹中的胎儿感觉到父母的存在并做出反应。把父母对宝宝的关爱传达给他，在宝宝出生前就建立良好的亲子关系。

抚摸胎教的益处

抚摸胎教可以锻炼胎儿的触觉，促进胎儿的智力发育和运动神经的发育。经常受到抚摸的胎儿，对外界环境的反应比较机敏，出生后翻身、抓握、爬行、坐立、行走运动方面的能力，要比一般婴儿发育超前。抚摸胎教要有规律，每天2次，坚持在固定的时间进行，这样胎儿才能心领神会地在此时间里做出反应。

怀孕3个月以后，来回抚摸

即准妈妈在腹部完全松弛的情况下，用手从上至下、从左至右，来回抚摸。抚摸时动作要轻，时间不宜过长。

怀孕4个月以后，加上触压拍打法

准妈妈采取平卧，放松腹部，从上至下、从左至右来回抚摸腹部，并用手指轻轻按下再抬起，然后轻柔地做一些按压和拍打的动作，刺激胎儿的触觉。准妈妈要持之以恒，一般需要几周时间，胎儿才会有所反应，如身体轻轻蠕动、手脚转动等。开始时每次5分钟，等胎儿做出反应后，每次5~10分钟。

专家热线
常见疑问解答

Q 是不是每个准妈妈都可以进行抚摸胎教，有没有不适合的情况呢？

A 一般在孕早期以及临近预产期时不宜进行抚摸胎教。有不规则子宫收缩、腹痛、先兆流产、先兆早产或曾有过流产、早产、产前出血等不良产史的准妈妈，也不宜进行抚摸胎教，可用其他胎教方法替代。

Q 抚摸时，胎儿抵触怎么办？

A 准妈妈在抚触胎儿时，动作要轻柔，切忌粗暴。如果感觉到胎儿用力挣扎或蹬腿，或来回扭动身体，表明他不喜欢，应立即停止。可用手轻轻抚摸腹部，胎儿就会慢慢地平静下来。

怀孕6~7个月，推动散步法

当准妈妈可以在腹部明显地触摸到胎儿的头、背和肢体时，就可以增加推动散步的练习。练习时准妈妈平躺在床上，全身放松，轻轻地来回抚摸、按压、拍打腹部，同时也可用手轻轻地推动胎儿，让胎儿在子宫内"散散步、做做操"。

此种练习应在医生的指导下进行，以避免因用力不当或过度而造成腹部疼痛、子宫收缩，甚至引发早产。每次5~10分钟，动作要轻柔自然，用力均匀适当。

●● 根据胎动规律进行互动

可以跟胎儿做游戏啦

准妈妈怀孕5个月以后，就能明显地感到胎动了。如果用手触摸腹部，胎儿就会在抚摸的地方踢几下。这时准妈妈就可以跟胎儿做亲子游戏，积极互动了。

游戏时，准妈妈先用手在腹部从上至下、从左至右轻轻地、有节奏地抚摸和拍打，当胎儿用小手或小脚给予还击时，准妈妈可在被踢或被推的部位轻轻地拍两下，一会儿胎儿就会在里面再次还击，这时准妈妈应改变一下拍的位置，改拍的位置距离原拍打的位置不要太远，胎儿会很快向改变的位置再还击。调皮的胎儿还会跟妈妈捉迷藏呢——你向左，我偏向右。

最好在每晚临睡前进行，时间不宜过长，每次10分钟即可，以免使胎儿过于兴奋。

胎儿能感知妈妈的情绪

胎儿是有情绪的。准妈妈能感觉到胎动，一般就是胎儿处于清醒期的阶段，这时候胎儿不仅仅能感觉到抚摸，对准妈妈的情绪感知也更加明显。所以当准爸爸、准妈妈在良好的情绪下抚摸宝宝，宝宝的胎动就会是有力量、有规律的胎动，比如很激动地蹬腿，好似敲锣打鼓庆祝一般。反之，准妈妈情绪低落的时候和宝宝互动，宝宝的胎动可能会是比较缓慢的蠕动的感觉，力气好像也不大，似乎能感觉到妈妈的伤心。

●● 适时适度进行音乐胎教

让准妈妈和胎儿双赢的音乐胎教

高雅、优美、悦耳的音乐能促进胎儿神经系统和感觉器官的发育，刺激胎儿的大脑，更好地开发智力。优美动听的音乐，还能够促进准妈妈分泌出一系列有益健康的激素，以此促进胎儿的生长发育。

从怀孕4个月时，准妈妈就可以对胎儿做音乐胎教了，古今中外的音乐都可以，最好多听一些舒缓的古典音乐，这是因为古典音乐的节奏与母亲每分钟72次左右的心跳音相近，而胎儿对母亲的心跳音最有安全、亲密感。

那些不太爱听音乐的准妈妈，更不要放过这个恶补的机会，这可是增强自己音乐修养的好时机。有时间有空闲，又能跟自己的胎儿交流，何乐而不为呢？

选择一个舒适的地方，或躺或坐，徜徉在高雅的音乐殿堂，让自己的思绪在乐曲中飞翔，和胎儿共度一天又一天愉快的时光，这将是一个准妈妈一生难忘的幸福回忆。

准妈妈在胎动时进行音乐胎教效果更好

胎动时，说明胎儿是意识清醒的，此时跟胎儿进行各种互动和胎教，能取得好的效果。选择胎教音乐时，必须充分衡量音乐的质量，购买正规的专用胎教音乐CD，否则会对胎儿的大脑和听觉造成伤害。

温馨提示

世界名曲

贝多芬的《田园》、约翰·施特劳斯的《维也纳森林的故事》、约纳森的《杜鹃圆舞曲》、罗伯特·舒曼的《梦幻曲》、瓦尔第的小提琴协奏曲《四季》、勃拉姆斯的《摇篮曲》、柴可夫斯基的《B小调第一钢琴协奏曲》。

●● 胎教课堂：《天鹅湖》欣赏

准妈妈在听《天鹅湖》的同时，展开丰富的想象力，想象着有关天鹅高贵、圣洁的形象以及美丽动人的传说。

序幕：森林湖畔。 美丽的公主奥杰塔在湖边山冈采花时惊动了魔王罗特巴尔特，他现出了怪鸟本相，将公主和随从变成了天鹅。

第一幕：皇宫花园。王子齐格弗里德成年了，但他仍每日沉湎于玩耍。母后突然驾到，勃然大怒，决定尽快给王子完婚。母后离开后，王子看到一群天鹅从天空飞过，就告别朋友追随而去。

第二幕：湖畔相见。美丽的天鹅就是被魔法禁锢的公主。王子举弓欲射，美丽的公主走上岸变回了人形向王子讲述自己的悲惨遭遇，并告诉他只有忠贞不渝的爱情才能使她摆脱魔王的统治。王子立下重誓将永远爱着公主。在魔王的召唤下，公主与王子依依惜别，王子将公主留下的羽毛贴在胸口，决心拯救公主摆脱苦难。

第三幕：皇宫大厅。宫廷宴会上美女如云，王子的心中只有奥杰塔，对其他候选者视而不见。魔王假扮成黑天鹅奥吉丽雅，冲过皇宫的卫士出现在宴会上。在"奥吉丽雅"的百般诱惑下，王子终于违背了誓言。魔王得意地现出原形，王子悔恨万分，绝望地向湖畔奔去。

第四幕：幸福的结局。知道真相的奥杰塔无限感伤，决心不再宽恕王子。魔王狂喜地露出狰狞的凶相，王子不顾一切地向魔王冲去，在公主和众天鹅的帮助下战胜了魔王。乌云消散，大地生辉，公主和随从恢复了人形。

08 情绪调节站

●● 利用按摩缓解情绪

准妈妈因为生理造成的心理因素，情绪波动很大，很容易紧张、焦躁不安。有的准妈妈会乱发脾气，有的易怒，有些人则郁郁寡欢，这些情绪对腹内的胎儿都会产生不良影响。孕期准妈妈更需要家人尤其是准爸爸的关怀和支持，准爸爸不但要体贴百倍，更要有耐心，保持良好心态。

按摩是帮准妈妈舒缓情绪的好方法

按摩既能帮助准妈妈促进血液循环、减少疲劳感，又可疏解情绪。准妈妈还能享受到丈夫的关爱与呵护，可谓一举两得。准爸爸可以跟着电视节目或参看相关书籍，学点基本按摩手法。

按摩的注意事项

1.各个部位一般按摩15分钟就行了，按摩的力度要稳定，不要时重时轻。

2.按摩要选择舒适的、能躺开的地方，比如床上。

3.在孕早期（孕1~3月）及产前一个半月，不适合进行力度大的按摩，或按摩身体的敏感部位，如腹部、乳房。

4.如果准妈妈出现妊娠并发症或者其他疾病，则不宜进行按摩。

5.准妈妈处于饥饿或吃饱的状态时不要按摩。

●● 自我暗示法，快乐"想"出来

进行自我暗示的好处

在职场上有些励志培训，会要求员工用自我暗示法来提高自信和在职场拼杀的勇气，比如我是最棒的之类。其实，暗示是个很管用的方法。积极的暗示可帮助被暗示者稳定情绪，建立自信心及战胜困难和挫折的勇气，而消极的暗示却能对被暗示者造成不良的影响。

准妈妈如何进行自我暗示

当准妈妈情绪低落时，不妨运用自我暗示的方法。良好的自我暗示，可以驱散忧郁，克服怯懦，恢复自信，激发兴奋点，把自己的心态、情绪调整到最佳状态。对自己进行积极的心理暗示，其实很简单。

准妈妈首先要学会自我微笑。笑是人充满信心和快乐的表现，经常微笑，内心就会自然滋长自信的体验。只要你笑了，哪怕是假笑，你的心情也会随着微笑而改变。

此外，准妈妈可以默念：我很幸福，十月怀胎是妈妈跟宝宝紧密相处的特殊时期，我要快乐地跟宝宝度过这段美丽时光。这样一来，艰辛的十月怀胎就会变得温情脉脉，充满了温馨和亲情，更充满了一个准备当妈妈的女性的自信和奉献。

09　职场准妈妈须知

●● 巧妙应对职场应酬

无论如何都要远离烟酒和噪声

职场准妈妈必须永远牢记的原则：远离烟酒，远离噪声的环境！烟酒对准妈妈和腹中胎儿的伤害我们就不老话重提了，噪声对胎儿也会产生严重的危害。尤其是KTV这样的场合，是不适合准妈妈的，应该尽量远离。

三个妙招巧对职场应酬

妙招一：准妈妈在应酬时，利用各种机会，多选择适合孕期食用的菜品，为自己的营养加分。因此，准妈妈应牢记哪些食物适合孕妇食用，哪些食物和饮料是孕妇绝对不能碰的。

妙招二：准妈妈身边不要缺水。宴席上别人敬你酒，你可以用水代酒。如遇上恶劣的环境，如拥挤、嘈杂等，水也能很好地舒缓神经和补充身心平衡，绝对是你的好帮手。

妙招三：高声说"不"！作为一个准妈妈，千万不要忍气吞声，也不要觉得不好意思，当遇到烟酒逼迫的环境，或不健康的食物，一定要大声说"不"，勇敢地拒绝这种伤害。一般情况下，有礼貌的男士会尊重女士特别是怀孕的女士，所以准妈妈们不妨高举怀孕"大旗"，理直气壮地说："我不能喝酒，因为我怀孕了。""请您不要吸烟，对宝宝不好。"如果对方一直置若罔闻，准妈妈可以提前退场，因为胎儿的健康是你首先要负责的。

> **温馨提示**
>
> **噪声对胎儿的危害**
>
> 噪声能使准妈妈内分泌功能紊乱，从而使脑垂体分泌的催产激素过剩，引起子宫强烈收缩，导致流产、早产。噪声还能刺激母体神经细胞改变，影响胎儿神经系统的正常发育。

●● 利用上下班途中活动放松

适当步行

对于职场准妈妈来说，上下班时可以适当步行一段距离再乘车。步行不但可以锻炼身体各部位，提高体力，还有利于母婴健康以及顺产。一般步行半个小时就可以了，步行太多对准妈妈不适合。关键还是看准妈妈的感受，以不累为准。

等车时的放松活动

可以轻微活动下劳累的脖颈，转一下腰身或做胳膊的伸展运动。动作要轻微，转动头颈可以采用向左右转动、前后转动这样的动作。转动腰身每次活动10~15下就可以，活动剧烈会影响肚子里的胎儿。

在公交车上

如果准妈妈没有座位，站在公交车上，要非常当心，抓牢扶手，注意安全。如果准妈妈坐着，可以轻微活动头和脖子。还可以活动一下手关节和脚关节，让劳累的身体得到舒展和休息。让眼睛尽量往远处看，可以避免眼睛过于劳累。

10 孕期不适与疾病

●● 耳鸣

在怀孕期间，由于准妈妈黄体酮分泌量增加，容易造成黏膜肿胀而导致耳鸣、鼻子过敏、鼻塞等症状出现。

准妈妈耳鸣分娩后会改善

耳鸣的现象在分娩后通常会得到改善。因此，只要耳鸣现象不影响日常生活就不必太担心。如果耳鸣较轻，有时自己按摩耳屏前方的穴位便可使耳鸣消失。

耳鸣严重怎么办

1.准妈妈耳鸣如果是病变引起的，有可能是因为贫血、甲状腺功能亢进、糖尿病、各种感染引起的发热等，这些疾病不仅会使身体处于消耗状态而出现耳鸣和头疼，还会影响准妈妈全身重要器官的功能和胎儿的发育，所以要及早诊断并积极治疗。

2.准妈妈需要接受专科检查，如耳鼻喉科检

查，排除耳道异常。如果没有异常，应进行神经检查，排除脑部病变。

3.治疗耳鸣应尽量选择食疗和中医，因为在怀孕期间用西药可能会对胎儿造成伤害，所以若需治疗一般不建议用西药治疗。

知识链接
缺铁性贫血也可引起耳鸣

有些准妈妈耳鸣，有可能是缺铁性贫血引起的。由于红细胞减少，血液运载氧气的能力减弱，母体组织细胞缺氧，准妈妈会出现头晕、耳鸣等症状。因此准妈妈预防缺铁性贫血，可以防止耳鸣。

●● 妊娠瘙痒症

妊娠瘙痒症的主要表现为皮肤瘙痒。有些准妈妈症状较轻，只是感到皮肤稍有瘙痒；有的准

妈妈却是瘙痒难忍，坐立不安，非常痛苦。严重时出现黄疸、红色丘疹、风团块、红斑和水疱等，少数患者还会乏力、腹泻、腹胀。

妊娠瘙痒症的危害

发生妊娠瘙痒症时，胆汁淤积在胎盘，使胎盘的绒毛间隙变窄，胎盘血流量减少，准妈妈与胎儿之间的物质交换和氧的供应受到影响，可能引发早产、胎儿宫内发育迟缓、宫内窘迫甚至死亡。

妊娠瘙痒症的防治

准妈妈如果的确瘙痒难耐，应该去医院找医生，需在医生指导下用药。医生会给出用药建议。除了用药物治疗外，还可采取以下方法缓解症状：

1.准妈妈要减轻精神负担，避免烦躁和焦虑不安的情绪。否则精神紧张、情绪激动会加重瘙痒。

2.准妈妈应尽量避免搔抓止痒。过分抓痒会令皮肤出现抓痕，使表皮脱落出现血痂，日久会导致皮肤增厚、色素加深，继而加重瘙痒，甚至还能引起化脓性感染。

3.注意卫生，保持皮肤清洁，不要穿着不透气的化纤内衣，避免进入湿热的环境。

4.皮肤出现瘙痒时可用毛巾热敷后涂抹一些炉甘石洗剂，并认真记录胎动，密切监测胎儿的情况，一旦出现异常，要及时采取相应的救治措施。

5.洗澡时切忌用温度过高的水或使用碱性肥皂使劲擦洗，因为这样会加重瘙痒。

11 产检关注

●● 第三次产检

准妈妈已经进行了两次产检，跟自己的产科医生应该也逐渐熟悉起来。做产检时一定要放松心情，最好由准爸爸陪同。第三次产检时，除了体重、血压、宫高与腹围、水肿情况、尿常规等每次产检都要检查的项目外，还有可能进行血常规检查。

另外，准妈妈还要做产前筛查。通过产前筛查可以查出是否怀有患先天愚型、神经管畸形、18－三体综合征胎儿的可能性，但这不是一次检查就能确定的。如果发现怀有不健康胎儿的迹象，就需要进一步确诊，如B超检查或羊水细胞染色体核型分析确诊。如果经过医生仔细诊断，

或经多位专家会诊，明确怀有先天愚型胎儿，应该考虑终止妊娠，避免生下残疾孩子，给家庭造成重大悲剧。

●● B超检查对身体无害

B型超声波检查俗称"B超"，是一种非损伤性和无痛苦的检查方法。超声波是一种机械波，产生的只是热能，而且进行超声检查的时间都不超过10分钟，声能也控制在安全的范围之内。只要是诊断剂量的B超检查，对胎儿是没影响的。

孕期要进行几次超声检查

根据不同情况，医生会让孕妇及时做B超，

一般第一次在7~8周时，B超看胎儿孕周有无胎心，是否晚发育；第二次在11~13周，B超看胎儿颈部厚度（NT值）；第三次在20~24周，检查胎儿是否畸形。

做B超的准备和注意事项

便秘者应于当日早晨或前日晚提前排空大便，以免影响检查。

●● 唐氏儿筛查

唐氏综合征

唐氏综合征，也叫先天愚型，是一种先天性疾病。患此症的孩子俗称痴呆儿。表现为智力低下，发育迟缓。患儿眼距增宽、眼裂狭小，双眼外侧往上斜，鼻梁扁平，外耳及头围比正常儿童小，运动和语言能力发育明显落后，很晚才会坐、站、走和讲话等。为避免生出唐氏综合征患儿，准妈妈需到医院进行唐氏儿筛查。

唐氏儿筛查方法

唐氏儿筛查就是通过抽取准妈妈血清，检测母体血清中甲型胎儿蛋白和绒毛膜促性腺激素的浓度，并结合准妈妈的预产期、年龄、体重和采血时的孕周等，计算生出唐氏儿的危险系数。

什么时候筛查

进行筛查的最佳时间是怀孕的第15~20周。准妈妈一般在抽血后一周就能拿到检查结果。如果筛查是高危，准妈妈需做羊水穿刺和胎儿染色体检查才能明确诊断。

唐氏筛查得到的不是绝对值而是可能性，即生育唐氏儿的危险性大小，因此经过筛查定为低危也不能绝对保证胎儿百分之百健康。

数据解读

唐氏儿出生率高

随着环境污染及不良生活习惯的影响，即使没有任何异常家族史的正常孕妇仍有可能生出唐氏儿。近几年的筛查结果表明，35岁以上孕妇生育的唐氏儿占其总出生量的15％。另外，父亲年龄超过39岁，生出唐氏儿的风险也比较大。

12 特殊关照：双胞胎准妈妈的孕期生活

●● 双胞胎是怎样形成的

准妈妈若怀孕时，一次怀孕两个胎儿的情况称为双胞胎。双胞胎的形成有两种情况：双卵双胎和单卵双胎。

双卵双胎的形成

双卵双胎就是子宫内同时有两个卵子，分别受精形成两个受精卵，然后分别发育成两个胎儿。这两个卵子有可能从同一成熟卵泡中排出，或来自同一卵巢的两个成熟卵泡，或者从两侧卵巢的两个成熟卵泡排出。双卵双胎的两个受精卵不同，因此两个胎儿有各自的遗传基因，两个胎儿的性别和血型可以相同，也可以不同，其容貌与一般兄弟姊妹相似。

单卵双胎的形成

　　单卵双胎是由一个受精卵分裂为两个受精卵，以后各自发育形成两个胎儿。两个胎儿具有相同的基因，所以性别相同、容貌相似，血型、体质和精神神经类型也相同。偶尔有少数单卵双胎因受精卵分裂不完全，从而形成不同程度的连体畸形。

●● 双胞胎准妈妈孕期会遇到哪些困难

　　怀了双胞胎虽然是一件令人兴奋的事，但双胎妊娠比单胎妊娠遇到的困难要多得多，双胞胎准妈妈可要做好迎接这些挑战的准备。

早孕反应更强烈

　　怀有双胞胎时，怀孕的反应会更加强烈，如头晕目眩、呕吐、失眠、胃痛、腹痛、呼吸困难、骨痛等。这些麻烦可能会将得知怀了双胞胎的喜悦冲淡。

身体负担更重

　　因为要孕育两个胎儿，所以准妈妈体重增长会更多，加上两个胎儿的重量，身体负担会更重。尤其到了孕晚期，沉重的身体可能会压得准妈妈喘不过气来，行走、动作也会变得更加困难。

妊娠并发症多

　　双胎妊娠的子宫比单胎妊娠的要大很多，更容易压迫心脏、肺、下腔静脉，影响血液循环，产生心慌、呼吸困难、下肢水肿等不适，并且更容易并发各种妊娠疾病，如妊娠高血压综合征的发病率就要比单胎妊娠高。

●● 双胞胎准妈妈注意事项

保证充足的营养

　　由于母体要同时给两个胎儿提供营养，所需的营养素相应也较多。尤其到了孕中、晚期，胎儿发育迅速，这就要求准妈妈的营养供给不但有数量，更要有质量。因此，准妈妈要摄入足够的蛋白质、维生素和矿物质，应注意多吃鱼、鸡蛋、牛奶、瘦肉及豆制品、水果、蔬菜，适当增加粗粮，遵医嘱加服营养制剂。尤其是铁质的摄入一定要充足，否则铁质不能及时得到补充，极易发生胎儿发育不良或胎盘缺氧。孕中期以后要经常检查血液内血红蛋白的含量，根据情况或通过饮食调节，或及时补充铁剂。

加强产检

　　双胎妊娠发生意外的概率比单胎妊娠高，各项并发症也多，所以一定要进行更多的孕期检查，跑医院的次数可能比单胎准妈妈要多一倍。

预防流产和早产

　　双胎妊娠的子宫腔相对狭窄，胎盘血液循环较易发生障碍，其流产发生率要比单胎妊娠高2~3倍，因此应加强孕期保护与监护。另外，因子宫过度膨胀，更易发生早产，所以整个孕期都要注意休息，避免房事，并提前4周做好分娩前的准备工作。

知识链接　　双胎妊娠具有家族遗传性

　　研究表明，双胎妊娠有家族遗传倾向，并随母系遗传。如果准妈妈本人是双胎之一，那么她生双胞胎的概率为1∶58；如果准妈妈的父亲或母亲是双胎，她生双胞胎的概率也很高。

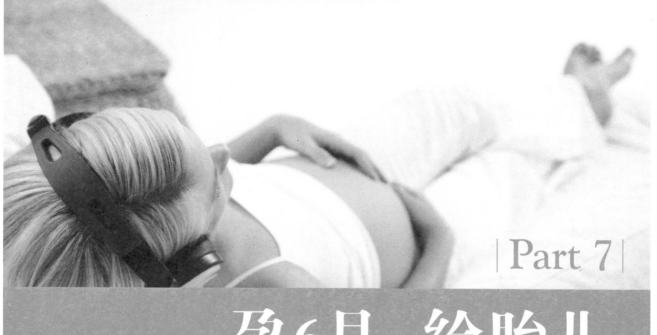

Part 7

孕6月，给胎儿最好的关爱

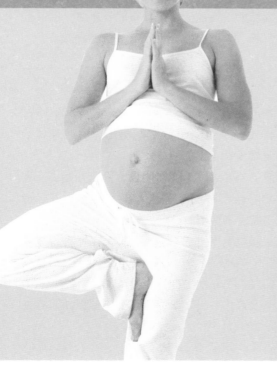

阅读关键提示

- 胎儿发育周周看
- 孕6月准妈妈身体的微妙变化
- 怀孕知识课堂
- 营养与饮食
- 健康食谱推荐
- 日常起居保健
- 胎教进行时
- 情绪调节站
- 职场准妈妈须知
- 孕期不适与疾病
- 产检关注
- 特殊关照：肥胖准妈妈如何轻松度孕期

01 胎儿发育周周看

●●● 第21周的胎儿

胎儿21周了，恭喜准妈妈，安全度过了怀孕的一半时间！和宝宝相处得很愉快吧！

本周胎儿身长16~18厘米，体重300~350克。这时起，胎儿的体重将会大幅度增加。眉毛和眼睑清晰可见，小家伙现在看上去变得滑溜溜的，他的身上覆盖了一层白色的、滑腻的物质，这就是胎脂。它可以保护胎儿的皮肤，以免在羊水的长期浸泡下受到损害。胎儿的听力已达到一定的水平，他已经能够听到准妈妈的声音了。如果是女宝宝，她的阴道现在已经形成了，并且会持续发育。

小家伙现在非常爱动，在安静的时候，准妈妈可以强烈地感觉到。

●● 第22周的胎儿

本周，胎儿可以算得上很健壮了。身长19~22厘米，体重400克左右，很像小宝宝的样子。由于体重依然偏轻，他的皮肤依然是皱皱红红的，这皱褶也是为皮下脂肪的生长留有余地。

嘴唇、眉毛和眼睫毛已清晰可见，10个小手指上也已长出了娇嫩的指甲。恒牙的牙胚在发育。视网膜已经形成，具备了微弱的视觉。听力已经基本形成，他已经能够辨认准妈妈的说话声、心跳声和胃肠蠕动发出的声音。

肺中的血管正在形成，呼吸系统正在快速地建立。胰腺也正在稳定的发育。男孩、女孩各自的外生殖器已经形成，通过超声波已经能够判断出胎儿的性别。内生殖器也已形成，并开始分泌激素。

●● 第23周的胎儿

又一周过去了，怎么样，准妈妈是不是感觉胎儿越来越活跃了？

23周的胎儿看起来已经很像一个微型宝宝了，他的身长大约20厘米，体重大约450克。胎儿在这时候会不断地吞咽，但是他还不能排便，直到出生后才会完成这件事情。

胎儿在这时候更加喜欢听抒情优雅的古典音乐。准妈妈可以做一个实验，放节奏快声音响的音乐时，你会发现胎儿对这种音乐的反应很剧烈，胎动增加幅度加大；当换成轻柔舒缓的音乐时，胎儿会安静下来，可见他对音乐和声音的敏感程度。

●● 第24周的胎儿

本周胎儿身长25~30厘米，体重500~550克，开始充满整个子宫空间。此时胎儿身体的比例开始变得匀称，头的大小约为身长的1/3，鼻和口的外形会逐渐变得明显，而且开始长头发与指甲。全身被胎毛覆盖，皮下脂肪也开始形成，皮肤呈不透明的红色。

大脑发育得非常快，他的肺正在发育着呼吸"树"的"分枝"——肺泡和肺部细胞。汗腺也在形成。心脏的脉动也在增强，力量加大，骨骼、肌肉进一步发育，手、足运动更活跃。呼吸系统也正在发育。

02 孕6月准妈妈身体的微妙变化

现在已经进入怀孕的第6个月，到现在，准妈妈无论是身体上、生理上还是心理上都发生了一些变化，让我们一起来看看吧。

腹部增大

准妈妈身形最明显的变化就是腹部越来越大，下腹部隆起更为突出，腰部增粗开始明显，已接近典型孕妇的体型。宫高接近20厘米，子宫底已达脐上1~3横指，你自己用手就能明确地判断出子宫的位置。由于子宫增大、加重，准妈妈的体态渐渐会发生这样的变化：脊椎向后仰、身体重心向前移，别人一看你的样子就知道你是孕妇了。因为你对自己身体的这种变化还不太习惯，可能会容易出现倾倒。此时你一定要注意自己的重心，任何动作都要更小心一些。

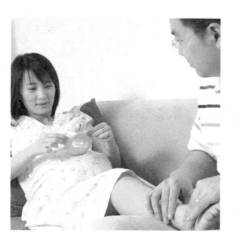

腰酸背痛

增大的子宫使腰部负荷增加，加之腰部和腹部肌肉松弛，致使腰椎负担加重，准妈妈在坐下或站起时常感到有些吃力，腰部和背部容易疲劳，时常觉得腰酸背痛、下半身很累。休息时可将枕头、坐垫等柔软东西垫在膝窝下；睡眠时应躺在平坦结实的床上，最好双腿屈曲；避免做经常弯腰的活动或长久站立，穿柔软轻便的低跟鞋或平跟鞋。注意摄取钙质也会减轻腰背痛，如果腰痛得厉害时可用热水袋热敷。

静脉曲张

由于增大的子宫压迫，腹腔大静脉回流受到影响，大约有50%的准妈妈会发生腿部静脉曲张。轻微时几乎不会觉得疼痛，但随着症状加重，腿变得更沉重，走起路来步履蹒跚。这时，休息时注意把腿抬高，可以搭在椅子和靠垫上。如果已经出现严重的静脉曲张，最好穿上孕妇专用的高弹力长裤，平时注意多按摩腿部。

知识链接

过量补充维生素D的危害

维生素D摄入过多，可导致特发性婴儿高钙血症，表现为囟门过早关闭、腭骨变宽而突出、鼻梁前倾、主动脉窄缩等畸形，严重的还伴有智力减退。平时常晒太阳的孕妇可不必额外补充维生素D和鱼肝油。

03　怀孕知识课堂

●● 孕中期的"幸福"生活

怀孕的最初3个月内因为胎盘还没有完全形成，胎儿处于不稳定状态，最容易引起流产，所以不宜性交。怀孕4个月后，胎盘发育基本完成，流产的危险性也相应降低了，适度的性生活可带来身心的愉悦，但还是不能和非孕期完全相同。

在次数和体位上都要控制

孕中期的性生活每周1～2次为宜。性交前孕妈妈要排尽尿液，清洁外阴；丈夫要清洗外生殖器，选择不压迫孕妈妈腹部的性交姿势。主张动作轻柔，插入不宜过深，频率不宜太快，每次性交时间以不超过10分钟为度。性交结束后孕妈妈应立即排尿，并洗净外阴，以防引起上行性泌尿系统感染和宫腔内感染。

以精液不入阴道为好

在孕期里过性生活，最好使用避孕套或体外排精，以精液不入阴道为好。因为精液中的前列腺素被阴道黏膜吸收后，可促使怀孕后的子宫发生强烈收缩，不仅会引起孕妈妈腹痛，还易导致流产、早产。

避免性生活的特殊情况

如果性生活后有腹痛或阴道出血等情况，有流产或早产可能，应及时就医。

有多次流产史或早产史的孕妈妈应注意尽量减少性生活，以免再次发生流产或早产。

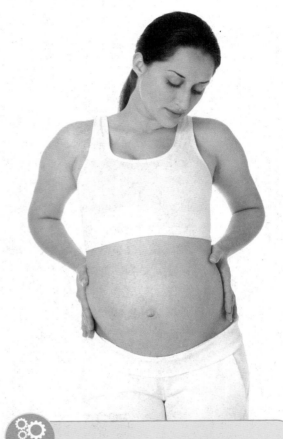

知识链接

让孕妈妈更舒适的方法

提醒准爸爸，性爱前多做些爱抚，尤其不要忘了对腹部的爱抚。准备一些软垫，在采取不同体位的时候，有了它们就会更方便。孕妈妈可以选择在充足的睡眠之后做爱，比如清晨，充足的体力和精力是达到高潮的最好保证。

04 营养与饮食

●● 准妈妈补充营养的误区

由于传统观念的影响，以及对营养知识了解不够全面，准妈妈常常会不经意地走向一些营养补充的误区，以下误区是最常见的几种：

误区一：多吃菜，少吃饭

许多人认为菜比饭更有营养，这种观点是极其错误的，米饭、面等主食是能量的主要来源，准妈妈在孕中期以后一天应摄入350～450克的米面及其制品。

误区二：补钙就要多喝骨头汤

其实，喝骨头汤补钙的效果并不理想，骨头中的钙不容易溶解在汤中，也不容易被人体的胃肠吸收，喝过多骨头汤反而可能因为油腻引起不适。

误区三：一人吃两人补

许多人认为准妈妈要努力加大饭量，准妈妈吃得多了胎儿就一定健康。其实，准妈妈即使食量加倍，胎儿真正所需要的营养量也不会随之加倍，反而容易导致准妈妈肥胖。

误区四：有营养的东西摄入越多越好

孕期加强营养是必需的，但营养摄入绝非多多益善，太多的营养摄入会加重身体的负担，可造成分娩困难。

误区五：盲目购买营养保健品

营养品有无必要主要看身体是否需要，而且许多营养品的吸收效果并不会比普通食物更好（牛奶的补钙效果未必比钙剂差），购买营养品前最好先咨询一下有经验的产科医生。

●● 哪些食物会损害胎儿的大脑

孕育一个聪明健康的胎儿是每对准爸爸、准妈妈的心愿，合理地补充食物可以起到健脑益智的作用，反之，如果不注意食物的选择，可能会有损胎儿大脑发育。那么，哪些食物有损胎儿的大脑发育呢？

过咸食物

经常食用过咸食物会损伤动脉血管，影响胎儿脑组织的血液供应，造成脑细胞的缺血、缺氧，导致胎儿日后记忆力下降甚至智力低下。

人体对食盐的需要量，成人每天在6克以下，准妈妈应少吃含盐较多的食物，如咸菜、榨菜、咸肉、豆瓣酱等。

含过氧化脂质的食物

过氧化脂质会导致大脑早衰或痴呆，直接有损于大脑的发育。

熏鱼、炸薯条、薯片等在油温200℃以上煎炸或长时间曝晒的食物中含有较多的过氧化脂质，准妈妈应少吃。

含铅食物

铅会杀死脑细胞，损伤大脑。

爆米花、松花蛋、啤酒等含铅较多，准妈妈最好不要吃这类食物。

含铝食物

经常吃含铝量高的食物，会造成胎儿出生后记忆力下降、反应迟钝，甚至导致痴呆。因此准妈妈最好不要常吃油条、油饼等含铝量高的食物。

●● 季节不同，饮食方法也不同

中医的养生，讲究的是依照四时更替，合理安排人的饮食和生活，准妈妈当然更不例外。

春季多吃甜食，少吃酸

中医认为，春季对应着肝脏，此时肝气旺盛，而酸味入肝。酸味食物有增强肝功能的作用，会让本来就偏旺的肝气更旺。肝旺就会损伤脾脏的功能，因此，春季要少吃一些酸性的食物。

由于甘味入脾，因此甜味的食物可以补脾脏，可多吃一些南瓜、山药等补脾食物，补充气血、解除肌肉的紧张。因此春季多甜少酸利于壮肝益脾。

◆食谱推荐：羊肉粥

原料： 鲜羊肉250克，大米100克，葱末、姜末各少许，盐适量

做法： 1.羊肉洗净，切成薄片；大米淘洗干净。

2.羊肉片、大米、葱末、姜末一同放入锅中，加适量清水熬成粥。

夏季慎食生冷，多吃苦

夏季气候炎热，易出汗，易耗伤气阴，人们往往会感觉到口干舌燥，所以，要适当多吃一些苦味的食物来降火。苦味食物能清泄暑热、以燥祛湿，便可以健脾，增进食欲。

此外，夏季还可以吃点酸味的食物，如西红柿、柠檬、草莓、乌梅、葡萄、菠萝、杜果、猕猴桃之类，它们的酸味能敛汗、止泻、祛湿，预防流汗过多而耗气伤阴，又能生津解渴、健胃消食。如能在菜肴中加点醋，醋酸还可杀菌、消毒，预防胃肠道疾病。

秋季少吃辛，多吃酸

秋季干燥，养生重在润肺，适合平补，可以多吃芝麻、核桃、糯米、蜂蜜、甘蔗等，起到滋阴、润肺、养血的作用。还要适当多吃些酸味的水果，如石榴、葡萄等。

冬季多吃热食，补温助阳

冬季人体阳气偏虚，阴寒偏盛，阴精内藏，脾胃运化功能较强，因此饮食应温补助阳、补肾益精。热粥、羊肉、萝卜等都是温热益精的典型食物。

●● 夏季，准妈妈要"学会"吃西瓜

夏季最解渴的水果当属西瓜。可有人说孕妇多吃西瓜有利于生产，也有人说孕妇吃西瓜可能导致早产，到底哪种说法才是正确的呢？

准妈妈吃西瓜有益处

西瓜中除了水分外，还含有胡萝卜素、维生素B_1、维生素B_2、维生素B_3、维生素C以及蛋白质、糖、粗纤维、无机盐、钙、磷、铁等物质。准妈妈在怀孕期间常吃些西瓜，不仅可以补充体内的营养消耗，还能更好地满足胎儿营养摄取的需要。

孕早期吃些西瓜，可以生津止渴，除腻消烦，对止吐也有较好的效果。孕晚期常会发生不

同程度的水肿和血压升高，常吃些西瓜，不但可以利尿去肿，还有降低血压的功能。

准妈妈吃西瓜要适量

西瓜优点虽多，但其所含的糖分也不低，若吃西瓜过量，糖分的摄入也就增加了。由于孕期女性体内胰岛素相对不足，对血糖的稳定作用下降，造成血糖升高，会发生妊娠糖尿病，而妊娠糖尿病是引发流产和早产的一个重要原因。因此，准妈妈不能过量吃西瓜，而有妊娠糖尿病的准妈妈更要慎重。

准妈妈不要吃"冰西瓜"

在冰箱内冷藏的西瓜由于温度过低，吃了可能会引起胃肠疾病，严重的甚至会引发宫缩，导致早产。因此，准妈妈吃西瓜要选择新鲜的常温的西瓜，不要吃"冰西瓜"。

●● 准妈妈上火吃什么好

在天气干燥的时候，准妈妈稍不留神就会上火，不仅会口干舌燥，还会心绪不宁，甚至有的准妈妈还会因虚火上升而大发脾气，这时就要注意去火，多吃去火食物。

苦味食物是去火佳食

"苦"味食物是"火"的天敌，若上火，则首选食物应是苦味食物。苦味食物之所以苦是因为其中含有生物碱类等苦味物质，这些苦味物质有解热去火、消除疲劳的作用。

苦味食物推荐：最佳的苦味食物首推苦瓜，不管是凉拌、炒还是煲汤，只要能把苦瓜做熟且不失"青色"，都能达到"去火"的目的。除了苦瓜，其他苦味食物也有不错的"去火"功效，如苦菜、苦丁茶、芹菜、芥蓝等，同样能清火解暑。

夏季多吃新鲜蔬果

夏季蔬果多，可以多吃甘甜爽口的新鲜水果和鲜嫩蔬菜，如紫甘蓝、西蓝花、西瓜、苹果、葡萄等，它们富含钙、镁等矿物质，有宁神、降火的神奇功效。

专家推荐的其他去火食物

大豆：大豆在滋阴、去火的同时还能补充因为高温而被大量消耗的蛋白质。

西瓜：西瓜性凉，吃了不会引起上火、心烦，而且含有丰富钾盐，能弥补人体大量出汗造成的体内钾盐缺乏。但注意西瓜放入冰箱不要超过3个小时。

牛奶：中医认为牛奶性微寒，可以通过滋阴、解热毒来发挥去火功效，还能补充夏季人体因大量出汗而损失的水分。因此，夏季上火可适当饮用牛奶去火。需要注意的是不要把牛奶冻成冰块食用，否则很多营养成分都将被破坏。

草莓：草莓不但好吃，中医还认为它有"去火"功效，能清暑、解热、除烦。

●● 血容量在增加，要注意补铁

准妈妈从怀孕第4个月开始，由于胎盘血循环的建立，血容量和红细胞总数不断增加，到临产前3个月增加得更多。这会导致血液中的血红蛋白相对降低，或由于铁、叶酸、维生素等营养物质摄入不足引起血红蛋白不足，当血红蛋白低于一定数值时，即会出现贫血。

为了防止准妈妈贫血，就要不断供给造血原料铁元素，保证母体和胎儿都有足够的铁贮备。一般建议怀孕28周时开始在医生的指导下补充铁剂，防止母婴缺铁和贫血。

铁对人体的作用

1.铁是血红蛋白的组成成分，血红蛋白参与氧的运输和存储。人体内铁的储存不能满足正常红细胞生成的需要而发生的贫血称为缺铁性贫血。

2.直接参与人体能量代谢，对人体免疫系统有影响。

准妈妈如何补铁

1.若服用铁剂，要在饭后30分钟后再服用。因为有些人服用铁剂有比较严重的胃肠道反应，如恶心、呕吐、腹痛、腹泻、便秘等。补铁制剂应选择对人体胃肠刺激小、吸收好、口感好的产品为佳。

2.多食用含铁丰富的食物，如蛋黄、海带、紫菜、木耳、动物血等。

3.多吃蔬菜和水果。因为蔬菜和水果中富含维生素C、柠檬酸及苹果酸，这类有机酸可与铁形成络合物，从而增加铁在肠道内的溶解度，有利于铁的吸收。

4.多用铁炊具烹调饭菜。做菜时尽量使用铁锅、铁铲，这些传统炊具在烹制食物时会产生一些铁溶解于食物中，形成可溶性铁盐，容易让肠道吸收铁。

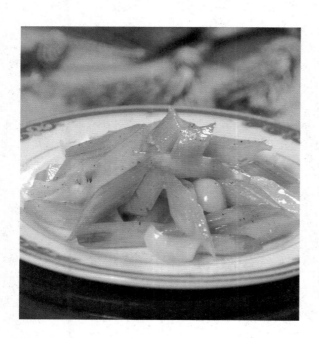

5.鸡蛋和肉或西红柿同食：鸡蛋和肉同食可以提高鸡蛋中铁的利用率；西红柿中的维生素C可以提高鸡蛋中铁的吸收率。

●● 准妈妈冬季要注意补铜

铜的补充在孕晚期的3个月尤为重要，特别是在冬天，补铜能够有效降低早产率。铜在人体内不能储存，必须每日补充。世界卫生组织建议，铜的摄取量为每天2毫克。

补铜以食补为主，含铜多的食物包括海鲜、动物肝脏、粗粮、坚果、蔬菜以及巧克力。其他含铜的食物还包括土豆、豌豆、红色肉类、蘑菇以及番木瓜、苹果等。另外，天然水中也含铜，但值得注意的是，纯净水经过过滤，铜也被过滤掉了，因此准妈妈要少喝纯净水。

●● 补充维生素K，预防出血病

维生素K是人正常凝血过程中必需的物质。维生素K缺乏与机体出血或出血不止有关，因此，它也有"止血功臣"的美称。

准妈妈缺乏维生素K的后果

人体若维生素K吸收不足，血液中凝血酶原减少，易引起凝血障碍，发生出血症。准妈妈如果缺乏维生素K，会增加流产率，即使胎儿存活，由于其体内凝血酶低下，容易出血。也有可能引起胎儿先天性失明和智力发展迟缓，甚至死胎，达不到优生的要求。

维生素K从哪里来

维生素K既可以从食物中摄取，又能在人体肠道内合成。除了使用口服和肌肉注射的方式来补充维生素K外，准妈妈还可以多食维生素K含量丰富的食物，如菠菜、菜花、白菜、西红柿及鱼类等。

05 健康食谱推荐

●● 健脑益智

◆家常豆腐

原料： 豆腐200克，水发冬菇、水发玉兰片各25克，水发木耳10克，白菜心、五花猪肉各50克，葱花、姜末各适量，豆瓣辣酱、盐、酱油、水淀粉、鲜汤各适量

做法： 1.将冬菇、玉兰片、白菜心洗净，切成片；木耳洗净，去杂，撕成小块。

2.将豆腐用开水烫一下，切成3厘米长、1.5厘米厚的块；猪肉洗净，切成薄片，用盐和水淀粉拌匀上浆。

3.锅中放入花生油烧至五成热，下入浆好的肉片，用筷子滑散，至断生，捞出控油；再次将油烧至六七成热，投入豆腐块，炸至金黄色时，捞出控去余油。

4.锅内留少许底油，烧至六七成热，下入豆瓣辣酱炒出红油，放入冬菇、玉兰片、白菜心、木耳煸炒片刻。

5.放入豆腐块、肉片，加适量鲜汤、酱油、盐烧开，然后用小火烧5～10分钟，待豆腐块和肉片熟透，加入葱花、姜末翻炒均匀，用水淀粉勾芡，出锅即成。

功效： 可健脑益智，补中生津，祛热润燥。

小提示： 豆腐最后一定要慢火烧透才更入味。

●● 解渴润燥

◆西芹炒百合

原料： 鲜百合50克，西芹300克，姜末、葱末各适量，鲜汤、盐、水淀粉、香油各适量

做法： 1.西芹洗净，切段；百合洗净，掰成小瓣，入沸水焯一下，捞出备用。

2.炒锅上火，放油烧热，放姜末、葱末炒香，加入鲜汤，放入西芹、百合，调入盐，烧至入味，用水淀粉勾芡，淋上香油即成。

功效： 此菜清热、平肝、利水、健胃、降血压、降血脂，还具有润燥解渴、促进食欲的作用。

小提示： 芹菜叶中的营养比芹菜梗要多，此菜虽主料为芹菜梗，也不妨将叶子掺入其中。

●● 利水通便

◆鲫鱼丝瓜汤

原料： 活鲫鱼1条（约500克），丝瓜200克，姜末、葱末各适量，料酒、盐各适量

做法： 1.活鲫鱼剖洗干净，鱼身上剖十字花刀；丝瓜洗净，去皮，切片。

2.锅内放油烧热，入鲫鱼两面略煎，烹料酒，加清水、姜末、葱末，小火焖炖20分钟。

3.将丝瓜投入鱼汤中，旺火煮至汤呈乳白色，加盐调味，续煮3分钟即可起锅。

功效： 益气健脾，清热解毒，利水通便，通调乳汁。

●● 通便强身

◆蜜烧地瓜

原料： 红心地瓜500克，红枣、蜂蜜各100克，冰糖50克

做法： 1.地瓜洗净，去皮，先切成长方块，再分别削成鸽蛋形；红枣洗净去核，切成碎末。

2.炒锅上火，放油烧热，下地瓜炸熟，捞出沥油。

3.炒锅去油置旺火上，加入清水300克，放冰糖熬化，放入过油的地瓜，加入蜂蜜，撒入红枣末推匀，再煮5分钟即成。

功效： 准妈妈吃蜜烧地瓜能祛病强身，促进胎儿的生长发育，防止便秘，有利于保胎。

06 日常起居保健

●● 测量腹围，当心腹部异常增大

正常腹围的尺寸

一般来说，腹围平均每周增长0.8厘米。怀孕20~24周时增长最快；怀孕34周后，腹围增长速度减慢。如果以孕16周测量的腹围为基数，到足月，平均增长值为21厘米。怀孕中晚期脐部腹围一般不超过95~100厘米。其实准妈妈不必过分纠结于数值，因为每个准妈妈腹围的增长情况并不完全相同。

腹围的测量方法

腹围测量应该从孕16周开始，每周一次，取立位用皮尺（以厘米为单位），以肚脐为准，围绕脐部水平一圈，测得数值即为腹围。

腹围过大的可能情况

多胎妊娠：怀孕中晚期准妈妈腹围增大的程度与妊娠的月份明显不符，但增大的速度是循序渐进的，且腹部压迫的症状较轻，腹围超过100厘米；在腹部的不同部位听诊时，可听到不同速率的胎心音。这种情况就可能是双胎或多胎妊娠。

巨大儿：孕期腹围逐渐增大，到怀孕晚期，准妈妈腹围增大的程度超过正常范围，与妊娠的月份明显不符，但孕妇压迫症状较轻，脐部的腹围大于100厘米，这时要警惕胎儿过大。

●● 清洁嘴唇，防止"病从口入"

嘴唇卫生对孕育着小宝宝的准妈妈而言，是非常重要的，因为这里潜伏着看不见的危险，如同被遗忘的雷区。空气中有大量的尘埃，其中混杂着不少有毒物质，如铅、氮、硫等。它们落在准妈妈身上、脸上的同时，也会落在嘴唇上。准妈妈如果没有清洁嘴唇的习惯，经常在没有清洁嘴唇的情况下喝水、吃东西，或时不时地去舔嘴唇，落在准妈妈嘴唇上的有害物质就会进入体内，危害自身和胎儿健康。

如何防止病从口入

准妈妈如何保护好自己的嘴唇，做好嘴唇的防护工作呢？介绍以下几个方法。

外出时：出门前先涂上能阻挡有害物质的护唇膏。如果要喝水或吃东西，一定要记得先用清洁湿巾擦拭干净嘴唇。风沙天气时尽量不要出门，出门时一定要戴口罩，口罩要及时清洗，最好备有两个以上口罩。

在室内时：准妈妈在室内相对来说更安全些，不过空气里同样会有灰尘，因此勤洗手的同时别忘了给嘴唇做卫生。清洁嘴唇时最好别用纸巾，清洁湿巾是更好的选择。纸巾里也含有增白剂等添加成分，长期使用不利于准妈妈的身体健康。

●● 通过指甲判断健康状况

准妈妈身体的一些健康状况，会在指甲上有一定的反应，如果准妈妈在平时多注意观察指甲上的微妙变化，便可预测身体的一些基本情况。常见的症状有以下几个：

出现凹痕

如果准妈妈的指甲上出现凹痕，表示缺钙可能已经比较严重了，有时还伴随着肌肉痉挛、抽筋，骨头酸痛的现象。这时准妈妈要多吃一些含钙高的食品，如牛奶、奶酪、鸡蛋、豆制品、海带、紫菜、虾皮等。

甲色苍白

如果准妈妈的指甲形状像一个小匙子，甲色苍白，那么就有贫血的可能。需要抽血化验。

确诊贫血的准妈妈可以在医生的指导下口服铁剂，也可以食补，严重的话可能就需要输血了。

任何指甲油都不宜在孕期使用

不管是哪种指甲油，它们都会掩盖指甲本来的颜色和光泽，而且其中的化学物质对胎儿的影响非常不好。

指甲无光

如果准妈妈的指甲无光并且全部是白色的，这可能是妊娠并发有肝部疾病的征兆，同时还会常觉手脚发凉、精神很差、易疲劳，皮肤干燥、粗糙。

白指甲的准妈妈产检的时候别忘了化验肝功能，平时要注意做适当运动，增强血液循环，饮食要规律，减轻肝脏负担。

指甲发黄

如果准妈妈的指甲发黄，很容易折断，做家务

的时候轻轻碰撞一下，指甲就会整片整片地往下掉，那就要警惕妊娠糖尿病了。

糖尿病的明显症状不容易在准妈妈身上发现，通常要靠抽血筛查和做糖耐量试验，如果准妈妈发现指甲发黄、易折断，应请医生检查。

●● 创造利于睡眠的卧室环境

准妈妈孕期一定要休息好，为了创造一个利于睡眠的卧室环境，应该考虑以下几个方面：

灯光

1.卧室的灯具不用太多，有两三种适当的就行了。一般来说，落地灯、壁灯、小型的吊灯，都能营造利于睡眠的卧室的气氛。灯光则应以柔和为原则。

2.为了出入方便而又不影响睡觉气氛，床头最好安一盏起夜灯，这样既能满足照明的需要，又不会过于刺眼，刺激视觉，影响睡眠。

孕期指甲要经常修剪，可适当涂些凡士林

孕期激素分泌会促使指甲生长得更快、更坚硬，如果孕妇出现指甲容易劈裂现象，应经常修剪指甲。凡士林的滋润度很好，可早晚适量地涂在指甲上，能起到很好的滋润作用。

声音

卧室是休息的地方，一定要保持安静，因此卧室门窗的隔音效果一定要好。夏季里使用空调也一定要注意选择静音效果好的，不然卧室内的安眠就得来不易了。

颜色

卧室的色调要以宁静、和谐为主。面积较小的卧室，以小花、偏暖色调、浅淡的图案较为适宜。色

彩宜淡雅一些，太浓的色彩难以取得令人满意的效果。如果房间偏暗、光线不足，最好选用浅暖色调。

气味

卧室里的任何要素都要以舒适的睡眠为前提。如果有难闻的气味，休息的效果会大打折扣。因此，白天一定要给卧室多通风，在房间里放些菠萝皮、柚子皮也能较快地去除异味。尽量不要用空气清新剂或者其他化学用品，避免准妈妈吸入后产生不良反应。

●● 凉席要选质地柔软的

准妈妈可以睡凉席吗

准妈妈的身体非常虚弱，出汗较多，易受风寒。而凉席会通过传导的方式吸收人体的部分热量。怀孕期间能否睡凉席也是因人而异的。如果准妈妈本来就体寒，那最好不要睡凉席。为了安全起见，准妈妈可以在凉席上铺一条薄的床单。

准妈妈选择什么质地的凉席

藤、蔺草、亚麻面料的凉席都具有较好的吸湿性和透气性，而且质地柔软、凉度适宜，不仅对皮肤的损伤小，还可最大限度地减少因长期使用凉席导致的腹泻。准妈妈可以选择上述质地的凉席。

●● 使用靠垫让孕期生活更舒适

怀孕6个月时，准妈妈的肚子开始大起来，不仅是站着时容易失衡，坐卧时同样可能因为大肚子而造成一些不适。为了缓解因形体带来的不便，我们给准妈妈推荐一个好东西——靠垫。

靠垫能让准妈妈睡得更舒适

肚子渐大常常会令准妈妈辗转难眠，一般来说准妈妈采取侧卧的睡姿是最好的，而侧卧会因肚子下面没有支撑而悬空，让准妈妈感到非常不舒服。这时，小小的靠垫就派上用场了。别小瞧它，它可是让准妈妈睡得安稳的"秘密武器"！

侧卧时，将靠垫放置于肚子下，长度最好是能够包覆整个腹部，这样就可以分散腹部重量，以减轻背部的负担；同时，可以在背后也放置一个靠垫，用来调整侧卧时不安定的睡姿。

靠垫能让准妈妈坐得更舒适

准妈妈在孕中晚期腿部容易水肿，腰背易酸痛，坐在哪里都可能感觉不舒服，不妨在办公椅、沙发和其他经常坐的地方放几个靠垫，坐下时准妈妈可以在背后枕一个靠枕，这样可以缓解腰部紧张感。如果可以的话，可以用靠垫将腿脚垫高，令腿脚放松，减轻水肿，还可以放一个靠垫在腿上，抱于胸前，这样能令准妈妈既温暖又舒适。

怎样选择合适的靠垫

靠垫要选择质地柔软且弹性好的，不要选择硬质海绵靠垫，因为它的变形度小，和准妈妈身体及腹部曲线的贴合度比较差，用起来不舒服。

●● 小小静电对准妈妈身体有害

生活中我们都有这样的经验，干燥的冬天在脱衣服时，有时候会产生"噼里啪啦"的响声，甚至还会出现闪亮的小光点，这就是静电。我们周围的环境甚至我们的身上都会带有不同程度的静电，当静电积累到一定程度时就会发生放电。

静电的危害

静电是由不同物质的接触、分离或相互摩擦而产生的，生活中的行走、起立、脱衣服等，都会产生静电。静电不仅仅是让人难受一下，它对健康是有负面影响的。持久的静电可引起人体血液的pH值升高、尿中钙排泄量增加、血钙减少。静电对准妈妈的健康危害最大，可致准妈妈体内孕激素水平下降，使她们容易感到疲劳、烦躁和头痛等不适，甚至引发流产或早产。

什么情况下容易产生静电

1.若空气比较干燥，相对湿度较低，会让皮肤表面异常干燥，电阻值增大，导致局部有大量电荷堆积。这种情况下人体与其他物体接触容易产生正负电荷，造成静电。

2.化纤材料属于绝缘体，当化纤与其他物件发生电子转移时，由于其绝缘，电子不在化纤上移动，电荷不易导出，一旦条件成熟，人用手触及金属等导电物，人体静电就会突然释放，手指就会有电击的感觉。

静电是怎么产生的

物质中的电子经外力作用脱离轨道，离开原来的原子而侵入其他的原子，则会一个成为阳离子，另一个成为阴离子。两个不同的物体相互接触，会使得一个物体失去一些电荷带正电，而另一个物体因为得到一些电子而带负电。两个物体分离的过程中如果电荷难以中和，电荷积累就会使物体带上静电。

预防静电的措施

1.在室内种些适宜的花草，让环境保持适当的湿度；使用加湿器也是一个较好的办法。

2.毛质或化纤质地的衣服容易产生静电，准妈妈最好多准备些纯棉质衣物穿着。

3.避免长时间待在高楼大厦和电脑聚集的办公室，看电视或电脑时应打开窗户，看完之后应洗手、洗脸，使用保湿性能好的护肤品，以保证皮肤的水分。

4.卧室内尽量不放或少放家电，避免人体与电器在近距离产生电场而碰触起静电。

●● 新房污染严重，准妈妈要远离

新装修的房屋污染非常严重，美国已将室内空气污染归为危害人类健康的五大环境因素之一，而世界卫生组织也将室内空气污染与高血压、胆固醇过高症以及肥胖症等共同列为人类健康的十大威胁。

新房给准妈妈带来的影响

新房空气中存在500多种挥发性有机物，其中致癌物质就有20多种，致病病毒200多种。准妈妈接触这些有害物质可以引起头痛、恶心呕吐、抽搐、呼吸困难等，反复接触可以引起过敏反应，如哮喘、过敏性鼻炎和皮炎等，长期接触则能导致癌症（肺癌、白血病）或引起流产、胎儿畸形和生长发育迟缓等。

远离新房是最好的避免伤害的方法

房子装修过后一定要多通风，让有毒气体尽快被淡化。也可放些植物或活性炭吸附有毒气体。最好的办法就是新装修的房屋通风后再入住，避免有毒物质损害自身和胎儿。

●● 身体逐渐变笨重，注意日常姿势

准妈妈的举手投足都关系到自己与胎儿的安全，那么，这段非常时期的姿势和平常人有什么不同呢？

坐椅子

尽量选择有靠背的椅子，后背稳靠在椅背上，椅背给腰背部以支撑，减轻脊柱的压力，可加一个靠垫。准妈妈坐着时应双腿平放，交叉双腿会妨碍血液循环。

起床先翻身

起床时先将身体翻向一侧，然后用手肘支撑上半身的重量，再靠双手支撑坐起，伸直背部，最后将双脚放在地上站起来。

站姿

两腿平行，两脚稍分开，重心放在足心附近，这样不易疲劳。若长时间站立，隔几分钟就要把两腿的前后位置倒换一下，把体重放在伸出的前腿上，这样可以降低疲劳度。

行姿

抬头，伸直脖子，挺直后背，绷紧臀部，好像把肚子抬起来似的保持全身平衡地行走。要一步一步踩实了再走，以防摔倒。

下蹲拿放东西的姿势

屈膝，完全下蹲，单腿跪下，把要拿的东西紧紧地靠住身体，伸直双膝拿起。拾取东西时先屈膝，蹲好后再拾，不能直接弯腰拾取。将东西放在地上时，不能采取不弯膝盖，只倾斜上身的姿势，注意不要压迫肚子。

上下楼梯的姿势

不要弯腰或过于挺胸腆肚，只要伸直背就行。要看清楼梯，一步一步地慢慢上下。踩稳后再移动身体，如有扶手，一定要扶着走。

●● 记录胎动规律，监测胎儿健康

胎动是胎儿正常的生理活动，孕16～20周的准妈妈已可以感知胎儿的胎动。

胎动的类型

翻身运动：胎儿在腹中会左右转动自己的躯干，这就是翻身运动。这种运动平均持续3～30秒，动作强。准妈妈会感到翻滚、牵拉的感觉。

四肢运动：胎儿有时会有单一的四肢运动，如拳打、脚踢。动作强、时间短，1～15秒。准妈妈会有踢、猛动、跳动的感觉。

短促的高频率运动：这种运动为单纯肢体或胸壁的活动，其力量弱、时间短，通常都在1秒以内。准妈妈可感到胎儿的颤动、弱的蠕动或打嗝。打嗝是一种胸壁运动，每日1～4次，每次持续1～13秒。

胎动的时间和规律

胎动是有规律的，一天中有两个时间段胎儿活动最为频繁，一个是晚7：00～9：00，另一个是晚上11：00到第二天凌晨1：00。准妈妈可于每日早、中、晚在固定的时间内各数1小时，取坐位或卧位，3次相加乘以4，即为12小时的胎动数。

胎动异常的常见原因及对策

1.胎动突然加快：可能是准妈妈受强烈的刺激所致。准妈妈应少去人多的地方，以免被撞到，还要减少大运动量的活动。

2.急促的胎动后突然停止：可能有脐带绕颈或打结。这时准妈妈要细心观察胎动，有不良感觉时立即就诊。

3.胎动突然加剧后停止：提示胎盘早期剥离。建议有高血压的准妈妈，要定时去医院做检查，依据医生的建议安排日常的生活起居，保持良好的心态，放松心情，减轻精神紧张度。

4.胎动突然减少：可能是准妈妈发烧了。建议准妈妈怀孕期间注意休息，特别要避免感冒。有流行性疾病发生时，要避免去人多的地方，每天保持室内的空气流通和新鲜，多喝水、多吃新鲜的蔬菜和水果。

温馨提示

正常胎动的位置

孕28周以后，胎动的位置多在中上腹部，很少出现在下腹部。如果准妈妈的小腹下部经常出现胎动，很可能是胎位不正（多为臀位或横位），要及时纠正，否则会造成分娩困难。

07 胎教进行时

●● 拍打腹部，帮胎儿做运动

其实在第7周时胎儿便开始做眯眼、吞咽、握拳、抬手、伸腿、转身等动作，32周时就已能睁开眼睛，打哈欠，还能做用力蹬腿及把手放到嘴里的动作，这表明胎儿有了一定的运动能力。如果帮助胎儿在子宫里做运动训练，会有助于他出生后的运动发展，如翻身、抓握、爬行、坐及手指动作等。

拍打腹部的方法

1.准妈妈仰卧在床上，头部不要太高，全身尽量放松；双手捧住肚子里的胎儿，从上到下、从左到右来回做抚摩的动作。

2.以上动作反复10次后，用食指或中指轻轻点触胎儿，并注意观察胎儿的反应。刚开始，胎儿可能并不会出现明显的反应，但经过一段时间，待手法娴熟后，胎儿便能出现较明显的回应，反应速度和程度会因人而异。

3.24周后，若能摸到胎儿的头和四肢，还可配合音乐轻轻地拍打肚子，并用双手轻轻推动胎儿。

温馨提示

拍打腹部注意时间和方法

这项运动适宜从怀孕16周时开始，到了38周后不宜进行。

手法要有规律，动作注意轻柔，每次以5～10分钟为宜。如果胎儿出现"拳打脚踢"的反应，这表示他（她）不舒服了，应该停止。

最好在晚上9:00～10:00时开始练习，这时宝宝的活动较为频繁。

●● 搜集胎教小故事，讲给胎儿听

定时念一些小故事给腹中的胎儿听，可以让胎儿有一种安全且温暖的感觉，若一直重复同一则故事，会让胎儿的神经系统对语言更加敏锐。因此，准妈妈最好每天多阅读，下面是几则适合胎儿的小故事。

《小虫和大船》

船主要造一艘大船，让工人按图纸选木料，有一块木板正合适，只是木板上有个虫蛀的小窟窿。船主看了看说："这么个小窟窿，没关系！"就让工人把那块木板钉到了船上。船造好了，在海上航行了几年后，蛀虫越来越多，大船的木板上出现了许多小窟窿。有一次，船装满贵重物品刚离港，海上就刮起了风暴，虫蛀的木板被浪头打穿，海水灌进了船舱。船主让工人们赶快排水，可是来不及了，大船被越灌越多的海水渐渐地吞没了。

告诉胎儿故事讲的是：不要忽略小事，小事有时也会铸成大错。

《狒狒的雨伞》

狒狒撑着一把雨伞在树林中散步，路上它碰见了长臂猿。

长臂猿非常热情地同它打招呼："你好啊，狒狒！好些天没见到你了，身体好吧？哟！这么大晴的天儿怎么打伞哪？"

狒狒回答说："我挺好的。我是为了防备下雨才拿的伞，可现在我躲在伞下享受不到明媚的阳光。"

长臂猿告诉它："你在伞上挖个洞，阳光不就照到身上了吗？"狒狒果然照办了，温暖的阳光照在身上好舒服啊！可是不一会儿倾盆大雨就落了下来，举着伞的狒狒和没拿伞的长臂猿顿时都被浇成了落汤鸡。

告诉胎儿故事讲的是：别人向你提的建议，要想想是否适合自己，不要盲目听取。

《最大的财富》

有个年轻人整天抱怨自己太穷，什么财富都没有。

一天，一个老石匠从他家门口路过，听到了他的抱怨，就对他说："你抱怨什么呀？其实，你有最大的财富！"

年轻人惊讶地问："我有什么财富？"老石匠说："你有一双眼睛，你只要献出一只，就可以得到你想要的任何东西。"年轻人说什么也不献。老石匠又说："让我砍掉你的一双手吧，你可以得到许多黄金！"年轻人更是不能同意了。老石匠说："现在你明白了吧，人最大的财富是他的健康和精力，这是用多少钱都买不到的。"

告诉胎儿故事讲的是：健康的体魄和旺盛的精力，是人的最大财富。

●● 胎教课堂：《百鸟朝凤》欣赏

《百鸟朝凤》是唢呐曲，它以热情欢快的旋律，生动描绘了百鸟和鸣、气象万千的自然景象，表现出人们对大自然的赞美和热爱之情。全曲共分8段，是一首循环体结构的乐曲。

第一段：山雀啼晓。乐曲开始是一段散板。唢呐在奏出清新、悠扬的乐曲之后，随即模仿鸟叫声，由伴奏乐器笛子与之对答呼应，互相竞赛，展现出山雀啼晓的意境。

第二段：春回大地。这段音乐具有浓郁乡土气息和北方民间音乐粗犷、爽朗的风格，优美而流畅。这段音乐的特点是造成了一种欢乐的情绪

和变化多端的气氛，为下一段落模拟音调的出现提供了心理上的准备。

第三段：莺歌燕舞。唢呐自由地模拟各种鸟儿的鸣叫声，伴奏声部以舒展的节奏和优美如歌的旋律做陪衬，加强了音乐的美感。

第四段：林间嬉戏。短句替代前面悠长的乐句，音乐显得活跃起来，犹如人们在山林中嬉戏的欢快情景。

第五段：百鸟朝凤。这是第2次出现的模拟各种禽鸟的叫声，充分发挥了唢呐所特有的演奏技巧，惟妙惟肖地表现了百鸟争鸣的情景。

第六段：欢乐歌舞。随着速度的转快，乐曲的情绪不断向前推进。当乐队戛然停止之后，唢呐出人意料地用花舌音发出蝉鸣声，非常真切喜人。特别有趣的是模拟蝉被捉住时，发出的阵阵挣扎声和最后长鸣一声远飞而去的一段，绘声绘色，充满了欢快热烈的气氛，令人顿感心情畅然。

第七段：凤凰展翅。随着乐曲速度的加快和短小音型的反复推进，音乐进入了高潮，之后又出现了唢呐的华彩段，使得欢腾的情绪达到极点。

第八段：并翅凌空。这是高潮段落的继续，音乐情绪越加热烈，再次出现百鸟齐鸣的场面。最后以一个短小的尾声结束全曲。

这是一首特别适合准妈妈在怀孕中、晚期给胎儿听的乐曲，因为它不仅描绘了大自然中百鸟和鸣的景象，有助于准妈妈舒缓不良情绪，还模拟了林中各种禽鸟的叫声，仿佛把人带入了大自然中。

把这种原声的模拟给胎儿听，能直接刺激胎儿的听觉，有助于胎儿的智力发育。

准妈妈在与胎儿共同欣赏这首乐曲时，若能一边听一边给胎儿描述林中百禽的叫声和欢快的场面，会对其智力发展更有利。

08 情绪调节站

●● 准妈妈需要准爸爸的赞美

赞美随时都需要

很明显，人都喜欢听好话，赞美更加能激发人内心积极的情绪。生活中我们会随时地对别人进行赞美，这是人际交往的良好互动。而对于准妈妈，赞美能够带给她良好的情绪，有利于母体的健康和胎儿的发育。

准妈妈更需要准爸爸的赞美

准妈妈怀孕后最明显的不同，就是她鼓起的肚子，以及逐渐圆润的身形。曼妙的身材是女性都渴望保持的，然而一般说来，大多数准妈妈在整个孕期会增重12.5～17.5千克，有的体重增加得更多些，也有的会少一些，不管是哪种情况，准妈妈仍然希望自己是丈夫眼中最美的那个女人。

准爸爸这时候要做的，就是让准妈妈感觉自己漂亮。要让准妈妈知道，怀孕后她有一种别样的美，要适当地赞美她，让她相信你的赞美是发自内心的。找出她身上值得夸赞的地方，比如她的微笑、眼睛、大肚子，或者她的勇气。

●● 录制胎心音，感受生命的坚强

胎心音即胎儿的心跳声。正常胎心音应为每分钟120～160次，超过160次应当警惕缺氧等状况，低于120次更危险。如果胎儿缺氧，心跳先是加快，后逐渐变慢，所以胎心监护很重要。

听胎心音注意事项

1.找准胎心位置。孕24周以前，胎心位置常在脐下正中或稍偏；孕24周以后，在胎背所在侧听胎心音最清楚。

2.孕28周后最好每日听一次，每次1分钟，以便监测胎儿的健康状况。

3.听胎心音要注意跟准妈妈的心跳声和肠鸣声等区分开，胎心速度快，妈妈的心跳慢。

4.如果发现在原先的位置忽然听不到胎心，但可以感到胎动，说明胎儿体位发生了变化，应到医院检查是否胎位不正。

如何录制胎心音

1.准备电脑一台、录音线一根、胎心仪一台、耳机一副。

2.打开录音机，开启电脑：开始—附件—娱乐—录音机。

温馨提示

赞美准妈妈的方法

经常对她说她有多漂亮。

经常给她拥抱和热吻。

永远不要说她吃得太多了。

永远不要拿她的体重和别的孕妇作比较。

在她问你"我看起来胖吗？"时答案永远是"一点也不。"

在她问你"你喜欢我现在的身体吗？"时答案永远是"是的。"

3.将录音线的一头插入声卡的Line-in口，或使用麦克风插口。

4.启动胎心仪，听耳机找到胎心的位置，保持胎心仪位置不变，拔下耳机插头。

5.将录音线另一端插头接入胎心仪，然后启动电脑录音机程序的录音功能开始录制。

6.录音完毕，点击"播放"，就可以即时听到录下来的胎心音了。需要提醒的是：这时的声音效果一般会有很大的杂音。这时，再点击菜单中的效果—滤波器—降噪，就可去掉录音时的杂音。重新播放，就可听到纯净的胎儿的胎心音了。

●● 多做腹式呼吸，有助放松心态

腹式呼吸的好处

怀孕7个月的准妈妈要学会腹式呼吸，这种呼吸法不仅能给胎儿输送新鲜的空气，使在子宫中感到越来越拥挤的胎儿正常地发育，而且可以镇静你的神经，消除紧张与不适，在分娩或阵痛时，还能缓解你的紧张心理。

使用腹式呼吸法会使人体刺激分泌微量的激素，使人心情愉快，准妈妈这种愉悦的心情也会影响胎儿，使胎儿感觉很舒服。

腹式呼吸的方法

练习腹式呼吸可以在背后靠一个小靠垫，把膝盖伸直，全身放松，两手轻轻放在肚子上。然后鼻子慢慢地长吸一口气，直到腹部鼓起为止；吐气时，把嘴缩小，缓缓地将身体内的空气全部吐出来。吐气的时候要比吸气的时候用力，慢慢地吐。每天做2~3次，每次10~20分钟。

腹式呼吸的注意事项

练习腹式呼吸时注意要尽量拉长呼吸的周期，保证呼气吸气的比例是1：1，不要憋气。如果不会拉长呼吸，可以采用补吸和补呼的方式，也就是在吸满（或呼出）一口气之后再有意识地扩张（或收缩）腹部。这种方法可以补充气体的体积，帮助练习更有效。

练习时若出现不适的状况，要立即停止，调整自然顺畅的呼吸。

> **温馨提示**
>
> **使用能录制更长时间的录音软件**
>
> Windows系统自带的录音机最长录制长度为60秒，如果想录制超过60秒长度的声音，可以找其他录音软件，如WaveCN等。也可以使用其他工具将胎音音频转换为MP3、wma格式，这样文件体积更小。

09 职场准妈妈须知

●● 保护自己不得办公室空调病

长时间待在空调房里有可能患上空调病。空调病一般表现为畏冷不适、疲乏无力、头痛、四肢肌肉关节酸痛、腰痛，严重的还可引起口眼歪斜。这是由于耳部局部组织血管神经机能发生紊乱，使位于茎乳孔部的小动脉痉挛，引起面部神经原发性缺血，继之静脉充血、水肿，压迫面神经，患侧口角歪斜。

患空调病的原因

1.过冷的刺激会导致人体调节功能失效，使四肢的温度低于躯干的温度，手足降温。

2.空气负离子是带负电荷的空气分子，可使人精神振奋，提高人体机能，被称为空气"维生素"。在空调房里，负离子几乎等于零。缺乏负离子会让人感到胸闷、心慌、头晕、无力、工作效率和健康状况明显下降。

3.从室外进入空调房内，温差较大、温度骤变，人体的自主神经系统难以适应，就会出现空调病的症状。一般表现为易怒、紧张、失眠等。

4.空调房间一般是封闭的，长时间生活在单调不变的空调环境中，人体的生物节律受到破坏，也会造成自主神经功能紊乱。

如何预防空调病

夏季时空调的使用率非常高，对于身体较弱的准妈妈来说，掌握以下几点，就能更好地保护自己与胎儿。

注意通风：每天应定时关闭空调，打开窗户换气，使室内保持一定的新鲜空气，最好每2周清扫空调机一次。

降低温差：空调室温和室外自然温度相差不宜过大，以不超过5℃为宜。夜间睡眠时最好不要使用空调。

避免冷风直吹：不要让通风口的冷风直接吹在身上，大汗淋漓时更加不要直接吹冷风，降温太快，非常容易发病。

健康知识

喝粥预防空调病

在密闭的空调房间，人的体温调节、水盐代谢以及循环、消化、神经、内分泌和泌尿系统都会发生变化，限制营养吸收。而喝粥是一种很好的补充营养的办法，它能增强食欲、补充水分，有效防止便秘，预防感冒，防止喉咙干涩，调养胃肠。

保持皮肤清洁卫生：经常出入空调环境、冷热突变，皮肤附着的细菌容易在汗腺或皮脂腺内阻塞，引起感染化脓。因此，要常常清洗，保持皮肤清洁。

不要在静止的车内开放空调：防止汽车发动机排出的一氧化碳回流车内而发生意外，即一氧化碳中毒。

注意保暖：多备一件外套或披肩，确保达到空调环境中的保暖要求。

●●● 如何在座位上简单活动

职场准妈妈静多动少，这就会限制血液循环，对胎儿的发育是很不利的。因此，准妈妈应该利用工作的间隙做一些在座位上就能完成的动作，以保证一定的活动量。

脚腕的运动

1.背靠椅子；

2.左右摇摆脚腕10次；

3.左右转动脚腕10次；

4.前后活动脚腕，充分伸展、收缩跟腱10次。

脚部运动

1.把一条腿搭在另一条腿上，然后放下来，重复10次。每抬1次高度增加一些。然后换另一条腿，重复10次。

2.两腿交叉向内侧夹紧、紧闭肛门，抬高阴道，然后放松。重复10次后，把下面的腿搭到上面的腿上，再重复10次。

腹肌运动

1.单腿屈起、伸展、屈起、伸展，左右各10次。

2.双膝屈起，单腿上抬，放下，上抬，放下，左右各10次。

10 孕期不适与疾病

●● 妊娠糖尿病

妊娠糖尿病是临床常见的并发症之一。确定怀孕后，若发现有不同程度的糖耐量减低或明显的糖尿病，不论是否需要用胰岛素或仅使用饮食治疗，也不论分娩后这一情况是否持续，均可认为是妊娠糖尿病。

妊娠糖尿病的原因

激素异常：怀孕时胎盘会产生多种供胎儿发育生长的激素，这些激素对胎儿的健康成长非常重要，但却可以阻断母亲体内的胰岛素作用，因此引发糖尿病。怀孕第24～28周是这些激素的高峰时期，也是妊娠糖尿病的常发时间。

遗传因素：妊娠糖尿病患者将来出现Ⅱ型糖尿病的危险很大（但与Ⅰ型糖尿病无关）。有人据此推断引起妊娠糖尿病的基因与引起Ⅱ型糖尿病的基因可能彼此相关。

肥胖症：肥胖症不仅容易引起Ⅱ型糖尿病，同样也可引起妊娠糖尿病。

妊娠糖尿病的影响

准妈妈患有妊娠糖尿病，可使生育率降低、流产率升高、妊娠高血压综合征发生率升高、羊水过多发生率增高、产科感染率增加。对胎儿来说，畸形、巨大儿、宫内发育迟缓、红细胞增多症、新生儿高胆红素血症、低血糖等疾病的发病率都会增高。

哪些准妈妈易患妊娠糖尿病

1.饮食无节制，爱吃甜食。

2.高龄（年龄超过35岁）孕妇。

3.有家族糖尿病遗传史的。

4.有过不好的生产经验，如流产、胎死腹中、羊水过多、早产、胎儿先天畸形、产下巨婴等状况。

预防妊娠糖尿病的饮食原则

注意餐次分配：一次进食大量食物会造成血糖快速上升，若准妈妈空腹太久，容易产生酮体，所以建议少量多餐，将每天应摄取的食物分成5～6餐。特别要避免晚餐与隔天早餐的时间相距过长，所以睡前要补充点心。

摄取正确糖类：不吃淀粉类并不能控制血糖或体重，正确的做法是尽量避免食用有蔗糖、砂糖、果糖、葡萄糖、冰糖、蜂蜜、麦芽糖等含糖饮料及甜食，尽量选择纤维含量较高的未精制主食，更有利于血糖控制。

注重蛋白质摄取：孕中、晚期每天需增加蛋白质的量各为6克、12克，应从蛋、牛奶、深红色肉类、鱼类及豆浆、豆腐等黄豆制品中补充蛋白质。

多摄取纤维质：多摄取高纤维食物，如以糙米或五谷米饭取代白米饭，增加新鲜蔬菜水果的摄取量等，这些做法可以帮助控制血糖。

温馨提示　自我辨别妊娠糖尿病

妊娠糖尿病最明显的症状是"三多一少"，即吃多、喝多、尿多，但体重减轻，还伴有呕吐。这种呕吐可能出现剧吐，即严重的恶心、呕吐加重，甚至会引起脱水及电解质紊乱。

另一个常见的症状是疲乏无力。这是因为摄入的葡萄糖不能被充分利用，而分解代谢又增快，体力得不到补充的缘故。

11 产检关注

●● 第四次产检

产检内容

这次产检与前几次的内容差不多，测宫高、量腹围、糖尿病筛查、血常规、尿常规都不能少，除此之外，还应该增加胎位检查。

如何检查胎位

医生一般会采用听胎心或者用手按压准妈妈腹部找胎头的方法确定胎儿的胎位。胎头呈球状，相对较硬，是胎儿全身最容易摸清的地方。正常胎位时，胎头应该在下腹部中央即耻骨联合上方摸到，摸到圆圆的、较硬、有浮球感的东西就是。

如果上述方法都无法确定准确的胎位，医生会给准妈妈做B超或者彩超。

●● 哪些准妈妈需要做羊水穿刺

羊水穿刺用于确诊胎儿是否有神经管缺陷、染色体异常以及某些能在羊水中反映出来的遗传性代谢疾病。穿刺时用穿刺针穿过孕妇的腹壁刺入宫腔吸出少许羊水，进行羊水细胞和生物化学方面的检查。

需要做羊水穿刺的对象

1.高龄产妇年满34岁以上。

2.超声波扫描筛查唐氏征呈现高危险群。

3.唐氏征血清筛查呈现危险群。

4.本身曾生过唐氏儿。

5.家族史中曾经有过唐氏儿。

6.曾有过3次以上习惯性流产。

●● 注意羊水指标是否正常

羊水的形成

羊水的98%是水，另外含有少量无机盐类、有机物和脱落的胎儿细胞。

在胎儿的不同发育阶段，羊水的来源也各不相同。在妊娠的头3个月，羊水主要来自胚胎的血浆成分。之后，随着胚胎的器官开始成熟发育，其他诸如胎儿的尿液、呼吸系统、胃肠道、脐带、胎盘表面等，也都成了羊水的来源。

羊水的测量

目前，医院大多是通过超音波来了解羊水量的状况，用羊水指数法来确定羊水量是否正常。做B超时，以准妈妈的脐部为中心，分上、下、左、右4个区域，将4个区域的羊水深度相加，得到的数值就是羊水指数。

羊水指数在8~18的范围之内属于正常状态，小于8为羊水过少，大于18则为羊水过多。

羊水过多或过少的预防

1.羊水过多时，要注意休息，少吃盐，并在医生的指导下服用健脾利水、温阳化气的中药。

2.羊水过少的准妈妈要加强产检，孕37周后至孕40周前计划分娩，降低羊水过少的发生率。

数据解读

孕期羊水量的变化

孕12周时，羊水约有50毫升；到了孕20周，增加为500毫升左右；一般到孕38周时达到最大量1000毫升左右；足月时又减少到800毫升左右。

12 特殊关照：肥胖准妈妈如何轻松度孕期

●● 肥胖准妈妈孕期会出现哪些问题

产科并发症增多

身体脂肪蓄积过多，会造成组织弹性减弱。孕期可能出现高血压、水肿、蛋白尿，此外，还会并发糖尿病、静脉炎和肾炎等。

难产发生率高

肥胖准妈妈大多是营养过剩造成的，以致婴儿体重相应增加，而婴儿体重越重，则难产发生率越高。

围产期宝宝死亡率高

若准妈妈体重增加超过13千克，围产期宝宝死亡率比一般准妈妈高2~5倍。

易生缺陷儿

过胖的准妈妈可能会因身体的新陈代谢异常导致新生儿畸形危险的增加，如脊柱裂和大脑畸形等。

●● 肥胖准妈妈的饮食要点

调整饮食结构

以低热量饮食为主，每日热量限制在1200~1500千卡为宜，米饭、面食等主食不超过每日标准供给量；蛋白质一日不得少于40~60克。多吃蔬菜、水果和粗粮；食盐限制在每日6克；注意补充各种维生素和铁质；控制糖类食物和高脂肪含量的食物，尽量选择脂肪含量相对较低的鸡、鱼、虾、蛋、奶，并适当增加一些豆类。

养成良好的膳食习惯

1.饮食要有规律，一日三餐要准时。

2.进食时要细嚼慢咽。

3.少吃零食，尽量选择热量比较低的水果做零食，不要选择饼干、糖果、瓜子仁、油炸土豆片等热量比较高的食物做零食。

●● 适合肥胖准妈妈的运动方式

普拉提式的侧腔呼吸

吸气时尽量让肋骨感觉向两侧扩张，吐气时则要让肚脐向背部靠拢。

这种呼吸方法有助于加强腹肌和骨盆底部的收缩功能，有助于准妈妈的自然生产。此外，可使身体深层的肌肉都获得锻炼。

举哑铃、杠铃

选择一些小重量的哑铃和杠铃，一边双臂托举，一边配合均匀呼吸。这样能锻炼手臂耐力，加强身体控制，还可以增强腹肌收缩功能和腰部肌肉的柔软性。

坐姿划船及坐姿拉背

坐姿划船：平坐在椅子上，双手向后拉固定在前方的橡皮筋，来回水平运动。

坐姿拉背：平坐在椅子上，双手向下拉固定在头顶的橡皮筋。每个动作重复15次左右，每周3~4次。

以上两种运动可以有效增强臂力及背部肌肉力量，有助于顺产。

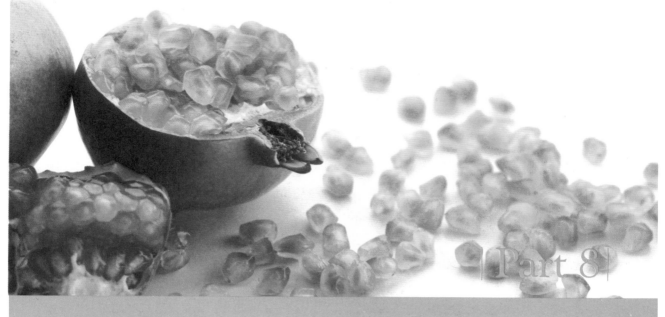

Part 8

孕7月，做个气定神闲的快乐准妈妈

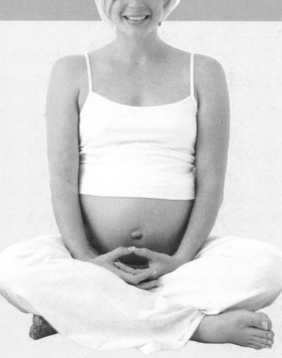

阅读关键提示

- 胎儿发育周周看
- 孕7月准妈妈身体的微妙变化
- 怀孕知识课堂
- 营养与饮食
- 健康食谱推荐
- 日常起居保健
- 胎教进行时
- 情绪调节站
- 职场准妈妈须知
- 孕期不适与疾病
- 产检关注
- 特殊关照：瘦弱的准妈妈该怎么补

01 胎儿发育周周看

●● 第25周的胎儿

25周的胎儿身长大约30厘米，体重约600克，皮肤很薄而且有不少皱纹，全身覆盖着一层细细的绒毛，几乎没有皮下脂肪，但身体比例已较为匀称。

这时胎儿大脑细胞迅速增殖分化，体积增大，这标志着他的大脑发育将进入一个高峰期。准妈妈可以多吃一些核桃、芝麻、花生之类的健脑食品，为胎儿大脑发育提供充足的营养。

此时胎儿在准妈妈的子宫中已经占据了相当多的空间，开始充满整个子宫。

●● 第26周的胎儿

又过去一周了，现在胎儿的坐高约22厘米，体重约800克。

胎儿可以睁开眼睛了，睫毛也已经完全长出来。如果子宫外有长时间的亮光，他现在会把头转向光束。大脑的思维部分快速发育。此时胎儿已能感到疼痛。味觉感受敏锐。内脏的形状和机能已经接近成人的状态。

这时候的胎动已经比较有规律了，胎儿会在妈妈的肚子中闹得翻天覆地，有时候还会让自己翻一个身，这时准妈妈的肚子看上去会显得凹凸不平。

●● 第27周的胎儿

这一周的胎儿，体重已有1000克左右，身长大约已达到38厘米。

很多胎儿此时已经长出了头发，眼睛也已可以睁开。听觉神经系统已发育完全,对外界声音刺激的反应更为明显。但气管和肺部还未发育成熟，不过呼吸动作仍在继续，这对他将来在空气中呼吸是一个很好的锻炼。

如果是男孩，他的睾丸尚未降下来；如果是女孩，则已经可以看到突起的小阴唇。

●● 第28周的胎儿

28周的胎儿坐高约26厘米，体重1200克左右。

胎儿的大脑已相当发达，逐渐可以控制自己的身体了。大脑皮层已变得发达，大脑发育进入第二个高峰期，已经建立起来的脑神经细胞可传导兴奋冲动。头上有了明显的头发，皮肤逐渐变得平滑起来，但皮下脂肪仍较少。内耳与大脑发生联系的神经通路已接通，对声音的分辨能力更为提高。

男孩的阴囊明显，睾丸已开始由腹部往阴囊下降；女孩的小阴唇、阴核渐渐突起。

02 孕7月准妈妈身体的微妙变化

腰部疼痛

进入妊娠的第7个月，准妈妈腹部隆起明显，身体为保持平衡略向后仰，腰部易因疲劳而疼痛。

易发生痔疮

由于胎盘的增大、羊水的增多，准妈妈的体重每周可增加500克。增大的子宫对盆腔压迫加重，使下半身静脉回流受阻程度加重，可能会出现痔疮。便秘、腿肚子抽筋、头晕、眼花症状在此期时有发生。

骨关节松弛

由于激素影响，准妈妈的骨骼关节松弛，步履较以前笨重。

容易贫血

这时期贫血发生率增加，准妈妈务必做贫血检查，若发现贫血要及时纠正。自第28周始，准妈妈必须每2周到医院检查一次。

03 怀孕知识课堂

●●胎儿在子宫里也会哭笑

人们一般认为，婴儿在出生6周后才会笑，实际上，在妈妈子宫里待了26周的胎儿"表情"已经非常丰富了，会哭也会笑。

胎儿的啼哭大多发生在孕末期或临产之前。可能他们在还没有出生前，就已经在子宫里哭过第一次了。有些胎儿的哭声比较微弱，只是轻微的低鸣；有的胎儿的哭声则是大声抽泣样的啼哭。通常，胎儿的啼哭声是在妈妈腹部听到的。

同样，胎儿也会在子宫里笑。英国的专家就曾用仪器清楚地捕捉到在准妈妈肚子里开怀笑着的胎儿。

●●孕晚期腹痛的鉴别

孕晚期时，随着胎儿不断长大，准妈妈的腹部及全身负担也逐渐增加，再加之接近临产，出现腹痛的次数会比孕中期明显增加。

生理性腹痛

随着胎儿长大，准妈妈的子宫也在逐渐增大。增大的子宫不断刺激肋骨下缘，可引起准妈妈肋骨钝痛。一般来讲这属于生理性的，不需要特殊治疗，左侧卧位有利于疼痛缓解。

在孕晚期，准妈妈夜间休息时，有时会因假宫缩而出现下腹阵痛，通常持续仅数秒钟，间歇时间长达数小时，不伴下坠感，白天症状即可缓解。

病理性腹痛

胎盘早剥多发生在孕晚期，准妈妈可能有妊娠高血压综合征、慢性高血压病、腹部外伤。下腹部撕裂样疼痛是典型症状，多伴有阴道流血。腹痛的程度受早剥面积的大小、血量多少以及子宫内部压力的高低和子宫肌层是否破损等综合因素的影响，严重者腹痛难忍、腹部变硬、胎动消失甚至休克。

04 营养与饮食

●● 这些食物，让准妈妈吃出好心情

与颜色一样，某些特定的食物会改变人的心情，让阴郁的心情变得充满阳光。这是因为这些食物中包含了一些激发好心情的物质。

色氨酸

色氨酸被人体吸收后，能合成神经介质5-羟色胺，使心情变得平静、愉快。鱼肉、鸡肉、蛋类、奶酪、燕麦、香蕉、豆类及其制品等含有较多的色氨酸。这些食物最好与糖类含量多的食物，如蔬菜、水果、米、面等一起食用。

食物色氨酸（Trp）含量   （mg/100g可食部分）

食物名称		含量	食物名称	含量
谷类及制品	河粉	300	标准粉	110
	特制粉	130	荞麦面	110
	富强粉	120	莜麦面	100
	小米（黄）	120		
干豆类及制品	豆腐皮	700	豆腐干	225
	黄豆	450	北豆腐	120
	腐竹	400		
菌藻类	螺旋藻（干）	1100	黄蘑（干）	260
	裙带菜（干）	330	茶树菇（干）	210
	白牛肝菌（干）	280	黄伞菇（干）	210
坚果、种子类	南瓜子（熟）	610	葵花子（熟）	500
	西瓜子（熟）	570	腰果（熟）	270
肉类及制品	牛肉干	597	酱肘子	316
	猪肉松	370	牛肉（酱、五香）	300
	烧羊肉（五香）	350	驴肉（五香）	210
	鸡胸脯肉	300	火腿肉	180
	扒鸡（五香脱骨）	230	野山鸡	160
	烤鸭	180		
蛋类及制品	乌鸡蛋（绿皮）	240	咸鸭蛋（煮）	200
	鸡蛋（红皮）	200		
鱼虾蟹贝类	金鲨鱼翅（干）	670	凤尾鱼（熟）	190
	鲭鱼	206	鳗鱼（红烧）	160
	鲫鱼	190	草鱼	150
蔬菜类	毛豆	135	萝卜缨	80
	大蒜（紫皮）	123		

酪氨酸

酪氨酸是维持脑部功能所需的物质，在人体内可转化成肾上腺素，能提升积极的心态。

食物酪氨酸（Tyr）含量　　（mg/100g可食部分）

食物名称		含量	食物名称	含量
谷类及制品	标准粉	410	小米（黄）	330
	莜麦面	400	荞麦面	290
	特制粉	390	大米（极品精米）	270
	河粉	390	玉米面（黄）	270
	龙须面（鸡蛋）	360	香米	230
干豆类及制品	腐竹	2450	马牙大豆	1038
	豆腐皮	1940	花豆（红）	769
	黄豆	1330	豌豆	719
	芸豆（白）	1045	豆腐干	690
蔬菜类	竹笋	309	萝卜缨（白）	126
	春笋	285	青蒜	100
	苋菜（绿）	145		
菌藻类	螺旋藻（干）	1746	紫菜（干）	713
	鸡腿菇（干）	1130	茶树菇（干）	670
	黄蘑（干）	850	发菜（干）	646
	裙带菜（干）	800	黄伞菇（干）	550
水果类及制品	桑葚（干）	440	椰子	91
	樱桃（野）	220		
坚果、种子类	西瓜子（熟）	1010	葵花子（熟）	760
	花生（烤）	990	腰果（熟）	740
	杏仁（熟、带壳）	810	松子（熟）	500
肉类及制品	猪肉松	1800	牛肉干	1015
	牛肉（酱、五香）	1219	牛腱子（香叶）	1010
	烧羊肉（五香）	1160	牛肉（清香）	957
	酱肘子	1125	猪肉脯	850
	驴肉（五香）	1040	叉烧肉	780
	扒鸡（五香脱骨）	820	鸡胸肉脯	750
	烤鸭	820	火鸡腿	670
	野山鸡	790	童子鸡（熟）	630
乳类及制品	全脂甜炼乳	140	酸奶	130
	牛乳（均值）	122		
蛋类及制品	咸鸭蛋（煮）	580	鸡蛋（红皮）	510
	乌鸡蛋（绿皮）	540		
鱼虾蟹贝类	金鲨鱼翅（干）	5200	小黄鱼	640
	熏草鱼	770	鲫鱼	620
	凤尾鱼（熟）	750	鲢鱼	590

维生素B₆

维生素B₆在体内累积到一定程度后，会产生一种抗抑郁剂，起到缓解抑郁情绪的作用。维生素B₆广泛存在于各种动植物食品中，鸡肉、鱼肉等白色肉类中的含量最高，小麦、玉米、豆类、葵花子、核桃、水果、蔬菜及蛋黄、肉类、动物肝脏等含量也较多。

维生素E

维生素E可帮助脑细胞获取血液中的氧，使脑细胞活跃起来。维生素E广泛分布于自然界，它主要存在于各种油料种子中，即谷类和油脂类是提供维生素E的主要食物来源。常吃麦芽、大豆、坚果、植物油和绿叶蔬菜能够补充维生素E。但鱼肉类动物性食品及水果中维生素E的含量很少。

叶酸

叶酸能提高大脑5-羟色胺水平，有效抗击抑郁情绪。叶酸广泛存在于动植物食物中，以绿叶蔬菜和酵母含量最丰富，动物的肝肾脏、蛋类、大豆、蚕豆、甜菜、菜花、菠菜、芹菜、莴笋以及水果中的梨、柑橘、香蕉和坚果中均含有较丰富的叶酸，宜与维生素C同食。

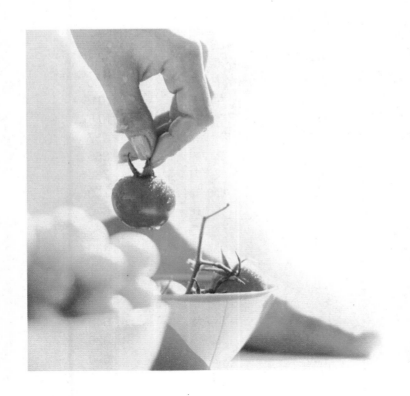

● ● 准妈妈忌食或少食的食物

易致流产的食物

芦荟：芦荟能使女性骨盆内脏器充血，刺激子宫，准妈妈食用，极易引发腹痛，导致流产或严重出血。

桂圆：桂圆性热，而怀孕后易阴虚引起内热，食用桂圆热上加热，会引起胎动不安，容易导致准妈妈阴道出血、腹痛、流产或早产。除桂圆外，一切温热、大补之品，准妈妈均不宜服。

少食薯类

薯类植物中含有一种叫生物碱的有毒物质。被人体大量摄入后，会引起中毒、恶心、腹泻等反应。而且因为薯类蛋白质含量偏低，并不是说准妈妈不能吃薯类，而是要适量吃，以免造成营养不良，影响自身新陈代谢和胎儿的生长发育。而长期贮存、发芽的薯类则一定不要吃。尤其是土豆，土豆皮里聚集了大量生物碱，因此食用土豆时一定要去皮，并放入清水中浸泡；炖煮时宜大火。

◆食谱推荐：牛奶草莓西米露

原料：牛奶500克，草莓200克，西米100克，蜂蜜1小匙
做法：1.草莓洗净切块；西米放入沸水中煮到中间剩下个小白点，关火焖10分钟。
2.将西米、牛奶和草莓块混合拌匀，加入蜂蜜即可。

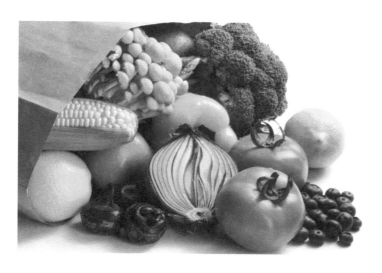

●● 弄清蔬果的性味后再选择食用

蔬果或为热性或为寒性，都有自己的属性，在食用时，准妈妈最好根据自身的情况进行合理的选择。

温热性蔬果

温热性蔬菜：南瓜、葱、韭菜、生姜、洋葱、茼蒿、芫荽、茴香、九层塔、大蒜、辣椒、胡椒等。

温热性水果：杧果、红毛丹、水蜜桃、板栗、椰肉、金橘、乌梅、樱桃、红枣、榴莲、黑枣、李子（微温）等。

寒凉性蔬果

寒凉性蔬菜：萝卜、莲藕、西红柿、茭白、海带、紫菜、苦瓜、竹笋、丝瓜、莴笋、菠菜、白菜、冬瓜、苋菜、茄子、芥菜、芹菜、黄瓜、空心菜、油菜、包心白菜、荸荠、金针菜、黄豆芽等。

寒凉性水果：梨、阳桃、山竹、葡萄柚、草莓、枇杷、西瓜、香蕉、猕猴桃、甜瓜、柚子、橘子、柿子、桑葚等。

甘平性蔬果

甘平性蔬菜：地瓜、蚕豆、土豆、香菇、花生、玉米、胡萝卜、豌豆、菜豆等。

甘平性水果：苹果、百香果、柠檬、番石榴、菠萝、葡萄、莲雾、甘蔗、木瓜、梅子等。

●● 各种米类要经常换着吃

日常生活中，人们吃得最多的米恐怕就是大米了。而专家告诉我们，不同种类的米的营养价值不尽相同，功效自然也不一样。所以各种米要经常换着吃，不能只吃大米，尤其是准妈妈，各种米都吃全。

大米滋补

普通大米含有人体必需的淀粉、蛋白质、脂肪、维生素B_1、维生素B_3、维生素C及钙、铁等营养成分，可以提供人体所需的营养、热量。

糙米助消化

糙米，就是将带壳的稻米在碾磨过程中去除粗糠外壳而保留胚芽和内皮的"浅黄米"。糙米中的矿物质、B族维生素、膳食纤维含量比大米高。制作时不要放碱，以免破坏B族维生素。做米饭时最好是用蒸的方法，不宜用捞饭的方法，否则会损失大量维生素。

黑米补肾

黑米含有蛋白质、脂肪、B族维生素、钙、磷、铁、锌等物质，营养价值高于普通稻米。它能明显提高人体血色素和血红蛋白的含量，有利于心血管系统的保健，有利于补肾。

糯米排毒

糯米又叫江米，含有蛋白质、脂肪、糖类、钙、磷、铁、维生素B₂、淀粉等营养成分。

小米养胃

小米又称粱米、粟米、粟谷，富含蛋白质、脂肪、糖类、维生素B₂、维生素B₃和钙、磷、铁等营养成分，非常易被人体消化吸收，被营养专家称为"保健米"。小米宜与大豆或肉类食物混合食用。小米粥不宜太稀薄，与大米同煮可提高其营养价值。

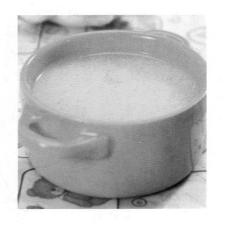

05 健康食谱推荐

●● 补血降压

◆木耳炒茭白

原料： 茭白250克，水发木耳100克，葱15克，蒜片、姜片各10克，盐3克，淀粉10克，鲜汤20克，胡椒粉少许

做法： 1.茭白洗净，切成4厘米长的细丝；木耳洗净，撕成小朵备用；葱用斜刀切成马耳朵形备用。

2.将盐、胡椒粉、鲜汤、淀粉放到一个碗里，兑成咸鲜茭汁备用。

3.锅中加植物油烧热，下入姜片、蒜片炒香，再下入茭白、木耳炒至断生，加入葱花及咸鲜茭汁，待菜料熟汤汁浓稠后，出锅装盘即成。

功效： 可补血、降压，尤其适合血压偏高的准妈妈食用。

小提示： 在炒的过程中尽量少放油，缩短炒制时间可以保留更多的营养。

●● 利尿降血压

◆西红柿汁茭白羹

原料： 茭白300克，西红柿150克，西红柿酱20克，料酒15克，鲜汤适量，盐、白糖各少许

做法： 1.茭白去壳去皮洗净，拍松后切成长条备用；西红柿洗净，切瓣。

2.锅中放植物油烧至七成热，下茭白炸至淡黄色，捞出沥干待用。

3.锅中留少许油烧热，放入西红柿酱煸炒片刻，加鲜汤、料酒、盐、白糖煮开。

4.将西红柿瓣和炸过的茭白放入锅中，加盖用小火焖烧至汤汁浓稠即可。

功效： 茭白具有利尿止渴的作用，西红柿有健胃消食、降低血压的功效，此羹功效重在清热、利尿降压。

◎◎ 止血止泻，防止流产

◆糖醋藕片

原料：莲藕500克，葱花适量，料酒5克，白糖35克，醋、盐、花椒、香油各适量

做法：1.莲藕洗净，去节、去皮，粗节一剖两半，切成薄片。

2.锅置火上，放入花生油，烧至七成热，投入花椒，炸香后捞出花椒不用，再下葱花略煸，倒入藕片翻炒几下。

3.加料酒、盐、白糖、醋，翻炒均匀，待藕片熟后，淋入香油即可。

功效：莲藕是传统的止血药物，有止血、止泻的功效，有利于准妈妈保胎，防止流产。

◎◎ 益肾健脑

◆黑木耳炒卷心菜

原料：水发黑木耳50克，卷心菜300克，葱丝、姜丝各适量，盐、酱油、醋、白糖、香油、湿淀粉各适量

做法：1.将木耳择洗干净，沥干水分，撕成小片；卷心菜洗净，去老叶，撕成小片，沥干水分。

2.炒锅放入花生油，烧至七成热，下入葱丝、姜丝爆香，放黑木耳煸炒片刻，再放卷心菜煸炒，调入酱油、盐、白糖。

3.烧滚后用水淀粉勾芡，加白醋，淋上香油即可起锅装盘。

功效：此菜具有益肾、填髓、健脑的作用，适宜准妈妈食用。

小提示：此菜宜先炒黑木耳，炒到黑木耳发出"啪啪"的响声并鼓起来，然后再炒卷心菜，卷心菜放入后要旺火快炒。

◎◎ 补气暖胃，有利大脑发育

◆红烧带鱼

原料：带鱼400克，大料、葱白、姜、大蒜、料酒、酱油、醋、盐、白糖各少许

做法：1.将带鱼除去头、尾、鳞、鳃、鳍、内脏，洗净，控干水后切段。

2.锅内加入植物油，烧至七成热，将带鱼放进去煎黄，捞出控油。

3.锅中留少许底油烧热，放入大料、葱段、姜片、蒜瓣炸香，淋入少许醋，放入带鱼段，加入酱油、糖、料酒、盐和适量清水（以刚淹没带鱼为度），先用大火烧开，再用小火炖至汤汁浓稠即可。

功效：可以为准妈妈补充丰富的优质蛋白质和不饱和脂肪酸，有滋补强壮、和中开胃、补益五脏、泽肤养发、养肝补血的功效。

小提示：带鱼表面有一层银白色的油脂，它有抗癌作用，清洗时不必去掉。

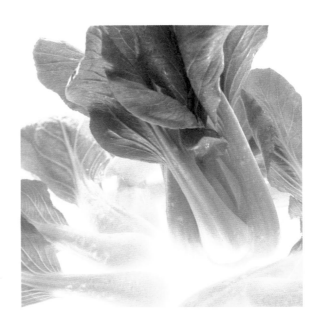

06 日常起居保健

●● 准妈妈打鼾，胎儿发育受影响

打鼾俗称打呼噜，一般人觉得这个很正常，是睡得香、睡得甜的表现，其实不然，打鼾可能是病态的表现。

打鼾的分类

第一类：入睡后鼾声较轻而且均匀，或偶尔出现的打鼾（如疲劳、饮酒后的打鼾）。这类打鼾被称为良性打鼾，对身体健康影响不大。

第二类：入睡时鼾声很大（一般超过60分贝）、不均匀，打着打着就停止了呼吸，或呼吸停止十几秒钟后被憋醒，急速地喘气。在夜间多次发作，早晨起来感觉头昏脑涨，好像整夜没睡一样。这类打鼾被称为恶性打鼾。

预防打鼾的对策

1.**控制体重，防止肥胖**。肥胖是引起打鼾的重要原因之一。准妈妈必须注意膳食结构合理均衡，常吃富含维生素A、维生素C及叶酸的蔬菜水果，少吃或不吃高脂高糖类食物。到足月分娩前，总体重增加

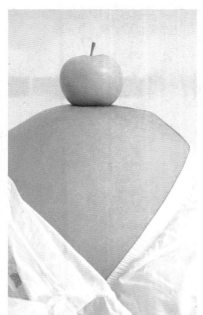

9～12.5千克为宜。

2.**适度运动**。适度的运动，可以帮助准妈妈减少肥胖的可能，同时还能使身体机能得到一定程度的恢复，有助于生产。

3.**戒烟戒酒，不服用安眠药**。烟、酒、安眠药对胎儿的损害很大，也是引起准妈妈打鼾的原因之一，必须要戒掉。

●● 侧卧睡姿，减轻子宫右旋

左侧卧减轻子宫右旋

由于子宫是一个右旋的器官，会压迫右侧输尿管，怀孕后子宫增大，这种情况会更为严重，可能导致出现尿液逆流现象，可致肾盂积水。准妈妈患急性肾盂肾炎，以右侧多见，也是这个原因。孕期睡觉时尽量采取左侧卧位，既可减轻子宫对输尿管的压迫，防止肾盂积水，又可以改善子宫右旋，减轻子宫血管张力和对主动脉、髂动脉的压迫，避免胎儿缺血缺氧。

 知识链接 打鼾问题，男性多于女性

研究显示，打鼾问题以男性较为严重，男与女比例为6∶1。另一方面，男性打鼾开始得较早，在20岁以后就有可能发生，女性比男性要迟，多数发生在40岁以后。

●● 脐带绕颈无须过分担心

脐带是准妈妈和胎儿之间相互联系的唯一通道。脐带的一端连于胎儿的腹壁脐轮处，另一端附着于胎盘。胎儿借助脐带悬浮于羊水中，通过脐带血循环与母体进行交换，从母体获得氧气和所需营养物质，同时排出体内的废物。因此，脐带对胎儿的健康发育起着至关重要的作用。

脐带绕颈的原因

胎儿在妈妈的腹中可不那么老实，在空间并不大的子宫内，胎儿会翻滚打转，经常活动。有的胎儿动作比较轻柔，有的胎儿特别喜爱运动，动作幅度较大时有可能会发生脐带缠绕。

脐带绕颈的危害

脐带绕颈属于比较常见的现象，如果绕颈过紧可能引起胎儿宫内窘迫。孕晚期若脐带有多处缠绕，胎儿就会非常危险。缠绕较紧会影响脐带血流通过，进而影响到胎儿体内氧气和二氧化碳的代谢，使胎心率减慢、胎儿缺氧。

脐带绕颈不用过分担心

多数准妈妈都对脐带缠绕有恐惧感，担心胎儿有危险，其实出现这种情况不用过分担心。即使在准妈妈在被告知有脐带缠绕的迹象时也不要慌，一定要保持冷静，以免因惊恐使母体产生不良性激素，影响母婴健康。

其实，胎儿是非常聪明的，当他感到不适时，会采取主动方式摆脱窘境。脐带缠绕较紧时，他就会向别的方向运动，寻找舒适的位置，左动动、右动动，当他转回来时，脐带缠绕就自然解除了。当然，如果脐带绕颈圈数较多，胎儿自己运动解除绕颈的机会就会少一些。

如何及时发现脐带缠绕

1.孕期检查发现胎位经常变化，即头位或臀位经常转换时，应该警惕脐带缠绕。

2.若脐带缠绕过紧，会导致胎儿缺氧，而胎儿缺氧最早期的表现是胎动异常，即胎动会明显减少或异常增加。

专家热线
常见疑问解答

胎儿有脐带绕颈时能顺产吗?

如果脐带绕颈不紧并有足够长度，胎心监护也很正常，是可以进行顺产的。只有在脐带绕颈过紧，脐带相对过短，胎头不下降或胎心明显异常时，才考虑是否需要手术。

●● 应对孕期健忘的方法

一般来说，准妈妈健忘、注意力难以集中等症状是孕期的自然现象，这些都是由于激素变化引起的，通常不会对准妈妈日后的生活产生不良影响。但经常丢三落四、忘东忘西也会给准妈妈带来一些小麻烦，所以采用一些方法来应对健忘还是很有必要的。

应对孕期健忘的方法

1.尽量休息好，满足睡眠需求，如果可以的话，白天让自己小睡一下。

2.为了防止忘记重要的事情，将每天需要做的事情列表一份，必要时可以做几个备份，如果丢失了还可以从备份中找回。

3.将每天需要用到的随身小物体如钥匙、钱包等放在同一个地方，让自己形成惯性。

4.多喝点水，血液不断地流向增长的子宫，你需要保持水分，让血液更多地流向你的大脑。

5.多吃富含铁的食物，这样能让血液携带更多的氧气到达你的大脑。

6.定期、适度运动，这可以帮助血液流动，维持大脑的活动。

●● 蚊香、杀虫剂毒性大，要慎重选用

夏天将至，随着气温的升高，蚊虫活动也越来越多了，准妈妈该怎么防止蚊虫叮咬呢？

对蚊香、杀虫剂说不

目前市面上的蚊香包括盘式蚊香、片型电蚊香、液体电蚊香等。盘式蚊香的载体是木屑等，污染大，产生烟熏，适合在室外、阳台等处使用。电蚊香的载体则是碳氢化合物，污染相对较小。

然而即使污染低的杀虫类产品，在散发气味或烟雾时还是会释放出一些有害物质，在这里建议准妈妈们最好不要用蚊香或者杀虫剂。

几种日常的防蚊虫方法

1.在准妈妈卧室里用蚊帐是最安全保险的方法。

2.将晒干后的残茶叶燃烧，可以驱除蚊虫。

3.在室内安装橘红色灯泡，蚊子害怕橘红色的光线，用对色彩可以达到驱蚊效果。

4.将阴干的艾叶等搓成绳索，点燃后放在室内，其烟味可驱蚊。

蚊虫叮咬伤处理方法

1.用大蒜或薄荷叶挤出汁擦在被叮咬处，这些天然的东西不会给准妈妈带来伤害。

2.用肥皂水或盐水涂抹在蚊子叮咬过的地方，可以有效缓解蚊子叮咬后带来的痒痛。

●● 布置一间舒适的婴儿房

再过3个月，准爸妈盼了10个月的宝宝就要来到这个世界，是时候为宝宝布置他的房间了！布置婴儿房的首要准则就是安全，除此之外还有很多小细节需要注意。

选择可信赖环保产品

布置房间不可避免地要使用家具和油漆，准爸妈们最好选用可信赖的环保产品。婴儿的抵抗力弱，油漆散发的甲醛等气体特别容易致病，这一点一定要倍加关注。另外，给宝宝选用家具时，尽量不要选择边缘有锐利棱角的产品，避免给孩子造成意外伤害。

使用鲜艳的颜色

婴儿房的色彩要鲜亮活泼，鲜艳的色彩有助于孩子情商的发育，还可以激发孩子丰富的想象力，让孩子感到温馨、积极、快乐。

温度和湿度

婴儿房的温度以18℃～22℃为宜，湿度最好保持在50%左右。夏季，婴儿房要凉爽通风，也要避免风扇及窗口直吹，必要时可用空调降温。冬季可以借助空调、取暖器等设备来维持相对舒适的温度。空气干燥时可以在室内挂湿毛巾，或使用加湿器等保持室内一定湿度。

床和床上用品

婴儿床：婴儿的小床应该有护栏，护栏的高度要高于婴儿身长的2/3。栅栏尽量选择圆柱形的，两个栅栏之间的距离不要超过6厘米，防止宝宝把头从中间伸出来。

温馨提示

准妈妈不宜用风油精

风油精中含有樟脑，而樟脑具有一定的毒性。准妈妈由于生理上的变化，体内的葡萄糖磷酸脱氢酶的含量降低，无法将这些有毒物质及时排出体外，会对母体内的胎儿产生极大危害，严重时可导致胎儿死亡引起流产。此类用品还有清凉油、花露水等。

床垫：床垫最好买较硬的，因为在儿童的发育过程中，过早地使用太软的弹簧床垫，会造成儿童脊椎变形。材料以传统的棉制被褥或以棕为填充物的床垫为佳。

被褥：宝宝的被子最好根据他的身长特制，尺寸大了盖起来沉重，妈妈抱起时也会很不方便。在婴儿会翻身后，被子太长，还容易裹住婴儿使他窒息。被子比宝宝的身长长20～30厘米是比较恰当的。

● ● 让准妈妈感觉更舒适的家居颜色

各种颜色都会给人的情绪带来一定的影响，使人的心理活动发生变化。准妈妈在家的时间较多，哪些颜色能让准妈妈的家居生活更舒适呢？

橙色

橙色属于暖色调，餐厅和厨房最好以橙色为主色。这种暖色调不仅提升气氛，还会使食物显得新鲜诱人，对准妈妈的进食和消化有一定的帮助。

米色

米色比较淡雅，颜色自然清新，不容易让人感到困倦；色调温和，不会对视觉产生过度刺激，因此适合大面积地用在书房，能使人保持清醒的头脑，提高效率。

粉红色

粉红色通常与女性联系在一起，是一种浪漫的颜色。它给人温暖、放松的感觉，能增加阴冷房间的亮度。但大面积使用容易使人心情烦躁，建议作为居室内装饰物的点缀出现，或将颜色的浓度稀释。

紫色

紫色是一种美丽的颜色，雅致、温馨，又有宁静的感觉，适用于卧室，但大面积的紫色会使人产生压抑感。建议用在居室的局部作为装饰亮点，比如卧房的一角、卫浴间的帷帘等小地方。

黄色

黄色散发出来的灵感和生气使人欢乐和振奋。合理地运用黄色可以让冰冷的房间温暖起来，使阴暗的房间明亮起来。不过，黄色是最容易反射光线的颜色之一，大片黄色的环境对人的视线伤害最大，容易使人的神经高度紧张。建议避免大面积使用单一的黄色装饰房间，可以作为装饰色。

蓝色

蓝色宁静又不缺乏生气，是透着凉意的宁静的颜色，对于光线充足的居室极为合适，它具有镇静的效果，让人更容易入睡，还会为一间起居室增添安宁与轻松。不过，蓝色要注意搭配，如果搭配不当，会给家居造成冷清的不良感觉。

绿色

绿色清新而富有生命力，最容易让人想起自然界葱翠的树林、牧场、田园。绿色是自然界中的主导色，使人心旷神怡、轻松愉快。建议选用如白色、米色、鹅黄色等较清爽色系与绿色搭配。另外绿色也是要避免在室内大范围使用的。

健康知识

准妈妈家居避免红色、黑色

鲜艳的红色会使准妈妈血压升高，脉搏明显加快，产生兴奋、激动等心理反应，胎动明显增加；若猛然看到大面积黑色，准妈妈的瞳孔会自然散大，胎动强，随之出现心慌、气短、虚汗等现象。

白色

白色和谐、统一，又混合了优雅、高贵，给人以舒适温暖的家的感觉。它可以与任何颜色相配，而且每一种组合的效果都不一样，与浅色搭配，精致而浪漫；与深色相配，明亮而热烈。白色具有强烈放射光线的能力，可扩大任何现存的光线，它可以使一个房间看上去更明亮。

●● 不要被不好的梦境困扰

梦是协调人体心理平衡的一种方式，是人在某一阶段的意识状态下所产生的一种自发性的心理活动。梦对人的活动、情绪和认识都有较明显的作用。

准妈妈的梦

准妈妈会做一些与胎儿有关的梦，一般将这种梦叫做胎梦。不过，准妈妈不要把胎梦看得过于神秘，更不要迷信胎梦。俗话说：日有所思，夜有所梦。胎梦可以看做准妈妈睡眠状态下某种心理活动的延续，表示准妈妈想达成某种愿望，比如想要男孩或者女孩，希望孩子健康、聪明等。

对未来宝宝怀有美好憧憬的准妈妈梦到宝宝是很正常的事。不过，有的准妈妈因为做梦过多影响了睡眠质量，导致白天精神不佳，甚至有时还会做噩梦，这种情况对母体和胎儿都是十分不利的。

休息、放松，避免噩梦

孕期的准妈妈很容易疲劳，休息和睡眠可以使能量得以补充，恢复体力。高质量的睡眠有助于准妈妈缓解精神压力，增强神经系统和免疫系统的功能，也能降低患产后抑郁症的概率。因此，准妈妈必须每晚保持8小时的睡眠时间。

如果准妈妈睡眠时间多梦，甚至做噩梦，造成白天精神不佳，或者因为梦境而产生心理负担，建议准妈妈放松身心，正确对待孕期不必要的顾虑，消除不必要的精神负担，正确看待胎梦。如果真有无法排解的疑虑和心理负担，应该马上找医生咨询或治疗，使身心处于健康状态，愉快地度过孕期。

●● 拍套靓丽的大肚照做纪念

选择风和日丽的日子，准妈妈可以去拍摄一套大肚纪念照，让怀着胎儿的幸福用相片定格下来。

拍大肚照什么时候最合适

在孕25～30周拍照最好，太早了肚子还不太明显，而且准妈妈在第7个月时肚子比较完美，是留下孕期照的好时机，太晚了肚形就不好看了。

需要跟影楼约定的事情

预约影楼： 跟影楼协商好，在自己拍摄的阶段没有其他顾客，以免去等待之苦。

选择拍摄环境： 可以去影楼，也可以选择在自己家，这样就避免了出门的麻烦，还可以去人少、环境好的户外。

化妆与护肤

最好带上自己的安全化妆用品，避免使用影楼的化妆用品。如果自己有好看的孕妇服可以带1～2套，最好不使用影楼公用的。

拍摄前一天修剪指甲，晚上7:00后不要喝水，以免第二天眼睛水肿，也不要洗头发，不然第二天头发蓬松不容易弄造型，应提前一天洗。

温馨提示

找到最佳的脸部拍摄角度

每个人的脸都有一个最佳拍摄角度，影楼的摄影师是流水作业，可能不会去认真帮着找出来，准爸爸可以事先多给准妈妈拍不同角度的照片，找出这个角度。

拍摄当天给肚子涂适量润肤油，这样肚子会好看一点，拿上一双舒服的鞋子，不然摆造型时会很累。

拍摄时需要注意的事项

拍摄前一定要吃饱但不能吃撑，拍摄时间不宜太长，也不宜设计"高难动作"，最主要的就是要突出幸福的感觉，可以与准爸爸一起拍些温馨照片。

拍摄中要放松心情，如果不喜欢别人设计的造型或给出的拍照姿势，一定要当即提出，否则会影响拍照情绪，拍出的效果也会受到影响。

●● 适当晒太阳，促进体内钙质吸收

太阳光中有红外线、可见光线和紫外线。紫外线能穿透人体的皮肤表面，作用于皮下的脱氢胆固醇，合成维生素D，维生素D可以促进肠道对钙的吸收，从而帮助骨骼生长，抗佝偻病。在没有维生素D的情况下，人体对钙的吸收就会大打折扣。所以，勤晒太阳对于准妈妈而言是一个方便又经济的补钙良方。

不要隔着玻璃晒太阳

帮助合成维生素D的紫外线无法穿透普通的玻璃，隔着玻璃晒太阳实际上只得到了阳光的温度，起不到补钙的效果。因此，准妈妈要尽可能在自然条件下接受阳光照射。

尽量保证每天的日晒时间

晒太阳是准妈妈的每日必修课，冬季每天不少于1个小时，夏季每天不少于半小时。对那些久坐办公室或在地下室等场所工作的准妈妈更为重要。

掌握每天最佳日晒时间

上午9：00～10：00，下午4：00～5：00是每日最佳日晒时间。正午时阳光中的紫外线过强，长时间日晒会对皮肤造成伤害。

避免盛夏暴晒，冬季日照不足

晒太阳也要考虑季节因素。夏季时尽量避免直晒、暴晒，可以在树荫下享受散射光，外出衣着尽量透气、轻便。到了冬季，则要尽量多外出晒太阳。

●● 多活动关节，避免身体僵硬

准妈妈孕期常遇到腰背不适、身体水肿、关节僵硬等问题，这时候就需要多活动活动关节，延缓肌肉衰老，保持关节的灵活性。可以从一些轻松的运动开始，并在孕19周后逐渐增加运动的时间和次数。下面就给准妈妈介绍几组简单易行的关节运动方法。

脚踝运动

脚踝运动能柔软足部关节，强健脚部肌肉，帮助准妈妈支撑起急剧增加的体重，使准妈妈能够更轻松愉快地行走。

1.两脚并拢，腿和地面垂直。脚心贴于地板，脚尖努力上翘，保持一次呼吸，再回到原来的姿势。这节运动每次3分钟，每日3～5次。

2.坐姿，将一条腿放于另一条腿上，以上侧腿的脚踝为支点，上下活动足尖。足尖向下时，使其与膝盖处于同一直线上。

腰关节运动

此动作能强健腰部肌肉，柔软腰部关节，方法为：仰卧，两膝并拢，微屈。将并拢的双膝缓缓倒向一侧。双肩不要离开床面。早晚各进行5次。

肘关节运动

单臂平举于体侧，掌心向上，握空拳，向上最大限度地弯曲肘部，然后放下。做20～30次后换另一只手臂。

07 胎教进行时

●● 胎教过程中情商比智商更重要

胎教其实与未来的幼儿教育一样，不仅是灌输知识，而且要为宝宝培养一种健康的心态，使其在未来人生的起伏变幻中淡然而安定。

家长对自己的孩子有各种各样的期望，有的希望自己的孩子漂亮，就天天看明星照；有的希望孩子聪明，就每天听故事、听古典音乐。其实，大多数年轻的现代家长两人平时的工作都很忙，如果能抽出时间来进行专门的胎教当然更好，如果时间或精力不足，只要在平时的生活中保持平和愉悦的心态就很好。建议年轻的准妈妈、准爸爸在繁忙的工作之余，尽量多地创造与胎儿交流的时间，告诉胎儿你们有多爱他。你们一起讨论开心的话题时不妨也让胎儿加入进来。

准爸妈间尤其要相互体谅、相互谦让，你们的一言一行胎儿都能感觉得到，所以一定要尽量给胎儿创造一个和谐的氛围。准妈妈工作再忙碌也要时常与胎儿对话，告诉他你现在工作的重要性和必要性，得到胎儿的理解。这样的沟通与交流有利于胎儿情商的培养，有助于胎儿在未来的社会中更好地为人处世。

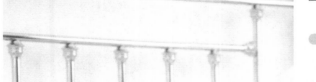

●● 教胎儿认识颜色和图形

孕8月时，胎儿的感官都已发育成熟，视觉、听觉、触觉等都已具备，这时正是准妈妈教胎儿认识颜色和图形的大好时机。

图形胎教

教胎儿认识图形时，准妈妈可以亲自动手，用彩色硬纸剪成几个不同颜色的长方形、正方形、三角形、圆形等图形，并告诉胎儿每个图形的名称，以及不同的图形各有哪些特征，如正方形的4个边一样长，4个角相等且都是直角。如果家具或者器具中有这样的图形，还可以举一反三，再次向胎儿强调。胎儿一边听准妈妈介绍这些图形及特点，一边受母体脑电波的刺激，就会初步记得这几个形状的特点，达到胎教的目的。

教胎儿认识颜色

科学家早期的研究表明：不同的颜色会对人的心理产生不同的效应，通过对人心理的不同影响从而左右人的情绪和行为。"好看"的颜色会使人的身体感到舒适，情绪得到均衡发展，人的行为也会变得灵活、协调，变得机敏和富有创造性。

准妈妈在教胎儿认识颜色时，要充分认识到不同颜色对母体和胎儿可能产生的影响。准妈妈可以这样教胎儿："宝宝你看，这是红色，红色是暖色调，能振奋人的精神，如果穿红色的衣服，看起来十分有活力对不对？宝宝喜欢这种颜色吗？"

准妈妈尽量让胎儿多感受大自然天然的颜色，看小草和树的时候可以告诉胎儿，这是绿色，代表生命力的绿色。欣赏花儿的时候，也可以为胎儿指出那些绚丽的颜色，让他跟自己一起欣赏美丽的景色。多教给胎儿几种颜色，让孩子认识一个绚烂的世界，让颜色对他形成良好的刺激，促进他的大脑发育，可以使他更加聪明、机敏。

●●胎教课堂：《渔舟唱晚》《春天来了》欣赏

《渔舟唱晚》欣赏提示

古筝独奏曲《渔舟唱晚》是一首著名的北派筝曲。《渔舟唱晚》的曲名取自唐代诗人王勃的诗歌《滕王阁序》里"渔舟唱晚，响穷彭蠡之滨"中的"渔舟唱晚"四个字。《渔舟唱晚》形象地描绘了夕阳西下，晚霞斑斓，渔歌四起，渔夫满载丰收的喜悦的欢乐情景，表现了作者对祖国河山的赞美和热爱。

全曲大致可分为三段：第一段音乐悠扬如歌、平稳流畅，展示了优美的湖光山色——渐渐西沉的夕阳，缓缓移动的帆影，轻轻歌唱的渔民……给人以"唱晚"之意，抒发了作者内心的感受和对景色的赞赏。

第二段旋律从前一段音乐发展而来，形象地表现了渔夫荡桨归舟、乘风破浪前进的欢乐情绪。

第三段在旋律的进行中，形象地刻画了荡桨声、摇橹声和浪花飞溅声。随着音乐的发展，速度渐次加快，力度不断增强，展现出渔舟近岸、渔歌飞扬的热烈景象。

《春天来了》欣赏提示

《春天来了》由雷雨声根据福建民间歌舞《采茶灯》曲调编成。作者运用丰富多变的配器、变奏等手法，充分表现了采茶姑娘欢快的劳动和对春天到来的喜悦、赞美之情。这首三重奏曲形式新颖、曲调华丽。

此曲的引子是节奏自由的散板，好似春回大地，万物苏醒。主部是以福建民歌《采茶扑蝶》为主的、轻快活泼的旋律，歌唱春天的到来。第一插部转为抒情的慢板，抒发了采茶姑娘们怡然自得的喜悦之情；接着是主旋律的第一次再现，更增添了音乐的欢快气氛。第二插部与主部的对比更强烈，它以云南民歌《小河淌水》的音调为主题，鲜明地刻画了春回大地的动人意境。尾声中速度不断加快，力度不断加强，最后在高潮中结束全曲。

准妈妈在倾听这首音色丰富、配器多样、色彩华丽、形式新颖的乐曲时，要努力营造出自己内心的欢快喜悦之情，排解忧郁。

08 情绪调节站

●● 学会把不开心的事情放下

老人常说，"人生不如意十之八九，常想一二"。意思就是十件事中有八九件都是不如意的，但这些我们不放在心上，我们要经常想想那一两件让自己开心的事情，这样人生才更幸福，生活才更加积极。

孕期准妈妈肯定也会遇到不开心的事，但这些都不用放在心上。这个世界上还有什么比妈妈十月怀胎生下宝宝更值得幸福和骄傲的呢？每想到肚子里一天天长大的胎儿，准妈妈的心都是温柔而甜蜜的，那些不开心的事也就能抛至脑后了。

不开心的情绪是可能传递给胎儿的，不要小瞧了胎儿与准妈妈在生理和心理上的感应，准妈妈现在的情绪和状态，胎儿其实都了解得非常清楚，准妈妈不高兴了，胎儿在肚子里也不好过。所以准妈妈们要学会把不开心的事情放下，常想一二，常想胎儿，从为自己和胎儿的健康出发，保持良好的心情。

●● 警惕准爸爸的孕期抑郁症

孕期抑郁症可不是准妈妈的专属，有些准爸爸也会患上孕期抑郁症。出现准爸爸孕期抑郁症的男性通常会感到焦虑和忧郁，如果不适时解决，对家庭和睦以及婚姻稳定来说，都是一次大的考验。

准爸爸孕期抑郁症的原因

1.宝宝的出现是非计划内的，准爸爸从心理上并不情愿新生命"打扰"浪漫的两人世界，或者他还不知如何迎接新生命。

2.准妈妈因孕前期反应强烈感到非常不适，或有健康、安危上的顾虑，准爸爸看在眼里，疼在心里，却无计可施，因而会"很有罪恶感"。

3.准妈妈的情绪长期处于非常不稳定的状态，让准爸爸觉得自己怎样做都不对而感到无所适从，引起准爸爸的不安。

4.准妈妈孕期可能花更多的时间在腹中的胎儿身上，不再像未孕时那么重视准爸爸，准爸爸也会吃胎儿的醋。

5.性焦虑。出于对胎儿的安全和健康的考虑，准妈妈中止或减少与丈夫的性生活，让准爸爸处于"性真空"状态，进而引起心理上的焦虑。

准妈妈帮助准爸爸抵抗抑郁

1.多与他交流沟通。准妈妈要多与丈夫交流，重视他情绪上的变化，顾及他的感受。男人有时候也像小孩子，会和尚未出世的小宝宝争宠。

2.体谅他的性焦虑。夫妻若出于安全性的考虑自觉中止或减少性生活，准妈妈要给予丈夫另一种爱抚，或者耐心倾听他的声音。不要粗暴直接地拒绝他的性要求，被妻子用这种方式拒绝会很伤害准爸爸的自尊。

3.让准爸爸也加入胎教行列。让他也参与胎教，每天让他与胎儿说说话，把手放在准妈妈的腹部感受小生命的脉动，让他产生"我要当爸爸了"的自豪感和责任感。

4.给予准爸爸更多信任。准妈妈孕期比较敏感，易怒易躁，千万不要主观臆断，简单下结论怀疑丈夫出轨，影响家庭和睦。

09 职场准妈妈须知

●● 利用小道具将工作环境变舒适

荀子说过，君子善假于物，准妈妈更加是要将君子的这个特征发挥到极致。在办公室里借助一些小道具，让自己更加省力，也让工作环境变得更加舒适。

小凳子

准妈妈的腿很容易水肿，可是在办公室又不太方便把腿架到高处让血液回流，加个小凳子就好啦！在办公桌下面放一个小凳子，注意要有钝棱角，免得划伤。办公桌下有一定的隐蔽性，而且也不占空间。准妈妈坐下来的时候就可以把腿放在凳子上，这样对缓解水肿状态很有作用。

舒适的拖鞋

什么鞋都比不上拖鞋舒服吧。为自己在办公室准备一双拖鞋，坐下来的时候就换上拖鞋，要离开座位时再换上工作时穿的鞋，既让腿脚舒服了，又不至于有失职场的礼仪。

腰垫

从事办公室工作的准妈妈，坐的时间长，腰就会不舒服，一般的靠垫也没有支撑作用，靠久了腰反而会更酸，这时可以买一个专业的腰垫，这种腰垫专门针对孕妇的体形变化而设计，能很好地缓解准妈妈的腰部不适。

●● 学会化解工作压力

人在职场，压力如影随形，这些压力如果得不到化解，长期郁积在心里会对心理健康造成影响。准妈妈更是要学会化解工作中的压力，为胎儿创造一个健康的心理环境。

自我宣泄

压力就如同洪水，只能疏导不能围堵，如果准妈妈被工作压得喘不过气来，赶紧放下手头上的工作一会儿，选择一种方式宣泄一下自己的压力，等心理平定下来后再继续投入工作中。可以大声地唱歌、自我表扬和激励，甚至挥挥手无形中也能把压力赶跑。

借物移情

当准妈妈为工作的事情感到烦闷时，不妨暂时离开工作状态，为自己倒杯水，一边喝一边看看窗外的景色，想想若是身处森林，新鲜的青草味袭来时，该是多么心旷神怡；或者在下班后约上闺蜜去购物，让压力消失在商场、试衣间；约上几个知己品茶聊天也是不错的选择；或者挑个明媚的日子郊游，在大自然的怀抱中欣赏美景，呼吸新鲜空气；又或者可以练练书法，陪家人吃饭、看电视、聊天……这些活动都能让你的脑袋换个环境，减缓压力。

向人倾诉

准妈妈实在是遇到无法解决的难题时，不如去找一个睿智的朋友，向他和盘托出问题的来龙去脉，从另外一个角度、用另一种思路来看看这个问题，也许就豁然开朗了。

10 孕期不适与疾病

●●● 耻骨联合疼痛

耻骨联合分离，也称耻骨联合错缝，是指骨盆前方两侧耻骨纤维软骨联合处，因外力而发生微小的错移，表现为耻骨联合距离增宽或上下错动出现局部疼痛和下肢抬举困难等功能障碍的软组织损伤性疾病。孕期准妈妈耻骨联合分离是由于激素刺激和不断增大的子宫压迫耻骨，使耻骨难以承受那么重的负担造成的。

减轻耻骨疼痛的几种方法

一般来说，耻骨联合分离所造成的骨盆腔不舒服，大多数会在几周内就有明显改善，若还是觉得不舒服，以下几个方法可以减轻这个结构变化所带来的不适。

- 睡觉时将一个枕头放置于两腿间。
- 慢速移动。在床上移动脚和臀部时，应该平行或对称地行动，动作要缓慢。
- 站立或者移动时要尽量对称，避免一边用力。
- 游泳。游泳可以帮助减轻关节的压力。
- 避免双腿张开地跨坐。
- 多休息，避免提重物，并对下背部进行按摩。
- 坐姿时在背后放置腰枕。腰枕不能太软，要有一定的硬度，让腰部有一个着力点。

●●● 妊娠期高血压综合征

妊娠期高血压综合征简称"妊高征"，是常见的严重影响母婴安全的妊娠疾病。

妊高征的症状

临床上妊高征的症状为：全身水肿、恶心、呕吐、头痛、视力模糊，严重者可导致胎儿生长迟滞或胎死腹中。

妊高征的危害

严重的子痫前期或子痫，都可能威胁孕妇和胎儿的生命。

妊高征准妈妈日常保健

1.保证休息时间。若发现有轻度的妊娠高血压综合征，准妈妈要适当减轻工作，保证充分睡眠，在家休息，必要时住院治疗。

2.左侧卧位。休息及睡眠时取左侧卧位，以减轻右旋的子宫对腹主动脉和下腔静脉的压力，增加回心血量，改善肾血流量增加尿量，并有利于维持正常的子宫胎盘血液循环。

3.饮食控制。应注意摄入足够的蛋白质、维生素，补足铁和钙剂。一般来说食盐不必严格限制，但全身水肿者应限制食盐。

温馨提示　**不同程度妊高征应不同对待**

轻度妊高征患者若严格按照上述方法处理，病情大多可缓解。但中、重度妊高征患者一经确诊，应住院治疗，积极处理，防止子痫及并发症的发生。

11 产检关注

● ● 第五次产检

第五次产检的主要项目是：乙型肝炎抗原、梅毒血清试验、检查是否注射麻疹疫苗、产科检查、尿常规、胎心听诊等。

乙肝筛查是重点

此阶段最重要的是抽血检查乙型肝炎，目的是要检视准妈妈本身是否带原或已感染到乙型肝炎。若准妈妈的乙型肝炎两项检验皆呈阳性反应，一定要告知产科医师，在准妈妈生下宝宝24小时内为新生儿注射疫苗，以免新生儿遭受感染。

● ● 筛查妊娠糖尿病

妊娠糖尿病筛查方法

筛查前空腹12小时，将50克葡萄糖粉溶于200毫升水中，5分钟内喝完。喝第一口开始计时，1小时后抽血查血糖，血糖值≥7.8mmol为糖筛查异常，需进一步进行葡萄糖耐量试验。

葡萄糖耐量（OGTT）试验方法：试验前空腹12小时，先空腹抽血查血糖，然后将50%葡萄糖注射液150毫升加入100毫升水中，或将葡萄糖粉75克溶于200毫升水中，5分钟内喝完，喝第一口开始计时，1小时、2小时、3小时后抽血查血糖。

妊娠糖尿病筛查正常值

空腹5.6mmol/L，1小时10.3mmol/L、2小时8.6mmol/L、3小时6.7mmol/L，其中有2项或2项以上达到或超过正常值，则可诊断为妊娠期糖尿病，仅1项高于正常值，则诊断为糖耐量异常。

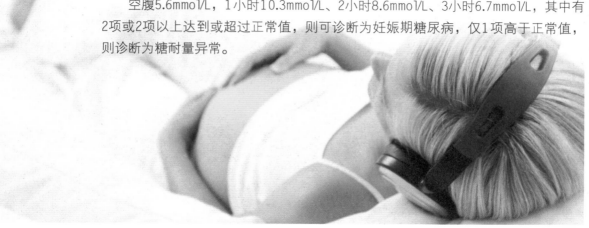

12 特殊关照：
瘦弱的准妈妈该怎么补

瘦弱准妈妈的药补原则

　　瘦弱的准妈妈进补应遵循"宜凉忌温热"的原则，切忌滥吃滋补药品。最好选用清补、平补之品，如太子参、北沙参、生白术、淮山药、百合、莲子等。凡属温热补品，如鹿茸、鹿角胶、胡桃肉以及人参桂圆汤等均不宜服用。即使是平补品，准妈妈也要适时适量合理服用。

药补不如食补

　　瘦弱的准妈妈进行食补是补养身体的一种最有效的方法，可以多吃一些瘦肉、鱼类、蛋类、豆制品、牛奶、新鲜蔬菜和水果，它们的营养价值都较高。孕后期适量补充含钙、铁、磷等微量元素丰富的食品，如动物肝、肾脏、猪血、海产品、骨头汤之类。要注意合理调配膳食，达到滋补身体和促进胎儿正常发育的最佳效果。

　　临产前的两个月需要补气、养血、滋阴，可多吃海参、蚌肉、淡菜、银鱼、瘦猪肉、银耳等食品；若血色素低，则要多食蛋黄、猪肝、豇豆、毛豆、油菜、枣、菠菜、芥菜等食物；若发生手足抽搐，则说明缺钙和维生素D，在膳食中要多配一些乳类、大豆、虾皮、海带和土豆等食物。

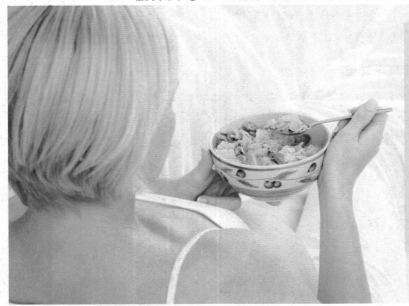

◆食谱推荐：银鱼煎鸡蛋

原料：小银鱼50克，鸡蛋2个，盐少许

做法：1.将银鱼处理干净，放入搅拌均匀的鸡蛋液中，加少许盐，和匀。

2.锅内油烧热，将银鱼鸡蛋液倒入锅中，待蛋饼外围起小泡后翻过来煎另外一面，两面金黄即可起锅。

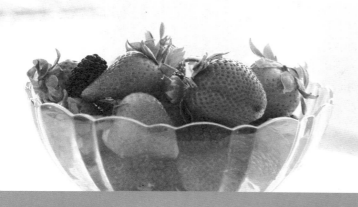

孕8月，顺利进入孕晚期

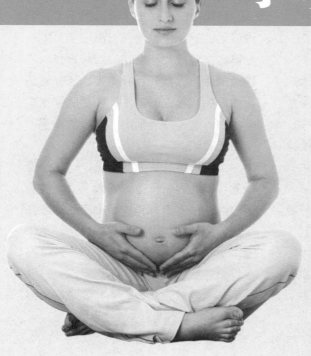

阅读关键提示

- 胎儿发育周周看
- 孕8月准妈妈身体的微妙变化
- 怀孕知识课堂
- 营养与饮食
- 健康食谱推荐
- 日常起居保健
- 胎教进行时
- 情绪调节站
- 职场准妈妈须知
- 孕期不适与疾病
- 产检关注
- 特殊关照：早产儿的科学照顾与喂养

01 胎儿发育周周看

●● 第29周的胎儿

这一周胎儿体重已经有1300多克，坐高为26~27厘米，如果加上腿长，身长大约已有43厘米了。

胎儿的皮下脂肪已初步形成，手指甲也已很清晰。此时如果有光亮透过妈妈子宫壁照射进来，胎儿就会睁开眼睛并把头转向光源，这说明胎儿的视觉发育已相当完善。

这时的胎儿开始顽皮了，可以自己在妈妈的肚子里变换体位，有时头朝上，有时头朝下，还没有固定下来，大多数胎儿最后都会因头部较重，而自然头朝下就位的。

●● 第30周的胎儿

现在胎儿大概有44厘米长、1 500克重，皮下脂肪继续增长，已经不再像个小老头了。

胎儿的重要器官——脑部在继续快速地发育，大脑和神经系统已经发达到一定的程度。他的眼睛可以开闭自如，大概能够看到子宫中的景象，而且还能辨认和跟踪光源。

男宝宝的睾丸这时正处于从肾脏附近的腹腔沿腹沟向阴囊下降的过程中，女宝宝的阴蒂已突现出来，但并未被小阴唇所覆盖，那要等到出生前的最后几周。

●● 第31周的胎儿

从现在起，胎儿的身高增长趋缓而体重迅速增加。他还将在皮下积蓄一层脂肪，为出生做准备。脸部的皱纹减少了很多，胳膊和腿都变得丰满起来。

胎儿的肺部和消化系统已基本发育完成。随着胎儿的快速增长，他的活动空间也越来越小，胎动也变少了，每小时大概会动10次左右。

●● 第32周的胎儿

本周胎儿的体重约1 600～1 800克。

他可能已经长出了满头的头发或者说绒毛，脚趾甲也全部长出来了。皮肤变得比以前透明和粉红。肺和胃肠功能接近成熟，已具备呼吸能力，能分泌消化液。胎儿喝进的羊水，经膀胱排泄在羊水中，这是在为他出生以后的小便功能进行锻炼。

神经系统开始变得发达，对体外强烈的声音会有所反应。妈妈子宫内的空间已经快被占满，他的手脚已活动不开了。因此，动的次数比原来少了，动作幅度也减弱了，再也不会像原来那样在准妈妈的肚子里翻筋斗。别担心，只要还能感觉得到胎儿在蠕动，就说明他很好。

02 孕8月准妈妈身体的微妙变化

行动不便

孕32周以后，准妈妈进入了孕晚期，腹部越来越大，行动变得迟缓。孕晚期胎儿在腹中的位置不断下降，准妈妈会感到下腹坠胀。你的消化功能可能变差了，同时，还可能伴有水肿、便秘、尿频等症状。由于激素的影响，你的脸部可能会长出褐斑及雀斑，乳头周围、下腹部、外阴的颜色也会越来越深。不用太担心，多数色素沉淀在产后会逐渐消失。

假宫缩

孕晚期准妈妈的子宫肌肉会偶尔收紧，这是一种无节奏的、不规则的收缩，在这个阶段，它出现得不是很频繁，而且也不痛，每次会持续30～60秒。这种收缩在临近预产期的前几周内会变得更加频繁，有时甚至还伴有疼痛。有时候很难区分这种宫缩和分娩中的真正宫缩，因此，这种收缩也被称为"假宫缩"。

如果收缩变得频繁，即使不感到痛，也可能是早产的信号。如果出现以下几种情况，就应该去医院检查：阴道分泌物增加或异常（特别是分泌物呈黏液状、水状，或粉色，或伴有淡淡的血色），出现腹痛或来月经一样的疼痛，每小时宫缩超过4次，骨盆部位的压力增加或下背部疼痛加剧。若这些现象是你以前从来没有出现过的，一定不要掉以轻心，去医院就诊吧。

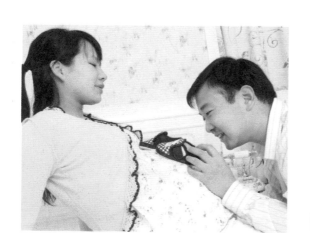

专家热线
常见疑问解答

Q&A　孕晚期出现严重便秘，需要去医院吗？

孕晚期的准妈妈活动减少，胃肠的蠕动也相对减少，加上巨大子宫对肠道的压迫，食物残渣在肠内停留时间长，会造成便秘，甚至引起痔疮。如果便秘严重的话，要立即去医院就医。

03 怀孕知识课堂

●● 孕晚期的腹围增长标准

监测腹围增长的意义

监测准妈妈的腹围，对鉴别胎儿正常和异常发育极有价值，了解宫高、腹围的变化有助动态观察胎儿发育的情况，及时发现胎儿宫内发育迟缓、巨大儿或羊水过多等妊娠异常，使其有可能通过及时治疗得到纠正。

腹围的测量方法前面已经详细介绍，不再赘述。

准妈妈腹围参考表

孕月	腹围下限（厘米）	腹围上限（厘米）	标准（厘米）
8	84	95	89
9	86	98	92
10	89	100	94

●● 胎儿体重有平均标准

一般情况下，最后一次产检时胎儿的体重与出生后的体重有很大的差距。那么胎儿的体重是如何测量的？有没有一个平均的标准呢？

胎儿体重测量方法

胎儿的体重是评估其发育的重要依据，可是胎儿还在准妈妈的子宫里，怎么测量他的体重呢？

怀孕的前3个月，主要是通过测量胎儿头部至臀部的距离来计算胎儿的身长。随着胎儿渐渐发育之后，从怀孕第15周开始，通过测量胎儿的头围或两顶骨间之径线、腹围及大腿骨（股骨）的长度来判定胎儿的大小，再以此来推估胎儿的体重。

胎儿体重的平均标准

一般来说，胎儿的头围与怀孕周数会比较一致，而大腿长度的测量结果往往会比实际怀孕周数略小，腹围的测量结果则通常比怀孕周数大一点，利用这三项结果所在的成长区间，就能推估出胎儿的体重，只要体重区间落在10%～90%以内，都属正常可接受的范围。

对照下页表，产检时若医生测出胎儿体重低于表中10%，就表示胎儿体重不足；若大于表中90%，就表示胎儿体重过重。

知识链接

医学上以体重作为评估胎儿的标准

由于测量胎儿的身长结果误差较大——胎儿蜷曲的姿势、骨架的大小都可能造成结果的误判，因此，医学上会以体重而非身长作为评估胎儿成长的依据。

胎儿体重平均标准参考表

（单位：克）

周数	性别	10%	25%	50%	75%	90%
32	男	1 551	1 808	2 055	2 335	2 719
	女	1 336	1 634	1 887	2 199	2 640
33	男	1 698	1 971	2 219	2 500	2 863
	女	1 543	1 828	2 086	2 424	2 826
34	男	1 867	2 148	2 389	2 674	2 991
	女	1 753	2 032	2 291	2 638	2 979
35	男	2 007	2 343	2 576	2 868	3 137
	女	1 990	2 243	2 500	2 838	3 115
36	男	2 308	2 561	2 795	3 088	3 328
	女	2 244	2 457	2 709	3 022	3 298
37	男	2 600	2 806	3 064	3 341	3 612
	女	2 501	2 672	2 892	3 193	3 443
38	男	2 756	2 934	3 191	3 445	3 683
	女	2 607	2 827	3 048	3 286	3 543
39	男	2 819	3 049	3 313	3 584	3 838
	女	2 752	2 937	3 183	3 443	3 702
40	男	2 932	3 157	3 420	3 699	3 915
	女	2 801	3 040	3 294	3 562	3 811

★ 本表仅供参考。

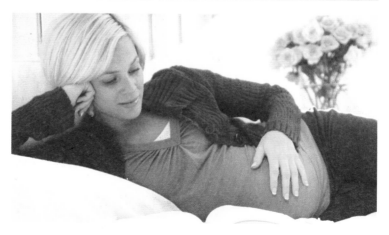

04 营养与饮食

适当增加鱼、禽、蛋、瘦肉、海产品的摄入量

鱼、禽、蛋、瘦肉是优质蛋白质的良好来源，其中鱼类还可提供 ω-3 不饱和脂肪酸，蛋类尤其是蛋黄则是卵磷脂、维生素A和维生素B₂的良好来源。鱼类作为动物性食物的首选，每周最好摄入2~3次，每天要吃一个鸡蛋。

适当增加奶类的摄入

奶或奶制品富含蛋白质，对孕期蛋白质的补充具有重要意义，同时也是钙的良好来源。每日应至少摄入250毫升牛奶，或喝400~500毫升的低脂牛奶，以满足钙的需要。

常吃含铁丰富的食物

从孕中期开始，孕妇血容量和血红蛋白增加，同时胎儿需要铁储备，宜从孕中期开始增加铁的摄入量，必要时可在医生指导下补充小剂量的铁剂。同时，注意多摄入富含维生素C的蔬菜、水果或在补充铁剂时补充维生素C，以促进铁的吸收和利用。

适量活动，维持体重的适宜增长

孕妇应适时监测自身的体重，并根据体重增长的速率适当调节食物摄入量。也应根据自身的体能每天进行不少于30分钟的低强度身体活动，最好是1~2小时的户外活动，如散步、做体操等。

禁烟戒酒，少吃刺激性食物

烟草、酒精对胚胎发育的各个阶段都有明显的毒性作用，如容易引起早产、流产、胎儿畸形等。有吸烟、饮酒习惯的妇女，孕期必须禁烟戒酒，并要远离吸烟环境。

碳水化合物

碳水化合物能维持身体热量需求。孕晚期，胎儿开始在肝脏和皮下储存糖原及脂肪，应保证能量的供给，适量增加主食的摄入，如大米、面粉等。

一般来说，准妈妈平均每天需要进食300~400克的谷类食品，在米、面等主食之外，要适当增加一些粗粮的摄入，如小米、玉米、燕麦片等。

膳食纤维

膳食纤维能促进肠道蠕动，从而防止便秘的发生。逐渐增大的胎儿给准妈妈带来了负担，准妈妈很容易发生便秘，进而可能发生内外痔。为了缓解便秘带来的痛苦，准妈妈应该注意摄取足够量的膳食纤维，每日摄入膳食纤维25~30克，以促进肠道蠕动。膳食纤维在植物类食物中含量丰富，蔬菜中含3%，水果中含2%左右。全麦面包、地

瓜、芹菜、土豆、胡萝卜、豆芽、菜花等各种新鲜蔬菜水果中都含有丰富的膳食纤维。

维生素B$_1$

如果维生素B$_1$不足，容易引起准妈妈呕吐、倦怠、体乏，还可影响分娩时子宫收缩，使产程延长，分娩困难。维生素B$_1$广泛存在于各类食物中，如动物内脏、瘦肉、全谷、豆类、坚果等。

各类必需脂肪酸

孕晚期是胎儿大脑细胞增殖的高峰，需要充足的亚油酸转化为花生四烯酸，满足大脑发育所需。另外，DHA为神经突触发育所必需，多吃海鱼有利于DHA的供给。

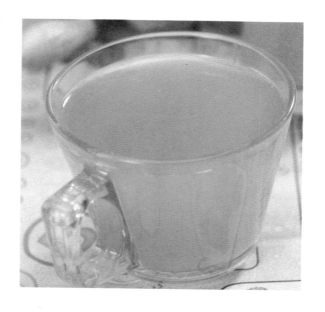

●● 准妈妈夏季宜吃的消暑食物

绿茶

绿茶含有茶多酚、矿物质、蛋白质、锌、维生素等营养成分。锌元素对胎儿的正常生长发育起着极其重要的作用。准妈妈可以适量喝点淡绿茶消暑，淡绿茶对加强心肾功能、促进血液循环、帮助消化、预防孕期水肿、促进胎儿生长发育是大有好处的。

汤

夏天解暑的汤有海米冬瓜汤、西红柿蛋汤等。

冬瓜含有充足的水分，具有清热解毒、利尿、止渴除烦、祛湿解暑等功效，是准妈妈的消肿佳品；海米则是钙的较好来源。孕晚期的准妈妈可多吃冬瓜和海米，既可去除孕期水肿，又可补充钙质。

果汁

将杧果、橙子、苹果、猕猴桃等水果榨汁，然后加入酸奶、纯净水或者蜂蜜皆可。这几种水果都含有丰富的维生素C，短暂搅拌还能保留较多维生素；除果皮外，膳食纤维也基本保存了下来。果汁口味鲜美香浓，是准妈妈夏季解渴美肤养颜的佳饮。

瓜果

在闷热的夏季，准妈妈补充水分和盐是极为重要的。单纯补充水分只能解渴却不能解暑；过多摄入盐，可以抵抗中暑又不能解渴。而瓜类食物，如西瓜、冬瓜、香瓜、黄瓜等，含有丰富的水分和电解质，既可以解渴又能解暑。

●● 准妈妈冬季宜吃哪些食物

葡萄干

葡萄干内含大量葡萄糖，对心肌有营养作用。由于其钙、磷、铁的相对含量高，并有大量维生素和氨基酸，可补气血，对贫血、血小板减少有较好疗效，对神经衰弱和过度疲劳也有较好的滋补作用。

蜂蜜

冬天气候干燥，而蜂蜜可以润肺，还有促进消化吸收、增进食欲、镇静安眠、提高机体抵抗力的作用，非常适合准妈妈食用。但蜂蜜含糖，有糖尿病的准妈妈不宜食用。

牛肉

牛肉性温，在寒冷的冬季食用能够迅速补充能量。准妈妈一周吃3～4次瘦牛肉，每次60～100克，可以预防缺铁性贫血，并能增强免疫力。

数据解读

牛肉的铁锌含量

每100克的牛腱含铁量为3毫克，约为怀孕期间每日铁元素建议摄入量的10%；含锌量8.5毫克，约为怀孕期间每日锌元素建议摄入量的77%，营养价值比一般天然食品高。

虾

冬天机体比较容易缺钙，而虾含有很高的钙质，如果准妈妈对虾没有不良反应，冬天可以常吃虾。

羊肉

羊肉营养价值高，含有丰富的蛋白质、脂肪、钙、磷、铁、钾、维生素B_3等，是补虚益气的佳品。在冬天多吃羊肉大有裨益，它具有增加热量、补虚抗寒、补养气血、温肾健脾、防病强身等作用。《千金方》中说："羊肉主暖中止痛，利产妇。"不过，羊肉性温产热量高，准妈妈不宜过多地食入，以免助热伤阴，引起不适。

●● 睡前宜食的催眠食物

有些食物能缓和紧绷的肌肉，平稳紧张的情绪，让人获得平静，在睡前吃有助于放松，提高睡眠质量，使人摆脱失眠困扰。

富含松果体素的食物

人的睡眠质量与大脑中一种叫松果体素的物质密切相关。夜晚，黑暗会刺激人体合成和分泌松果体素，它会经血液循环而作用于睡眠中枢使人体产生浓浓睡意。天亮时，松果体受光线刺激松果体素会减少，使人从睡眠状态中醒来。富含松果体素的食物包括燕麦、甜玉米、西红柿、香蕉等。

猕猴桃

猕猴桃含有丰富的钙、镁及维生素C，有助于神经传导物质，尤其是钙的合成与传递，更具有稳定情绪及抑制交感神经的作用。

牛奶

牛奶中含有两种催眠物质，具有镇静作用，让人感到全身舒适，有利于解除疲劳并入睡。

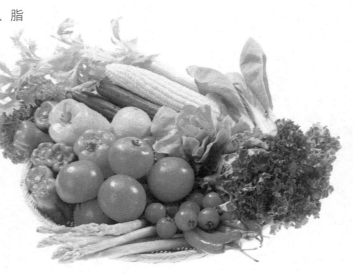

05 健康食谱推荐

●● 补充维生素和铁

◆ 茄泥肉丸

原料：猪肉（肥瘦各一半）250克，嫩茄子500克，鸡蛋2个，葱末10克，姜末5克，酱油20克，料酒15克，淀粉10克，盐、胡椒粉各3克

做法：1.将猪肉洗净，放入绞肉机中绞碎，加入酱油、料酒、盐、胡椒粉及少量淀粉拌匀；葱末、姜末用一小碗清水浸泡备用。

2.茄子洗净切条，隔水蒸20分钟左右取出，加入少许葱姜水，捣成泥状，拌入肉泥中；鸡蛋搅打起泡备用。

3.锅内加油烧热，将茄泥肉糊挤成小丸，蘸上蛋液和淀粉，放到锅里炸熟，捞出控净油即可。

功效：可以补肾养血，滋阴润燥，为妈妈补充铁和维生素。

小提示：炸茄泥肉丸时，要先用中火稍炸，后用小火炸熟内部，起锅前再用大火将外皮炸脆。

●● 安神，防治便秘

◆ 双耳牡蛎汤

原料：水发木耳100克，水发银耳50克，牡蛎100克，高汤500克，葱姜汁20克，料酒10克，盐3克，醋、胡椒粉各少许

做法：1.将木耳、银耳洗净，撕成小朵；牡蛎放入沸水锅中焯一下捞出。

2.锅内加高汤烧开，放入木耳、银耳、料酒、葱姜汁煮15分钟。

3.下入焯好的牡蛎，加入盐、醋煮熟，加胡椒粉调匀即可。

功效：可以为准妈妈补充钙、铁、锌等营养素，有安神和防治便秘的作用。

●● 健脾益肾，补气养血

◆ 芋头烧牛肉

原料：牛肉300克，芋头200克，葱段、姜片各适量，大料、桂皮、花椒各少许，盐、料酒、糖色各适量

做法：1.牛肉洗净切成小方块；芋头洗净，去皮切成滚刀块；葱段、姜片、大料、桂皮、花椒包入纱布袋中备用。

2.锅置火上，加足量水烧沸，放入牛肉焯水后捞出，用凉水洗净血沫。

3.另起锅，加入清水适量，下入牛肉块和包了香料的纱布袋，大火烧开，加糖色煮10分钟左右，改小火继续煮。

4.至牛肉九成熟时，放入盐、料酒调味，再把芋头放入锅内，炖至牛肉块酥烂时，取出料包即可。

功效：芋头具有健脾强胃、消疬散结、清热解毒、滋补身体的功效，牛肉还具有健脾益肾、补气养血、强筋健骨的功能，此菜还可防治脾胃虚弱、食欲不振及便秘。

●● 滋补五脏

◆ 鸡丝粥

原料：鸡胸肉200克，大米100克，盐、鸡汤适量

做法：1.鸡胸肉洗净，撕成丝；大米淘洗干净。

2.将大米放入锅内，加入鸡汤、鸡丝、盐，加盖置于火上，熬煮成粥。

功效：可滋补五脏，补益气血。

小提示：此粥在离火前撒些油菜或小白菜营养会更佳。

06 日常起居保健

●● 节假日准妈妈应该怎么过

穿衣首选要保暖

准妈妈的健康是第一位的，保暖是过节穿衣的第一原则，不要在节日期间贪图好看而忽视了保暖。

饮食做到"四个一"

节日期间，准妈妈不要暴饮暴食，不要吃太多主食或甜食，饮食要少油、低盐，蔬菜要多吃，水果要适量。孕中、晚期的准妈妈，每天摄入量以"四个一"为佳：鸡蛋一个，牛奶一杯，主食一斤（500克），蔬菜、水果一斤（500克）。

娱乐活动要克制

节日期间活动较多，准妈妈要安排好休息，减少应酬，不要下厨久站，或长时间聊天。更不要久坐通宵打牌搓麻将，这样会阻碍下肢静脉回流，肌肉处于紧张状态，引发疲劳，影响胎儿生长发育，更严重的会导致妊高征等妊娠并发症，危及自己及胎儿的生命安全。准妈妈应该在晚上9~10点就寝，中午保证1~2小时午休。

防止吸二手烟

春节期间登门访客较多，即便待在家中，准妈妈也免不了要招待客人，一旦发现有客人打算抽烟，应及时礼貌劝阻，或者提早收起家中的烟灰缸，暗示室内不可吸烟。

●● 列出清单，提前准备宝宝用品

还有2个月宝宝就要出世啦，这个时候开始着手准备宝宝用品刚刚好。赶紧列一个清单，看看需要为宝宝买些什么吧。

衣物

内衣2~3套；外套、毛衣、棉衣各2件；袜子3双；软帽2顶；尿布20~30块或纸尿裤若干。

床和床上用品

婴儿床1张，最好买可移动的、栅栏较高的小床；被子2床，不要太厚，规格为1米×1米；夹被或毛毯1条；毛巾被1条；褥子2床；小棉垫3~5块，规格为30厘米×25厘米。

盥洗用品

澡盆1个；小盆2个，分别用来洗脸和洗屁屁；大浴巾1条；小毛巾3条；婴儿洗浴用品1套；痱子粉1盒；水温表1支。

> **温馨提示**
>
> **大件婴儿用品可借用**
>
> 宝宝出生前必须准备好尿布等消耗品。而婴儿床、婴儿车等单价高，但使用期限长的用品，可考虑向已养育过宝宝的亲朋好友借用。

喂养用品

奶锅1个，奶瓶2~3个，奶嘴3个，奶嘴护罩3个，奶瓶刷1个，锅（用来煮奶瓶和奶嘴用）1个，水果刀1把，小勺1个，小碗1个。如果是母乳喂养则上述物品无须准备。

药品

75%酒精（处理脐部及一般伤口）1小瓶，鞣酸软膏（处理及预防臀红）1盒，制霉菌素药水（治疗鹅口疮）1瓶，消毒用品1套（包括消毒纱布10块、绷带1卷、棉签1包），橡皮膏1小盒。

●● 及时纠正胎位不正

胎位不正有哪些表现

胎儿在子宫内的位置叫胎位。正常的胎位应为胎体纵轴与母体纵轴平行，胎头在骨盆入口处，并俯屈，颏部贴近胸壁，脊柱略前弯，四肢屈曲交叉于胸腹前，整个胎体呈椭圆形，称为枕前位。除此外，其余的胎位均为异常胎位。

常见的胎位不正有胎儿臀部在骨盆入口处的臀位、胎体纵轴与母体纵轴垂直的横位，或斜位、枕后位、颜面位等。

胎位不正造成分娩困难

胎儿位置不正，不易随着准妈妈用力而娩出，也不能自我调整位置以适应产道的变化，将给分娩带来程度不同的困难和危险，故早期纠正胎位，对难产的预防有着重要的意义。

如何纠正胎位不正

在孕28周之前，胎位可能会通过胎儿自身的活动转正，如果到孕30周之后胎位还没有转正，就可以通过一些练习来尝试调整胎位。

1.膝胸卧位式：排空膀胱，放松裤带，跪在铺着棉絮的硬板床上，头放在床上，脸转向一侧，双手前臂伸直，手撑开平放于床面，胸部尽量与床贴紧，臀部抬高，大腿与小腿成直角。每日早、晚各1次，每次15分钟。7天为一疗程，再复查胎位。

2.侧卧式：习惯左侧卧睡的准妈妈，换成右侧卧睡，而习惯右侧卧睡的则可以换成左侧卧睡。7天一个疗程，使不正的胎位得以矫正。

●● 指甲缝里暗藏病菌，要常修剪清洁

准妈妈为了胎儿的健康可谓是已经武装到了牙齿，可是有没有注意到一个比牙齿还小的部位——指甲缝呢？

指甲缝里暗藏病菌

指甲缝不容易清洁到，是个人卫生的死角之一。加上人的手是活动最多、与外界接触最频繁的一个器官，指甲的特殊构造让指甲缝变成了病菌的"集中营"。

准妈妈常修剪指甲

准妈妈应避免留长指甲，而且要经常修剪指甲。一来因为长指甲易藏污纳垢，二来长指甲容易抓破皮肤，大量的细菌可能会引起继发性感染。

如何有效清洁指甲缝

洗手好像总是洗不到指甲缝，不过每次洗头过后指甲缝里就会干干净净的。还有一个方法也可以帮助准妈妈有效地清洁指甲缝：使用软毛牙刷，蘸点香皂，轻轻地来回刷指甲缝，污垢很容易就能被刷掉。

温馨提示　准妈妈不要涂指甲油

指甲油中含有甲醛、苯二甲酸酯、钛酸酯及化学染料等有害化学物质，很容易穿透甲层，进入皮肤及血液，对胎儿产生不利的影响。因此，准妈妈不要涂指甲油，尤其是色彩鲜艳的指甲油。

●● 保护腰部不受伤害

腰部是承受胎儿力量的主要支柱，特别是准妈妈在怀孕后期，体重快速增加，再加上胎儿的

重量，对腰部和膝关节都会造成不小的负担，因此准妈妈在孕期要特别注意保护好腰，以免引起腰部酸痛。

避免腰痛的生活原则

孕期的腰痛没有危险性，适当休息、少活动，必要时可用托腹带托起增大的子宫，减少腰肌的受力，疼痛较严重时可用骨盆恢复带固定骨盆，腰痛就会有所改善。

首先，在孕早期时就要坚持做适当运动，如晚餐后和丈夫一起到外面散步，以加强腰背部的柔韧度。

其次，少干活，多休息。还要少拎重物，避免长时间保持一个姿势，以免腰背部受凉。

再次，注意保暖，平卧睡觉时，可在膝关节后方垫个枕头或软垫，使髋关节、膝关节屈曲起来，帮助减少腰背后伸，使腰背肌肉韧带得到充分休息。准妈妈不要穿高跟鞋，穿高跟鞋会加重腰疼。

最后，坐在沙发上腰后面垫个小靠垫，看电视时让椅背与坐垫成120度角，让身体稍稍有些后仰。特别强调，如果腰背痛持续不能缓解，最好去看医生。

缓解腰部酸痛的方法

1.双手扶椅背，在慢慢吸气的同时使身体的

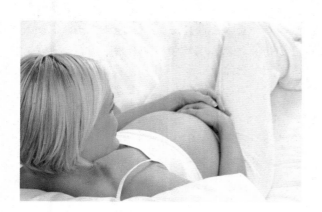

重心集中在双手上，脚尖立起，抬高身体，腰部挺直，使下腹部靠住椅背，然后慢慢呼气，手臂放松，脚还原。每日早晚各做5～6次，可减少腰部的酸痛。

2.仰卧，双腿弯曲，腿平放床上，利用脚和臂的力量轻轻抬高背部，可以减轻怀孕时的腰酸背痛。怀孕6个月后开始做，每日5～6次。

3.仰卧，双膝弯曲，双手抱住膝关节下缘，头向前伸贴近胸口，使脊柱、背部及臀部肌肉呈弓形，伸展脊椎然后再放松，怀孕4个月后开始做，每天练数次。这是减轻腰酸背痛的最好方法。

4.双膝平跪床上，双臂沿肩部垂直支撑上身，利用背部与腹部的摆动活动腰背部肌肉。在怀孕6个月后开始做，可放松腰背肌肉。

●● 练习有助于顺产的拉梅兹呼吸法

1951年，法国医生拉梅兹（Lamaze）博士在一次偶尔接触到"心理预防法"之后，通过进一步研究，发现了利用呼吸分散注意力，能减轻分娩痛苦，因此发明了较为实用的"拉梅兹分娩呼吸法"。一般来说，准妈妈怀孕7个月时就应该开始进行拉梅兹呼吸法的训练，由丈夫陪伴进行，效果将会更好。

基本姿势

在平坦的地上铺一条毯子或在床上练习，室内可以播放一些舒缓的胎教音乐，在音乐声中，准妈妈可以选择盘腿而坐，首先让自己的身体完全放松，眼睛注视着同一点。想象分娩的整个过程。

第一阶段——胸部呼吸法

用在分娩开始，宫颈开3厘米左右时。此时准妈妈的子宫每4～5分钟收缩一次，每次收缩长30～45秒。

此时的呼吸方式为：鼻子深吸一口气，随着子宫收缩开始吸气、吐气，反复进行，直到阵痛停止才恢复正常呼吸。

第二阶段——嘻嘻轻浅呼吸法

用在婴儿一面转动，一面慢慢由产道下来的时候，宫颈开7厘米以前。子宫开始收缩时，采用胸式深呼吸；当子宫强烈收缩时，采用浅呼吸法，收缩开始减缓时恢复深呼吸。宫颈开至3~7厘米，子宫的收缩变得更加频繁，每2~3分钟就会收缩一次，每次持续45~60秒。

此时的呼吸方式为：用嘴吸入一小口空气，保持轻浅呼吸，让吸入及吐出的气量相等。完全用嘴呼吸，保持呼吸高位在喉咙，就像发出"嘻嘻"的声音。子宫收缩强烈时，需要加快呼吸，反之就减慢。注意呼出的量需与吸入的量相同。练习时由连续20秒慢慢加长，直至一次呼吸练习能达到60秒。

第三阶段——喘息呼吸法

子宫开至7~10厘米时，子宫每60~90秒钟就会收缩一次，每次收缩维持30~60秒。这是产程最激烈、最难控制的阶段。

此时的呼吸方式为：先将空气排出后，深吸一口气，接着快速做4~6次的短呼气，就像在吹气球，比嘻嘻轻浅式呼吸还要更浅，也可以根据子宫收缩的程度调解速度。练习时由一次呼吸练习持续45秒慢慢加长至一次呼吸练习能达90秒。

第四阶段——用力推

此时宫颈全开了，医生也要求产妇在即将看到婴儿头部时，用力将胎儿娩出。

此时的呼吸方式为：长长吸一口气，然后憋气，马上用力。下巴前缩，略抬头，用力使肺部的空气压向下腹部，完全放松骨盆肌肉。需要换气时，保持原有姿势，马上把气呼出，同时马上吸满一口气，继续憋气和用力，直到宝宝娩出。

当胎头已娩出产道时，准妈妈可使用短促的呼吸来减缓疼痛。每次练习时，至少要持续60秒用力。

第五阶段——哈气运动

进入第二产程的最后阶段，准妈妈想用力将胎儿从产道送出，但是此时医生要求不要用力，以免发生阴道撕裂，等待宝宝自己挤出来，准妈妈此时就可以用哈气法呼吸。

此时的呼吸方式为：阵痛开始，准妈妈先深吸一口气，接着短而有力地哈气，浅吐1、2、3、4，接着大大地吐出所有的气，就像在吹一样很重的东西。准妈妈学习快速、连续以喘息方式急速呼吸如同哈气法，直到不想用力为止，练习时每次需达90秒。

练习拉梅兹呼吸法的诀窍

1.子宫收缩初期：先规律地用4个"嘻"、1个"呼"的呼吸方式。

2.子宫收缩渐渐达到高峰时：以大约1秒1个"呼"的呼吸方式。

3.子宫收缩逐渐减弱时：恢复使用4个"嘻"、1个"呼"的呼吸方式。

4.子宫收缩结束时：做一次胸部呼吸，由鼻子吸气，再由嘴巴吐气。

●● 小心运动后的不良反应

怀孕后，准妈妈的身体一直在变化，重心改变了，体重增加了，也更容易觉得累了。所以在锻炼时要格外小心，随时关注自己身体的反应，千万不要勉强自己。

恶心

运动后感到恶心，说明胃里积蓄了过多的乳酸，这是肌肉新陈代谢的副产品。

头晕

若感到持续的头晕，甚至同时出现视觉模糊、头疼或心跳过快的现象，可能是重度贫血或其他严重疾病的征兆，会影响准妈妈和胎儿的健康。

体温突然变化

如果手变得又湿又凉，或者感到一阵阵忽冷忽热，说明身体在调节体温时出现了问题。

心跳过快

若锻炼时不能顺畅自如地谈话或出汗太多，说明运动量很可能过大。

阴道出血

在孕早期，阴道出血可能是流产的预兆。而在孕中、晚期，阴道出血则可能预示着早产、前置胎盘或胎盘早剥等胎盘并发症。出现这些情况都需要马上到医院检查治疗。

视觉模糊

锻炼过程中发现视线变得模糊，可能是脱水导致的血压骤降，心脏负担过重。这会导致流向胎盘的血液量减少，使胎儿得不到足够的血液营养。此外，也可能是先兆子痫（子痫前期）的征兆。如果出现视觉模糊的情况，要马上去医院检查，若情况紧急应看急诊。

胸腹部反复出现尖锐疼痛

可能仅仅是韧带拉伸引起的，但也可能是发生了宫缩。若这种疼痛出现的间隔差不多长，且反复出现，更有可能是宫缩。

知识链接

如何断定自己是否运动过量

一看呼吸，如果呼吸均匀说明运动未过量，如果上气不接下气，气喘吁吁，话都说不出来了，那就是运动过量了，应停下来休息一下。

二看心脏的跳动，如果心脏咚咚地跳得很快，就说明运动量过大了，若是跳的节奏很慢，则说明运动量还不够。

三看出汗情况，如果大汗淋漓，那说明运动过量了；若是没出一点汗，说明运动量太小；如果是全身微微出汗，说明运动量刚刚好。

07 胎教进行时

●● 自己动手制作一件宝宝装

自己动手为宝宝制作婴儿装并不是为了省钱，而是要在制作的过程中将爱心传递给胎儿，这样的胎教方式会让胎儿感到平静安详。

买布

最好是棉质的面料，不用买得过多，想好了做多少再买布。布料买回来后，记得先过下水，因为棉质的布料会有一点点缩水。布料晾干后最好再熨一下，这样更方便进行下一步的操作。

剪样

剪样的工作是至关重要的，样子剪得不好，会影响衣服的效果。家里的报纸是不是还有几张？赶紧拿出来画个小衣服的模样吧，画好之后就可以开始剪了。

袖子： 画得比成衣的袖子要宽一点，因为在缝制时会"损失"一定的材料。

前片： 前面跟后面是不是一样的设计？如果是前开襟的设计，那前片就要分成两部分。如果是外套的话建议不用套头的设计，这样宝宝穿和脱都更方便。

后片： 就是穿衣服时背后的那一块了，这个是一整块的。

领子： 这个可以剪也可以不剪。如果做圆领的就不用剪了，如果想让宝宝也穿个有领的外套，就照自己的设计给宝宝剪一个。

缝制

将剪好的各个布片缝起来，一定要记得分清楚前后。这个步骤完成后，宝宝漂亮的小衣服就完成了。也许做得不如工厂流水线做出来的漂亮，可是从设计到剪裁都是妈妈亲自动手，对宝宝来说，有非同寻常的意义。

温馨提示

婴儿装不宜钉扣子

婴儿装上不宜钉扣子或摁扣，以免硌伤宝宝的皮肤或被宝宝吞服，可用带子代替扣子。

●● 让胎儿参与到家庭生活中来

在宝宝出生前就让他参与家庭生活，能够帮助他以后更好地适应社会环境。

讲明原因

如果想让胎儿参与家庭生活，首先要向他讲明原因和目的，培养他的主动意识。

做胎教时自然融入

在与胎儿做胎教游戏或讲胎教故事的时候培养胎儿的参与意识，训练和启发胎儿的思维，这对促进胎儿的智力和能力发展都是极为有益的。

具体实施方法

准妈妈可以在做家务的时候与胎儿进行交流，告诉他正在进行的是什么，对于整个家有什么好处，诸如让家里美观，让家人心情愉快等。并且告诉胎儿，做家务需要一定的时间和精力，但是仍然会带来愉悦感，这是因为，作为家庭的一分子，用自己的努力让家人高兴本来就是一件很有意义的事情。这样能够培养胎儿对家庭的责任感和荣誉感。

●● 胎教课堂：《渔樵问答》欣赏

《渔樵问答》欣赏提示

《渔樵问答》是一首古琴曲，描述的是一个渔夫和一个樵夫聊天的情景，充满了自然的趣味。乐曲开始时曲调悠然自得，表现出一种飘逸洒脱的格调，上下句的呼应造成渔樵对答的情趣。之后主体音调开始变化发展，并不断加入新的音调，刻画出隐士豪放不羁、潇洒自得的情状。使人仿佛看到高山巍巍，听到樵夫咚咚的伐木声。

08 情绪调节站

●● 及时发现产前抑郁症的苗头

　　怀孕不仅会让准妈妈生理发生变化，也会出现心理上的变化，有些准妈妈情绪调整得当或者家人呵护得无微不至，心理上、情绪上的起伏不那么明显，也因此有一个健康的孕期。然而少部分准妈妈因为自身的原因或者家庭环境的原因，会出现较严重的产前抑郁症，这一情绪对准妈妈和胎儿都是极为不利的。

产前抑郁症的表现

　　如果准妈妈发现自己莫名其妙地情绪低落、食欲不振，若不是身体出现不适，就应该有所警觉，是不是已经有点产前抑郁症的苗头了。严重的产前抑郁症还可能表现为躁狂、抑郁、精神分裂，甚至出现意识障碍和幻觉。

自我调节情绪的方法

　　产前抑郁症并不可怕，准妈妈在怀孕期间要保持乐观稳定的情绪，这对你和胎儿都是非常重要的。这一症状没有什么更好的预防措施，关键在于准妈妈要学会调节自己的情绪，适时缓解自己的压力。

　　情绪消逝法：可以通过给好朋友写信、交谈等方式来述说自己的处境和感受，让不良情绪烟消云散。

　　焦虑转移法：在不良情绪无法排除的情况下，准妈妈不妨离开使自己不愉快的情境，去做一些自己喜欢的事，如唱歌、看书、郊游、画画等，使自己的情绪由烦恼转为愉快。

　　心情调整法：经常到大自然中去散散步，听听鸟鸣，嗅嗅花香，能消除紧张情绪，让心情变得舒畅。

　　朋友交往法：独处更容易郁郁寡欢，将自己置身于朋友圈中吧，充分享受友情的欢乐，感染朋友积极的情绪，从中得到心理上的满足和安慰。

●● 自我美化，用美丽渲染好心情

　　怀孕的女性是最美的，准妈妈千万不要以为自己的身材变胖了就不美丽，这就大错特错啦！谁规定了孕期就非得臃肿不堪，形象全无？准妈妈的美是神圣的。有研究表明：女性怀孕后会分泌一种激素，这种激素对皮肤有极大的好处，因此我们经常在生活中看到一些准妈妈的皮肤比怀孕前要好得多，肌肤健康有光泽。这是胎儿带给准妈妈的美丽。

用衣服扮靓自己

　　现在合身而漂亮的孕妇服装多得不得了，准妈妈只要花一点时间，选择几件适合自己的衣服，精心进行搭配，就会绽放出不一样的美丽来。不过准妈妈一定要记住，美丽和健康同样重要，不能偏废其一。

心情好更美丽

人如果对自己的穿着和外表很满意，那么他的自信心会比不满意时要高得多。这种状态下做任何事情都能达到事半功倍的效果，同样也能带来愉悦的心情。

对准妈妈来说，保持愉悦的心情是非常重要的。女性都爱美，把自己打扮得更美几乎是女性一生的功课，在即将成为母亲的时候当然更要如此。这是一个良性的循环，美丽带来的好心情会让准妈妈容光焕发，让七分的美丽变成十分；这种心理的愉悦又将激励准妈妈让自己更加美丽，一个循环便开始了。

准妈妈的自我美化，是美丽心情的一种外化，当路人从你身边经过时也会由衷地感叹：这个准妈妈真美！

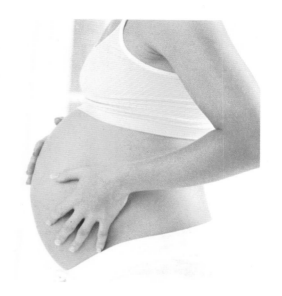

09 职场准妈妈须知

●●● 良好的职场形象不能丢

身在职场当然要保持良好的职业形象，可是准妈妈要怎么在职业形象和舒适之间平衡呢？

穿衣

一般孕晚期准妈妈的行头就是孕妇装，怎么把孕妇装穿得舒适又不会太随意呢？

1.选对款式：现在的孕妇装有些设计得非常精美，所以准妈妈一定要多挑选，尽量避免选择太松垮或太花哨的款式，免得看起来过于随意。

2.选对颜色：颜色也很重要，跟以前的工作服装颜色差不多就可以，避免颜色过于鲜艳。

3.选对质地：孕妇装是为了穿着舒服，所以质地最好是以棉、麻等天然材料为主，丝绸的质地太过松软，衣服很容易就显得松垮而随意。

化妆

若公司上班时要化妆，建议选用性质温和的护肤品和化妆品，或者干脆选用孕妇专用的化妆品，而且妆面一定要淡，能省略的步骤尽量省去。

话题

在单位里如果还想继续保持工作中严肃的职业形象，那么准妈妈要尽量少在同事面前抱怨或是谈论你怀孕的事。一天中你总能找到一些属于自己的时间，这时可以做任何你想做的事，做白日梦、猜想宝宝的样子、抚摸你日渐隆起的腹部，没有什么不可以。但是当你和同事在一起的时候，你就要谨慎地选择话题。

10 孕期不适与疾病

●● 假性宫缩频繁

怀孕的最后几个月会发生不规则宫缩，尤其是最后几周里，胎动后，只要把自己的手放在腹部就感觉腹部不时地变硬。这种宫缩无规律性、无周期性、持续时间短，也不会有疼痛感，且不能使子宫颈张开，这是假性宫缩。

假性宫缩与真宫缩的区别

分娩前数周，由于子宫肌肉较敏感，会出现不规则的子宫收缩。其特点为持续的时间短、力量弱，或只限于子宫下部。数小时后宫缩停止，不会产生疼痛感，也不能使子宫颈口张开，这就是假性宫缩。

临产时的子宫收缩是有规则的。初期间隔时间大约是10分钟一次，准妈妈会感到腹部阵痛，随后阵痛的持续时间逐渐延长至40~60秒。程度也随之加重，间隔时间缩短，3~5分钟。当子宫收缩出现腹痛时，会感到下腹部很硬。这是真宫缩。

宫缩频繁应注意什么

若每小时宫缩次数在10次左右，就可以算作比较频繁了，应及时去医院，在医生指导下服用一些抑制宫缩的药物，以预防早产的发生。

一定不要自行用药，以免带来危险。此时准妈妈要注意休息，尤其不能刺激腹部。若宫缩伴有较强烈的腹痛，甚至痛到坐立不安、工作和生活受到影响，此时需要去医院接受治疗。

发生宫缩时可平卧，闭目养神，用鼻子深吸一口气，然后用嘴缓缓地将气吐出，以放松腹部。若使用这种方法不能缓解不适，可以用鼻子吸气后，屏气，然后长呼气。这不仅能消除心理压力，也能降低不适感。

●● 压力性尿失禁

压力性尿失禁是孕晚期一个正常且常见的生理现象，如果准妈妈有大笑、咳嗽或打喷嚏等增大腹压的活动，不可避免地会发生压力性尿失禁。

压力性尿失禁产生的原因

1.发育中的胎儿压迫膀胱，使膀胱贮尿量减少，会导致准妈妈出现压力性尿失禁。

2.准妈妈的骨盆底肌肉由于发育不良或锻炼不足，或受过外伤，其承托功能差，随着子宫增大，盆底肌变得柔软且被推向下方，盆腔内器官的承托、节制、收缩及松弛功能减退而发生尿失禁。

预防措施

1.做骨盆放松练习。四肢着地，呈爬行状，背部伸直，收缩臀部肌肉，将骨盆推向腹部。同时弓起背，持续几秒钟后放松。这种练习有助于预防压力性尿失禁。如果定期做了几周骨盆底肌肉练习后发现仍有漏尿现象，就要向医生咨询，看是不是其他疾病引起的。

2.不喝含咖啡因的饮料。含咖啡因的饮料，如咖啡、可乐和茶，都是利尿物质，会使尿液增加，实际上加重了水的丢失。可以在水中放一片柠檬或酸橙，或加入一点果汁，改善水的味道，增加水摄入。

●● 胃灼热

一半以上的准妈妈会在怀孕期间发生胃灼热的症状。通常胃灼热发生在孕中期及晚期，大部分在生产后就可恢复正常。

症状

胃灼热的典型症状为上胃部或胸骨下有温热或烧灼的感觉，这些症状还会随着准妈妈弯腰、坐着或躺卧而加剧。胃灼热的发生率也会随着怀孕周数而增加。

原因

造成准妈妈胃灼热的原因是多重的，一般来说，下食道括约肌压力下降、子宫变大，会使胃内的压力增大，导致酸性的胃内容物逆流，刺激敏感的黏膜从而引起胃灼热。

应对方法

1.注意饮食。遵从少量多餐的原则，不要让胃部过度膨胀，这样也能减少胃酸的逆流。还要注意避免一切能够加剧胃酸逆流或会对胃部产生刺激的食物，如油炸食物、咖啡、浓茶、辛辣食物。多吃含维生素C的蔬果对缓解胃灼热症状有所帮助，如甘蓝、青椒、猕猴桃等。

2.睡前2小时不要进食，饭后半小时到1小时内避免卧床。

3.睡觉时尽量将头部垫高，防止胃酸发生逆流。

温馨提示

遵医嘱使用中和胃酸药物

胃灼热很严重，已经影响到日常的活动和饮食时，可以服用一些中和胃酸的药物来缓解，不过一定要在医生的指导下使用。

●● 阴道炎

怀孕后准妈妈体内激素水平升高，阴道酸碱度发生了改变，加上阴道分泌旺盛、外阴湿润，有利于霉菌生长，所以很容易患阴道炎。

阴道炎的症状

阴道炎的临床表现为白带增多、稠厚，呈白色豆腐渣状或凝乳样；外阴和阴道瘙痒、灼痛，排尿时疼痛，伴有尿急、尿频等现象。

阴道炎对孕期的影响

一般来说，孕早期的3个月不需治疗。如果发展严重，医生会在孕3个月后酌情用药治疗，不会对胎儿造成感染。在分娩之前，通常都能治好。

阴道炎的预防

1.穿棉质内裤，勤换洗。准妈妈平时要穿棉质、宽松的内裤。清洗内裤时最好别用洗衣机，如果有条件可以将换下的内裤用60℃以上的热水浸泡或煮沸消毒。

2.少用清洗液。清洗阴部时最好别用清洗液，以免破坏阴部的酸碱平衡，放凉的温开水就是最好的清洗液。

3.不要过多食用含糖高的食物。孕期准妈妈的尿糖含量会增加，又处于代谢特异时期，很容易并发糖尿病。一旦出现糖尿病，阴道的糖原含量就会增大，本身的抵抗力相应降低，对于霉菌的抵抗力也就更加降低。因此准妈妈要控制饮食，加强锻炼，保持正常的血糖水平。

4.不要坐浴。坐浴会使感染的机会增加，水中的细菌、病毒极易进入阴道、子宫，导致阴道炎、输卵管炎或引起尿路感染等。

11 产检关注

●● 开始每半个月做一次产检

在孕周满28周以后，准妈妈就要缩短两次产检的间隔时间，由原来的每月检查1次改为每半个月检查1次。

本月产检的重点项目

1.由于大部分的先兆子痫会在孕期28周以后发生，所以，孕晚期准妈妈的产检重点项目有血压、蛋白尿、尿糖、心电图、肝胆B超等。

2.在孕周满28周以后，医生还要检查准妈妈是否有水肿现象。因为此时准妈妈的子宫已增大到一定程度，有可能会压迫到下肢静脉回流，所以，此阶段较易出现下肢水肿现象。

3.进入孕8月，医生还可以通过胎心监护和脐血流图，监测胎儿在宫内的生长情况、是否缺氧等。

温馨提示

准妈妈如何自查水肿

将大拇指压在小腿胫骨处，压下后皮肤会明显地凹下去，如果凹陷不能很快地恢复，表明有水肿现象的存在。随着怀孕周数的增加，水肿现象也会日益明显。

12 特殊关照：早产儿的科学照顾与喂养

●● 早产的医学定义及原因

早产是指在满28~37孕周的分娩。

早产的影响

早产的新生儿出生体重一般为1000~2499克，身体各器官尚未发育成熟。早产儿的死亡率较高，死亡原因主要是围产期窒息、颅内出血、畸形。早产儿即使存活，也多有神经智力发育缺陷。

引起早产，准妈妈方面的原因

1.子宫疾病。准妈妈有子宫方面的疾病，如子宫畸形（双角子宫、纵隔子宫）、子宫颈松弛、子宫肌瘤等。

2.急性或慢性疾病。准妈妈自身有一些急性或者慢性疾病，也是引起早产的诱因。如病毒性肝炎、急性肾炎、急性阑尾炎、病毒性肺炎、高热、风疹等急性疾病；心脏病、糖尿病、严重贫血、甲状腺功能亢进、高血压病、无症状菌尿等慢性疾病。

3.妊娠高血压综合征。

4.不良生活习惯导致的营养不良。如果准妈妈孕期有吸烟、吸毒、酗酒等不良生活习惯，会导致胎儿重度营养不良，引起早产。

5.其他因素。如准妈妈在孕期进行长途旅行、居住在高原地带、体力负担过重、受到精神刺激等；另外，腹部受到直接撞击、创伤、性交或手术操作刺激等也容易引起早产。

胎儿胎盘方面的原因

1.前置胎盘和胎盘早期剥离。

2.胎儿畸形、胎死宫内、胎位异常。

3.羊水过多或过少、多胎妊娠。

4.胎膜早破、绒毛膜羊膜炎。

●● 早产对婴儿发育的影响

身体消瘦

早产儿可谓先天不足，出生时就比正常新生儿体重轻，加上消化吸收功能同样比较弱，对营养的消化吸收不足，因此早产婴儿一般比较消瘦。

身体免疫能力低

早产儿的发育并不完全，出生时身体的许多器官仍未完全发育成熟，这些将影响婴儿的免疫力和对疾病的抵抗能力。因此，早产婴儿比一般婴儿更容易感染细菌，感染性疾病对他们来说是非常大的威胁。

不过早产婴儿可以通过后天的一些措施来弥补先天的不足，如增强锻炼、摄入足量的营养物质，甚至注射医用的提高免疫力的药物来达到提高身体抗病能力的目的。

神经疾病

出生时体重在800克以下的新生儿中，有1/5的

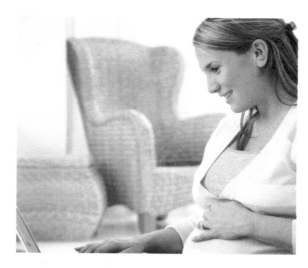

新生儿存在身心发育障碍，存活率仅为50％，甚至会患有长期的神经疾病。

影响性格

早产儿的一些生理特征会影响到孩子的性格，大部分早产儿长大后性格内向敏感，不善交际，这与早产儿自身的身体发育状况不佳是分不开的。

知识链接

早产儿生长发育较足月儿快

早产儿体重增长速度较足月儿要快。足月儿1岁时的体重大约为出生时的3倍，而早产儿1岁时的体重约为出生时的5倍半。由于生长速度快，早产儿极易发生低血钙症和佝偻病。

●● 早产儿的喂养要点

母乳喂养

母乳中富有易于消化吸收的蛋白质、脂肪、乳糖，还有适量的微量元素、维生素、酶及免疫因子等，因此是早产儿的最佳食品。

人工喂养

由于早产儿的生理特点，母乳中某些微量元

素（如铁、锌等）及维生素（如维生素B、维生素C、维生素D等）的供给不能保证其需求，这些营养素是保证早产儿智力体格发育所必需的，因此要及时添加这些营养素，避免因营养素的缺乏，而不利于早产儿智力的发育。可以使用早产儿专用配方奶粉来喂养婴儿。

奶水浓度低一些

由于早产儿的体内含水量很高，达到了80%～85%，他们面临的最大问题就是容易脱水。奶水浓度越高，从小便中带出的水分也越多，体重增长也会越缓慢。

因此，早产儿的奶粉与水的比例应是2：1，即2份奶、1份水。早产儿的早期阶段就是按照2：1的比例喂奶，一直吃到满月（以足月宝宝计算月龄，如提早出生1个月，宝宝虽然已经2个月了，但真正月龄应为1个月），然后再逐渐按照3：1的浓度给宝宝喂奶，逐渐过渡到吃全奶。

半卧位慢喂

早产儿吞咽功能不完善，有时会发生吐奶及呼吸运动不协调现象，可能导致奶水逆流至咽喉部，再吸进肺部，引起吸入性肺炎，严重者会立即窒息致死。

喂养时，最好使宝宝处于半卧位，若发现溢奶，应立即将宝宝俯卧或侧卧，让其口中的奶流出。吸吮力很差的宝宝，可用小匙喂养，但要注意保持奶的温度。

早产儿吃得慢，妈妈喂奶时要给宝宝一个休息时间，吃1分钟后，让宝宝停下来休息一下，等10秒钟后再继续喂，这样可以减少吐奶的发生。

●● 早产儿的日常护理

防止感染

早产儿抵抗力差，因此除了专门照看孩子的

人外，最好不要让其他人走进早产儿的房间，更不要把孩子抱给外来的亲戚邻居看。专门照看孩子的人，在给孩子喂奶前要换上干净清洁的衣服、洗净双手。妈妈患感冒时应戴口罩哺乳，哺乳前用肥皂及热水洗手，避免交叉感染。

早产儿由于体温调节困难，在护理中对温、湿度的要求特别高。因此医院会根据情况让早产儿住保温箱，并由医生进行专门护理，直到达到一定条件才可出保温箱。

注意保暖

早产儿体温调节中枢发育差，在家庭护理中，室内温度要保持在24～28℃，相对湿度55%～65%。

婴儿体温应保持在36～37℃，上、下午各测体温1次。若最高体温或最低体温相差1℃，应采取相应措施以保证体温稳定。

婴儿体重低于2 500克时，不要洗澡，每2～3天1次可用食用油擦拭婴儿的脖子、腋下、大腿根部等皱褶处。

多抚摸婴儿

抚摸会给婴儿带来触觉上的刺激，这一刺激将在婴儿大脑形成一种反射，这时婴儿的眼睛、手脚会跟着活动起来，当这种脑细胞之间的联系和活动较多时，就促进了婴儿智力的发育。

父母的抚摸还能让婴儿减少哭闹，利于更好地睡眠。而腹部的按摩，还可以使婴儿的消化吸收功能增强。

温馨提示　根据早产儿体重喂奶

体重在1 500克以下的早产儿每1小时喂奶1次，1 500～2 000克的早产儿每2小时喂奶1次，2 500克左右的早产儿则每3小时喂奶1次。每次的喂奶量不宜多，15毫升左右即可。

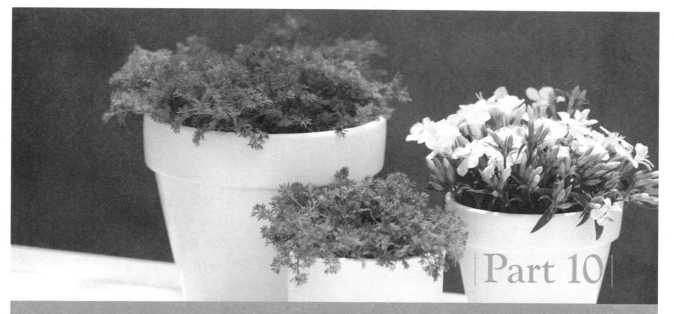

Part 10

孕9月，准备迎接新生命的到来

阅读关键提示

- 胎儿发育周周看
- 孕9月准妈妈身体的微妙变化
- 怀孕知识课堂
- 营养与饮食
- 健康食谱推荐
- 日常起居保健
- 胎教进行时
- 情绪调节站
- 职场准妈妈须知
- 孕期不适与疾病
- 产检关注
- 特殊关照：身材矮小的准妈妈能否顺产

01 胎儿发育周周看

●● 第33周的胎儿

33周时，胎儿身长约45厘米，体重2 000~2 250克。此时皮肤不再又红又皱了，有的已长出了一头胎发，也有的头发稀少。

指甲已长到指尖，一般不会超过指尖。呼吸系统、消化系统发育已近成熟。现在胎儿的头骨很软，每块头骨之间都有小空隙，这是为在生产的时候头部能够顺利通过产道做准备，不过其他部位的骨骼已经变得很结实。

头部已经降入准妈妈的骨盆，紧紧地压在子宫颈上。

●● 第34周的胎儿

到了这周，胎儿身长约47厘米，体重在2 300克左右，体形看起来比孕早期圆润了许多。皮下脂肪正在形成，这会帮助小宝贝在出生后调节体温。

现在的胎儿看起来光滑多了，原本长满全身的胎毛逐渐消退。头部已经进入骨盆，为不久后的出生做着准备。指甲仍在生长，不过仍然不会超过指尖。呼吸系统、消化系统继续发育，越来越接近成熟。

●● 第35周的胎儿

第35周，胎儿的身长约48厘米，体重在2 500克左右。

胎儿的身体变成圆形，皱纹减少，皮肤呈现出光泽。指甲仍然在生长，已经接近指尖。

胃和肾脏的功能更加发达，能分泌少量的消化液，并开始向羊水中排尿。体温调节能力未发育完全，还要依赖温度恒定的羊水及自身的脂肪等来保持自身的体温。

胎儿的头骨现在还很柔软，并未融为一体。这种构造让他的头部十分具有可塑性，既可以从产道中挤出来，又不会对自身造成伤害。

●● 第36周的胎儿

本周的胎儿大约2 800克重，身长为46~50厘米。

指甲又长长了，可能会超过指尖。两个肾脏已发育完全，肝脏已能够处理一些代谢废物，但由于肝脏酶系统发育未成熟，代谢某些化学物质有一定程度的困难。

此时的胎儿在准妈妈腹中活动时，他的手肘、小脚丫和头部可能会清楚地在准妈妈的腹部凸现出来，因为此时的子宫壁和腹壁已变得很薄了。因此也会有更多的光亮透射进子宫，这些光亮会让胎儿逐步建立起自己每日的活动周期。

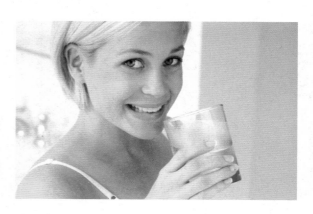

02 孕9月准妈妈身体的微妙变化

身体容易疲惫

33周以后，准妈妈会发现自己的身体明显沉重，动作显得更笨拙、迟缓，也更容易感到疲惫。此时腹部向前凸出更为厉害，身体的重心移到腹部下方，只要身体稍失衡就会感到腰酸背痛。

子宫底的高度上升到肚脐之上，心脏负担逐渐加重，血压开始升高，心脏跳动次数增加，身体新陈代谢时耗氧量加大，尤其是活动时容易气喘吁吁。

容易吃饱

此时准妈妈的子宫底顶压膈肌，使得胃容量变小，准妈妈会感到饭量减少，很容易就有饱腹感。食欲也开始减退，胃部的不适感增加。

体重增加快

孕晚期是准妈妈的体重增长最快的时候，提醒准妈妈尽量不要过量进食，以免胎儿过大，造成难产。

睡觉难受

孕晚期最头疼的问题就是睡觉了，似乎哪一种姿势都不够舒服。相对来讲，左侧卧位对胎儿和孕妈妈最有利。

便秘

进入孕晚期，增大的子宫压迫直肠，导致肠蠕动减慢，准妈妈或多或少会出现便秘的状况，只要情况不太严重，就不用过于担心。多喝水，多摄入富含高纤维的食物进行调节，安心地等待宝宝出世吧。

03 怀孕知识课堂

●● 怀孕生育对女性大有好处

对女性来说，怀孕生育真是一件苦差事，可是准妈妈是不是知道以下这些怀孕的好处呢？

预防生殖疾病

准妈妈体内高水平的孕激素对女性生殖器官具有很好的保护作用，由于怀孕暂停排卵，也能令身体各项机能进行调整和缓冲，提高免疫力。

拥有更强壮的股骨

女性到了更年期时，骨质会加速流失，未生育女性股骨骨折的发生率要比生育女性高。在女性怀孕过程中，体位发生自然改变，身体的施力点产生了变化，影响到股骨支撑的力学结构，最终强化了产妇的股骨支撑，使妈妈们拥有了更加强健的股骨。

赶走痛经

一些在生产前被痛经困扰的妈妈，在产后却惊喜地发现，痛经的苦恼减轻甚至消失了。这种现象非常普遍。有一种说法是，生育消除了子宫中的某些前列腺素受体点。前列腺素的功能之一就是令子宫在运动中收缩，这也是导致痛经的原因之一。

减少乳腺问题

母乳喂养能降低患乳腺癌的概率，这已被众多临床资料所证实。此外，没有生过孩子的女性发生乳腺增生及其他良性乳腺病的可能性也高于经历过怀孕的妈妈们。

感觉更灵敏

怀孕后，准妈妈体内雌激素含量过高，嗅觉变得更灵敏。灵敏的嗅觉会让准妈妈自觉抵触有害物质，如烟或过期的食物，是身体一种自我保护的措施。

推迟更年期

女性体内的卵子数量是固定的，排出一个就减少一个，女性怀孕以及哺乳期内，由于激素的作用，卵巢暂停排卵，这段时间可减少一二十个卵子排出，因此生育过的女性更年期的到来也就相应被推迟了。

●● 胎盘逐渐老化，营养供应不足

孕36周后，胎盘会逐渐成熟，胎盘机能也会随着怀孕周数的增加而下降，可能不会像以前一样供给胎儿营养，导致胎儿供氧不足，引起胎儿发育不良。

胎盘的分级

胎盘的成熟度共分4级：0级、1级、2级和3级。1级标志胎盘基本成熟；2级标志胎盘成熟；3级标志胎盘已衰老，由于钙化和膳食纤维沉着，使胎盘输入氧气及营养物质的能力降低，胎儿随时有缺氧危险。

一般情况下，孕12～28周时胎盘为0级；孕30～32周胎盘为1级；孕36周以后胎盘为2级，孕38周后胎盘进入3级，标志着胎盘已经成熟。

胎盘老化怎么办

胎盘如果过早（孕37周以前）出现3级，说明胎盘功能不良，胎儿有可能缺氧，此时要立即入院检查。如果其他指标都正常，表示胎儿发育很好，要严密观测胎儿的情况，按时计算胎动。平时如果补钙的话此时最好暂停，因为大量地补钙会造成胎盘过早老化、钙化。

知识链接

B超如何判断胎盘的成熟度

B超检查主要通过胎盘上的钙化点来判断胎盘的成熟度。如钙化点散在就诊断为2级，钙化点连成片就诊断为3级。不过，这受操作医生的主观判断影响。

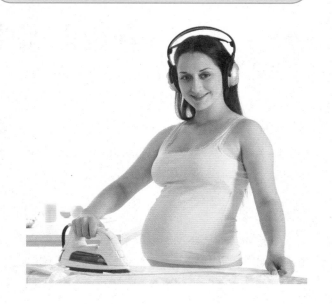

04 营养与饮食

●● 加强补锌，帮助顺产

对于孕晚期的准妈妈来说，锌有着非常重要的作用。准妈妈缺锌，会增加分娩的痛苦。锌水平正常，子宫收缩有力；缺锌时，子宫肌收缩力弱，无法自行产出宝宝，需要借助产钳、吸引等外力，才能娩出宝宝，严重缺锌则需剖宫产。

孕晚期如何补锌

食物补充锌是最有效也最安全的方法。准妈妈可以经常吃一些含锌比较丰富的食物，每天最好都吃些，能起到较好的补锌作用。如动物肝脏、肉、蛋、鱼以及粗粮、干豆等。小零食中的核桃、瓜子、花生也含锌较多。

建议准妈妈在正常的饮食外，每日补充锌20毫克，这个分量即能满足自身和胎儿的需要。不要过量补充，否则会抑制机体对铜和铁的吸收。如需服用补锌产品，注意不要与牛奶同服，也不能空腹服用。

●● 速冻食品缺乏营养，准妈妈要少吃

速冻食品虽然方便快捷，但却存在不少卫生和安全方面的隐患，准妈妈最好少吃。

速冻饺子营养易流失

按照速冻食品包装上的说明，一般的饺子在零下18℃下可以保存3个月时间。其实这里面有两层含义：只要出厂后一直保存在零下18℃，那3个月之内就不会发生明显的质量问题；如果出厂后没有一直保存在零下18℃，那么不保证3个月之内不发生品质下降。也就是说，速冻食品在零下18℃下有3个月的保鲜期，绝不意味着它真能保质3个月。

在冷冻条件下，微生物基本上不会繁殖，但口感、鲜味却在慢慢变化，脂肪会缓慢氧化，维生素也在缓慢分解。如果过多地食用此类食品，会造成准妈妈和胎儿缺乏营养。

速冻食品容易受污染

如果购买散装的速冻食品，在销售人员拆除大包装散卖和顾客挑选过程中，都不可避免人与食品的接触，造成细菌污染。

散装食品与空气接触面积大，还会造成水分蒸发、产品干裂与油脂的氧化、酸败等现象，空气中存在的微生物、病毒等很可能污染食物，导致食用不安全。

超市冰柜温度难保证，导致维生素损失

速冻食品一般要求在零下18℃保存，但是超市的冰柜是敞开的，人们翻来翻去，温度不可能一直保持在零下18℃。买回家的路上，环境温度要比冰柜高，产品虽然没有完全融化，但温度也会随之升高，这就会导致维生素大量损失和微生物快速繁殖。

买回家中冷冻时，冰箱的温度也难以保证适度，而食物在-8～-1℃存放时，很多维生素的损失比在0～4℃要快。

●● 孕期要少吃火锅

火锅涮肉隐藏弓形虫

吃火锅少不了涮肉，而肉类常会感染弓形虫，火锅的短时间加温并不能将其完全杀灭，准妈妈进食这样的肉类后，有可能使胎儿感染弓形虫。如果要吃火锅，则一定要把肉片煮透才可食用。

生熟混用易得寄生虫病

吃火锅是用生肉、生鱼、生菜边涮边吃。这些食品均易被致病微生物和寄生虫卵污染，吃时必须在滚开汤中煮熟煮透。食用时熟食应该与未煮熟的食物分别用不同的碟子装，夹生食与熟食的筷子也应该分开，这样才能防止或减少消化道炎症和肠寄生虫病的发生。

火锅汤底反复使用会致癌

很多家庭吃完火锅后，习惯将剩下的汤底第二天继续烫菜吃。这是极为危险的。久煮的汤中含有亚硝酸盐，若再放置过夜重复使用，汤中亚硝酸盐含量会增加。亚硝酸盐是一种较强的致癌物质，进入胃里后，会在胃酸作用下与蛋白质分解产物二级胺反应生成亚硝胺。亚硝胺具有强烈的致癌作用，可引起食管癌、胃癌、肝癌和大肠癌等。

●● 补品补药要遵医嘱食用

准妈妈由于营养的需求量大，往往会担心因缺乏营养而影响腹中的胎儿，经常自己服用补品和补药。但是专家指出，准妈妈滥用补药弊多利少，只要消化功能正常，就不必在补品补药上下工夫，顺其自然就好。

弄清补药的特性

任何滋补性药品都具有药的属性，都要经过

人体内分解、代谢，都会有一定的副作用。没有一种药物对人体是绝对安全的。如人参、蜂王浆是名贵补品，有很强的滋补作用，但它们并不适合准妈妈食用。这些都属于甘温补品，甘温极易助火，而准妈妈本来就阴虚内热，进补这些补品无异于火上浇油，易出现先兆流产或早产。

不要滥补维生素

维生素是准妈妈和胎儿都不能缺少的，可是如果过量服用维生素，会对胎儿的健康造成损害。尤其是在怀孕的前12周，如果大量服用维生素C会导致流产；大量服用维生素A，可能导致胎儿骨骼畸形、泌尿生殖系统缺损以及硬腭豁裂；服用维生素E过多，会使胎儿大脑发育异常；过量服用维生素D，则会导致胎儿的大动脉和牙齿发育出现问题。

因此，如果准妈妈脾胃功能良好，食欲正常，就应该在吃得好、吃得全、吃得健康上下工夫，注重日常生活中饮食的搭配和多样化，多食新鲜蔬菜和水果，注意调养。如果要服用补品，一定要在医生的指导下进行。

●● 准妈妈多吃菌类可增强免疫力

菌类属于山珍，营养丰富。常见的菌类有平菇、香菇、茶树菇、牛肝菌、杏鲍菇等，准妈妈可以多吃一些以增加免疫力。

菌类营养丰富

1.含有丰富的单糖、双糖和多糖，分子多糖可以显著提高机体免疫系统的功能。

2.菌类中的蛋白质含量比较多，大大高于其他普通蔬菜，通过吃菌类摄入蛋白质还避免了动物性食品的高脂肪、高胆固醇危险。

3.含有多种维生素，尤其是水溶性的B族维生素和维生素C，另外，脂溶性的维生素D含量也较高。

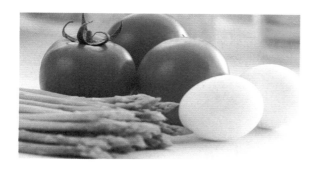

4.菌类中的铁、锌、铜、硒、铬含量较多，经常食用野山菌既可补充微量元素的不足，又克服了盲目滥用某些微量元素强化食品而引起的微量元素流失。

5.菌类含有丰富的食物纤维，能帮助准妈妈缓解便秘，防止肥胖。

菌类的清洗

由于菌类表面有黏液，容易沾有泥沙。清洗时可在水里先放点食盐搅拌使其溶解，然后将菌类放在水里泡一会儿再洗，或者放在淘米水中洗，这样就很容易洗掉泥沙。清洗前一定要把菌柄底部带着较多沙土的硬蒂去掉，这个部位即使用盐水泡过也不易洗净。

菌类的烹饪

菌类食物口感好，适合做菜或做汤。常见的菌类食物可随意与肉类搭配，炖鸡、炒鱿鱼、炒肉丝等均可。个头小、味道甜的茶树菇、杏鲍菇、袖珍菇等最适合炒制；个大、肉厚、味道清淡的菇类则适合炖制，如平菇、百灵菇。

菌类生长过程中可能带有部分有害物质，故食用前最好先用开水烫洗，将有害物质去除，然后再炖或炒。

05 健康食谱推荐

●● 补锌助顺产

◆核桃乌鸡

原料： 乌鸡半只（约500克），核桃仁75克，枸杞子、葱段、姜片各适量，花椒、料酒各少许，盐适量

做法： 1.乌鸡洗净切块，入沸水中煮开，撇去浮沫。

2.将核桃仁、枸杞子、花椒、料酒、盐、葱段、姜末放入锅中同煮。煮开后转小火炖，煮至鸡肉烂即可。

功效： 核桃配合乌鸡，能大大提升乌鸡的补锌功效，锌是顺产的重要营养保证。

●● 生肌壮骨

◆海带排骨汤

原料： 猪排骨500克，海带50克，葱段、姜片各适量，盐、料酒、香油各适量

做法： 1.将海带放入清水锅中煮约半小时，取出用清水浸泡10分钟，洗净控水，切成菱形片。

2.排骨洗净，用刀顺骨切开，横剁成约4厘米的段，入沸水锅中氽一下，捞出用温水泡洗干净。

3.将排骨、葱段、姜片、料酒随清水入锅，用旺火煮沸，撇去浮沫，再用中火焖约20分钟。

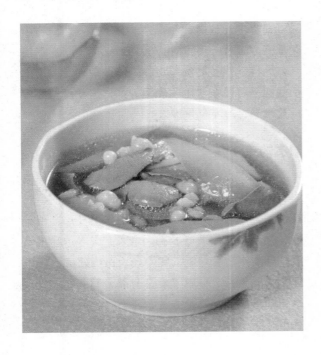

4.倒入海带片，用旺火烧沸10分钟，拣去姜片、葱段，加入盐，淋入香油即成。

功效：此汤含有蛋白质及钙、碘、锌等元素，具有补肝益血、生肌壮骨的功效，有利于胎儿生长发育。

●● 消肿降压，促进睡眠

◆ 木耳烧猪腰

原料：猪腰子2只，水发黑木耳50克，水发金针菜20克，红枣3颗，葱花、姜末、香菜末各5克，酱油、料酒、水淀粉适量，白糖、盐、胡椒粉各少许

做法：1.将猪腰子洗净，剥去外膜，去掉臊腺，在表面切花刀；金针菜、黑木耳洗净焯熟，放在一个大碗里；红枣洗净，泡软去核备用。

2.锅中加花生油烧热，下入姜末、葱花煸香，加入白糖、料酒、盐和适量清水烧沸。

3.下入腰花、红枣，烧沸，略煮几分钟，调入酱油，然后用水淀粉勾芡。

4.最后撒上胡椒粉、香菜，倒入盛木耳和金针菜

的大碗中即可。

功效：特别适合血压偏高、睡眠质量差、有水肿的准妈妈食用，对胎儿脑髓、脊髓及骨骼的发育也有很好的促进作用。

●● 消水肿，调理身体

◆ 黄鱼豆腐

原料：黄鱼1条（约500克），豆腐100克，青蒜段、香菜末、葱段、姜片各适量，酱油、料酒、白糖、醋、盐各适量

做法：1.将黄鱼剖洗干净，用少许酱油腌一下；豆腐洗净，切成丁。

2.锅置火上，加油烧热，将黄鱼放入，煎到两面发黄时盛出。

3.锅留底油烧热，用葱段、姜片炝锅，再放入黄鱼，加料酒、白糖、酱油和清水烧沸，换小火煮10分钟，再转大火加入豆腐、盐和适量清水烧沸。

4.将烧沸的鱼、豆腐、汤倒入汤盆，加醋，撒上香菜末、青蒜段即可。

功效：有健脾开胃、安神益气的功效，对消水肿也有作用，可帮助准妈妈调理身体。

●● 营养全面，有利分娩

◆ 海带炖鸡

原料：净鸡1只（约500克），水发海带200克，葱花、姜片各适量，料酒、盐、胡椒粉各适量，花椒少许

做法：1.将鸡洗净，剁块；海带洗净，切菱形块。

2.鸡块随清水下锅，用大火烧沸，撇去浮沫，加入葱花、姜片、花椒、胡椒粉、料酒和海带，用中火炖至鸡肉烂，撒入盐调味即可。

功效：富含蛋白质、钙、磷、铁、锌和维生素C、维生素E等多种营养素，准妈妈常食此菜可有效防治营养缺乏，有利于分娩。

06 日常起居保健

●● 常做噩梦要引起重视

准妈妈睡眠质量降低

孕晚期准妈妈子宫已经极度胀大，各器官、系统的负担也接近高峰，心理上的压力也是比较重的。体型的变化造成了行动不便，很多准妈妈会产生一种高兴与紧张的抵触心理，导致情感不稳定、精神压抑等心理问题，甚至会因心理作用而自感全身无力，晚间睡不好爱胡乱做梦。偶尔做梦是心理压力的反映，只要仍能保持每天的正常睡眠，倒也不用特别担心。

准妈妈常做噩梦要重视

假如准妈妈夜间常做噩梦，易醒，次日醒来感觉倦怠、犯困、头晕等，且每周出现2~4次，一定不要掉以轻心，要及时到正规医院接受诊断和治疗。

老做噩梦怎么办

解决做噩梦的唯一有效措施，就是加强孕期的心理卫生，不要有心理负担，出现心理问题或者疑虑应及时找医生咨询或治疗，保证身心健康，愉快地度过孕期。

为了提高睡眠质量，上床前可以先洗个热水澡或用热水泡泡脚，有助于睡前放松，有利于睡眠。

●● 提前安排月子里的繁杂事

离宝宝出世就只有1个月啦，趁现在有时间和精力，赶紧提前安排好月子里的那些琐碎的事吧。

准备腹带

生产以后为了防止内脏下垂进而导致疾病，也为了防止小腹突出，及早恢复产前的身材，准妈妈需要准备两三条腹带。这种腹带宽度为30~40厘米，长度可绕腹部12圈半，是产妇专用的。

准备坐月子的衣物

新妈妈坐月子多半时间在室内，要为自己准备几套棉质睡衣和软底鞋，方便在家穿着。为了防止寒从脚入，还要准备几双棉袜，做足保暖的工作。当然还要为宝宝的哺乳做准备，准妈妈这时要多备几只新胸罩，还可以买几个乳垫。如果是夏天坐月子，记得为自己备上一瓶爽身粉，让夏天过得更清凉舒适。

确定照顾衣食起居的人

新妈妈体虚，在坐月子时一定要好好休息，这一段时间内不要进行体力劳动，也不要过于操

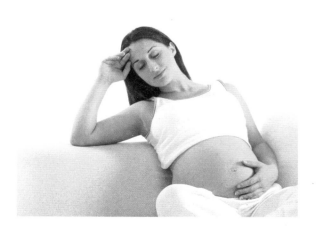

心费神。这就需要早点确定能够照顾新妈妈的人，可以是自己的婆婆或妈妈，也可以请月嫂。

储备月子里的营养品

新妈妈月子期间有一些必需的营养品，如红糖、红枣、小米、挂面、鸡蛋等，这些食物最好提前采购，这样一出院就可以马上做来吃。

●● 定下分娩的医院，不要随意改换

在选择分娩医院时，可从如下两个方面加深对医院的了解，然后再确定是否在这家医院分娩。

首先，准妈妈应通过多种渠道，了解当地多个产科医院的情况。例如咨询有过生产经验的朋友、熟人或亲戚，也可以通过网络查询等方式，了解产科医院的相关情况，如硬件设施、医生的技术水平等——有关住院条件、床位是否紧张、配餐、病房是否可以自由选择、紧急抢救设备或血源是否充足、能否选择分娩方法、分娩时家人能否陪伴、产后有无专人护理和剖宫产率是否很高、新生儿的检查制度是否完善、产后有无喂养专家指导等，这些都是评判一个医院医疗和服务水平高低的重要指标。

其次，准妈妈应了解自身情况，并发内外科疾病的话需要选择综合医院。如果准妈妈有妊娠期高血压疾病、妊娠期糖尿病、胎膜早破等产科并发症，适宜在妇产专科医院的产科分娩。准妈妈如果并发有如胰腺炎、心脏病等内外科疾病，适宜在综合医院的产科分娩，因为专科医院缺乏这样的医疗设备和技术力量，治疗这类疾病的药品也少。不过，如果准妈妈患有急性脂肪肝、急性重症肝炎等疾病，以及发现有各类肝炎、梅毒、艾滋病、澳抗阳性等并发传染病，应当前往消毒和隔离条件较好的传染病专科医院的产科待产。

●● 勤数胎动，及时发现异常情况

接近分娩，胎动减少

孕晚期监护胎儿在子宫内是否缺氧的主要方法是准妈妈自数胎动、胎心监护、超声生物物理评分和脐动脉血流测定。最简单实用、方便、能随时进行的就是准妈妈自数胎动了。孕36周后，由于子宫空间相对小、胎头入盆等因素，胎动次数较前几周减少20%～30%。

如何对胎动进行统计

数胎动时可采取任何体位，一定要思想集中，及时做好计数标记，以免遗漏。胎动的强弱和次数，个体间的差异很大，要按准妈妈习惯感受的胎动计数。每天早、中、晚固定时间各测1小时胎动数，3次相加总数乘以4，即为12小时胎动数。

孕晚期胎动次数

一般胎动≥3次/小时或12小时胎动在20次以上为正常。胎动≤3次/小时或12小时胎动≤20次则为异常。准妈妈可将每周的胎动次数算出平均数，如果每天胎动次数大于平均数的50%，或小于平均数的30%，也为异常胎动。如果胎动频繁或无间歇地躁动，可能是胎儿宫内缺氧的表现。

●● 腹部过大可在医生指导下使用腹带

一般情况下最好不要使用腹带，避免使用不当造成的伤害。但若准妈妈羊水过多、双胎或身材矮小致腹部过大，以至形成了悬垂腹，身体重心明显前移，脊柱负担过大，活动不便或疲劳感增加时，则需使用腹带托起下垂的腹部。这种支托有利于下肢血液循环通畅，减少或减轻下肢水肿与下肢静脉曲张的发生。

腹带的系法

取仰卧位，先将腹带反折一次，由左至右卷起。由左腹处开始卷，左手紧捏布的下端，置于左腰骨处，卷一圈；再用右手握住布的中央，布的下方紧贴腹部，上方稍稍放松，再缠第二圈；第二圈缠完后，从左边置放在腹腰骨上，让布往上反折。最后以安全别针固定，或把布尾折入内部，也可用绳子束缚。

不要随意更换医院

准妈妈最好从产前检查、分娩直到产后随诊都坚持定期去同一家医院。这样，医生会有准妈妈在整个孕期、临产前及分娩时各个方面的详细检查记录，对准妈妈的情况很熟悉。一旦在分娩时发生什么情况，能够很从容地做出处理。

使用腹带的注意事项

1.布料要选用柔软的纯棉织品。

2.选购腹带时要注意尺码，最好选能调整尺码的。松紧要适度，太松不起作用，太紧会妨碍准妈妈的呼吸与消化功能，且对胎儿发育极为不利。

3.最少准备两条方便换洗，新买的腹带最好洗过再穿用。

4.腹带位置应稍低一点，要完全包住髋部，将下垂的腹部向上兜起，发挥支托作用。

●● 运动以平稳和缓为原则

准妈妈这段时间还是应该坚持运动，不过运动强度和动作幅度都不能太大，免得造成损伤。

运动一定要平稳和缓

随着孕月份的增加，准妈妈肚子逐渐突出，使身体的重心向前移，背部及腰部的肌肉常处在紧张的状态，这时进行运动的目的就是舒展和活动筋骨，一定要注意安全，本着对分娩有利的原则，千万不能过于疲劳。这时的运动要掌握一个总的原则就是平稳和缓，防止运动伤害。

适合的运动有哪些

体操、孕期瑜伽、棋类是此时最适合的运动项目。

体操不是常用的第×套体操，而是一些简单的伸展运动。比如坐在垫子上屈伸双腿，平躺下来轻轻扭动骨盆等简单动作。这些动作虽小，但是作用显著。可以加强骨盆关节和腰部肌肉的柔软性，既能松弛骨盆和腰部关节，又可以使产道出口肌肉柔软，同时还能锻炼下腹部肌肉，有利于顺产。

孕期瑜伽可不是要去挑战高难度的动作，而是进行呼吸吐纳的练习，这对分娩时调整呼吸很有帮助。

进行棋类活动时身体是静止的，但是思维非常活跃，既能锻炼大脑思维，又能够起到安定心神的作用。

运动的强度

这段时间要控制好运动强度。脉搏不要超过140次/分钟，体温不要超过38℃，时间以30~40分钟为宜。不要久站、久坐或长时间走路。孕6月后，子宫及胎儿的重量会给准妈妈的脊椎很大压力，引起背部疼痛，因此要尽可能地避免需俯身弯腰的运动。

●● 练习顺产分娩操

自然分娩是准妈妈最佳的选择，在孕晚期做一做顺产分娩操，将对顺利生产有不小的帮助。下面让我们来练习一下吧。

呼吸练习

吸气，尽量让肋骨感觉向两侧扩张，感觉两侧已经到极限了，开始吐气。吐气时让肚脐向背部靠拢。这种呼吸方法可以锻炼身体深层的肌肉，有助于加强腹肌和盆底肌的收缩功能，同时也锻炼了肺活量，使准妈妈在生产时呼吸更加均匀平稳。

力量性训练

准妈妈的体重不断增加，膝盖承受的压力越来越大，这时就需要做些运动来增加腿部的力量。推荐的运动是蹲举动作，这一动作能锻炼腿部耐力，还能增强呼吸功能及大腿、臀部、腹部收缩功能。练习方法：两手自然下垂，两脚与肩同宽，脚尖正对前方。吸气，往下蹲，直到大腿与地面呈水平，然后吐气站立。每个动作重复12~15次，一周做3~4次。

柔韧性训练

选择小重量的哑铃和杠铃，一边双臂托举，一边配合均匀呼吸。这个动作既能锻炼手臂耐力，加强身体控制，又能增强腹肌收缩功能和腰部肌肉的柔韧性。

温馨提示

蹲举练习注意

下蹲时，膝盖不能超过脚尖，鼻尖不能超过膝盖，站立时要放松，不要过于用力，以免对腹部造成伤害。

针对性训练

准妈妈生产时需要用腰部和背部的力量，可通过以下两个动作训练背部力量。

1.坐姿划船：平坐在椅子上，双手向后拉动固定在前方的橡皮筋，来回水平运动。

2.坐姿拉背：平坐在椅子上，双手向下拉动固定在头顶的橡皮筋。

每个动作重复15次左右，每周3~4次。

这两个动作可以有效增强臂力及背部肌肉力量，让臂肌和背肌能够均匀用力，有助于顺产。

●● 利用健身球，锻炼骨盆底肌肉

健身球的健身效果良好，对脊柱和骨盆的锻炼特别有效。它能训练人体平衡能力，增强人体对肌肉的控制能力，提高身体柔韧性和协调性，锻炼时也比较安全，不容易出现损伤，很适合准妈妈。

准妈妈合理使用健身球

准妈妈利用健身球可以做一些伸展运动，预防肌肉酸痛受伤，促进身心松弛。健身球还有按摩作用，当人体与球接触时，健身球就会均匀地给人体进行按摩。

准妈妈要充分利用健身球的这两个特质，一边玩球，一边健身，迅速掌握球操的技巧。做球操时让心率保持在每分钟115~135次，这个强度不会让人感到气喘。另外，做球操时注意不要过分伸展，保证身边有人陪护，防止出现意外。

07 胎教进行时

●●● 注意随时观察胎儿的反应

孕晚期时，肚子里的胎儿已经非常聪明了，准爸妈在进行胎教时，他还会有回应，准爸妈一定注意随时观察。

胎儿与父母有互动

经过长时间的认真交流，子宫里的胎儿对外界的刺激形成反应，甚至还能听懂爸爸妈妈说的话呢。

比如有一位准妈妈每天都固定时间在胎动时给胎儿听音乐，胎儿听到音乐就不再活动，安静地欣赏音乐，而当音乐一结束，胎儿又开始活动起来。

随时注意观察胎儿的反应

其实胎儿也有生物钟，他会在每天固定的时间里让准妈妈感受到胎动，这是准妈妈与胎儿交流的最佳时机。

一般准妈妈进行胎教的时间是固定的，如果到时间了而准妈妈却没有为胎儿"上课"，他一般会有反应，准妈妈会感觉到胎动非常厉害，这是胎儿在对准妈妈提出抗议。此时若准妈妈马上给他上课，他会像平时一样，安静地听准妈妈讲故事或者听音乐，或者随着音乐有规律地踢踢准妈妈的肚子。要是准妈妈此时还不给他"上课"，他的意见就大啦，准妈妈最好跟他解释一下，他可是能听懂的。因此，准爸妈在做胎教时，最好能随时观察胎儿的反应，如果胎儿出现持续胎动过频或幅度过大，可能胎儿对此胎教形式并不喜欢，对胎儿身体刺激过大，最好停止胎教。

并不是说只有胎教的时候胎儿才会有反应，只是胎儿在胎教时的反应更容易被准爸妈发现而已。如果注意观察，准爸妈会发现，其实胎儿一直在用不同的方式跟你们交流。

●●● 教胎儿认一些简单的字

胎教的阶段性

对胎儿进行胎教的内容并不是一成不变的，应该随着时间的推移而进行调整。孕中期的音乐和孕晚期的音乐不一样，妈妈讲故事的长度和思想深度也应该有变化。

分娩前一个月，准妈妈还可以教胎儿认一些简单的字，这可不是走形式，还未出世前让胎儿接触一些简单的字，在出世后进行早期教育的时候，会省不少力气。

怎么教胎儿认字

准妈妈可以一边想这个字，一边写下来，然后念给胎儿听，并且详细地为他解释这个字，最好能举一反三，这样不仅教会了他认字，还教会了他正确有效的思维方法，一举两得。

比如，先教胎儿认"人"字，告诉他这个字指的就是像爸爸妈妈这样的，直立行走能运用工具的高等动物。然后在"人"字上加一横，就是"大"。等胎儿认识了大字，还能教他认识大的反义词——"小"。如果在"人"字上加两横呢，又是另外一个字"夫"，"夫"字中间加两个点就成了"夹"。

看看这样是不是挺简单的，胎儿也会很乐意用这样有趣的方式来识字的。

●● 鉴赏名画，培养艺术气质

前面说到了，分娩前1个月的胎教内容要有所提升，不如来鉴赏一下名画，培养胎儿的艺术气质。

了解画的类属

画作有不同的属类，国画、水彩、油画，等等，不同的类属有不同的表达情感和思想的工具。因此，首先了解画的类属非常重要，这是欣赏画作的基础。

了解画家的流派

画家总是从属于某一个流派的，知晓画家的流派能更好地理解他作画的意思和大致思想感情。如文艺复兴美术三杰中的米开朗琪罗属于意大利派，他的画作中人体的比例与真人是不一样的，他习惯用失真的比例来表现强烈的感情。而佛兰德斯画派的鲁斯本则完全相反，画作的人与我们在生活中见的普通人一样，表现了富足的物质条件下人的欲望的迸发。

了解画家作画的时间及感情

知道了画家何时创作了这幅作品、作品的名称是什么等基本信息后，就会对画作产生许多相关的疑问，到最后也就能相应地有许多感动和收获。只有在准妈妈拥有感情的情况下，胎教才能真正有效。

贵在持之以恒

对准妈妈来说，一幅画作并不只有观赏一次的价值，就如同一本好书、一部好的电影，每一次的温习都会产生不同的体会，有新的收获。即使是同样一幅作品，每看一次都可能有不同的感受。昨天没有领悟到的内涵也许会在今天的欣赏中产生新的感受，这种体验将带给你无比喜悦的感觉。

与其他胎教一样，视觉胎教只有持之以恒才可以收到效果。去过几次画展、看了两眼画册并不代表着鉴赏画作的胎教过程就已进行完毕。只有坚持长期欣赏、理解那些画作，才可以使胎教变得更有效果。

◆ 胎教名画推荐

康斯坦布尔的《麦田》、柯罗的《枫丹白露森林的空地》、莫奈的《睡莲》、卡萨特的《母与子》、佐恩的《水波轻拍》、西斯莱的《春天的果园》等。

●● 胎教课堂：《高山流水》欣赏

典故由来

传说先秦的琴师俞伯牙一次在长江边弹琴，樵夫钟子期领悟到他是在描绘"巍峨乎志在高山"和"洋洋乎志在流水"。俞伯牙惊曰："善哉，子之心与吾同。"子期死后，俞伯牙痛失知音，摔琴断弦，终身不操，故有《高山流水》之曲。

欣赏提示

第一段：引子部分。旋律时隐时现，犹见高山之巅，云雾缭绕，飘忽不定。

第二、三段：清澈的泛音、活泼的节奏，犹如"淙淙铮铮，幽间之寒流；清清冷冷，松根之细流"。息心静听，愉悦之情油然而生。

第四、五段：如歌的旋律，"其韵扬扬悠悠，俨若行云流水"。

第六段：先是跌宕起伏的旋律，接着连续的"猛滚、慢拂"作流水声，并在其上方又奏出一个递升递降的音调，两者巧妙地结合，真似"极腾沸澎湃之观，具蛟龙怒吼之象"。

第七段：如"轻舟已过，势就徜徉，时而余波激石，时而旋洑微沤"。

第八段：音乐充满着热情，段末流水之声复起，令人回味。

第九段：颂歌般的旋律由低向上引发，富于激情。

08 情绪调节站

●● 想发怒时，稍微推迟一下时间

孕期里准妈妈往往比较焦躁，可能因为一点小事就会发脾气。这可以理解，但发脾气并不是解决问题的最好办法，况且肚子里还有个胎儿，准妈妈的情绪对他的影响可是不可忽视的。因此，发怒时如何控制，才是准妈妈要学会的事情。

推迟发怒时间，让怒气自己消失

准妈妈想发怒了，一口气憋在胸口，如何控制住呢？其实非常简单，人经过发怒、平静、惭愧或后悔的过程就能明白，只要这一口怒气不马上发出来，让自己平静下来，怒气就会渐渐消失得无影无踪了。

准妈妈不妨试一试，当你要发怒时，试着推迟一下发怒的时间。心里数着1、2、3……逐渐延长间隔时间，如果能将发怒的时间推迟几分钟，你会发现愤怒已经基本消失了。一旦你意识到可以推迟动怒，你便学会了自我控制，脾气也会变好。

温馨提示

发生争吵时不要伤及无辜

准爸妈之间发生口角时，要就事论事，不要逞一时口舌之快，牵扯出一大堆陈年旧事，将对方的父母、朋友挨个数落一遍，这样只会激化矛盾，对解决问题毫无益处。

●● 用无害的方式去发泄

前面我们说过，把发怒推迟一段时间，可是，并不是所有准妈妈都能做到把发怒推迟，那要怎么办呢？

我们的原则是不要积压情绪，如果怒气能被推迟，当然这种做法是第一选择，可是如果推迟了还是没有消失，那么，一定不要积压情绪，可以通过别的方式把这些负面情绪发泄出来，于人于己都是一件好事。

不能过于压抑情绪

有一句拉丁谚语这样说：你们要当心一个耐心者的愤怒。长久受压迫的情绪，一旦放松，便会酿成激烈的爆发。这一句话也说明了积压情绪的坏处。鲁迅先生也说过："不在沉默中爆发，就在沉默中死亡"，那最好还是爆发吧，只是记得挑个无害的方式。

哪些方式是无害的

1.打扮自己。美化自己也会让心情变得更好，准妈妈实在是很愤怒时不如去为自己添一件衣服吧，或者买一束鲜花送给自己，心情自然就好起来了。

2.写信或写日记。文字具有镇静作用，情绪很激动的时候坐下来，拿一支笔，给你的朋友写信或写日记。把自己的不满和愤怒一字不落地写下来，写到最后你会突然发现，那些愤怒早已不见了。

09　职场准妈妈须知

●● 做好工作交接安排

临近预产期了，职场准妈妈要开始准备交接工作了，那么什么时候停止工作最好呢？太早停止工作，对自己的前途可能产生影响；要是停止得太晚，又可能会影响胎儿和自己的健康。其实，准妈妈所从事的工作类型了决定她们在40周的孕期中工作时间的长短。

各种工作类型的准妈妈停止工作的时间

1.**办公室工作**：办公室工作环境相对安静清洁，危险性比较小，如果准妈妈的身体状况良好，那么可以在预产期的前1周或2周回到家中静候宝宝诞生。

2.**销售等工作**：饭店服务人员、销售人员或每天工作至少有4小时以上要行走的准妈妈，建议在预产期的前2~3周就离开工作岗位回到家中待产。

3.**运动性大的工作**：如果工作的运动性相当大，建议提前1个月开始休产假，以免发生意外。

进行工作交接

在离开工作岗位，准备休产假前，要在主管领导的认可下与工作代理人交接工作，这是一个很重要的环节。准妈妈要做的就是列出工作明细表，告知代理人工作中的重点及可能遇到的问题，并亲自做示范，让代理人了解你的工作脉络与流程，提前进入工作状态，这样也为自己提供了方便，万一出现早产症状，可轻松离开。

告知同事

在休产假前，让代理人同与工作有密切联系的同事熟悉，并告知同事，代理人将在产假期间接替你的工作。这样既方便了工作的开展，也会让代理人觉得很温馨。一切安排妥当之后，准妈妈就可以放心回家待产了。

●● 产后也别忘了跟同事保持联系

宝宝出生了，别忘了告诉同事们，让他们与你一起分享初为人母的喜悦。一起分享幸福的感觉还能拉近你与同事的距离。

接受同事的祝贺

同事们有些已经为人父母了，还有些过着二人世界或者是单身贵族，但不管是什么身份，相信他们都会由衷地祝贺你：你已经为人母啦！接受同事们的祝贺后，你也可以给他们发个彩信，让他们帮你判断一下，宝宝是长得更像你呢，还是更像他爸爸。

温馨提示　不要过早接受探望

刚刚经历分娩的妈妈和新生儿体质比较弱，容易感染疾病，因此，如果单位领导和同事想来探望，最好统一安排在分娩两周之后。

10 孕期不适与疾病

●● 痔疮

随着孕周的增加，子宫不断增大，准妈妈腹腔内压不断增加，会压迫或阻碍静脉回流，而性激素让直肠静脉的回流受阻，使得痔静脉丛压力增加而引起高度曲张，同时子宫压迫直肠肛门部位，这也会造成痔疮的发生。痔疮发展到一定程度可脱出肛门外，形成外痔。在行走、咳嗽等腹压增加的情况下，痔块就会脱出，坐、行走、排便时都会疼痛难忍，严重者会影响正常工作和生活。因此，准妈妈在孕期要养成好习惯，预防痔疮的发生。

养成定时排便习惯

不要久忍大便，养成定时排便的习惯。每次蹲厕所的时间不要超过10分钟，以免引起肛管静脉扩张或曲张。排便后用温水清洗肛门，促进肛门处血液循环。

注意饮食结构

多吃膳食纤维含量丰富的新鲜蔬果，不要吃辣椒、大蒜、大葱等刺激性食物。平时注意多饮水，少喝饮料。排便困难时可多吃些芝麻、核桃等含丰富植物油脂的食物，以起到润肠的作用。

做提肛运动和按摩

提肛运动：并拢大腿，吸气时收缩肛门，呼气时放松肛门。每日做3次，每次30下，能增强骨盆底部的肌肉力量，有利于排便和预防痔疮发生。

按摩肛门和腹部：大便后用热毛巾按压肛门，顺时针和逆时针方向各按摩15分钟，能改善局部血循环。腹部按摩则取仰卧位，双手在下腹部顺时针和逆时针方向各按摩15次，每日早晚各进行一次，有利于防止便秘，也有助于痔疮的好转。

●● 胎盘早剥

孕20周后或分娩期，正常位置的胎盘在宝宝娩出前，部分或全部从子宫壁剥离，称为胎盘早剥。

胎盘早剥是孕晚期的一种严重并发症，起病急、进展快，若处理不及时，可能危及母婴生命。有些轻型胎盘早剥在临产前无明显症状，只在产后检查胎盘时，发现早剥处有凝血块。

胎盘早剥发病的有关因素

1.血管病变。若准妈妈有血管病变，动脉痉挛或硬化引起远端毛细血管缺血坏死以致破裂出血，血液流至某处形成血肿，导致胎盘自子宫壁剥离。

2.机械性因素。外伤（特别是腹部或腹部直接受撞击等）、行外倒转术矫正胎位、脐带过短或脐带绕颈均可能促使胎盘早剥。

3.子宫静脉压突然升高。孕晚期准妈妈长时间取仰卧位时，会发生仰卧位低血压综合征。此时妊娠子宫压迫下腔静脉，回心血量减少，血压下降，而子宫静脉瘀血，静脉压升高，造成静脉床瘀血或破裂，导致部分或全部胎盘自子宫壁剥离。

胎盘早剥的处理

胎盘早剥会危及母婴的生命安全。胎儿未娩出前，胎盘可能继续剥离，难以控制出血，持续时间越长，病情越严重，并发凝血功能障碍等并发症的可能性也越大。因此，一旦确诊，必须及时终止妊娠。根据胎次、早剥的严重程度，胎儿状况及宫口情况而决定是自然分娩还是剖宫产。

11 产检关注

●● 测量骨盆，判断能否顺产

测量骨盆的意义

宝宝从母体娩出必须通过骨盆。除了由子宫、子宫颈、阴道和外阴构成的软产道外，骨盆是产道最重要的组成部分。分娩的快慢、顺利与否，都和骨盆的大小与形态有着密切的关系。

狭小或畸形骨盆均可引起难产。宝宝能不能通过骨盆而顺利娩出，既与骨盆的大小有关，也和宝宝的大小有关。为了弄清骨盆的大小和形态，了解宝宝和骨盆之间的比例，产前检查时要测量骨盆。

怎么测骨盆的大小

骨盆的大小是以骨盆径线大小来表示的。骨盆的大小与形态，因个人的身体发育情况、营养状况、遗传因素及种族差异而不同。

骨盆的大小与形态都很重要。骨盆形态正常，但各条径线均小于正常径线最低值2厘米以上，会发生难产。若骨盆形态轻微异常，但各径线均大于正常低值径线，则可能经阴道顺利分娩。

如骨盆外测量各径线或某径线异常，应在临产时行骨盆内测量，并根据宝宝大小、胎位、产力选择合适的分娩方式。

12 特殊关照：身材矮小的准妈妈能否顺产

身材矮小的准妈妈可能会担心自己的分娩方式，其实能否顺产，与准妈妈身材的关系是不大的。

顺产与胎位有关，与个子大小无关

采用何种分娩方式的因素有很多，与个子大小的关系并不大，能否顺产更多地与胎位和骨盆状况有关，所以身材娇小的准妈妈要有信心。

多练习多学习，娇小准妈妈也能顺产

娇小的准妈妈最好在孕期寻求医生的帮助。在医生的指导下，合理补充营养，控制体重的增长；学习有关分娩的知识，进行骨盆肌肉的锻炼等。

临产时可选择有经验的助产师陪护，生产过程中应用学习过的知识，建立自然分娩的信心，运用呼吸转移对疼痛的注意力；宫缩间歇时，少量多次进食营养丰富的食物，保证充足的精力和体力，相信顺产根本就不成为问题。

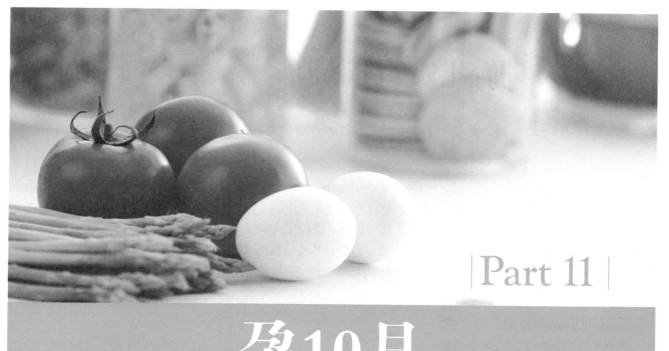

Part 11

孕10月，胜利就在眼前

阅读关键提示

- 胎儿发育周周看
- 孕10月准妈妈身体的微妙变化
- 怀孕知识课堂
- 营养与饮食
- 健康食谱推荐
- 日常起居保健
- 胎教进行时
- 情绪调节站
- 职场准妈妈须知
- 孕期不适与疾病
- 产检关注
- 重点关注：选择适合你的分娩方式

01 胎儿发育周周看

●● 第37周的胎儿

现在胎儿的重量大约3 000克，身长接近51厘米。不过这也因人而异，只要胎儿的体重超过2 500克就算正常。通常从B超推算出来的胎儿体重，比仅从母腹大小判断出来的要准确一些。有时医生的判断与实际体重相差较多，但只要胎儿发育正常，不必太在意他的体重。

此时由于胎儿几乎占满了整个子宫空间，所以活动频率有所下降，不过，仍可以感觉到他的大动作。胎儿在母腹中的位置在不断下降。部分胎毛已经褪去，其余的出生后才脱落。

●● 第38周的胎儿

这一周胎儿可能已经有3 200克重了，身长也有52厘米左右，是个大宝宝了。

他的头在妈妈的骨盆腔内摇摆，因为周围有骨盆的骨架保护，所以是很安全的。这样的方式也为他腾出了更多的地方长他的小胳膊、小腿、小屁股。

大部分胎儿这时应该是长了头发的，一般有1～3厘米长。有些胎儿的头发又黑又多，有的又

稀又黄，当然也会有些胎儿一点头发都没长，除了营养因素外，遗传也是重要原因之一。

胎儿身上大部分白色的胎脂逐渐脱落、消失，皮肤变得光滑。这些物质及其他分泌物随着羊水一起被吞进胎儿肚子里，贮存在他的肠道中，变成黑色的胎便，在他出生后的一两天内排出体外。

●● 第39周的胎儿

这周出生的胎儿就已经是足月儿了。

他现在的体重应该已有3 200～3 400克，不过现在体重在3 500克以上的新生儿很常见，有些甚至达到4 000克以上。这跟人们营养条件的改善有很大关系。一般情况下男孩比女孩的平均体重略重一些。如果此时还未出生，胎儿现在还在妈妈肚子里继续生长，这些脂肪储备有助于他出生后的体温调节。

到此时为止，这个小家伙的身体各部分器官已发育完成，他小小的肺部是最后一个成熟的器官，要在出生后几个小时内才能建立起正常的呼吸模式。

准妈妈还会发现此时胎儿在肚子里安静多了，不太爱活动了。因为此时他的头部已固定在骨盆中，所以他更多的是向下运动，压迫准妈妈的子宫颈，想把头伸到这个世界上来。

你的小宝宝现在已经准备好向这个世界报到了，你们准备好了吗，年轻的爸爸妈妈？

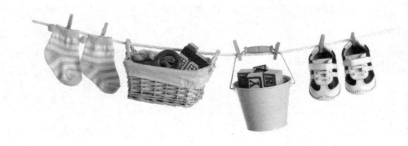

●● 第40周的胎儿

这一周是大多数宝宝降生的时刻，不过真正能准确地在预产期出生的婴儿只有5%，提前或推迟2周都是正常的。如果推迟2周后还没有临产迹象，那就需要采取催产等措施尽快生下宝宝，否则会有危险。

怀孕第40周的胎儿身长52厘米，体重3 200~3 500克。他的身体显得更大，并蜷曲着，子宫内的空间越来越小。

大脑发育已经完善，眼睛活动协调，视力增加。胸廓饱满、皮下脂肪沉积、肢体强壮，皮肤变得柔软光滑，大部分胎脂脱落，胎毛几乎完全脱落。小肠中有一些消化道的分泌物，加上胎毛、色素及一些脱落的细胞，称为胎便，正常情况下，在出生后24小时内排出。肾上腺素会在最后几周内分泌大量的激素来帮助肺泡发育，为出生做准备。女宝宝外生殖器发育良好，男宝宝睾丸已经下降至阴囊内。

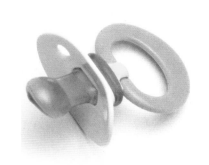

02 孕10月准妈妈身体的微妙变化

随着怀孕的月份越来越大，准妈妈的身体也越来越重了，身体的变化还在继续着。

体重仍在增长

怀孕最后1个月体重还在继续增长，这是准妈妈在为胎儿提供营养和为自己分娩积蓄力量，不过千万不要让增长失控。

皮肤变粗糙

准妈妈这时候都不太愿意照镜子，一来身材变得更臃肿了，二来皮肤似乎也没有以前好了。准妈妈的脸会变得黑黑的，有些还会发黄，早没了以前的水灵，不仅如此，毛孔也变大了，皮肤变得粗糙，有些妈妈脸上和背上还会长痘痘。不用担心，妊娠结束后这些现象都会消失的。

妊娠线更明显

准妈妈肚子上的妊娠线会越来越明显，不仅是这一条线，准妈妈全身的汗毛都会比以前要黑且长。

手指肿胀

几乎所有的准妈妈在孕期都会出现手指肿胀的现象，这是孕期特有的，不用过于担心。

03 怀孕知识课堂

●● 怎样预防难产

所谓的难产泛指在分娩过程中出现某些情况，导致婴儿本身产生问题，或因产妇骨盆腔狭窄、子宫或阴道结构异常、子宫收缩无力或异常所致。

难产危及母婴健康

发生难产时，由于漫长的产痛折磨，产妇大多疲惫不堪，眼窝深陷，口干舌燥，脉搏增快，腹部胀气，膀胱胀满，不能排尿。并发产前感染者，可有体温升高、阴道流脓症状。随着产妇的衰竭，胎儿会出现宫内窘迫症状。难产对产妇及胎儿都不利，应及时处理。

预防难产的方法

1.情绪放松，积极配合。临产入院后，产妇要注意休息和饮食，心理上不要过分紧张和恐惧；医护人员会仔细观察产程的情况，正确判断，及时处理，因此产妇要积极与医生配合；正确处理难产依赖于医护人员的经验，因此在选择分娩医院时，要选择值得依赖的医院及经验丰富的医生为你服务。

2.定期做产前检查。产妇一定要根据医生嘱咐按期去医院检查。医务人员在做产前检查时，不仅要查胎位，还会注意检查产道是否异常，如发现骨盆狭窄，应该及早确定分娩方式（经阴道分娩还是剖宫产）。胎位不正时，还应根据具体情况确定是否要由医务人员帮助复位。

●● 超过预产期2周，称为过期产

在自然临产的准妈妈中，仅5%左右正巧在预产期分娩，85%左右在预产期前后2周内分娩，这都属于正常范围。约10%的准妈妈在妊娠大于或等于42孕周时分娩，这被称为过期产。过期产不属于正常分娩的范围，会给胎儿带来不良影响。

过期产的危害

胎盘老化。 过期妊娠的胎盘常有退行性改变，俗称胎盘老化。主要表现为胎盘血管梗死，闭锁不通或不通畅，造成胎盘血流量减少，使胎儿生长发育必需的血氧和营养物质供应减少，导致胎儿营养不良和宫内缺氧。如果胎盘功能进一步衰退、临产时的宫缩较强等，都会引起胎儿明显缺氧，发生宫内窘迫，甚至导致胎死腹中。

影响新生儿发育。 过期产宝宝出生后大多身体瘦小，皮下脂肪缺乏，皮肤干燥多皱褶，犹如一个小老头，医学上称为"过熟儿"。过熟儿不仅发育差，而且还易发生新生儿脱水、低血容量、低血糖及代谢性酸中毒等并发症。出生后，新生儿窒息的发生率也高，是足月妊娠的2～4倍。

健康知识

超过41周就应结束妊娠

建议凡孕周大于41周的准妈妈都应及时到医院咨询医生，是否要结束妊娠。孕41周的胎儿发育已成熟，体重适中、颅骨不硬，分娩过程中发生难产、颅内出血等产伤的可能性很小，较安全。

04 营养与饮食

●● 不需要刻意增加饮食量

从怀孕第8个月开始到临产前，胎儿的身体长得特别快，他的体重通常主要是在这个时期增加的。所以准妈妈一定要合理地安排好饮食。

不要刻意增加饮食量

胎儿的大脑、骨骼、血管、肌肉都在此时完全形成，各个器官发育成熟，皮肤逐渐坚韧，皮下脂肪增多。若准妈妈营养摄入过多，会使胎儿长得太大，容易在出生时造成难产。按照以前的饮食结构就已经足以为胎儿提供足够的营养，不用担心他会营养不足。

饮食以量少、丰富、多样为主

准妈妈此阶段的饮食最好以量少、丰富、多样为主。建议采取少吃多餐的方式进餐，适当控制进食的数量，特别是高蛋白、高脂肪食物，防止血压升高。饮食的调味宜清淡，少吃过咸的食物，每天的盐量应控制在6克以下，不宜大量饮水。

多吃体积小、营养高的食物

准妈妈应选择体积小、营养价值高的食物，避免吃体积大、营养价值低的食物，以减轻胃部的胀满感。

注意摄入足量的钙和维生素，保证足够的优质蛋白质和必需脂肪酸的摄入。尿蛋白高的准妈妈应限制蛋白质、水分和食盐的摄入，植物油最好选用橄榄油或茶树油，每日不得超过30毫升（3茶匙），每日食盐不得超过6克，以免引发妊娠高血压。要多吃含有优质蛋白质的蛋、牛奶、肉类以及大豆制品等，注意营养均衡。

●● 产前吃些巧克力迅速补充能量

巧克力是大多数女性都喜爱的食物，特别是黑巧克力。每100克巧克力含热量516千卡、蛋白质4.2克、脂肪30克、碳水化合物63.1克，还有微量元素、维生素、铁和钙等。有研究表明，吃巧克力能缓解压力，使人心情变得愉快。

巧克力适合准妈妈产前食用

巧克力很符合准妈妈产前的生理需要。首先，它含有能很快被吸收利用的碳水化合物，其被吸收利用的速度是鸡蛋的5倍；其次，它富含准妈妈产前十分需要的营养素。它们可以加速产道创伤的恢复，还能促进母乳的分泌，增加母乳的营养成分。

> **数据解读**
>
> **产程需要消耗多少热量**
>
> 临产前正常子宫每分钟收缩3~5次，正常产程需12~16小时，总共约需消耗热量2.6万焦耳。相当于跑完1万米所需要的能量。这些被消耗的能量必须在产程中加以进补，分娩才能顺利进行。

准妈妈产前需要多补充热量以保证有足够的力量，屏气用力，顺利分娩。巧克力能满足准妈妈的这些需求，而且它体积小，产热多，香甜可口，吃起来也很方便。准妈妈产前吃一两块巧克力，就能为分娩过程提供热量。

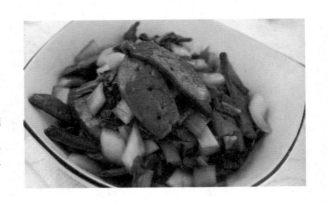

●● 越临近预产期，越需加强补铁

接近预产期，准妈妈和胎儿的营养需求量都在猛增，许多准妈妈开始出现贫血症状。铁是组成红细胞的重要元素之一，所以，越临近预产期，越要注意铁元素的摄入。

铁元素的作用

铁是人体内合成血红蛋白的主要原料之一。如果缺乏，会使血红蛋白含量和生理活性降低，携带的氧明显减少，从而影响氧的供应。

同时，铁还是人体内氧化还原反应系统中一些酶及电子传递的载体，与免疫功能、消化功能以及神经行为等有着密切的关联。

临近预产期如何补铁

1.多吃含铁高的食物。准妈妈要多吃含铁高的食物。含铁丰富的食物有：动物血、肝脏、鸡胗、牛肾、大豆、黑木耳、芝麻酱。良好来源的食物有：瘦肉、红糖、蛋黄、猪肾、羊肾、干果；一般来源的食物有：鱼、谷类、菠菜、扁豆、豌豆、芥菜叶；微量来源的食物有：奶制品、蔬菜和水果。饭后要吃一些新鲜水果。

2.烹饪时使用铁锅铁铲。这种传统的炊具在烹饪食物时，会形成可溶性铁，易于被肠道吸收。

3.注意铁的吸收率，提高有效摄取。存在于肉类、鱼类、肝脏等动物性食物中的铁大多属于血红素铁，易被人体吸收利用，吸收率高达$10\% \sim 25\%$；而存在于植物性食物中的铁属于非血红素铁，吸收率只有1%。尽量多利用动物类食物补铁，提高吸收率。此外，柠檬酸、维生素C、维生素A、动物蛋白、果糖、山梨醇能促进铁的吸收。吃含铁食物的同时，吃一些含维生素C多的水果，会使铁的吸收率提高4倍以上。

●● 减少补钙，以免胎儿头骨过硬

准妈妈补钙的供给量标准

胎儿在母亲体内生长发育需要大量的营养元素，其中对钙的需要量达到了40克。我国营养学会推荐的膳食中钙的供给量标准为：孕前3个月每日800毫克，孕4~6个月每日1 000毫克，孕7~9个月每日1 200毫克。

孕晚期补钙还是不补钙

从上面的标准可以看出，准妈妈对钙的需要量随着孕期的增加而不断地增大。

孕晚期是胎儿牙齿和骨骼钙化的最后时期，对钙的需要量较大，如果准妈妈从饮食中摄入的钙够了，也就不建议额外补充。而且过度地补钙会造成胎儿头骨过硬，这样会增加从产道分娩的难度。

因此，孕晚期补不补钙，要看准妈妈的需要量和摄取量，不要把补钙单一独立出来，武断地说补还是不补。

●● 补充维生素B₁，缩短产程

维生素B_1又被称作维生素B_1或抗神经炎素。在体内，维生素B_1以辅酶形式参与糖的分解代谢，有保护神经系统的作用，还能促进胃肠蠕动，增加食欲。准妈妈对维生素B_1的摄入量为每天1.5~1.6毫克。

维生素B₁可缩短产程

最后一个月里，准妈妈必须补充维生素B₁。如果维生素B₁不足，容易引起准妈妈呕吐、倦怠、体乏，影响分娩时子宫收缩，使产程延长，分娩困难。

含维生素B₁丰富的食物

它主要存在于种子的外皮和胚芽中，谷类食物一般含维生素B₁较多，但谷类食物碾磨得越精细，维生素B₁的含量就越少。植物性食物中，豆类和花生含维生素B₁最多。在蔬菜中，苜蓿、枸杞、毛豆的维生素B₁含量较多。动物性食物中，畜肉及内脏维生素B₁很多。干酵母中含维生素B₁最高，每100克为6.53毫克，可以作为治疗维生素B₁缺乏的补充来源。

● ● 入院待产时的饮食

分娩相当于一次重体力劳动，能量消耗大，准妈妈一定要有足够的能量供应才行。那么入院待产时准妈妈要怎么安排自己的饮食呢？

碳水化合物

碳水化合物在胃中停留的时间比蛋白质和脂肪短，不会引起准妈妈的不适感。而且这类食物容易消化吸收，在体内的供能速度快。这类食物稀软、清淡、易消化，可选择蛋糕、挂面、糖粥等。

果汁菜汤等

果汁、菜汤、牛奶等流质食物，既能补充水分，又能及时供给准妈妈所需的能量。如果准妈妈不愿意吃这些，可以通过输入葡萄糖、维生素来补充水分和能量。

水果

待产时由于阵痛频发，准妈妈出汗多，体力消耗大，如果不好好进食，容易引起脱水。这时准妈妈可以吃一些水分多的含糖水果，如西瓜、葡萄等，一方面解渴，另一方面其中的糖分可直接供应能量。

05 健康食谱推荐

● ● 增加产力

◆羊肉红枣归芪汤

原料：羊肉350克，红枣100克，黄芪15~20克，当归15~20克，红糖100克

做法：将以上材料加水1000毫升一起煮，煮成500毫升后，倒出汤汁，分成2碗，加入红糖调味，临产前3天开始早晚服用。

功效：能够增加准妈妈的体力，有利于顺利分娩，同时还有安神、快速消除疲劳的作用，对于防止产后恶露不尽也有一定作用。

● ● 补锌促分娩

◆黄瓜炒鱿鱼

原料：黄瓜200克，干鱿鱼100克，黑木耳15克，胡萝卜、姜各数片，短葱段3条，蒜蓉1/4匙，腌料（姜汁半大匙，盐5克，淀粉半大匙）、芡汁（香油、胡椒粉少许，盐3克，淀粉

1/4大匙，清水2大匙）适量

做法：1.黄瓜洗净，切厚片；黑木耳用清水泡1个小时，放入滚水中煮10分钟，捞起，用清水洗净，沥干水。

2.干鱿鱼用清水浸40分钟，撕去膜衣洗净，背部切花再切件，加腌料腌10分钟，放入沸水中烫至卷起，捞起沥干水。

3.锅内放油烧热，下黄瓜、黑木耳翻炒片刻，加清水2大匙，继续翻炒，炒透后捞出黄瓜、黑木耳备用。

4.锅洗净，放油烧热，下姜片爆香，下鱿鱼、蒜蓉炒数下，加入胡萝卜、黑木耳、黄瓜、葱段炒匀，勾芡汁即可。

功效：可补充维生素及锌，有利于顺利分娩。

小提示：黄瓜下入锅内后一定要旺火快炒，速战速决。

●● 散寒补虚，利水消肿

◆平菇烧鲫鱼

原料：平菇200克，鲫鱼200克，牛奶100毫升，葱末、姜末各适量，料酒15克，盐5克，鲜汤、香油适量

做法：1.将鲫鱼剖洗干净；平菇洗净，撕成小片。

2.锅置火上，放油烧热，放入葱末、姜末煸香，放鲫鱼煎至两面微黄。

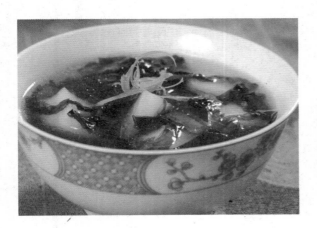

3.加入鲜汤、牛奶、平菇、盐、料酒，烧沸后改小火炖至鲫鱼熟透入味，淋入香油即成。

功效：平菇滋养、补脾胃、散寒，鲫鱼利水消肿，此菜功在滋补强壮、利水消肿，尤适于气血不足、脾虚水肿、小便不利的准妈妈食用。

●● 补精血，益虚劳

◆羊肉冬瓜汤

原料：瘦羊肉100克，冬瓜250克，葱花、姜末各适量，酱油、盐各适量

做法：1.羊肉洗净，切成薄片，用酱油、盐、葱花、姜末拌好；冬瓜去皮洗净，切成片。

2.炒锅上火，放入植物油烧热，下入冬瓜片略炒，加少量清水，放入拌好的羊肉片，烧熟即成。

功效：羊肉有营养滋补的作用，冬瓜是利尿消肿的营养食品，此汤菜是补精血、益虚劳的滋补佳品。

●● 滋补，增强体力

◆黄豆炖猪蹄

原料：猪蹄2只，水发黄豆100克，葱花、姜末各1小匙，料酒、酱油、盐各适量

做法：1.将猪蹄收拾干净后切块，放入开水中烫一下，捞出，冲净。

2.将葱花、姜末、适量酱油、盐和适量清水放入锅中煮开。

3.将猪蹄块和黄豆放进锅中，大火烧开后改小火，炖烂猪蹄肉和黄豆，加入料酒、酱油，煨尽汤汁后即可出锅。

功效：黄豆营养丰富，蛋白质含量为53.1%，脂肪为16%，膳食纤维为15.5%，碳水化合物为18.6%。猪蹄中含有丰富的胶原蛋白，黄豆炖猪蹄是常用来给孕产妇滋补的食品。

06 日常起居保健

●● 孕晚期3个月停止性生活

孕晚期的3个月应该停止性生活，避免对胎儿产生伤害或引起早产。

孕晚期性生活的危害

1.孕晚期，尤其是孕36周以后，子宫已经变得很大，对外来刺激非常敏感。高潮时子宫会开始收缩，很容易使胎膜发生破裂而引起早产。

2.若准爸爸没有做好性生活前的清洁工作或本身携带病菌，性生活可能造成子宫内细菌感染，对胎儿和准妈妈都是十分不利的。

替代措施

准妈妈可以用手的爱抚来满足丈夫的欲望。但如果医师已警告准妈妈禁止性行为是因为子宫收缩的关系，那么此时任何会引起准妈妈性兴奋的行为都必须禁止，包括触摸乳房及外阴部等，因为这些刺激也会引起子宫收缩，危及胎儿安全。

●● 再次检查确认待产包

在即将到来的这一个月里，分娩随时可能发生，让我们再次确认一下待产包吧。

待产包里的妈妈用品

衣裤：要准备好妈妈的衣裤、帽子和哺乳内衣、宽松的内裤多件。

卫生用品：这些东西医院也提供，但最好是自带，包括卫生纸最少2卷、产妇卫生巾1包。

洗漱用品和餐具：在医院也要保持准妈妈的清洁卫生，带好洗脸盆、牙具、毛巾、拖鞋，还要准备好饭盒。

待产包里的宝宝用品

衣物：包被、婴儿服、围嘴，这些是最基本的。

清洁用品：纸尿裤1包、湿纸巾2包、大浴巾和小毛巾各1条、护臀霜1支。

其他物品

证件：带齐必不可少的一些证件，包括身份证、病历本、医保卡、母子健康手册等。

现金、银行卡：两者都需要准备，并提前了解医院的支付方式。

照相机或摄像机：为妈妈、宝宝拍照、摄像留念，要确保电量充足。

●● 请一个称心如意的月嫂

准妈妈是否需要请月嫂

大多数准妈妈产后不是自己的妈妈来照顾，就是由婆婆来照顾。她们既有生产的经验又有育儿的经验，而且她们对自己的孙辈都有着真切的关怀，尽心尽力地照顾妈妈和宝宝是不在话下的。可是她们毕竟年纪大了，照顾月子里的妈妈和宝宝并不是一件轻松的事，而且她们的经验有一些是很实用的，还有一些是落后的，并不适用于现在的新情况，如果处理不当，可能会引起家庭矛盾。因此，准妈妈可以请一个月嫂来帮助自己度过月子这段重要的时间。

请一个称心如意的月嫂

一名合格的月嫂是经过月嫂培训班学习，有合格证的，首先人品要好，要对新妈妈和婴儿有一份真切的关怀，同时又要有科学正确的护理婴儿经验，要懂得怎样帮助妈妈喂奶、换尿布，处理腹痛急症以及其他各种在育婴期间会让父母忙得不可开交的小问题。

●● 决定要不要为宝宝保存脐带血

脐带血是宝宝娩出、脐带结扎并离断后残留在胎盘和脐带中的血液。

脐带血的作用

脐带血中富含的干细胞是具有自我复制和多项分化潜能的原始细胞，是机体的起源细胞，是形成人体各种组织器官的组织细胞。通过移植进入人体后，干细胞不仅可以分化为红细胞、白细胞和血小板，而且还可以跨系统分化为多种组织器官的细胞，可以对病变、衰老损伤的组织器官进行修复或替代。

从目前临床应用来看，脐带血造血干细胞移植对治疗白血病、再生障碍性贫血、恶性血液系统、重症免疫缺陷病等疾病均有很好的疗效。

是否要保存脐带血

脐血库是专门提取和保存脐带血造血干细胞，并为患者提供查询的特殊医疗机构。脐带血必须立即处理，否则就会废弃。

与感冒等常见疾病相比，血液病的得病率低，因此脐带血真正发挥作用的也只有有限的几例。而自留脐血使用权归存储者所有，不会被用来给公众做配型。

因此是否保存脐带血，准妈妈和家人事先要做好充足的讨论。

●● 发生破水时应该怎么办

什么是破水

胎儿在子宫内，周围包着薄薄的一层膜，叫做胎膜。羊水就被包在胎膜里。临产后子宫收缩，压迫胎膜中的羊水作用到子宫口，使宫口逐渐开大。在宫口开大过程中，胎膜逐渐增大，一直到被胀破，羊水流出称为破水。

在正常情况下，破水是在宫口开全前后，破水时由阴道流出一股羊水，以后还会不断地向外流出。若是在临产前12小时就破水了，这就是胎膜早破。

发生破水时怎么办

准妈妈发生了破水，千万不要慌张，尽量减少活动，取仰卧位或半坐位姿势，马上通知家人，带好健保卡、产检手册等就医证件，立即去医院。在去医院前或在就医的路上与主治医师联络，确保得到及时的处理。

先破水还是先阵痛？

一般来说，孕妇都会先有阵痛才破水，但也有没发生阵痛就破水的。一旦破水应该马上就医，准妈妈必须在破水后的24小时内产下宝宝，防止造成感染。

如何预防早期破水

1.注意孕期卫生，增加营养。

2.孕晚期停止性生活。

3.防止对孕妇腹部的冲撞。

4.避免过度劳累。

5.若胎位不正，请医生及时纠正。

●● 多多走动有助顺产

孕晚期最后一个月，要多走动

怀孕的最后一个月，准妈妈仍然要保持运动，当然不是说要进行大汗淋漓的运动，适量的运动就好，此时推荐的运动是走动。

不说散步或者走路，哪怕就是在室内的走动就很好了。准妈妈此时身体达到了最笨重的时刻，要走远路或者散步会太累，因此，可在室内多走走，不要总坐着或者躺着。

多走动有助顺产

别小看这一步步的走动，这样小幅度的运动能帮助准妈妈顺产。

此时胎儿的头部已经入盆，是一个向下的状态，准妈妈多走动可以帮助胎儿持续这样的状态，也有助于锻炼自己的体力，为分娩时积蓄产力，有助分娩的顺利进行。

●● 不宜用爬楼梯来进行锻炼

临近分娩，准妈妈的行动越来越不便，这就要求相应减少运动量，尤其是爬楼梯锻炼，不适合此时的准妈妈。

必须爬楼梯时怎么办

如果准妈妈住在没有电梯的楼房，每天必须爬楼梯的话，一定要注意脚下要踩稳当，不要着急，上下楼梯都要慢一点。上楼梯相对来说要吃力一些，可以手扶楼梯扶手，将身体的一部分重量转嫁给扶手，每上一步都要踏实了再移动另外一条腿。下楼梯时，为了防止膝关节承受压力增大，应前脚掌先着地，再过渡到全脚掌着地，以缓冲膝关节的压力。爬楼梯后可对膝关节局部按摩，防止其僵硬强直。

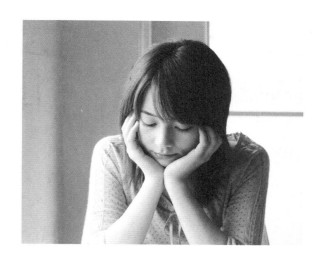

●● 提前了解分娩时可能遇到的尴尬事

临近产前，准妈妈大多已经了解到不少分娩知识，这些知识告诉了准妈妈该如何迎接分娩的到来。不过，分娩时除了努力配合产程外，还可能要应付一些不经意的尴尬事，我们在这里将它们列出来，希望能让准妈妈有一些思想准备，知道一切都很正常。

尴尬1：遭遇男医生

遭遇男接生医生有些不可避免，几乎大部分准妈妈都会觉得非常难为情，但在医生眼里，这些是工作，是一件严肃的事，也习以为常，他们只会以专业的角度看待准妈妈，所以准妈妈要尽快调整心态。

尴尬2：被要求脱光

进入产房或手术室前，护士会为准妈妈做"备皮"，即在肚子和大腿上部涂上肥皂液，然后剃除那些部位的体毛，为了方便，护士通常会要求准妈妈脱掉裤子，直至手术完成。

尴尬3：会制造一些尴尬的声音

胎儿降生过程中会促使一些气体和大便从肛

门被迫排出，通俗地说就是，你可能会在产床上放屁或大便。

不过，医生对这件事的态度很客观，他们认为这只是人体器官一种正常的运动，如果真的发生了这样的事，准妈妈也不用感到难堪和不好意思，这完全是正常的反应。

尴尬4：头脑一片空白

在分娩的紧要关头，准妈妈很容易就会忘掉分娩知识，这时助产士会随时提醒你怎样放松、怎样呼吸和用力，你只需按要求去做就可以了。

尴尬5：宝宝第一眼并不可爱

这是必须给准妈妈打的预防针，现实生活中确实有准妈妈看到孩子第一眼产生厌恶情绪，宝宝第一眼不可爱是生理因素决定的，过一些日子就会变漂亮。分娩后，妈妈可以先好好地休息一下，然后给孩子喂奶，相信那时候你看小宝贝会越看越着迷。

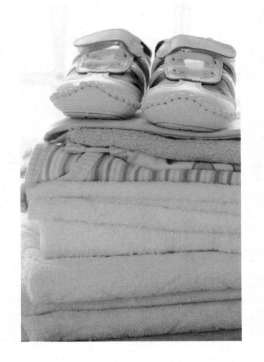

07 胎教进行时

●● 根据心境选择胎教音乐

大多数人认为准妈妈听的音乐应该以轻柔的为主，实际上，胎教音乐应该更加多元化一些。因为不同的旋律、不同的节奏对应了不同的心境，也会带给胎儿不一样的感受和影响。

早晨睡醒后

早晨睡醒，懒懒的，此时听一听约纳森的《杜鹃圆舞曲》吧，让胎儿也跟着妈妈从慵懒的睡眠中慢慢醒来。

愤怒时，要发脾气时

准妈妈有情绪要发泄时，听一听贝多芬的F大调第六交响曲《田园》吧，在细腻的乐曲中享受宁静，慢慢地心绪就平静下来了。

心情烦躁时

心里总觉得焦躁不安，别想其他的，打开音响，听听德沃夏克的E小调第九交响曲《自新大陆》第二乐章，让音乐为你抚平焦躁的心情。

与胎儿说话时

还有什么比勃拉姆斯的《摇篮曲》更能体现妈妈无限的爱呢？在这样的乐曲中与胎儿甜蜜地说会儿话吧。

运动时

准妈妈运动时可以来点音乐助助兴，就听老约翰·施特劳斯的《拉德斯基进行曲》吧，让你在激情澎湃中感受无限活力！

悲伤时

遇到不愉快的事情，别沉浸在悲伤的情绪中了，听一听约翰·施特劳斯的《维也纳森林的故事》，让静谧的森林安慰你。

世界是多元的，也应该让胎儿接触多元的艺术，不同演奏形式、不同艺术风格的乐曲，让胎儿在音乐的海洋中汲取营养，培养艺术潜能吧。

● ● 巩固胎教成果

怀孕的最后一个月，准妈妈的胎教训练可不要停滞，这是巩固胎教成果的最好时机。

坚持各种胎教训练

怀孕晚期，准妈妈身体很沉重，行动不便。如果因此而放弃胎教训练，不仅影响前期训练的效果，而且影响准妈妈的身体与生产准备。前期进行的胎教训练，对胎儿进行各种有益刺激，胎儿已形成了条件反射，为了巩固这种条件反射，孕晚期更应坚持各项胎教内容。因此，在孕晚期准妈妈最好不要轻易放弃对胎儿的胎教训练。

对胎教的正确认识

胎教是胎儿期教育的一种方法，但绝对不是唯一的；胎教是正规教育的辅助方法，具有理论依据与验证，但也不是唯一的。孩子的聪明与怀孕时的胎教有关，但更不是唯一的！

胎教的方法很多，自始至终坚持胎教并不是件容易的事情。但为自己的孩子付出爱、耐心和时间，相信准爸妈们都能坚持下去。

巩固胎教成功的方法

若原来采用的主要是音乐胎教，那么最后一个月要坚持陪胎儿听音乐，在乐曲的选择上也要有一定的变动，适当地增加一点难度。

颜色胎教同样要坚持，用颜色继续刺激胎儿的感官，形成条件反射，也有利于胎儿出生后更好地接受和学习这个世界。

● ● 益智题：妈妈肯动脑，宝宝才聪明

准妈妈应该少用电脑，远离辐射，那空闲的时间用来干什么？不如做做益智题，妈妈多动脑，开拓思维，也是在带动胎儿做头脑风暴，让胎儿更聪明。

流行的几道益题智

涨潮：一艘船的绳梯悬挂在船的一侧，正好触及水面，这绳梯为每梯级8厘米，那么当水位上升4米时，水下将会有几个梯级？

过河：杰克站在河的一侧岸边，他的狗站在河的另一边，杰克喊他的狗过来，于是狗过了河，跑到了杰克身边，但狗身上却是干的。一滴水也没有，那么，这条狗是怎么过的河呢？

挖土：在一个圆形的、直径为3米、深度为9米的井内有多少土？

答案

涨潮：无论水位怎么上升，船和绳梯都将随着上升，所以，不会有水漫过梯级。

过河：有两种可能：一是河水封冻结冰了；二是河上有座桥，狗是沿桥过去的。

挖土：一点土也没有。在挖井时已经将土挖出，所以，井内没有土。

●● 胎教课堂：《摇篮曲》欣赏

《摇篮曲》欣赏提示

歌词："睡吧，睡吧，我亲爱的宝贝，妈妈的双手轻轻摇着你，摇篮摇你，快快安睡，夜已安静，被里多温暖；

睡吧，睡吧，我亲爱的宝贝，妈妈的手臂永远保护你，世上一切美好的祝愿，一切幸福，全都属于你；

睡吧，睡吧，我亲爱的宝贝，妈妈爱你，妈妈喜欢你，一束百合一束玫瑰，等你醒来，妈妈都给你……"

这首《摇篮曲》旋律舒缓、深情。准妈妈可以在睡觉之前听，随着轻柔的音乐，想象着腹中的胎儿，让胎儿在母爱的温暖下和准妈妈一同进入梦乡，做着天使般的梦。

当然，准妈妈在心情烦躁的时候也可以听一听这首神奇的《摇篮曲》，不仅能让胎儿安静地入睡，也可以让准妈妈的心情变得平和。

08 情绪调节站

●● 正确对待分娩，战胜恐惧

有些准妈妈对怀孕后的变化不适应，或过于关注怀孕过程，如经常担心妊娠不顺利，担心胎儿发育不正常，害怕手术，害怕分娩时的宫缩痛，或为胎儿的性别烦恼、担心分娩后遗症等，因此会对分娩产生恐惧感。

分娩恐惧的负面影响

分娩恐惧造成精神紧张，使准妈妈对氧气的消耗大大增加，影响胎儿供氧，甚至造成胎儿宫内窘迫。另外，在紧张的情况下，准妈妈对疼痛更加敏感，产道的肌肉紧张不容易扩张，感受到的疼痛更加剧烈，而加剧的疼痛会造成进一步的紧张情绪，形成恶性循环。

正确对待分娩

1.学习相关医学知识，进行分娩前有关训练。准妈妈最好与丈夫一起学习分娩全过程以及可能出现的情况，以及分娩时怎样配合医生等。这对减轻准妈妈的心理压力，解除心理负担大有帮助。

2.定期产检。准时进行产检，临近预产期时，丈夫应常陪伴左右，让妻子感到家人及医生为自己做了大量的工作，感到有依靠。

3.转移注意力，消除紧张。根据自己的兴趣做一些转移注意力的事，如散步、听轻音乐等，有利于稳定情绪，减轻产前忧虑和紧张。

4.进行积极的心理暗示。准妈妈可经常对自己进行积极心理暗示，在心里默念"我很健康，生宝宝时肯定顺利""我就要见到日思夜想的宝宝了，这是激动人心的事"等。

●● 消除紧张的意念预产法

生产前的紧张是多少会存在的，消除紧张可以试试意念预产法。意念预产法即用自己的意念和想象进行生产的预演，进入一种真实的情境。结束后准妈妈会发现，其实生产并不是那么困难的事情。

意念预产法应用步骤

想象自己的产程已经开始了，慢慢地呼吸，现在自己正躺在舒服的产房里，全身放松，全部的注意力放在呼吸上。

阵痛开始了，准妈妈正在用产前训练学到的方式进行呼吸，这时子宫颈张开，宝宝将要从子宫里出来了。调整呼吸，是的，现在有点痛，不过还能接受，这是宝宝要和妈妈见面的讯息。

全身的器官都在为宝宝的娩出努力着，妈妈也在努力，放松，子宫颈张开得更大了，宝宝的头这时已经出来了，慢慢地妈妈把宝宝挤出了产道，此时宝宝的大部分身体已经出来了，完全出来了。宝宝来到这个世界了！

这种方法其实就是用思维进行生产的预演，缓解准妈妈的紧张情绪。

温馨提示

在身体状态良好时练习意念预产法

可以在准妈妈身体状态较好、头脑清晰的时候进行意念预产法的练习，尽量让自己深入真实的情境中。将生产的过程在想象中进行一遍大概需要1个小时，不要时间太长，时间一长，准妈妈身体疲惫，很容易睡着。

09 职场准妈妈须知

●● 和同事们举行暂别仪式

这是怀孕的最后一个月，预产期就要到了，职场准妈妈要准备跟同事们暂别了，举行个小小的仪式吧。

举行暂别仪式

这个仪式也是职场准妈妈与职场的暂别，接下来的一段不短的时间里，和同事暂时不会见面，准妈妈恋恋不舍地跟同事正式告别吧。

最好在已经请好假，准备离开工作岗位的时候再举行这样一个仪式，如果明天还要来上班，今天就最好不要举行，防止产生尴尬。

暂别仪式可以在下班后的办公室以茶话会的形式举行，也可以到餐馆举行。不过，无论在哪里，准妈妈都不要太累了。尤其是餐馆喧闹的环境、油腻的饮食，对此时的准妈妈都不太好。所以，如果去餐馆，最好选择环境安静一些，菜品风味清淡一些的。

在仪式上，要感谢领导和同事们在过去几个月中对自己的关心和照顾，也接受同事们的祝福。

10 孕期不适与疾病

●● 静脉曲张

孕晚期准妈妈容易受静脉曲张的困扰。静脉曲张最易发生的位置是腿部，最常见的症状就是站起来时腿部出现明显的蓝色怒张静脉，在小腿后面或踝部到腹股沟之间靠腿部内侧的任何地方都可能出现这种蓝色，甚至可能发生在肛门附近或阴道内。

孕期静脉曲张的原因

1.怀孕时体内激素改变，增加的黄体素造成血管壁扩张，怀孕时全身血流量增加，使原本闭合的静脉瓣膜分开，造成静脉血液的逆流。

2.胎儿和子宫增大，压迫骨盆腔静脉和下腔静脉，使下肢血液回流受阻，造成静脉压升高，曲张的静脉也会越来越明显。

3.家族遗传也是静脉曲张产生的原因之一。另外，如果孕期体重过重，对下肢的血液循环造成影响，也容易产生静脉曲张。

如何预防静脉曲张

1.每天适度温和地运动，帮助血液循环。

2.保持适当的体重，防止体重过度增加。

3.不要提过重的物品，避免压迫下肢静脉。

4.休息时将双腿抬高，帮助血液回流至心脏。

5.避免长期坐姿、站姿或双腿交叉压迫，否则易造成腿部静脉充血，使血液回流受阻。建议睡觉时用枕头垫高腿部。

6.睡觉时尽量左侧躺，避免压迫到腹部下腔静脉，减少双腿静脉的压力。

●● 急产

医学上对急产的界定为：初产妇，每小时子宫颈扩张的速度大于5厘米；经产妇，每小时子宫颈扩张速度大于10厘米。或从有产前阵痛到完成分娩，只用了少于3小时，就是急产。

急产的表现

急产的一般表现为：孕28周以上的准妈妈，突然感到腰腹坠痛，很短的时间内就会有排便感，短时间内出现有规律的下腹疼痛，间隔时间极短。之后破水、阴道出血、出现排便感，甚至阴道口可看见胎头露出。

急产的危害

子宫连续不断地强烈收缩，会使胎盘的血液循环受到极大阻力，胎盘的血液供应因此减少，胎儿在子宫内缺氧，很容易造成窘迫，甚至窒息死亡。胎儿的过快出生，还可导致孩子不能及时适应外界压力的突然变化，造成颅内血管破裂，出现颅内出血，影响孩子日后的智力发育。

发生急产时怎么办

如果在非医疗场所发生急产，来不及去医院时，准妈妈及家人要谨记以下几点：

1.叮嘱准妈妈不要用力屏气，要张口呼吸。

2.因地制宜准备接生用具，包括干净的布、用打火机烧过消毒的剪刀、酒精等。

3.婴儿头部露出时，用双手托住头部，注意千万不能硬拉或扭动。当婴儿肩部露出时，用两手托着头和身体，慢慢地向外提出。等待胎盘自然娩出。

4.婴儿出生后，做好保暖工作，并用干净柔软的布擦净婴儿口鼻内的羊水。不要剪断脐带，将胎盘放在高于婴儿或与婴儿高度相同的地方，然后尽快将产妇和婴儿送往医院。

11 产检关注

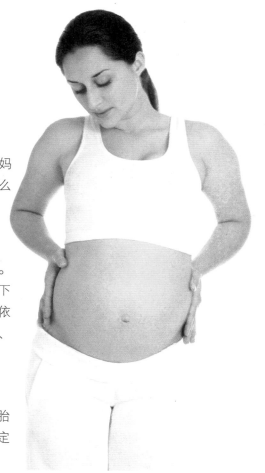

●● 开始每周做一次产检

越到临产，产检越频繁，36周以后大约一周一次。这时准妈妈的心要细致再细致，密切观察，随时注意自己的身体有什么"风吹草动"。

检查项目

一般从32周开始，产检会加入胎心监护，每次约20分钟。从怀孕37周开始，每周要做一次胎心监护，借助仪器记录下胎儿瞬间心率的变化，这是了解胎动、宫缩时胎心率反应的依据，同时可以推测出胎儿有无缺氧。除此之外，血压、体重、宫高、腹围、血常规、尿常规、B超等仍是例行检查项目。

重要内容

确认胎位是临产前很重要的一项检查，医生会告诉准妈妈胎儿是头位（头先露）、臀位（臀先露）还是其他异常胎位。这是确定准妈妈自然分娩还是手术助产的重要依据。

●●● 关于胎心监护

胎心监护是胎心胎动宫缩图的简称，是应用胎心率电子监护仪将胎心率曲线和宫缩压力波形记下来供临床分析的图形，是正确评估胎儿宫内的状况的主要检测手段。

何时开始进行胎心监护

准妈妈应该从怀孕第37周开始每周做一次胎心监护，如有并发症，可以从怀孕第28～30周开始做。

怎样读懂胎心仪器

胎心监护仪上主要有两条线，上面一条是胎心率，正常情况下波动在120～160次/分钟之间，一般基础心率线表现为一条波形直线，出现胎动时心率会上升，出现一个向上凸起的曲线，胎动结束后会慢慢下降。胎动计数大于30次/12小时为正常，小于10次/12小时提示胎儿缺氧。下面一条表示宫内压力，只有在子宫收缩时会增高，随后会保持在20毫米汞柱上下。

做胎心监护时准妈妈要做什么准备

胎心监护不用特别准备，准妈妈只要保证胎儿在做胎心监护时处于清醒状态就行了。如果胎儿睡着了，是不能进行胎心监护的，否则结果会不准确。

温馨提示

一次不理想可再做一次

如果一次胎心监护的结果不理想，可以适当延长时间，或者吸一下氧后再做一次。另外，做胎心监护前准妈妈要适当吃点东西，保持体力，以维持正常胎动。

12 重点关注：选择适合你的分娩方式

●● 如何选择分娩方式

在选择分娩方式前，医院会为准妈妈做详细的全身检查，检查胎位是否正常、估计胎儿大小、测量骨盆大小是否正常等。如果一切正常，准妈妈在分娩时就可以采取自然分娩的方式；如果有问题，医生则会建议采取剖宫分娩。自然分娩的准妈妈还可根据自己的需要来决定是否选择无痛分娩。

专家热线
常见疑问解答

Q 如果准妈妈要求剖宫产，而医生不同意，最后以谁的意见为准？

A 如果准妈妈要求剖宫产，医生会先与准妈妈沟通，从医学角度给出建议。如果准妈妈仍然坚持，医生还是会满足准妈妈的要求。因为孕妇有选择分娩方式的权利。

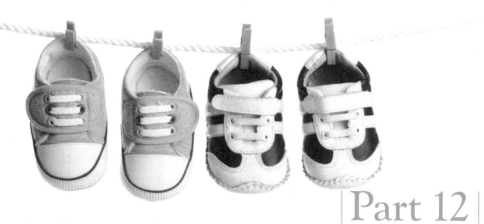

|Part 12|

分娩时刻，
幸福、难忘的瞬间

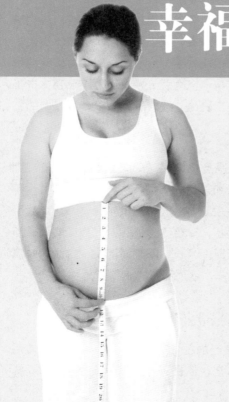

阅读关键提示

- 分娩前准备
- 了解多种分娩方法
- 分娩进行时
- 分娩中的其他基本常识

01 分娩前准备

●● 准妈妈待产时精神不宜紧张

准妈妈的情绪影响着分娩的顺利与否。如果准妈妈精神放松，可使子宫肌肉收缩规律协调，宫口容易开大，使产程进展顺利。如果准妈妈精神高度紧张，分娩时大喊大叫，会导致子宫收缩不规律，子宫颈很难张开，会延长产程，甚至导致危险。而且，精神过度紧张的准妈妈往往不会利用宫缩间隙时间休息，如果休息不好，再加上吃不好，就会在分娩过程中得不到足够的热量和水分的补充，不能满足分娩期消耗的需要，造成极度疲劳，同样不利于顺产。

●● 临产前怎样吃

临产前，阵阵发作的宫缩常带来疼痛和疲倦，影响产妇的胃口，但不吃就没有力气分娩，所以要抓住宫缩间歇期积极进食，为生产积蓄体力。

饮食以富于糖分、蛋白质、维生素、软烂易消化的为好。可根据自己的爱好，选择蛋糕、面汤、稀饭、面条、肉粥、藕粉、点心、牛奶、果汁、苹果、西瓜等食品，少食多餐。

如果快进产房了，不妨带些巧克力，它携带方便、营养丰富，能在很短时间内被人体消化吸收，产生大量的热量。在生产过程中随时吃一些，还有放松心情、减缓疼痛的作用。

●● 临产前会出现的几大征兆

在临产前总会有各种各样的征兆提醒每一位准妈妈分娩即将开始了，准妈妈要特别注意这些征兆。

见红

分娩前24~28小时内，子宫颈口开始活动，子宫颈内口附近的胎膜与该处的子宫壁分离，毛细血管破裂，经阴道排出少量血，与宫颈管内的黏液相混而排出，这种阴道流出的血性黏液便是俗称的"见红"。准妈妈在预产期已到，有不规律宫缩，若发现靠阴道口的内裤处有潮湿不适的感觉时，应立即查看内裤上有否血性分泌物，如有应立即去医院，以防不测。

破水

临近分娩时子宫收缩加强，子宫腔内压力增高，使羊膜囊破裂，囊内清亮淡黄的羊水流出。一般破水后很快就要分娩了，这时要立即让准妈妈取平卧姿势送往医院分娩，千万不要直立或坐起，以免脐带脱出，造成严重后果。

腹痛

一般在临产前2周左右，准妈妈会出现不规则的肚子发紧和疼痛的感觉，这是子宫收缩。这种子宫收缩不规则，一般不超过半分钟，休息后可以减轻或停止，这被称为假临产。如果腹痛逐渐增强，持续时间延长，间隔时间越来越短，腹痛一阵紧过一阵，就预示着快临产了。

●● 有些征兆不明显，不要忽视

有些临产的征兆，像见红之类的，非常明显，不易忽视，但是还有些不明显的征兆，同样不能忽视。

阴道分泌物增加

孕期黏稠的分泌物累积在子宫颈口，由于非常黏稠，平时就像塞子一样，将宫口堵住。而临产时，子宫颈胀大，这个"塞子"就不起作用了，分泌物就会流出来。这种现象多在分娩前数日或在即将分娩前发生。

感觉胎儿要掉下来了

这是胎儿头部已经沉入妈妈骨盆的一种反应。这种情况多发生在分娩前的一周或数小时。

水样液体流出或呈喷射状

预产期前2周，若出现水样液体的涓涓细流或呈喷射状从阴道流出，这表示羊膜破裂或称破水。这种现象多发生在分娩前数小时或临近分娩时，应即时就医。

02 了解多种分娩方法

●● 阴道分娩

女人生孩子是正常的繁衍后代的生理活动，从阴道分娩出婴儿是人类的自然本能，也是分娩最可靠的方式。尽管确实有一部分准妈妈有难产的现象，但95%的准妈妈都可以顺利地通过阴道分娩胎儿，难产率仅占3.5%。

对于孕妇来讲，阴道分娩有利于产后各系统和生殖器官的恢复，如恶露的排出、子宫复原、减少产后出血等。

对胎儿来讲，子宫有规律地收缩，迫使胎儿胸廓有节律地扩张和收缩，能促进胎肺成熟，有利于生后自主呼吸的建立。规律的宫缩可使胎儿口鼻黏液挤出，避免吸入过多羊水，使湿肺、吸入性肺炎发生率明显降低。阴道分娩胎头受压充血，刺激呼吸中枢，易激发新生儿呼吸和啼哭，很少发生窒息和呼吸窘迫综合征。在阴道分娩过程中，免疫球蛋白可以通过母体传给胎儿，使新生儿具有更强的抵抗力。阴道分娩时间较长，并要经过母胎的共同努力，因此可增强胎儿对外界的适应能力，还能增进母子感情。

●● 阴道分娩的四大条件

影响女性自然分娩的因素有哪些呢？准妈妈提前来了解一下吧。

产力

准妈妈需要一种把胎儿逼出来的力量，即医学上所说的产力。产力有节率性、对称性、极性和缩复作用。这些特点能让子宫下段、子宫口和阴道慢慢地、被动地扩张开大，让胎儿平安娩出。一般来说，产力在孕晚期就已经出现，临近预产期出现的频率更高。

产道

产道就是胎儿从阴道娩出的通道，它包括骨通道和软产道。

软产道是由子宫下段、子宫颈、阴道及盆底软组织构成的弯曲管道，通常是紧闭的。分娩时，由于强有力的宫缩以及胎头下降的挤压，软产道被动地、慢慢地张大，当扩张达到直径10厘米时，胎儿就可以顺利通过。

骨产道是通常说的产道，即骨盆，是一个8~9厘米深、形态不规则的椭圆形弯曲管道，管道中间还有两个坐骨棘，胎儿只能从二者中间通过。两个坐骨棘的距离平均为10厘米，所以，大脑袋的胎儿容易被卡住。

胎儿条件

胎儿的身体大小及胎位，是自然分娩中非常重要的因素。

一个足月胎儿的头径为91~93毫米，而骨盆中最窄径线宽度约为100毫米。如果胎儿的双顶径近于100毫米时，通过产道时可能比较困难。一般来说3 000~3 500克的胎儿顺利通过骨盆是没什么问题的，若胎儿的体重大于4 000克，通过骨盆就会有一定难度。

有些胎儿位置不对，如仰面朝天、屁股或腿朝下，或头部不紧贴胸部等，在产道里不能及时转动以适应产道，可能会被卡住而影响娩出。

准妈妈的精神因素

精神因素的好坏可以直接影响大脑皮层神经中枢命令的传送，使产力过强或过弱，直接影响胎儿的下降及转动，影响产程进展。焦虑紧张会影响准妈妈的情绪、消耗她的体力，让她对疼痛的敏感性增加，使大脑皮层神经中枢指令的发放紊乱。

●● 无痛分娩

无痛分娩在医学上称为分娩镇痛，是利用药物麻醉及其他的方法来减少或解除产妇的痛苦，是既止痛又不影响产程进展的一种分娩方式。

无痛分娩不会伤害到宝宝

实行无痛分娩是以维护母婴安全为最高原则的，无痛分娩的麻醉药物浓度远低于一般手术如剖宫产的麻醉剂量，且经由胎盘吸收的药物量微乎其微，对宝宝并无不良影响，更不会影响其大脑健康。

若是选择无痛分娩，请尽早申请

一旦决定要做无痛分娩，即可向护士或自己的主管医师提出申请，医护人员就可尽早与麻醉科医师联系，安排最佳的时间进行。这一申请越早提出越好，甚至入院时就可提出要求。不要等到产程进展多半，实在无法忍受痛苦时才提出。

不适合无痛分娩的准妈妈

1.产前出血、低血压或患有败血症、凝血功能障碍，及有心脏病或心脏功能不全的准妈妈。

2.背部皮肤感染、腰部感染、腰部有外伤或患有脊柱畸形、神经系统疾病的准妈妈。

3.持续性宫缩乏力，使用催产素点滴后仍无明显变化的准妈妈。

4.有胎位不正、前置胎盘、胎心不好、羊水异样、产道异常、胎儿宫内缺氧等情况的准妈妈。

●● 水中分娩

近年来，水中分娩已经被越来越多的人所重视和接受。产妇喜欢并选择"水中分娩"是有原因的，因为泡在温水里人的身心一般会比较镇静放松，由于阵痛，体内产生引起血压升高、产程延长的应激激素分泌就会减少。水的浮力让人的肌肉松弛，可以把更多的能量用于子宫收缩，这些都可加速产程，缩短分娩时间。在水中活动也比在产床上自如，可采取一些不同的姿势帮助骨盆松弛，盆底肌肉放松，促进宫颈扩张，让胎儿更容易通过产道。对于新生儿来说，水中的状态与在母体内泡在羊水里的感觉很类似，可以形成感觉的过渡。另外，水中分娩的时间较短，能减少对母亲的伤害和婴儿缺氧的危险。

水中分娩的好处让越来越多的产妇想在水里生宝宝，但是并不是所有的产妇都能选择这种分娩方式。按照我国产妇的一般情况，孩子最好在3 000～3 500克，而且待产产妇身体各方面情况正常，属于顺产的才有资格。如果事先检查发现胎儿不健康或胎位不正就不能在水中分娩。另外，在生产过程中，如果出现胎儿心跳不正常等现象，产妇需要马上离开产盆，上产床去处理。

●● 导乐陪伴分娩

导乐陪伴分娩是一种自然分娩的方式，源于美国，就是让一名导乐员（既有医学知识又有处理产程经验的助产士），对准妈妈从开始临产到产后2个小时进行全程陪护，进行舒适的抚摸，热情的引导和解释，以及不断的鼓励。

导乐的主要作用就是在整个分娩过程中持续地给予准妈妈生理、心理上的支持与鼓励，帮助准妈妈克服紧张、恐惧心理；指导准妈妈运用正确的呼吸法，使整个产程在无焦虑、无恐惧，充满热情、关怀和鼓励的氛围中进行。准妈妈在分娩过程中由于紧张和焦虑，体内一种导致子宫收缩乏力的物质的分泌会增加，使产程延长。而导乐员会在整个分娩过程中自始至终陪伴在准妈妈身旁，并根据自己的分娩经历及掌握的医学常识，在不同的产程阶段提供有效的方法和建议，使产程缩短，产后出血量减少，手术产率降低，新生儿的发病率也相应降低，有利于母婴健康。现在我国部分妇产医院也有此项服务，孕妈妈可以咨询一下。

●● 剖宫产

剖宫产是经腹部切开子宫取出胎儿的手术。手术如果应用得当，能起到挽救母子的作用，否则不仅不能收到预期效果，且可造成远期的不良影响，故施术前必须慎重考虑，加以重视。为加强大家对剖宫产的了解，下面将其优缺点列举如下。

◎ 剖宫产的优点

1.由于某种原因，绝对不可能从阴道分娩时，施行剖宫产可以挽救母婴的生命。

2.剖宫产的手术指征明确，麻醉和手术一般都很顺利。

3.如果施行选择性剖宫产，于宫缩尚未开始就已施行手术，可以免去母亲遭受阵痛之苦。

4.腹腔内如有其他疾病，也可一并处理，如并发卵巢肿瘤或浆膜下子宫肌瘤，可同时切除。

5.做结扎手术也很方便。

6.对已有不宜保留子宫的情况，如严重感染、不全子宫破裂、多发性子宫肌瘤等，亦可同时切除子宫。

7.由于近年剖宫产术安全性的提高，许多妊娠并发症的中止妊娠，临床医生均会选择剖宫产术，减少了并发病对母婴的影响。

◎ 剖宫产的缺点

1.剖宫手术对母体的精神上和肉体上都是一种创伤。

2.手术时麻醉意外虽然极少发生，但也有可能发生。

3.手术时可能发生大出血及副损伤，损伤腹腔内其他器官，术后也可能发生泌尿、心血管、呼吸等系统的并发症。

4.术后子宫及全身的恢复都比自然分娩慢。

5.婴儿因未经产道挤压，不易适应外界环境的骤变，易发生新生儿窒息、吸入性肺炎及剖宫产儿综合征，包括呼吸困难、紫绀、呕吐、肺透明膜病等。

6.即使手术中平安无事，术后也有可能发生子宫切口愈合不良、晚期产后出血、腹壁窦道形成、切口长期不愈合、肠粘连或子宫内膜异位等病症。

7.再次妊娠和分娩时，有可能从原子宫切口处裂开，而发生子宫破裂。如果原切口愈合不良，分娩时亦需再次剖腹，会造成远期不良影响。

●● 哪些情况需行剖宫产

施行剖宫产的情况有两种：一种是产前已经明确不能阴道分娩，或者阴道分娩对胎儿和母体有危险；另一种是在阴道分娩过程中发生异常，必须紧急取出胎儿。具体说来，当出现这些情况时必须行剖宫产：

◎ 母体方面

1.骨盆狭窄或骨盆腔肿瘤。因阻碍产道，使产道狭窄，足月胎儿不能通过。

2.产前出血。如前置胎盘、胎盘早期剥离，为避免产时大出血，可能需要立即终止分娩。

3.高龄初产妇。大于35岁的产妇并发症多、产时宫缩乏力，可考虑剖宫产。

4.产程迟滞，即产程进展较慢或停滞。

5.母亲生殖道受到感染，如尖锐湿疣。

6.分娩过程发生问题，如先兆子宫破裂、产妇衰竭等。

7.瘢痕子宫。产妇既往有剖宫产史、子宫肌瘤剔除或子宫破裂病史。

8.不良的产科病史。如前次为产钳助产、死产等。

◎ 胎儿方面

1.胎儿窘迫。胎心音每分钟持续小于120次或大于160次，胎心监护提示胎儿缺氧、羊水被胎粪污染。

2.巨大儿。胎儿预估体重超过4 000克。

3.胎儿宫内发育受限，预计不能耐受阴道分娩者。

4.胎位不正，如横位、臀位等。

5.多胞胎怀孕。

6.胎儿畸形，或胎儿长肿瘤，如连体儿。

7.脐带脱垂。

03 分娩进行时

●● 熟悉阴道分娩的三大产程

第一产程的特点

第一产程为活动期，此时子宫颈扩张从4~5厘米持续进展至10厘米。初次生产的妈妈需经历16~18小时。此时由于产程进展较快，子宫颈变得较薄和软，子宫颈扩张时产生较少阻力，子宫收缩较强，且持续时间更长，平均3~4分钟规律收缩一次。

第二产程的特点

子宫颈口全开以后，就进入第二产程。这时胎头会慢慢往下降，产妇会感到疼痛的部位也逐渐往下移。胎头逐渐经由一定方向的旋转调整下降，最后娩出。第二产程通常持续半小时到3小时。

第三产程的特点

第三产程是指从宝宝出生到胎盘娩出这段时间，等宝宝产出后将脐带分离，再等胎盘自行剥落或协助排出。第三产程通常于15分钟到半小时内完成。

●● 阴道分娩准妈妈该怎么做

第一产程中准妈妈的感觉

通常此时期产程进展会越来越快，子宫收缩非常强烈，这时相当痛。通常扩张接近10厘米时为疼痛最高点。这时准妈妈可能会发生冷热发抖、恶心、直肠不适、无法掌控行为和情绪、恐惧，有时甚至会喃喃自语进入自我封闭的状态，对外界刺激毫无反应等。

第一产程准妈妈做些什么

此时准妈妈要保持精神愉快，思想放松。可以做深慢、均匀的腹式呼吸，每次宫缩时深吸气，同时逐渐鼓高腹部，呼气时缓缓下降，可以减少痛苦。除非医生认为有必要，不要采取特定的体位。只要能让自己感觉减轻阵痛，就是最佳体位。同时要及时补充营养和水分，尽量吃些高热量的食物，如粥、牛奶、鸡蛋等，多饮汤水以保证有足够的精力来承担分娩重任。

第二产程中准妈妈的感觉

这阶段疼痛稍微缓解一些，但宫缩频率越来越密集，宫缩时间越来越长。当胎儿下降时，胎头压迫到骨盆，准妈妈会感到有想向下用力的冲动，像解大便一般。当胎头出来时，准妈妈会阴部位会有灼热感和延展的感觉。胎儿完全娩出后，剪断脐带，第二产程就顺利结束了。

健康知识

适时运用拉梅兹呼吸法

进入分娩程序，准妈妈在孕期练习过的拉梅兹呼吸法就可以派上用场了。注意在产程的不同阶段运用相应的呼吸方法，避免紧张造成混乱。

第二产程如何与医生配合

宫口开全后，准妈妈要注意随着宫缩用力。宫缩时，两手紧握床旁把手，先吸一口气然后憋住，接着向下用力。在宫缩间隙，注意休息，放松，少喝点水，准备下次用力。当胎头即将娩出时，要密切配合接生人员，不要再用力下屏，避免造成会阴严重裂伤。

第三产程准妈妈需要做什么

胎盘娩出后，分娩基本结束。这时妈妈会感到一阵轻松，可以在产床上稍微休息一下，但千万不要睡着了，因为此时母子间需要有肌肤接触，这种肌肤接触的模式，对于孩子日后身心发展和母子感情的维持是相当重要的。

●● 阴道分娩时注意事项

◎ 第一产程

1.打消顾虑，稳定情绪，保持安静，切忌大喊大叫，消耗体力。

2.吃好、喝好、睡好。可以吃些易消化的食物，如稀粥、鸡蛋、青菜、鱼和瘦肉等清淡的饮食，可以多喝些糖水，以保证充沛的精力。

3.经常排便。膀胱充盈会影响胎头下降和子宫收缩，所以要经常小便，排空膀胱，至少每2～4小时排尿1次。

4.主动向医生提供信息，如阴道流血、流水与否，宫缩时是否有屏气感等。

5.医生许可才能用力。在第一产程快要结束时，为了度过子宫强烈收缩的痛苦，在腹式深呼吸之间可轻微用力，但是不可刻意用力，必须获得医生或助产士的许可才行。所谓"轻微用力"，是指能度过收缩程度的用力，而非全使劲、真正地用力。

6.宫缩时可采取一些辅助动作，如可以斜靠床旁，轻轻按摩下腹部，深吸气时将两手移向腹部中央，呼气时双手移向外腹。腰骶部胀痛较重时，用手或拳头压迫胀痛处，直至疼痛减轻。

◎ 第二产程

1.用力之间做腹式深呼吸。当子宫收缩暂停时，可乘机做2~3次的腹式深呼吸，为下次收缩时的用力做准备。

2.短促呼吸时不可发出声音。胎儿头部最大的部分要出来时，不可用力，只要反复做短促呼吸即可。此时，医生或助产士会教你怎么做，当你获得指示后，应立刻将手交叉放在胸上，无论如何都不可用力，只要"哈！哈！"地做短促呼吸。即使是轻微地用力或发出声音，都可能使胎儿的头部顺势迅速飞出，对会阴部造成意想不到的重大伤害，有时甚至会伤及肛门。

3.解渴仅止于润喉的程度，产妇开始用力后，特别容易口渴。此时，可用吸饮的方式喝些不甜的茶、果汁等，但仅止于润喉的程度。

4.开始消毒。外阴部消毒过后，产妇必须仰卧，双脚尽量张开，膝盖弯曲。由于胎儿即将出生，为了方便医生或助产士协助分娩，即使再难受，也要保持这个姿势，与医生充分地合作。

◎ 第三产程

1.两脚要尽量张开。胎盘娩出后，在外阴部消毒干净之前，两脚要尽量张开，以方便医生和助产士工作。

2.不可用手碰触下腹部，以免刺激子宫。在胎盘娩出之前，如果用手碰触，刺激下腹部，尤其是子宫的部分，会造成反射性的子宫口收缩，从而阻碍了胎盘的娩出。

3.因分娩而使会阴部、外阴部或子宫颈管部出现伤口时，必须将伤口缝合。此时，要继续忍耐，并采取医生所指示的姿势，与医生充分合作，以方便医生缝合阴道壁及阴道入口的伤痕，才不会妨碍日后性生活。

●● 剖宫产的注意事项

手术前注意保持身体健康，最好不要患感冒

等疾病。实施剖宫产前一天晚饭后就不要再吃东西了。手术前6~8小时不要再喝水，以免麻醉后呕吐，引起误吸。

一般以术后排气作为可以进食的标志，快的6个小时，慢的要1~2天。因为手术麻醉的作用会使肠道平滑肌的蠕动减弱，排气意味着肠道的消化功能已经恢复了。由于产后不能立刻下地活动，新妈妈可以在床上多翻身，这样有利于尽快排气。恢复进食后，最好食用一些蛋羹、藕粉等容易消化的东西，等到胃肠功能完全恢复后，再恢复正常饮食。

温馨提示

手术前注意事项

剖宫产手术前6~8小时内不要喝水进食，并做好自身清洁，保证充足的睡眠，训练床上排尿的习惯以防术后出现尿潴留。

●● 剖宫产时准妈妈的配合方法

不只是自然分娩需要准妈妈的配合，剖宫产也同样需要准妈妈的配合，使医生能准确地掌握病情，顺利地施行手术。

手术之前，医生要向准妈妈及其家属阐明与手术有关的问题，比如手术的理由、手术的全过程、手术中的意外，以使准妈妈有充分的思想准备，手术过程中能够密切配合。

产妇配合的一个重要方面就是如实报告自己的感觉，为医生提供准确的信息，以便医生能够有针对性地进行处理。尤其是在反映麻醉结果时要注意，麻醉并非越多越好，过多的麻醉药可能会引起不良后果。只要产妇信赖医生，在手术过程中听从吩咐，真实反映情况，一般手术都会比较顺利安全。

04 分娩中的其他基本常识

●● 阴道分娩都要侧切吗

由于采用会阴正中切开的方式会有损伤直肠的危险，因此目前多采用会阴左侧切开术，简称"侧切"。侧切前会给孕妇使用局部麻醉，切口从会阴后联合中点向左侧45度切开，这样的切口不易延长累及直肠及直肠括约肌，但术后可能较疼痛。

并不是所有的自然分娩都需要侧切，但有以下几种情况则需要会阴切开：初产妇会阴组织紧或胎头过大；需要行阴道助产手术时，如产钳术或胎头吸引术等；胎位不正；早产胎儿对宫缩的耐受差，为避免早产儿颅内出血需要会阴切开；为缩短第二产程，如妊娠期高血压、心或肺部疾患者；胎儿宫内窘迫，或胎头停滞于阴道口，为使胎儿尽快娩出等情况。

会阴切开能缩短分娩时间，减少盆底组织松弛、产后阴道膨出及子宫脱垂，且不会影响以后的性生活。

●● 剖宫产的认识误区

1.高龄产妇都应剖宫产。一般来说，高龄初产妇剖宫产的比例较高，但随着生活条件的改善，个人身体素质更好了，高龄初产者如果没有其他疾病，产道条件正常，也有很多可以自然生产。

2.剖宫产不疼。剖宫产前会进行麻醉，所以手术中不会感到疼，但麻药过后，伤口的疼痛仍会持续很多天。

3.剖宫产可以保持身材。打开骨盆和韧带松弛并不是自然分娩那一段时间产生的，而是在孕妇孕中晚期就逐渐开始了。对身材的影响是完全一样的。

4.剖宫产可以选择时间。一般来说，剖宫产的时间应根据产妇情况由医生确定，最好是预产期前后几天，尽量让胎儿更成熟些。产妇和家属不要自行决定，更不应该为了某个吉利的时辰而人为干预。

●● 关于分娩的误传及真相

至今，仍然有很多关于分娩的荒诞说法，被许多人信以为真。而这些说法从"过来人"的口中传递给临产准妈妈，常常会导致准妈妈没有必要的紧张或担忧，给分娩增加额外的压力。因此，事先了解真相，有利于扫清与分娩有关的误传和认识误区。

误传1：深度近视的产妇，如果自然分娩容易导致视网膜脱落。

真相：分娩的第二产程时，的确需要产妇配合医生用力屏气，但只要方法得当，是不会导致视网膜脱落的。产妇在进入分娩室的时候，要向医生讲清楚自己的视力情况，向医生请教正确的用力方法。

误传2：打催产针可以生得快一点儿，减少宫缩时的痛苦。

真相：催产针，也就是指产科医生常用的催产素，它的作用主要是加强子宫收缩，以促使婴儿娩出。是否使用催产针，并非由

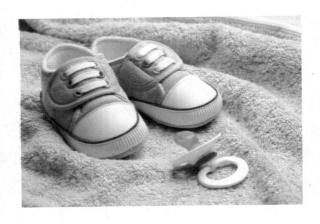

产妇或家属随意要求，它必须经产科医生进行细致的评估，并对产妇和胎儿进行一系列的检查和检测才可以决定。如B超测定胎盘的成熟度、胎儿的大小、羊水的状况等的检查，对产妇宫颈条件的检查，以及对胎儿的入盆情况的检查等。催产素使用得正确，可以起到催生的作用，若使用不得当，对产妇和胎儿都不利，严重时还会危及生命。所以，催产素的使用必须谨慎，作为产妇和家属，不要为此而干扰医生的决策。

另外，即使使用了催产素，也并不意味着宫缩及分娩就会立即开始，往往使用了催产素数小时后，临产才开始，而有的时候催产素根本没有起作用也是有可能的。如果没有其他危险状况，使用了催产素仍不能自然分娩的，就只能通过剖宫产来解决了。

因而，使用催产素并不像有的人想象的那样，好像是缩短了产程，减轻了疼痛，使正常的分娩变得更轻松和顺利。除非是过期妊娠或者其他必要的情况下，才应该遵从医生安排使用催产针。

误传3：临产前一定要吃巧克力，用来补充体力。

真相：在待产时，医护人员会鼓励产妇吃一些东西，是因为整个分娩的过程时间较长，产妇既要忍耐疼痛，又要在需要时配合用力以娩出婴儿，体力消耗非常大。如果没有足够的体力，

分娩时用力会有损产妇的健康。有很多人首选巧克力，是因为巧克力能在短时间内被人体吸收，转化为大量热量。但此时的进食，仍然要以自己的口味和习惯而定，有些产妇不喜欢吃甜食，吃巧克力会泛酸，会加重待产时的痛苦，则没有必要。像稀粥、蛋糕这样易消化、少脂肪的流质或松软的食物也可以吃。鸡蛋、肉类食物在胃里停留时间较长，容易在分娩中导致胃部不适，甚至呕吐，所以不宜进食。需要注意的是，不管吃什么都不能进食过多，同时要注意补充水分。

误传4：产前灌肠容易造成产后便秘。

真相：产前灌肠，有可能引起产后排便的延迟，但这并不足以构成拒绝灌肠的理由。灌肠的作用主要是避免在分娩时产妇排出粪便污染阴部而增加造成感染的概率。但灌肠是有禁忌证的，如胎膜早破、阴道流血、胎头未衔接、胎位异常、有剖宫产史、宫缩强（估计1个小时内即将分娩）以及患严重心脏病等，这样的产妇均不宜灌肠。在分娩时，如果未经灌肠的产妇排出粪便，接生护士会迅速地清理干净，这一点准妈妈无须担心。另外，造成产后便秘的原因很多，比如在分娩中体力消耗大，腹肌和盆底肌肉疲劳松弛，难以用力；产后卧床多、活动少等。

误传5：自然分娩会对膀胱造成损害，产后会憋不住尿。

真相：产后的尿失禁，在医学上被称为压力性尿失禁。最常见的情形是，只要腹部一用力，例如咳嗽、大笑、腰腿的大动作等，就会漏尿。有些产妇自然分娩后可能会出现这种状况，但这不能完全归咎于自然分娩。这是因为：在怀孕期间，随着胎儿的逐渐生长，子宫不断膨胀、增重，就很容易造成膀胱颈及尿道的肌肉韧带松弛，从而改变膀胱与尿道的正常位置。加之生产后骨盆肌肉、韧带也会相对松弛，膀胱和尿道的位置相对下降，这些就都为尿失禁提供了可能。这只是产后的一种短期的自然现象，不应看做自

然分娩的坏处，并因此对自然分娩产生恐惧。只要产后很好地调养，适时适度科学地进行盆底肌肉的自我锻炼，避免过早负重，由于孕产原因引起的压力性尿失禁可以痊愈。

如果误认为剖宫产就不会有这样的担忧，那么也应该了解，剖宫产其实是一项有很大风险的手术，有引发多种并发症的危险，其中就包括手术切口对膀胱的伤害。

●● 待产室里的准爸爸要做的事

搀扶准妈妈运动

在阵痛不强烈，羊水未破的时候，准爸爸可以搀扶准妈妈下床走动，不仅可以缓和准妈妈的紧张情绪，还有助于子宫口的打开。

为准妈妈提供食物

这个阶段需要耗费很长的时间，而且准妈妈的阵痛还没有达到高峰，准爸爸最好准备一些食物给准妈妈补充能量，让她有足够的体力迎接漫长的分娩过程。

帮准妈妈按摩减轻阵痛

◎ 阵痛初期

臀部后方的疼痛。准妈妈用手抵住墙壁站立，准爸爸用掌缘或将手掌握成拳头状，从准妈妈的裤线按摩至耻骨末端。按摩时准妈妈最好采用腹式呼吸呼气。

耻骨上方疼痛。准妈妈屈膝坐下，双手轻轻握住脚腕。准爸爸蹲在准妈妈身后，握住其大腿内侧（靠近膝盖部位）并向后牵引。牵引过程中，准爸爸不得分开准妈妈的腿，身体不得随准妈妈一起向后移动，而应挺起胸膛，向前用力推准妈妈的背。

◎ 阵痛中期

松弛按摩。对准妈妈的身体进行按摩使其身体逐渐放松。轻揉或长时间的抚摸都可以。如果得不到改善，可进行揉捏按摩。

◎ 阵痛后期

骨盆疼痛。准妈妈侧卧，准爸爸在其腰部附近用力抚摸准妈妈臀部后方，按摩时间越长越好。

手臂按摩。准妈妈以舒适的姿势躺下，准爸爸握住准妈妈的手臂用力拉伸，轮流按摩双臂，用手指按压准妈妈的胳膊肘回弯处。

脚部按摩。准爸爸用力按压准妈妈踝骨上方5厘米处，采取与按摩手臂相同的方法按摩此处肌肉。

脚掌按摩。对准妈妈的整个脚掌进行按摩。

用棉棒蘸水擦拭准妈妈的双唇。分娩时，准妈妈会耗费非常大的体力，需要及时补充水分，为了不打断生产过程，准爸爸可以用棉花棒蘸上温开水，擦拭准妈妈的双唇。

安抚准妈妈的情绪

很多准妈妈会在分娩时脾气变得很暴躁、精神失控、精神消极，这不利于分娩。准爸爸要以宽容的心态，在准妈妈耳边耐心地鼓励她。随时告诉她生产状况，稳定她的情绪，使准妈妈分娩顺利进行。

提醒准妈妈调整呼吸

分娩呼吸法有利于准妈妈更顺利地分娩，准爸爸应事前学习分娩呼吸法，在生产时配合助产士教导准妈妈正确呼吸，以帮助准妈妈更轻松、快速地娩出宝宝。

引导准妈妈用力分娩

准爸爸可以握紧准妈妈的手，让她更容易用力，同时给予准妈妈精神上的鼓励和支持，舒缓准妈妈紧张、痛苦的情绪。

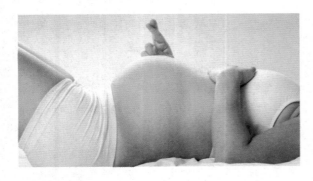

●● 怎样应对待产中的突发情况

在医院待产时，如果出现突发情况，准妈妈一定不要慌张，理智地配合医生，这样才能保证母子平安。待产中可能出现的突发情况有以下几种：

胎儿窘迫：若胎儿心跳频率下降，可能是胎儿脐带受到压迫，胎头下降受到骨盆压迫。此时医生会先给产妇吸氧、打点滴。如果胎心音仍未恢复正常，就必须立即行剖宫产。

胎头骨盆不对称：如果胎头太大或产妇骨盆腔过于狭窄，子宫颈无法开全，或胎头不再下降，医生也会采用剖宫产。

胎盘早期剥离：在待产中，如果产妇的阵痛转变为持续性的腹痛，且阴道出血有所增加，就表明可能是胎盘早期剥离，如确诊为胎盘早期剥离，医生应紧急为产妇实施剖宫产。

麻醉意外：对于采用无痛分娩或剖宫产分娩的产妇来说，在使用一定剂量麻醉剂时，有可能会出现过敏或麻醉意外。如果发生这种情况，需及时处理，以免发生危险。

脐带脱垂：脐带脱垂大多发生在早期破水、胎头尚在高位及胎位不正时。脱垂的脐带会受到胎头压迫，中断胎儿的血液及养分供应，并危及胎儿的生命。如果出现这种状况，就应立即实施剖宫产。

●● 缓解分娩痛苦的方法

众所周知，分娩是很痛的，而且部位以腰部和腹部为主，下面介绍几个方法，希望能帮准妈妈缓解生产的痛苦。

腰部疼痛

1.如果准妈妈能坚持且体力允许，准妈妈可以多走走，慢慢摇动骨盆，子宫收缩的次数会增多，产程时间也会缩短。

2.坐累了在床上跪一会儿。跪在床上时，臀部不要抬高，不要将腰部拱起，身体趴在棉被或枕头上。

3.保持背部的平直，尽量使身体前倾。这样的姿势能减轻胎儿对背部的压力，改善腰背的疼痛感。

腹部疼痛

1.轻轻地按摩小腹部。轻柔的按摩会使神经对疼痛刺激变得不那么敏感，从而缓解腹部疼痛。若胎膜已破，宫缩加强，则应卧床休息。

2.音乐放松法。音乐具有治疗效果，能缓解焦虑，降低心率、血压和呼吸频率，减少去甲肾上腺素的释放，有助于加速分娩的进程。音乐能吸引准妈妈的注意力，且对呼吸有着绝好的调节作用。

3.按摩放松法。触摸与按摩可以缓解疼痛，使身心舒爽。在分娩过程中，准妈妈所需要的按摩方式也会不断地发生变化。在分娩的初期可能需要轻柔的指尖触摸，在中晚期有力的挤压或按摩、负压、冷敷以及热敷都会使疼痛的信号在通往大脑的传递途中受到抑制或削弱。这些按摩可以由准爸爸或者助产士来进行。

温馨提示 **携带保健按摩器**

去医院待产时可以带上一个家用的日常保健按摩器，代替手来按压背部及腰部，达到缓解疼痛的效果。

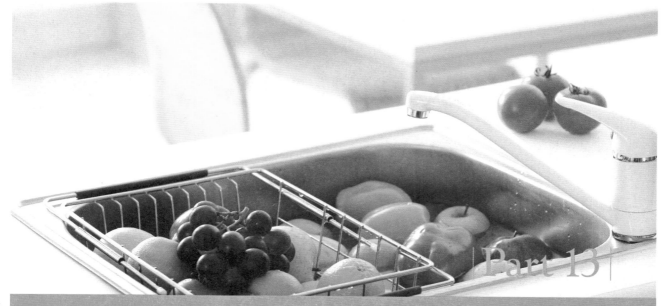

Part 13

产后1~6周，新妈妈快速恢复期

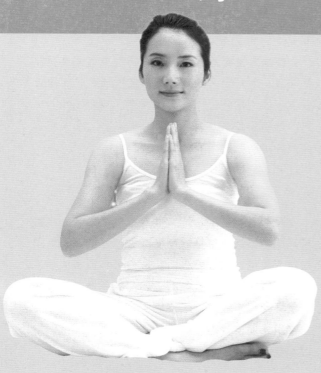

阅读关键提示

- 新妈妈身体恢复周周看
- 营养与饮食
- 健康食谱推荐
- 日常起居保健
- 产后瘦身
- 情绪调节站
- 产后不适与疾病
- 特殊关照：剖宫产妈妈如何坐月子

01 新妈妈身体恢复周周看

●● 产后第1周

体重减轻大约5 000克：分娩后不久，由于胎儿、胎盘、羊水等被排出体外，新妈妈的体重会减少5 000克左右。

恶露量较大：生产后，子宫中的残留物会经由阴道排出体外，形成恶露。产后3～4天的恶露为血性恶露，呈血液颜色，无异味（有血腥味），量较大，但不超过平时的月经量（如果恶露量过大，请及时咨询医生）。血性恶露中有时会有小血块及坏死蜕膜组织，这是正常的。

子宫逐渐缩小至拳头大小：怀孕时膨胀的子宫在产后需要慢慢恢复到孕前的状态。在产后第1周，子宫回位、收缩都比较迅速。一般产后1周后，子宫位置就会从肚脐处下降到耻骨的位置，大小也缩得和一只拳头差不多。

新妈妈精神倦怠：新妈妈在生产时耗费了大量体力，在产后1周时间内，大多数时候会觉得倦怠，需要多多卧床休息。注意，随着分娩的结束，新妈妈体内的激素分泌会发生急剧变化，部分新妈妈可能因为激素分泌变化而导致情绪大起大落，因此要注意调试自身的情绪，避免引发产后抑郁症（大多数产后抑郁都是在这1周出现的）。

疼痛感逐渐消失：新妈妈在生产时用力巨大，身体在产后会有酸痛的感觉，浑身不适。这种感觉一般在分娩2～3天后就会消失。经历了会阴侧切的新妈妈，侧切伤口的疼痛感会在分娩4～5天后逐渐消退。

●● 产后第2周

体重仍有下降：随着恶露的排出，以及尿量的增加、出汗和乳汁分泌等因素，新妈妈的体重还会有一定的下降，具体减重量因人而异。

恶露量变少：进入本周后，新妈妈的恶露量会逐渐变少，颜色也由鲜红色逐渐变为浅红色直至咖啡色。恶露中的血液量减少，浆液增加，也叫浆液恶露（一般发生于产后5～10天）。如果本周新妈妈排出的恶露仍然为血性，并且量多，伴有恶臭味，请及时咨询医生。

子宫缩小至棒球大小：新妈妈的子宫位置继续下降，并逐渐下降至盆腔中，子宫本身也在变小，大约缩小至棒球大小。

身体比较疲惫：虽然新妈妈的身体还没有完全恢复，但却要开始规律地为宝宝哺乳了。每天昼夜不停地哺乳工作，会极大地影响新妈妈的休息，所以新妈妈在第2周会比较劳累。家人应多分担并协助新妈妈照料小宝宝。

●● 产后第3周

恶露逐渐变成白色：进入本周之后，大多数新妈妈的浆液恶露会逐渐变成白色恶露。恶露呈白色或黄色，比较黏稠，类似白带，但量比白带多。恶露中的浆液逐渐减少，白细胞增多，并有大量坏死组织蜕膜、表皮细胞等。偶尔恶露中还会带少量血丝，这是正常的，不必太过担忧，继续观察即可。

子宫已经完全进入盆腔：子宫继续收缩，子宫的位置已经完全进入盆腔里，在外面用手已经摸不到了。不过，宫颈口还没有完全闭合，所以新妈妈仍需要注意阴部的卫生。

逐渐适应了新生活：经过两周的哺育实践，大多数新妈妈已逐渐熟悉了喂养宝宝的规律，能及时调整自己的作息时间，尽量同宝宝保持步调一致，从而避免太过劳累。所以在这一周，妈妈精神欠佳的状况会有所改善。

●● 产后第4周

恶露大多已经结束：大多数新妈妈的恶露此时已经很少，开始出现正常的阴道分泌物——正常颜色的白带。不过，恶露持续的时间与新妈妈的体质相关，也有一些新妈妈在本周仍会排出黄色、白色恶露。一般来说，剖宫产的新妈妈，恶露的结束时间相对较早。

外子宫口关闭：子宫的体积、功能仍然在恢复中，只是新妈妈对此已经没有感觉。一般来说，子宫颈在本周会完全恢复至正常大小。同时，随着子宫的逐渐恢复，新的子宫内膜也在逐渐生长。如果本周新妈妈仍有出血状况，很可能是子宫恢复不良，需要咨询医生。

精神逐渐饱满：新妈妈在哺喂宝宝、与宝宝的不断接触中，彼此间的感情越来越深厚，加上身体恢复良好，新妈妈这时候心情愉悦、精神饱满。

●● 产后第5周

阴道分泌物开始正常：正常情况下，新妈妈的恶露此时已经全部排出，阴道分泌物开始正常分泌。如果此时新妈妈仍有恶露排出，就不太正常，需要咨询医生。

子宫在继续恢复：随着子宫的进一步恢复，其重量已经从分娩后的1 000克左右减少为大约

200克。

阴道逐渐恢复中：一般在产后1周左右，阴道就会恢复至分娩前的宽度（自然分娩的新妈妈阴道会比分娩前略宽），但直到分娩4周后，阴道内才会再次形成褶皱，外阴部也会恢复到原来的松紧度。骨盆底的肌肉此时也逐渐恢复，接近于孕前的状态。

排尿量恢复正常：此前的几周内，新妈妈由于孕期在体内滞留了大量水分，所以尿量比孕前明显增多。进入本周之后，随着身体的恢复，一般新妈妈的排尿量会逐渐恢复至正常水平。

●● 产后第6周

子宫颈完全闭合：产后第6周，宫颈口已经恢复闭合到产前程度，理论上来说，本周之后新妈妈已经可以恢复性生活了。

月经可能已经恢复：有些不进行母乳喂养的新妈妈，可能在本周已经恢复月经。母乳喂养的新妈妈一般月经恢复要较迟一些。研究资料显示，40%进行人工喂养的新妈妈在产后6周恢复排卵，而大多数母乳喂养的新妈妈则通常要到产后18周左右才完全恢复排卵机能，有些甚至到产后1年左右才恢复月经。

腹部色素逐渐变淡：有妊娠纹的新妈妈会发现妊娠纹颜色逐渐变淡了，因为怀孕造成的腹壁松弛状况也逐渐改善。最终，妊娠纹会淡至银白色，不仔细看都不会发现；而新妈妈的腹壁肌肉也会完全恢复紧致。

温馨提示　产后第6周新妈妈一般会去医院做产后身体恢复状况的体检。如果恢复良好，医生会建议你开始进行适当的身体锻炼，以达到减轻体重的目的。

O2 营养与饮食

●● 新妈妈产后前3天怎么吃

产后前3天的饮食要点

　　产后前3天，无论是顺产还是剖宫产，新妈妈都应先恢复体力，为哺乳做好准备。食物应以清淡、不油腻、易消化、易吸收、营养丰富为佳，形式为流质或半流质，可食用牛奶、豆浆、藕粉、糖水煮鸡蛋、蒸鸡蛋羹、馄饨、小米粥等，不要吃刺激性食物，也不宜马上进补。

　　剖宫产的新妈妈一般产后36小时方可进食，每餐不要进食过多，因为此时胃肠功能还没有完全复原，可少食多餐，保证营养充分供给的同时减轻胃肠负担。

产后前3天需要特别补充的营养

　　水分：奶水的分泌需要水分，新妈妈要注意补充水分，但不要太急着喝催奶的汤，此时大多乳腺管还未完全通畅，过早喝浓汤催奶会使头3天涨奶疼痛加剧，可以喝一点蛋汤、鱼汤等较为清淡的汤，汤不要过咸。

　　膳食纤维：顺产新妈妈一般会有侧切伤口，剖宫产新妈妈则有8～10厘米长的伤口，因此排便时不可过于用力，以免伤口开裂。为让排便顺利，预防便秘是关键，需要多补充膳食纤维，如麦片、芹菜、山药、芋头等，以保持大便通畅无阻。

　　铁质：为补充产后出血造成的缺铁，新妈妈补充铁也是非常必要的，特别是剖宫产或孕期有贫血现象的新妈妈，要多注意吃一些富含铁的食物，如动物血或肝、瘦肉、鱼类、油菜、菠菜及

豆类等。

产后前3天不宜吃的食物

　　1.炖汤类：刚生完孩子催奶一定要慎重，不应马上进补如猪蹄汤、参鸡汤等营养炖汤类，此时新妈妈初乳尚不十分畅通，初生婴儿吃得也较少，过早喝炖汤不仅会使乳房胀痛，还会导致乳汁分泌不畅。

　　另外，炖汤的高脂肪也会增加乳汁的脂肪含量，让新生宝宝因不能耐受和吸收引起腹泻，还会影响新妈妈的食欲和身材。

　　新妈妈此时只需要在正常饮食基础上适量增加汤汁即可，3天后再加喝滋补汤，也可以搭配着喝些有营养的荤汤和素汤，如鱼汤、蔬菜汤、面汤等，喝汤时可把上面过多的油脂去掉。

　　2.红糖水：红糖既能补血，又能供应热量，是较好的补益佳品，但红糖杂质多，不宜给产后前3天的新妈妈喝，一般在产后7～10天给准妈妈喝，最好蒸后或煮沸后再喝。

●● 月子里的饮食原则

　　新妈妈月子期间担负着两大任务：一是妈妈自己需要调养身体；二是要承担起哺乳的重任。这一切都要有合理、高质量的营养素来支持，所以产后营养补充非常必要，月子期间准妈妈的饮食原则是：

少食多餐——精

　　新妈妈胃肠功能减弱，蠕动减慢，如果一次

进食过多会增加胃肠负担，减弱胃肠道功能，过量的饮食还会让新妈妈体重增加，对产后恢复无益。

如果母乳喂养，产妇奶水很多，食量可以比孕期稍增，最多增加1/5的量；如果奶量正好够宝宝吃，则与孕期等量亦可；如果没有奶水或是人工喂养，食量和非孕期相差不大。月子里每天餐次应在5~6次。

干稀搭配——稀

乳汁的分泌是新妈妈产后水的需要量增加的原因之一，此外，大多数新妈妈出汗较多，体表的水分挥发也多于平时，因此饮食中的水分可以多一点。

一般来说，月子里要做到干稀搭配，干者可以保证营养，稀者可以提供足够的水分，可多喝营养丰富的下奶汤或粥，此外还可饮用果汁、牛奶等。

荤素搭配——杂

产后饮食虽有讲究，但忌口不宜过，荤素搭配还是很重要的，荤食过量不利于胃肠蠕动，影响消化，素食含有大量纤维素，能促进消化，防止便秘，荤素搭配既能保证营养均衡，又可预防疾病，且进食的品种越丰富，营养越平衡和全面。

月子期间除明确对身体无益，或可能引起过敏的食物外，荤素菜的品种应尽量丰富多样。

红糖水、粥、挂面是产后好食物

产后喝红糖水，可以促进生血；小米粥、花生红枣粥、八宝粥除营养丰富外，还含有较高的纤维素，产后喝有利于预防便秘；产后吃挂面，可在面汤里面加入鸡蛋、肉糜、青菜等，既方便又营养，而且好消化。

食物烧煮方式应以细软为主——软

新妈妈的饭要煮得软一点，少吃油炸食物，少吃坚硬带壳的食物，因新妈妈产后体力透支，很多人会有牙齿松动的情况，过硬的食物一方面对牙齿不好，另一方面不利于消化吸收。

吃营养价值高的食物

产后5天之内，新妈妈的食物应以米粥、软饭、面片、蛋汤等为主食，饮食应清淡，7天以后如胃纳正常，舌苔无异，则需要吃些营养价值高的食物，尤其是蛋白质、钙、铁等含量比较丰富的食物，如鱼、肉、鸡蛋、牛奶、少量动物肝脏、豆制品、鸡汤、鲫鱼汤、猪蹄汤等。

专家热线
常见疑问解答

月子里饮食需要清淡点，所以要少放盐，对吗？

这种观点是不正确的，从科学的角度来看，产妇的月子餐应该咸淡适宜，但应少加一些调味品（哺乳妈妈不要吃味精），这样除了可以促进食欲，对身体恢复也是有益的。

●● 产后保证热量摄入，饮食清淡少油

分娩是一件极其消耗体能的事，同时，产后坐月子期间还是新妈妈身体恢复的关键时期。为了保证身体各器官的快速恢复，也为了保证新妈妈能更好地喂养、照顾好新生小宝宝，新妈妈坐月子期间，必须保证每日摄入身体所需的营养素和热量。

月子期间的热量需求

坐月子期间的热量需求要比普通人高，尤其是母乳喂养的新妈妈，每日所需的热量

在3 000~3 500千卡。而混合喂养和人工喂养的妈妈，每日所需热量则相应少500～700千卡（由母乳的分泌量决定）。热量摄入过多或者过少，对新妈妈的身体健康都不利。摄入过多容易造成产后肥胖，摄入过少则可能造成营养不良，不利于产后恢复。

新妈妈饮食宜清淡

生产使新妈妈的脾胃功能降低，肠道蠕动变得缓慢，因此新妈妈难以消化吸收太油腻的东西，不但浪费，最重要的是增加了新妈妈脾胃的负担。轻者，新妈妈消化不良、食欲不佳，严重时还会使新妈妈腹泻，因此月子期间的饮食要清淡少油。

数据解读

2 500千卡热量相当于多少食物?

新鲜蔬菜600克（深色蔬菜占2/3）、水果400克、烹调油30毫升、食盐小于6克。营养成分分析：总热量2 500千卡、蛋白质106.3克（17％）、脂肪63.9克（23％）、碳水化合物375克（60％）。

3 000千卡热量相当于多少食物?

相当于每天摄入主食500克、肉类200克、鸡蛋75克、牛奶500毫升、豆腐100克、新鲜蔬菜600克（深色蔬菜占2/3）、水果400克、烹调油35毫升、食盐小于6克。营养成分分析：总热量3 000千卡、蛋白质135克（18％）、脂肪80克（24％）、碳水化合物435克（58％）。

清淡少油的同时，还要注意食物应以稀软为主，因为新妈妈的脾胃功能消化不了太干硬的食物。建议新妈妈坐月子期间的主食可以选择大米粥、小米粥，配上红枣、红糖等共同食用，达到补血益气的目的；而滋补汤水可以选择用鲫鱼、

鲤鱼、猪排骨、猪蹄，搭配大豆、花生、海带等煮汤，喝汤吃肉，既补充水分又补充热量。还可以用鸡蛋、鹌鹑蛋等蛋类直接煮食、蒸食或做成蛋汤。而蔬果的摄入方法是把蔬果打成蔬果汁，也可以把几种蔬果一起做成素炖品，既美味又营养。

●● 产后适量吃蔬菜水果，补维生素防便秘

传统习俗认为新妈妈坐月子期间不应该吃水果蔬菜，实际上蔬菜水果富含各种维生素和矿物质以及膳食纤维，可以补充新妈妈从主食及鱼肉蛋类食品中很少摄取到的营养素，一些重要的矿物质也有赖于从蔬菜水果的身上得到补充，如钙、钾、钠、镁、硒、碘等。因此，月子里适当吃一些水果蔬菜，对新妈妈有利无害。

给新妈妈推荐的蔬菜

1.莲藕：莲藕含有大量淀粉、维生素、矿物质，不但可以补充营养，还是祛瘀生新的良药，可以帮助新妈妈及早清除瘀血，健脾养胃，润燥养阴，促进乳汁分泌。

2.黄花菜：黄花菜含有磷、铁、维生素A、维生素C，营养丰富，有消肿止痛、利尿、补血健脑的作用。如果新妈妈有腹部疼痛、小便不利、睡眠不安的情况，多吃一点黄花菜可以帮助改善。

3.黄豆芽：黄豆芽含有大量蛋白质、维生素C、纤维素等，补充营养的同时，能帮助新妈妈预防便秘的发生。

4.海带：海带含有丰富的碘和铁，多吃海带可以补血；同时碘有助于智力发展，可以通过哺乳促进宝宝的智力发展。

5.莴笋：莴笋富含钙、磷、铁，有利于骨骼、牙齿，同时有活血、通乳、利尿的作用，尤其适合产后少尿及少乳的新妈妈。

给新妈妈推荐的水果

1.苹果：苹果中的果胶及纤维素能吸附并消除细菌和毒素，所以能够清肠健胃，帮助新妈妈预防便秘，同时补充丰富的维生素和矿物质。

2.木瓜：木瓜的营养成分主要有糖类、膳食纤维、蛋白质、维生素B、维生素C、钙、钾、铁。此外，木瓜中含有一种木瓜素，有高度分解蛋白质的能力，鱼肉、蛋类等食物在极短时间内便可被它分解成人体很容易吸收的养分，直接刺激母体乳腺的分泌。

3.山楂：山楂有活血散瘀的作用，能帮助新妈妈排出体内瘀血。另外，山楂含有丰富的维生素和矿物质，且口味酸甜，不但可促进新妈妈食欲，还能帮助消化。

4.桂圆：这是非常适合新妈妈吃的一种水果，是补血益脾的佳品，营养极其丰富。

5.红枣：红枣中含的维生素C最多，还含有大量的葡萄糖和蛋白质，是水果中最好的补品，具有补脾活胃、益气生津、调整血脉、和解百毒的作用，尤其适合产后脾胃虚弱、气血不足的人食用。

营养提示
忌吃寒凉水果和蔬菜

新妈妈坐月子期间应避免食用寒凉性的水果和蔬菜，如香蕉、柿子、西瓜、柚子、葡萄柚、椰子、橘子、西红柿、绿豆、黄瓜、丝瓜、冬瓜、白萝卜、茄子等。

怎么吃，吃多少

蔬菜不要凉拌生吃，可以与鱼、肉、蛋等搭配做成汤，也可与大米、小米等搭配做成粥，还可以几种蔬菜一起做成素炖品，食用的量可以参照上面给出的每天摄入热量需求来把握。水果可以吃但不要多吃，每天半个苹果、5～10颗山楂、5～10颗红枣、1/4个木瓜、20颗桂圆就基本可以了。另外，吃水果的时候尽量将水果洗干净后放在温水里泡一泡再吃，以免太凉，影响脾胃。

产后粗细粮搭配食用，保证营养均衡合理

粗细粮搭配有什么好处

粗细搭配有利于营养的合理摄入，并保证均衡。比如，谷类蛋白质中赖氨酸含量低，豆类蛋白质中富含赖氨酸，若将谷类和豆类食物合用，它们各自的限制性氨基酸正好互补，大大提高了人体营养素摄取的全面性。

与精米精面比较，粗粮中的膳食纤维、B族维生素和矿物质的含量很高，不但有效地补充了营养，对排出毒素、保持肠道健康的价值同样不可小觑。所以，根据产后妈妈营养需求较高的特性，我们主张产后的饮食不可偏食挑食，为了营养均衡，胃肠健康，一定要粗细粮搭配食用。

适合产后吃的粗粮

1.小米：小米含有丰富的蛋白质、脂肪、碳水化合物，及多种维生素、多种氨基酸，是营养价值很高的粗粮。产后妈妈食用小米有助于补血益气，调理脾胃。

2.玉米：玉米含有的维生素B6可以加速胃肠蠕动，能有效防止便秘，产后妈妈如果发生便秘可以吃一些来调理。

3.薏米：薏米含有丰富的亚油酸、维生素，容易被人体消化吸收，可以减轻胃肠的负担，对产后妈妈脆弱的胃肠功能是很好的照顾。同时它有很好的美容效果，可使新妈妈肌肤光滑，爱美的新妈妈不妨多吃。

4.红小豆：红小豆富含铁质，是新妈妈产后补血的又一选择，另外，中医认为红小豆有健脾

养胃、通乳汁的功效，而现代医学则发现它还有通便利尿的功效，因此，这也是产后妈妈不可不吃的食物。

5.黄豆：黄豆中除了一些常规的营养素外，钙含量也非常高，是产后妈妈补钙的理想食品。

6.黑豆：黑豆中微量元素如锌、铜、镁、钼、硒、氟等的含量都很高，而且粗纤维含量高达4%，产后食用可以促进消化，防止便秘。

粗细粮如何搭配食用

粗细粮的搭配应以细粮为主，适当添加一定的粗粮，煮粥或者煲汤都不错。可以把粗粮与鱼、肉、蛋类一起煮成汤，如黄豆与猪蹄、玉米与排骨、黑豆与鲫鱼等，都是很好的产后饮食；也可以把大米与小米、红枣、地瓜等搭配煮粥、煮饭等，营养都不错。

●● 不同体质的产后饮食调理原则

产后妈妈通常会在月子里加强营养，但不能千篇一律地"一刀切"，因为体质不同，饮食调理重点也会不同。产后妈妈的体质通常分为热性体质、寒性体质和中性体质三种，妈妈可以对照下文判断一下自己的体质，然后对症进行调理和进补。

热性体质的饮食调理

表现：脸色或唇色较红、怕热喜凉、手心较热、口干舌燥、心浮气躁、失眠、便秘、尿液较黄等。如果新妈妈具备以上大多数的症状，就可以归入热性体质了。

饮食调理：1.饮食清淡多汁。清淡多汁的食物易消化吸收，不会积存在体内加重热气。一般食用清淡食物调理一段时间以后，体内的热气就会降下来。

2.少吃或不吃热性食物。热性的食材，新妈妈吃得过多会增加内热，身体不适感加重，因此

饮食中最好避开热性食材，如酒、姜、麻油等；大补的中药材热性更大，如人参，新妈妈在内热排出之前尽量不要吃，以免热气淤积。

3.多吃蔬菜水果。蔬菜和水果中的膳食纤维有清理肠道的作用，可以将肠道滞留的毒素、垃圾排出体外，降低内热。但要避免食用热性水果，如桂圆和荔枝。

◆食谱推荐：山药炖柴鸡

做法：将柴鸡1只切块洗净，放入开水中煮5分钟后，去掉浮沫；然后将100克山药洗净切块后与15克红枣一起放入锅中，炖至柴鸡熟烂，加入少许盐调味即可。

寒性体质的饮食调理

表现：脸色苍白、唇色较淡、畏寒怕冷、四肢冰凉、腰酸背痛、尿液色淡、易感冒等。

饮食调理：1.饮食不要太油腻。寒性体质的新妈妈脾胃虚弱，承受不了太油腻的食物，如果饮食太油腻会引起腹泻。

2.适当吃些温补食物。温热性的食材，如牛肉、核桃、黄芪、党参等，对新妈妈的寒性体质能够起到比较好的调节作用，在做菜的时候可以适当加一些。

3.忌食寒凉水果及蔬菜。寒凉的水果蔬菜会加重寒性体质的症状，因此寒性体质的新妈妈要注意避开，如苦瓜、芹菜、西瓜、梨等。

中性体质的饮食调理

表现：不寒不热的体质，身体感觉舒适，口不干，唇不焦。

饮食调理：中性体质的新妈妈饮食较易选择，大部分适合月子期间食用的食物都可以食用。只是在食用的时候要控制好量，否则有可能转化成热性体质或寒性体质。

●● 月子期间不宜食用哪些食物

不宜吃炖母鸡

传统观念认为母鸡的营养价值很高，适合给新妈妈催奶和补养身体，但现代营养学证明，吃炖母鸡不但不能增乳，还会导致回奶的现象，因为母鸡的卵巢和蛋衣中含有一定量的雌激素，会使妈妈血液中雌激素的浓度增高，减弱催乳素的工作能力，影响乳汁分泌。

不宜多吃味精

味精的成分可通过乳汁进入宝宝体内，会导致宝宝缺锌，出现味觉减退、厌食等症状，特别是会造成智力减退、生长发育迟缓等不良后果，妈妈在整个哺乳期应避免吃味精。

不宜多食生冷食物

由于分娩消耗大量体力，分娩后雌激素水平显著下降，新陈代谢降低，体质由内热转到虚寒，因此新妈妈产后宜温补，不宜多吃过于生冷的食物，如冷饮、凉拌菜等。

要特别注意的是，一些凉拌菜，因未经过高温消毒，可能带有细菌，新妈妈产后体质较虚弱，抵抗力差，容易引起胃肠炎等消化道疾病，尤其要少食用。

不宜喝茶

茶叶中的咖啡因容易引起新妈妈失眠，不利于身体恢复，如果通过乳汁进入宝宝体内，还会导致宝宝肠痉挛和忽然无故啼哭现象。

不宜吃辛辣温燥的食物

辛辣温燥食物可助内热，食用后很可能出现口舌生疮、大便秘结或痔疮等症状，通过乳汁的传递作用，还会使宝宝内热加重。

不宜吃巧克力

巧克力含可可碱，会渗入母乳并在婴儿体内

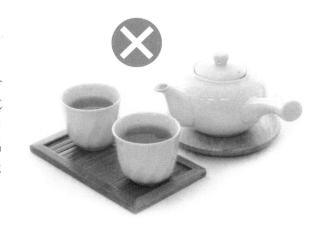

蓄积，导致神经系统和心脏损伤，并使肌肉松弛、排尿量增加，结果会使婴儿消化不良、睡眠不稳、哭闹不停。

专家热线
常见疑问解答

Q 月子里肉类食物很多，为解腥气能像以往一样加少许酒吗？

A 偶尔加一点酒去腥解腻是可以的，而且还有助于活血，但不能每顿饭都加，否则可能导致子宫收缩不良，恶露淋漓不尽。

●● 如何缓解产后口渴

大约有60%的新妈妈总是感觉到口渴，轻重根据个人感觉有所不同，大约有15%的新妈妈有非常强烈的口渴感觉，并且不管喝什么、喝多少都改善不了口渴的症状。

产后口渴因体液流失引起

分娩时新妈妈身体内会丧失大量的体液，如血液、汗水、唾液等，产后又容易流汗，身体水分大量流失的信号就会通过中枢神经传递信号给大脑，让新妈妈产生口渴的感觉。

怎样缓解口渴的感觉

◎ 少量多次慢饮水

感觉口渴时喝水是正确的，不过要避免一次喝大量的水，以免给胃肠造成过量的负担。

◎ 巧用饮食改善

小米：小米有清热解渴、健胃除湿、和胃安眠等功效，并对产后口渴有良效，内热者及脾胃虚弱者更适合食用。

苹果：苹果有生津止渴的功效，产后妈妈食用可以帮助改善口渴症状。需要提醒新妈妈的是，产后体虚脾胃虚弱者忌食生冷，所以不宜生吃苹果，可以将苹果切片和大米一同煲粥，或榨汁烧开后饮用。

◎ 采用药膳缓解

产后口渴比较严重且经久不能自愈者，可以试试含维生素C片，对于缓解口渴有一定效果，也可以在医生指导下调制中药药膳服用。

温白开水是最适合新妈妈的水

最适合新妈妈喝的水是温白开水，它不需要经过消化就能直接被身体吸收利用。含有其他成分尤其是糖分的水，则会减慢胃肠吸收水分的速度，不利于缓解口渴症状。

●● 产后适当补充盐分

有的老人认为，产后的新妈妈忌食盐，食物中一点盐都不能放，其实这种做法并不科学。

产后要适当补充盐分

生产时由于疼痛、用力，新妈妈体内排出大量的汗液，而且产后汗液还会继续排出，同时月子期间尿量较多，这样身体就会丢失大量的盐分，需要得到及时的补充。另外，宝宝的成长需要钠，一般只能从乳汁中摄取，而盐是钠的重要来源，因此新妈妈不能不吃盐。

补充盐分不可过量

过量的盐分会使新妈妈体内产生水钠潴留，加重肾脏负担，引起水肿。产后前3天，新妈妈每天可摄入与常人等量的盐，即5～6克，这有利于补充之前急速失去的盐分；3天后，每天摄入3～4克即可。

●● 产后补钙，每天1 200毫克

产后新妈妈补钙，一方面是为了身体尽快恢复，另一方面也是为了宝宝拥有良好的骨骼，健康成长。

产后为什么要补钙

产后缺钙对新妈妈和宝宝的影响都非常大。新妈妈缺钙会出现腰酸、背痛、腿抽筋等症状，身体的恢复速度变慢；而新妈妈乳汁中的钙含量不足便无法满足宝宝快速生长的需要，会影响宝宝的骨骼发育，造成佝偻病的发生。

另外，新妈妈的身体机能较差，骨骼中钙的更新速度慢，对钙的吸收能力不够，因此需要适当补充。

每天需要补多少钙，如何补

产后新妈妈体内的钙流失速度特别快，主要都进入了乳汁中，每泌出1000～1500毫升乳汁，就要流失500毫克的钙。因此，新妈妈每天需要摄入的钙比常人要多，大概在1200毫克。

补钙主要还需通过食补，可以多食用含钙高的食物，如黄豆及豆制品、鱼、牛奶、虾皮、海带、油菜、核桃、桃子等。但每天能从饮食中摄取的钙一般在600毫克左右，不足的量就需要通过钙制剂来额外补足。

●● 产后大补别补过头

产后新妈妈的身体恢复及哺乳都需要大量的

营养支持，营养补充一定要跟上，但也不能补过头，以防产后肥胖。

产后需要补什么

蛋白质：新妈妈在产后补充蛋白质，可以促进身体的复原。蛋类、鱼类、肉类是优质蛋白质的主要来源。

碳水化合物：碳水化合物不但是构成人体组织与细胞的重要部分，同时人体所需的热量60%～65%以上由碳水化合物供给。新妈妈产后虚弱，还要消耗大量的体力照顾宝宝，休息不好，这种情况下想要精力充沛就不能少了碳水化合物的摄入。碳水化合物的主要来源是谷物类食物，如大米、小米、玉米等。

脂肪：脂肪不仅能使食物可口，更重要的是能为新妈妈提供热量，以帮助身体更好地恢复。

产后补养不可过头

产后营养补充并非多多益善，过量的营养物质如果不能消耗完，就会转化成脂肪堆积在体内，导致产后肥胖，不但新妈妈的体形不好看，而且容易带来一系列与肥胖相关的疾病，如高血压、糖尿病等。另外，多余的脂肪也会通过乳汁传递给宝宝，宝宝如果胃肠道功能好，会吸收这些脂肪，从而造成婴儿的肥胖，宝宝如果胃肠道功能较弱，无法吸收，则会引起腹泻。因此，新妈妈在补养时，要谨防补过头。

●● 催乳下奶的饮食法

母乳营养丰富全面，是新生宝宝最好的食物，乳汁不够，宝宝的生长发育自然就会受到影响。因此，新妈妈了解一些催乳下奶的饮食方法就显得很有必要。

饮食多含水分，营养丰富全面

乳汁中几乎70%都是水分，可以说没有水分就没有乳汁。新妈妈要多补充水分，各种汤、粥、自制饮料都是不错的选择。

泌乳需要消耗很多热量，如果新妈妈营养不良，就不能提供足够的热量支持，会造成乳汁量不足或质量不高。因此，新妈妈在哺乳期要注意营养摄入的丰富和全面。

多吃有助于下奶的食物

猪蹄、鲫鱼、木瓜、莲藕、莴笋、黄花菜等食材都有很好的催乳作用，新妈妈乳汁不足时，可以用这些材料煮成汤或粥食用，不但能够下奶，还能够很好地补充营养。向新妈妈推荐几款通乳下奶汤。

温馨提示　除了饮食调理，还可以通过让宝宝多吸吮乳房和进行乳房按摩等方法进行催乳。

◎木瓜炖猪蹄

原料：猪蹄2只，木瓜半个，姜3片，蒜3瓣，盐、味精各适量

做法：1.猪蹄洗净；木瓜去皮去子，切块。

2.汤锅中放适量清水，放入猪蹄，小火煮1小时，去掉浮沫，放入姜片和蒜继续煮至猪蹄酥烂。

3.放入木瓜，调入盐、味精，大火煮7分钟即可。

◎莲藕排骨汤

原料：莲藕500克，排骨500克，葱段、姜片各适量，盐少许

做法：1.排骨洗净切块；莲藕洗净切片。

2.汤锅中放适量清水，烧开后下入排骨，除去浮沫，放入葱段、姜片、盐烧开；转小火炖1小时后，放入莲藕继续炖1小时，至莲藕变软即可。

◎丝瓜鲫鱼汤

原料： 活鲫鱼500克，丝瓜200克，姜、葱各适量，黄酒、盐各少许

做法： 1.鲫鱼去鳞、鳃、内脏，洗净；丝瓜去皮洗净切片。

2.锅中放入适量的油，将鲫鱼双面略煎一下，加黄酒、姜、葱，小火焖炖20分钟。

3.下入丝瓜片，转大火煮至汤呈乳白色，调入盐，煮3分钟即可。

●● 月子期间如何吃鸡蛋

鸡蛋含有丰富的蛋白质、磷、钙、铁、维生素A、维生素B_2、维生素B_6、维生素D、维生素E等营养素；中医认为，鸡蛋性味甘平，具有补阴益血、补脾和胃的功效。鸡蛋虽然是产后女性坐月子的滋补佳品，但也不能不加节制、不讲方法地乱吃。

每天吃2~3个鸡蛋就够了

传统观念认为新妈妈一天要吃10个鸡蛋，这是不科学的，事实上每天吃2~3个鸡蛋就能满足新妈妈的需要了。因为鸡蛋是高蛋白食品，每个鸡蛋含有5~7克优质蛋白质，且吸收率颇高，是较理想的天然优质蛋白质。但如果摄入过多，代谢压力就会加大，对肾脏非常不利。而不能消耗的蛋白质则会转化成脂肪囤积在新妈妈体内，造成新妈妈产后肥胖。

鸡蛋怎么吃最营养

鸡蛋中的营养和消化吸收率会随着不同的烹饪方法而改变，煮鸡蛋是最佳的烹饪方法，但对于脾胃虚弱的新妈妈，可以改为蛋花汤或鸡蛋羹，更容易消化。

●● 产后不宜长久喝红糖水

红糖对产后新妈妈的好处

红糖有活血化瘀和暖胃健脾的作用，所以产后喝红糖水可以帮助新妈妈早日排出恶露，避免恶露淤积不出，同时也能促进胃肠功能的恢复。除此之外，红糖还能为新妈妈提供较高的热量，帮助体力快速恢复。另外，红糖含有多种微量元素，如钙、铁、锌、锰、铬等，并且具有较高的抗氧化作用。

红糖水最多喝10天

红糖水好则好矣，但是不是就越多越好呢？回答是否定的。传统观念认为的整个月子里都要喝红糖水是不科学的，这样反而不利于新妈妈身体的恢复。因为红糖水有活血化瘀的作用，如果喝太多，恶露量会增加，排出恶露的时间会延长，这样就会导致新妈妈的失血量增加，延缓身体的恢复速度。所以红糖水不能喝太多太久，产后只要喝7~10天就可以了。

◆食谱推荐：香菇木耳鸡蛋羹

做法： 将20克黑木耳泡发洗净，香菇3朵洗净，胡萝卜1/3个去皮洗净，然后将三者切成末放入碗中，打入鸡蛋，倒入适量水和少许盐，搅拌均匀，放入锅中隔水蒸10分钟即可。

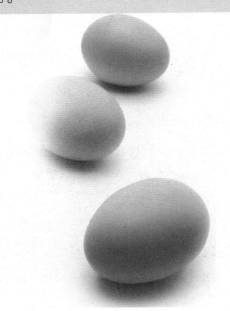

03 健康食谱推荐

●● 补血补虚
◆ 红枣阿胶粥

原料：红枣10枚，阿胶粉10克，大米100克

做法：1.将大米淘洗干净备用；红枣洗净去核备用。

2.锅中加适量清水烧开，放入红枣和大米，用小火煮成粥。

3.调入阿胶粉，稍煮几分钟，待阿胶溶化，即可食用。

功效：此粥有益气固摄、养血止血的作用，可用于防治产后气虚、恶露不尽。

●● 补气养血，散寒止痛
◆ 肉桂猪肝粥

原料：猪肝100克，大米200克，肉桂粉2克，料酒、盐各适量

做法：1.将猪肝洗净，切成薄片，放入碗中，加入肉桂粉、料酒、植物油、盐，腌渍10~15分钟；将大米淘洗干净备用。

2.锅中加适量清水烧开，下入大米，按常法煮粥，至粥八成熟时，加入猪肝，煮熟。

3.加入盐调味，即可食用。

功效：连食3~5天可以补气、养血、散寒、止痛，对产后气血虚弱引起的疼痛有很好的治疗效果。

●● 健脾补虚
◆ 小米红糖粥

原料：小米100克，红糖适量

做法：1.将小米淘洗干净，放入开水锅内，旺火烧开后，改成小火煮至黏稠。

2.加入红糖调匀，再次煮开，即可食用。

功效：此粥可以健脾胃、补虚损，对新妈妈排出瘀血、补充体力有很大的好处。

小提示：小米可以和大米混着煮，这样能消除小米口感上的不适应。

●● 益气，促进子宫恢复
◆ 莲子炖猪肚

原料：猪肚1个（约300克），莲子（去心）40粒，姜少许，盐少许

做法：1.将猪肚用水发好，洗净备用；将生姜洗净，切成细丝。

2.将莲子用水发好，装入洗净的猪肚内，用线缝合，放入炖盅内，隔水炖至猪肚熟，取出凉凉。

3.将猪肚切块，用花生油、生姜丝煸炒几下，加入盐调味即可。

功效：除了丰富的营养，此菜还具有养阴、健腰、补肾、理气的功效，可以促进新妈妈的新陈代谢，促进子宫和盆腔的收缩。

小提示：莲子还可以和银耳、红枣一起煮成低热的营养甜汤。

●● 促进泌乳，提高乳汁质量
◆ 虾仁馄饨汤

原料：虾仁、猪瘦肉各50克，胡萝卜半根，葱、姜、香菜各少许，料酒、盐各半小匙，馄饨皮8片，高汤200克，胡椒粉适量

做法：1.将虾仁、瘦肉、胡萝卜、姜、葱分别洗净，剁成碎末，混合到一起，加入料酒、盐、胡椒粉拌匀。

2.把调好的馅料分成8份，包进馄饨皮中。

3.锅内加清水烧开，下入馄饨煮熟。

4.锅内加高汤煮开，放入煮熟的馄饨，撒上香菜及葱末即可。

功效：含有大量的蛋白质和钙，既能促进泌乳，又能提高乳汁的质量。

小提示：馄饨的馅可以根据妈妈的口味搭配，纯肉馅、玉米虾仁肉末馅、西红柿鸡蛋馅等，都是可以的。

04 日常起居保健

●● 产后充分休息，快速恢复体力

产后注意休息，不可劳累

生产是一件非常辛苦的事，产前的阵痛和生产的剧痛都会造成巨大的体力消耗，因此新妈妈需要在产后好好休息来恢复体力。如果休息不好，过早下床做家务、活动，会使筋骨、肌肉等承受过大的压力，留下腰酸背痛、腿疼等月子病；过度的劳累也会让新妈妈子宫恢复不良，增大妇科病的发生概率；还会使新妈妈产生厌烦的情绪，导致产后忧郁、乳汁分泌不足等后果。因此，月子期间新妈妈要多让家人帮忙照顾宝宝，为自己争取更多的休息时间。

如何才能休息好

产后半小时： 产后半小时新妈妈就要给宝宝进行第一次哺乳，在这半小时里，新妈妈要先抓紧时间小睡一会儿，得到初步的休息。

产后3天： 除了排便之外，产后前3天尽量躺在或坐在床上。

1周之后： 体力稍微恢复，精力好些之后，新妈妈可以参与一些家务劳动，但仅限于活动量小的轻巧的家务活，以免劳累。

与宝宝作息保持一致： 刚出生的宝宝，一天要进行大概20次哺乳，这也是新妈妈休息不好的一个重要原因。这时候新妈妈需要调整自己的作息时间，与宝宝保持一致，这样才能有更多的时间休息。

●● 哺乳期间如何护理乳房

哺乳期间，乳房需要连续工作，因此新妈妈要小心呵护乳房，可以按照以下几个要点来护理：

选用合适的乳罩

新妈妈需要准备几个哺乳用的乳罩，当乳房充满乳汁，会出现膨胀、疼痛、敏感、坚硬的感觉，好的乳罩可以减轻不适，有利于排出乳汁。

妈妈可以请导购员测量一下尺寸，选出能很好支持乳房，又不压肩的乳罩，样式上最好选用前开门的，能够保证喂奶时方便、迅速、卫生，还能托起乳房。

做好清洁卫生工作

用清水或温和洗剂： 新妈妈需要每天保持乳房和乳头的卫生，坚持用清水轻轻擦洗乳房和乳头，不要用肥皂，以防皮肤干燥或裂开。

保持乳房干燥： 每次洗完澡或喂完宝宝后，一定要轻轻擦干乳房，为自己创造条件，隔一段时间将乳头暴露在空气中自由呼吸，此时乳罩不用脱下来，打开前开门即可。

可擦一些润肤露： 如果已经购买了专用的润肤露，在感觉皮肤干燥时不妨擦一些在乳房上。

经常更换乳罩垫： 乳汁真正开始分泌后，全天都可能漏奶，妈妈可以在乳罩里衬上乳罩垫或干净的手帕，吸干漏出来的乳汁，并经常更换乳罩垫，以保证乳房的清洁。

做适当锻炼

由于乳房本身没有肌肉，通过锻炼可以保持乳房的形状，以及坚实感，下面给新妈妈推荐一种锻炼方式：

把手举起，与肩同高，用左手抓住右前臂，

右手抓住左前臂。同时抖动双手，向肘侧推压。反复做这样的动作，直到有疲劳感，坚持练习，6周后可见效。这种练习可以站立做，也可以坐着做。

●● 产后适当活动，不宜长久卧床

"生命在于运动"，这对产后的新妈妈同样适用，休息的同时要配合适当的运动来恢复体质。尤其长时间不行走，脚跟的脂肪垫变厚，当再次行走时，容易酸痛。另外，产后还是妈妈再次塑造美好身姿的一个契机，因为这时候的韧带处于比较柔软的状态，容易塑造，新妈妈可以乘此机会修整之前的一些不良体态。

逐步开展产后活动

产后3天：此时可以适当下床活动了，但仅限于慢慢地走走，活动一下自己的筋骨即可。活动时间不要太长，如果感觉劳累就要马上回到床上休息。在床上休息的时候，可以多翻身、抬胳膊、仰头，这些也是运动。

产后2周：可以做一些简单的家务活，但要注意做家务的时候不要碰冷凉的东西，洗手都要用热水。

产后4周：能够做一些简单的健身运动了，运动幅度不能太大，可以学习一些专门给产后妈妈恢复体形的运动，以免拉伤。本书产后瘦身一节里有相关介绍，可供新妈妈参照。

产后5周：可以出户外走走了，可以自己出去，也可以带着宝宝出去，一起晒晒太阳，呼吸一下新鲜空气，都是很好的体验。

●● 产后洗头洗澡的时间和方法

传统观念认为产后妈妈的毛孔是开放的，洗头洗澡容易被邪风入侵，留下畏寒怕冷等毛病，所以不能洗头洗澡。但现在的保暖条件较好，只要多一些注意，洗头洗澡可以照常进行。

产后洗头洗澡利于身体健康

生产过程中和产后身体会分泌大量汗液，长期不洗澡不洗头，留在身体表面和头发中的汗液，会滋生细菌，而新妈妈和宝宝此时体质较弱，很容易感染致病。另外，长期不洗澡不洗头，毛孔得不到清理，汗腺管得不到畅通，会影响身体的新陈代谢，身体中的毒素排不出去，积存在体内也会使新妈妈感觉不适。产后及时洗澡洗头，皮肤得到冲刷按摩，血液循环加快，有助于调节植物神经，解除疲劳感觉。

产后洗头洗澡的注意事项

时间选择：产后3天，新妈妈感觉不疲倦的情况下，就可以洗头洗澡了。

注意水温：洗澡水、洗头水的温度都要与人体相应，保持在37℃~40℃；清洗过程中要注意保暖，以免风寒入侵。

洗后保暖：洗澡后要迅速擦干，包上干燥的毛巾被，防止体温散发，然后再穿上衣服袜子保暖。洗头后要尽快用暖风把头发吹干。

●● 会阴侧切伤口的护理

大多数妈妈都认为侧切是可以忍受的，只是术后1~2周比较难熬。该怎样护理侧切伤口，让伤口迅速恢复呢？

日常起居中如何护理伤口

如厕后冲洗：大小便之后都应该用水冲洗会阴，注意由前往后冲洗，避免细菌感染。

保持伤口干燥：如厕、洗完澡后，可用面纸轻拍会阴部，保持伤口的干燥与清洁。

切忌用力：不要用力解便，也不要提举重物，以避免缝补的伤口再裂开。

避免性行为：产后8周内应该避免性行为的发生。

拆线前后要注意什么

拆线前，每天应该冲洗2次伤口，大便后也要冲洗1次，避免排泄物污染伤口。同时，保持大便通畅，以免伤口裂开，排便时，最好采用坐式，并尽量缩短时间。

拆线后，如恶露还没有干净，仍然应该坚持每天用温开水冲洗外阴2次。拆线后伤口内部尚不牢固，最好不要过多地运动，也不宜做幅度较大的动作。

什么情况下需要请医生处理

伤口血肿：缝合后1~2小时刀口部位出现严重疼痛，而且越来越重，甚至出现肛门坠胀感。

伤口感染：产后2~3天，伤口局部出现红、肿、热、痛等症状，有时伴有硬结，挤压时有脓性分泌物。

伤口拆线后裂开：拆线后发生伤口裂开，此时如已经出院，应立即去医院检查处理。

专家热线
常见疑问解答

Q 侧切伤口愈合需要多久，拆线后会疼痛吗？

A 正常情况下，会阴伤口2~4周即可恢复，拆线前会有不适感，拆线后可减轻，但需2~3周后才会完全恢复正常感觉。

Q 发现阴道掉出带结的肠线头，需不需要看医生？

A 有的新妈妈在产后10天左右会在阴道发现掉出的肠线头，对此不必惊慌，一般会阴侧切后会将皮下的肠线缝合和皮肤的丝线缝合。肠线是可吸收线，不必拆除，若发现会阴有丝线，则应找医生及时拆除，以免引起感染。

●● 月子期间的会阴部清洁护理方法

月子期间，新妈妈的身体虚弱，容易受到各种病菌的感染，会阴清洁卫生尤其重要。

月子期间为什么要做好阴部清洁

生产之后，新妈妈的宫颈口是开着的，这时的骨盆底肌肉尚未恢复，如果会阴做了侧切或有撕裂伤的新妈妈，抵抗力会更低。而恶露的排出使这些器官所处的环境更加恶劣。如果阴部的清洁工作没做好，排出的恶露没有得到及时清理，就有可能滋生细菌，进而感染阴道、子宫、骨盆等，使新妈妈患上阴道炎、宫颈炎、盆腔炎等一系列妇科病。因此，产后新妈妈一定要保持会阴部的清洁干燥，做好会阴的护理工作。

会阴部清洁的护理方法

阴部清洁每天最好进行1~2次，用水、毛巾和擦洗方法都要注意。

用水：一定要用凉温的开水，不能是冷水加热水，因为冷水没有经过高温杀毒，里面可能含有细菌。

毛巾、水盆：清洁阴部的毛巾、水盆要专用，用完后消毒清洗干净，放到有阳光的地方晒干燥。

清洁方法：清洁时用干净的毛巾从前往后进行擦洗，不要从后往前，以免肛门附近的污秽物被带到阴道。

●● 月子里保暖和防暑的注意事项

新妈妈身体虚弱，身体抵抗力低下，自动调节功能差，如果不能根据温度的变化做好保暖或防暑，很容易患病。

做好保暖工作，不让寒凉侵袭自己

1.不要被冷风直吹。新妈妈的床要离窗户至少1.5米；如果房间需要通风，就带着宝宝转

移到别的房间，等通风完毕，关了门窗后再回来。

2.保持房间温暖干燥。产后，新妈妈不要长时间待在阴冷潮湿的房间，这样的房间很容易让新妈妈不知不觉患上风湿，以温度在18～22℃（冬季）或24～26℃（夏季），湿度在55%～65%为宜。

3.勤换衣服。新妈妈产后出汗较多，衣服很容易就被汗湿了，潮湿的衣服也会给新妈妈带来伤害，所以要勤换。

4.洗澡、洗头水温要适宜，洗完之后，要马上擦干水分，并注意保暖。

5.不用冷水洗脸、洗手，不吃冷饮、凉拌菜，不长时间接触冰冷的东西，如墙壁等。

新妈妈要做好防暑工作，以免中暑

传统观念认为产后要"捂"，然而虚弱的体质同样让新妈妈在产后无法有效抵御暑热的侵袭，容易造成产褥中暑。新妈妈在产后防暑要注意以下事项：

1.多开窗通风。每次开窗通风应该不低于15分钟。

2.衣着要适宜。最好是舒适宽松的款式，通风吸汗的面料，袖口、裤脚千万不能都扎起来，以免身体内的热气不能顺利散发出去，出现高热，从而引起中暑。

温馨提示

如何应对中暑

中暑的前兆有：口渴、多汗、恶心、头晕、头痛、胸闷及心慌、乏力，新妈妈如果出现了这些症状，要及时移动到通风凉爽的地方，解开衣服，多喝一些凉开水或盐水，严重时要及时送医。

●● 月子期间的穿戴原则

月子里的穿戴除了满足防暑保暖的功能外，更重要的是要保证健康，同时还要让新妈妈感觉舒服。

纯棉面料、浅颜色

衣服面料不要用化纤的，而是尽可能地选择纯棉面料。化纤衣物容易引发过敏或感染，而纯棉面料吸汗、透气性和保暖性能均好于化纤面料，有利于新妈妈身体健康。颜色方面可以选择浅色的，一是因为浅色不易脱色，可以避免新妈妈因为出汗造成衣服颜色脱落，形成色斑块；二是因为这时候的宝宝视觉发育还不完善，不能给他过度的视觉刺激。

长袖长裤，厚质鞋袜

这时新妈妈比较容易受寒的是肚子和脚，因此裤子可以选择高腰的，最好高过肚脐，给肚子妥帖的保暖；脚上最好穿上纯棉厚质的袜子和厚底鞋，避免寒气从脚底侵入；上衣也应尽量选择长袖的。另外，衣裤穿着要宽松舒适，过紧的衣服不但让新妈妈感觉不舒服，还会影响全身血液循环，不利于保暖，也无益于健康。

天天更换内衣裤

此时的新妈妈内衣非常容易被汗湿，并滋生细菌，一旦新妈妈的乳头出现皲裂，细菌很容易通过伤口进入乳腺，有可能造成乳腺感染，也有可能通过哺乳进入宝宝的身体，影响宝宝健康，所以内衣最好天天更换。而内裤更需要天天更换，因为月子里新妈妈不断有恶露排出，如果不能及时更换内裤，沾染在内裤上的恶露也会滋生细菌，感染阴部，引起阴道炎、尿道炎等疾病。

●● 产后使用束腹带不宜绑过紧

产后新妈妈除了学习如何照顾宝宝之外，非常着急的一个问题就是如何尽快恢复到孕前的苗条身材，这时束腹带就可以帮助新妈妈。束腹带是一条长为950厘米，宽14厘米的白纱条，可以在市场上买到成品，也可以用宽纱布条自己制作。这条束腹带不但可以帮助新妈妈恢复苗条，还能托起因为腹腔空间变大而随意下垂的内脏，所以同时起到了纠正内脏下垂的功效。

束腹带可以帮助新妈妈恢复体形

胎儿娩出后，子宫缩小，身体内脏原本受到的压力突然减轻，且其肌肉韧带较柔软，所以很容易下垂，如果新妈妈在产后不能很好地卧床休息，内脏下垂的可能性会增大。如果正确绑缚束腹带，可以有效地托起内脏，预防这一问题。

产后新妈妈腹部肌肉松弛，肚腩、腰围变大，束腹带可以贴身绑缚在耻骨到肚脐的位置，帮助新妈妈补充肌肉力量的不足，使松弛的肌肉逐渐恢复弹性，从而去掉大肚腩和游泳圈，有利于恢复体形和防止内脏下垂。

产后4个月开始绑束腹带

产后盆腔、子宫、内脏器官都会进入一个恢复期，如果太早绑束腹带会使这些器官受到压迫，血液循环不畅，从而影响恢复；另外，如果束腹带的绑法不正确或太紧，更有可能引起骨盆底充血进而转化成盆腔炎或子宫、内脏的移位等不良后果。所以产后绑束腹带不宜太早，让盆腔、子宫、内脏自然复位才是重点，可以等到4个月后器官基本复原时开始使用。

束腹带的绑法

1.仰面平躺在床上，双手掌心放在小腹处，向心脏方向推挤内脏。

2.将束腹带从耻骨绑起，绕过臀部，回到耻骨为一圈，重叠7圈。每到髋部就将束腹带反折一次。松紧度以感觉不松且舒服为准。

3.向上螺旋缠绕，每缠绕一圈，就向上走2厘米，直到肚脐。

4.将剩余的束腹带头塞入即可。

束腹带不宜绑过紧

使用束腹带的原则是小强度而长时间的坚持。因此不宜开始就绑得很紧，以免加大骨盆底、子宫、内脏的压力，使血液流通过慢，影响这些器官功能的进一步恢复。可以循序渐进，开始较松，慢慢加大强度，然后长久坚持下去，这样才能取得良好的效果，既不伤害身体，又能恢复苗条体形。

温馨提示

别单纯依靠束腹带

单纯依靠束腹带并不能保证身体的完美恢复，还需要配合适当的运动和均衡的饮食。另外，因为束腹带是贴身佩戴的，所以要注意清洁并保持皮肤干燥，以免痱子"横生"。

●● 产后不要过早恢复性生活

新妈妈在产后要跟新爸爸多沟通，让爸爸知道这时候的你是多么虚弱，让他来好好配合你的恢复，产后8周之内避免性生活。

产后8周内严禁性生活

新妈妈在产后，宫颈口处于完全张开的状态，需要较长时间才能慢慢闭合。如果在宫颈口尚未闭合时就开始性生活，性生活中带入的细菌就会长驱直入，感染子宫使子宫内膜、输卵管等发炎，严重影响新妈妈的健康。

另外，新妈妈的宫颈、阴道、盆腔在生产中都有不同程度的损伤，在这些损伤未修复前就恢复性生活，无论是撞击、摩擦还是带入的细菌都会造成这些器官的炎症，使新妈妈身体的恢复变得缓慢。

这些器官在产后8周前都处于易感状态，所以在产后8周前严禁性生活。

分娩8周以后可以看情况恢复性生活

子宫颈口一般在产后8周恢复闭合状态，宫颈、盆腔和阴道的伤口在此时也基本愈合，所以在产后8周开始性生活原则上是可以的。不过，由于新妈妈刚经历了分娩的疼痛，又要全力照顾新生的小宝宝，对性生活容易出现抵触情绪。此外，新妈妈的伤口以及生殖系统虽然已经恢复，但阴道组织仍然薄弱，惧怕疼痛，这也会导致部分新妈妈不太愿意进行性生活。因此，产后性生活恢复后需要节制。爸爸要多体贴照顾新妈妈的身体和情绪，逐渐培养二人之间的亲密感觉，慢慢恢复性生活。尤其是在最初恢复性生活时，新妈妈容易紧张和疲劳，需要新爸爸给予更多的照顾。

为了帮助新妈妈更好地恢复性生活，可以参考以下建议：

1.性生活前，为了缓和新妈妈的紧张情绪，新爸爸要多爱抚新妈妈。同时，为了保证新妈妈的休息，建议每次性生活时间不要过长。

2.新妈妈的阴道恢复不久，性生活时容易干涩疼痛。为了减轻新妈妈的不适感，新爸爸动作注意轻柔。

3.产后一直哺乳的新妈妈，乳房充盈大量乳汁，如果此时受到外力的强烈压迫，容易肿胀疼痛，所以新爸爸要避免按压新妈妈的乳房。

4.新妈妈生产过后，子宫的功能需要半年的时间才能恢复到孕前水平，如果恢复前再次怀孕，无论是流产还是再次生育都对新妈妈身体健康不好，因此新妈妈在性生活时需要避孕。

●● 月子里注意用眼卫生，预防视力退化

生产时，新妈妈全身的血液和器官都受到不同程度的影响，肝脏也不例外，所以产后容易肝虚。而眼睛与肝脏是互为表里的，也会随着肝虚变得虚弱。如果月子期间用眼不当，特别容易损害眼睛，使眼睛干涩、肿胀或疼痛，严重的时候还会导致视力下降、迎风流泪、过早老花等。所以新妈妈在月子里要保护好自己的眼睛，不要轻易哭泣，同时不要用眼过度。

产后尽量不要哭泣

中医告诉我们"怒伤肝"，而新妈妈哭泣往往是因为生气，生气损害肝脏，肝脏受了损害，反过来表现为眼睛的不适。

新妈妈在产后情绪波动比较大，如果患了产后抑郁，更加不易控制，往往不经意间便会眼泪长流。此时，新妈妈需要认识到哭泣虽然暂时缓解了你的压抑，但是同样伤害了你的眼睛。因此，产后的新妈妈要学会调节自己的情绪，尽量保持好心情。有时哭泣过后，你可能发现其实那些让你哭泣的事情未必值得你哭一场，更不值得你为此伤害自己的眼睛。

产后避免用眼过度

因为新妈妈在产后除了照顾宝宝、哺喂宝宝，其他的事基本上都已有人代劳，所以常常无事可做，有时难免感到百无聊赖，这时候可以看看书报、电视等，只是不要过度，以感觉不到疲劳为度。最好每次连续用眼不超过2个小时，另外如果在过程中感到眼睛不适，就马上停止用眼，可以按摩一下眼睛或眺望一会远处。

●● 月子期间的用药原则

很多新妈妈在月子里不敢用药，因为担心用药会影响到吃母乳的宝宝。的确，哺乳期用药不当会影响宝宝健康，有些药还会影响新妈妈身体的恢复，因此月子里用药应该谨慎。但是新妈妈如果生病了，不能因为有这样的担心就拒绝用药从而贻误了治疗，只要你用药前仔细咨询医生，医生就会告诉你正确的用药方法，从而解决你的后顾之忧。

月子里如何用药

新妈妈在月子期间，如果身体感到轻微不适，有头痛、失眠、抑郁、腰酸背痛、贫血等症状时，通过食疗或其他方法可以缓解，在不需用药就可以调理好的情况下就可以不用药。但有些月子里的常见病难以自行痊愈，如重感冒、发热、乳腺发炎、宫腔感染等，如果新妈妈患了这样的病，一定要及时就医，以免贻误病情。另外，用药时，一切都要遵医嘱。医生一般会根据你的实际情况告诉你几种方法：或错开宝宝哺乳与新妈妈吃药的时间；或中止哺乳，等治疗结束之后再行哺乳。暂时中止哺乳期间，注意每3个小时挤奶一次，保证乳汁分泌和通畅预防乳胀。

温馨提示

好心情可以对抗小疾病

好心情是能够与小毛病抗衡的一个重要因素，新妈妈在月子里如果一直能保持好心情，生病的概率就会低一些。

食疗改善月子期间的小毛病

食物不但能提供新妈妈日常所需的营养和能量，适当的食物还能消除新妈妈身体的不适，例如风寒感冒可以用红糖姜水调理，咳嗽用白萝卜水缓解，乳汁不足用鲫鱼、猪蹄催乳等，都是很好的食疗方法。新妈妈可以参考本书中相关章节的介绍来调理身体。

●● 月子期间的乳房保养

新妈妈的乳房不但具有哺乳的功能，更是女性美的重要标志之一，因此需要新妈妈在保证宝宝吃饱吃好的同时，保证自己的乳房不会变形，如果有可能还会变得更美。事实证明，只要有正确的方法，哺乳后乳房可以变得更坚挺、更美观。

温水清洁乳房，增强乳房弹性

建议新妈妈坚持每天2次用温水清洗乳房，这样做可以减少乳房受到外来细菌感染的概率，同时还能清除乳腺管中的污秽物，有效地预防乳腺炎的发生。

哺喂宝宝时不要伤害到乳房

正确的哺乳方法，不仅不会损害乳房的美观，反而能刺激乳腺，使乳房更坚挺、美观。妈妈可以参考以下做法：

哺乳时，宝宝的腹部紧贴新妈妈的腹部，胸部紧贴妈妈的胸部，嘴紧贴妈妈的乳房，能够自然地含住乳头及乳晕，不形成任何牵拉感觉。

另外，新妈妈的一只手可以在乳房下方呈C形托住乳房，以减少乳房韧带的受力，防止下垂。

喂奶时不要让宝宝只含住乳头，宝宝如果只含住乳头，是吸不到奶的，还容易造成乳头皲裂、疼痛，进而诱发乳腺炎，正确的做法是让宝宝把整个乳晕都含住。也不要让宝宝过度牵拉乳头，或强行牵引着乳头往宝宝嘴里送，以免拉长乳房的韧带，出现下垂。

适当的按摩、运动让乳房更美

为了乳房更美，妈妈在每次哺乳后，可以给乳房从下往上做一会按摩。闲来无事时，还可以做做扩胸运动，锻炼胸部肌肉力量，也可以避免胸部下垂。乳房按摩的具体方法如下：

1.双手张开放在腋下，成契合乳房的弧度，沿着乳房外围做半圆形按摩20～30次。

2.手托平放在乳房下面，顺着乳房外围往上面推，直至锁骨的位置20～30次。

3.把手放在乳晕上方，螺旋状向上按摩直至锁骨20～30次。

●● 产后涨奶的处理方法

产后涨奶的原因

新妈妈的身体在产后已经为哺乳小宝宝做好了充分的准备，如果未能及早哺喂，或哺喂的间隔时间太长，或乳汁分泌过多，均可能使乳汁无法被完全移出，乳腺管内乳汁淤积，让乳房变得肿胀且疼痛，此时乳房变硬，乳头不易被宝宝含住，会影响喂奶，加重涨奶。

及早开奶是预防涨奶最好的方法

没能及时给宝宝喂奶是涨奶的一个重要原因，因此在宝宝出生半小时内就应该开始哺喂母乳，以保证乳腺管通畅，预防涨奶。因为新生宝宝2~3小时就需要喂1次，及早开奶乳汁分泌量也会较多，以保证宝宝的需要。

其他处理涨奶的方法

1.吸奶器：如果乳汁较多，宝宝无法吸完，可以用吸奶器来帮忙，将多出来的乳汁吸干净，以缓解涨奶。

2.按摩：洗净双手后握住整个乳房，均匀用力、轻轻地从乳房四周向乳头的方向按摩、挤压，这样做能帮助疏通乳腺管，促使皮肤水肿减轻、消失，如遇胀痛特别明显的地方，则力度可稍微加大，以排出淤积乳汁。

3.冷、热敷：哺乳前可用湿热的毛巾热敷乳房几分钟，随后配合轻柔的按摩和拍打动作，使乳房和乳晕软化、减轻涨奶感。哺乳时应先喂感觉涨奶明显的那侧乳房。哺乳后先挤出剩余乳汁，可起到减轻乳房充血、缓解胀痛的作用。

●● 到医院进行产后检查

产前妈妈会为了胎儿的安全健康着想，不厌其烦地去医院做检查。但是一朝分娩使这件事仿佛告一段落，新妈妈就不再愿意去医院，连医生叮嘱过的产后检查也忽略了，除非有明显不适。然而，有些病症是隐性的，未必会有明显的表现，所以产后检查是必要的。很多隐患都是在产后检查中发现的，所以建议新妈妈要积极做产后检查。

新妈妈要了解产后检查内容，并积极与医生沟通

产后检查包括尿液、阴道分泌物、血常规等内容，新妈妈在日常生活中感到某些异常，可以在检查时与医生沟通：

1. 检查尿液，确定有无炎症或感染。如果尿道有感染，新妈妈会在小便时有刺痛感。

2. 检查阴道分泌物，确定是否有炎症或感染。如果有炎症，新妈妈阴道分泌物颜色、形态、味道会出现异常，严重时阴道有痛痒感觉。

3. 做血常规检查。血常规也可以判断有无感染，还可以判断新妈妈是否贫血。新妈妈如果贫血较严重，会感觉头晕、虚弱等。

4. 子宫如果恢复不好，恶露不正常时，可B超检查子宫恢复情况。

5. 检查乳房、乳头。如果新妈妈的乳头有异常，不利于宝宝吃奶或不利于妈妈保健，医生都会给出处理意见。

6. 检查外伤口，看愈合恢复情况。

专家热线
常见疑问解答

Q 产后30分钟还没有下奶该怎么办？给宝宝吃什么好？

A 产后30分钟应及时给宝宝喂第一口奶，孩子的吸吮能帮助新妈妈下奶。如果实在没有奶，也千万别急着用奶瓶冲配方奶粉给宝宝喝，否则聪明的宝宝会恋上奶瓶，拒绝妈妈的乳房。此时，妈妈可以寻求医务人员的帮助。

7．如果新妈妈在怀孕期间有妊娠糖尿病或妊娠高血压，在这时候也要进行一下检查，如果复查仍然不正常，需要及时治疗。

产后检查的时间

产后检查一般都是在产后42天进行，因为大多数新妈妈的身体在此时已基本恢复，包括子宫收缩、内脏复位、伤口愈合等，如果一切正常，都能达到令人满意的程度，所以产后检查一般安排在此时，如有异常也可及时发现。

身体恢复状况良好的新妈妈，也可以稍微延迟几天再去医院进行产后体检。

温馨提示　向医生学习

产后检查也是新妈妈向医生学习的一个机会，新妈妈可以就自己6周以来遇到的问题咨询医生，也可以向医生请教照顾宝宝的注意事项。

05 产后瘦身

●● 产后瘦身的最佳时间

产后瘦身是大部分新妈妈都要面对的一个问题，有的新妈妈甚至为此心急如焚，刚刚生产就急不可待地开始瘦身。但是过早开始产后瘦身的做法并不可取，体质容易随瘦身进程下降，精神也变得萎靡不振；而太晚瘦身也会错过最佳瘦身时机，使瘦身变得困难，所以新妈妈需要抓住适合瘦身的时机。

产后瘦身不可操之过急

产后瘦身是一个比较系统的工程，需要合适的时机和新妈妈循序渐进的努力，如果操之过急，会伤害自己的身体：

1.过早使用束腹带会压迫子宫、骨盆及内脏，使它们不能自由地恢复，引起各种炎症，甚至内脏移位等严重后果。

2.过早地运动，容易使还未恢复的子宫、内脏下垂，或撕裂生产时的伤口，引起出血。

3.过早地节食，影响新妈妈对营养的摄入，

造成营养不良，会使身体因为得不到营养的支持而恢复不良。另外，当营养严重不足时，还会导致贫血或母乳不足。

产后6周后再开始瘦身

一般在产后6周，新妈妈的身体基本恢复，因此瘦身可以安排在产后6～8周开始。产后瘦身需要多种方法结合，运动、饮食双管齐下，会取得更好的效果。另外，无论哪种方式，都要有一个合适的度，必须以保证自己不受伤害为前提，在自己身体可以承受的范围内进行。

●● 合理饮食是产后瘦身的基础

产后瘦身合理饮食很重要，不提倡节食瘦身，但食欲太好的新妈妈却要控制一下。节食瘦身虽然见效甚快并被广泛采用，但是节食影响营养摄入，因此不适合产后的新妈妈，更不适合需要哺乳的新妈妈。与节食相反的是，有些妈妈由于月子期饮食习惯的作用，容易控制不住自己的

食量，在需要瘦身的时候，不但没减下去，反而越减越肥。因此新妈妈最好能有一个合理的计划。

每周减重500克

新妈妈产后瘦身是一个缓慢而费时的工作，不能急于求成。如果瘦得太快，反而容易造成新妈妈营养不足，体质下降的情况，严重者还容易出现贫血、精神萎靡等不良情况。一般情况下，每周瘦500克就足够了，虽然这个速度较慢，但是这样的瘦身不会影响到新妈妈和宝宝的健康，并且不容易反弹。

合理安排饮食有助于成功瘦身

就热量而言，哺乳中的新妈妈在产后每天需要的能量是2 500~2 800千卡，人工喂养宝宝的新妈妈可以少摄入500千卡，新妈妈可以根据自己的热量需求制定合理的减肥食谱。制定食谱时要注意保证营养的均衡，饮食中必须含有丰富的蛋白质、维生素和矿物质。其中蛋白质的摄入量尤其需要得到保证，因此食谱中应包括鱼、蛋、奶等富含蛋白质的食物。可以将以下几点作为参照：

1.多吃鱼，少吃肉。鱼含有丰富的优质蛋白质，但脂肪含量非常低，是很好的瘦身食品。

2.多吃菜，少吃饭。主食中含有的淀粉较多，且淀粉容易转化成脂肪囤积在体内。蔬菜几乎不含脂肪，其中大量的膳食纤维容易使新妈妈产生饱腹感，可以帮助食欲较好的新妈妈减少热量摄入。

3.多吃水果，少吃零食。零食可口方便，很容易被新妈妈拿来打发时间，但是零食中的脂肪含量都较高。食欲较好的新妈妈，可以多准备一些水果代替零食，来打发你的休闲时光。

4.午餐多吃，晚餐少吃。午餐的食物在下午的活动中很容易被消耗掉，但是睡眠中的能量消耗非常少，所以晚餐如果进食太多，未及时消耗的热量就会在体内囤积，从而降低减肥效果。

温馨提示　调整进餐顺序能减少热量摄入

新妈妈进餐时，调整一下进餐顺序，先吃蔬菜及含蛋白质丰富的食物，然后吃主食，这样可以减少主食的摄入，从而减少热量的摄入。

●● 有助体形恢复的小动作

新妈妈除了专门抽出时间来做运动之外，可以通过一些小方法随时随地活动身体，达到消脂减肥，塑造挺拔身姿的目的。

颈部恢复小动作： 端正身体，向上伸伸颈部，然后放松。先用手托着下巴抬起，直至眼睛看到天花板，停留5秒；复位后再用手抱住后脑勺，向前压直至眼睛看到地板，停留5秒。每次30下，每天做2次，可以减少颈部赘肉和皱纹。

腹部恢复小动作： 平躺在床上，双膝上屈，双手抱在脑后，腹部用力，把头抬起来做半个仰卧起坐。每天做2次，每次20下，可以消除腹部的脂肪、赘肉，比整个的仰卧起坐更有效。

腰部恢复小动作： 双脚并拢站立，以脊椎为中心，用胯部划"8"字，坚持做能很好消除腰部赘肉，并保持腰部的灵活和柔韧。而且这个动作只要你站着，就可以不间断地做。

大腿恢复小动作： 侧卧在床上，以肘做支撑，将相反方向一侧的腿向上抬起持续5秒放下，放松2秒后再次抬起，这一侧感觉疲累时，换另一侧。这一招可以很好地甩掉大腿内侧的赘肉。

臀部恢复小动作： 双脚并拢坐在椅子上，并保持臀部在椅子前端的1/3处。有节奏地缓慢抬起脚后跟，再缓缓放下。这一招可以有效地运动臀部，顺带也拉紧了大腿后侧和小腿的肌肉。

手臂恢复小动作：双手伸直从两侧缓缓抬起，到头顶时会合，双掌相对，保持2分钟，缓缓放下。这样做可以瘦手臂，并且保持手臂线条流畅。

对全身都有效的小动作：双脚并拢，双臂伸直在头顶两掌相对——类似于瑜伽中的树式，坚持5分钟。这一招可以拉伸全身筋骨和肌肉。另外也可以练练九点靠墙：脚后跟两点、小腿肚两点、臀尖两点、双肩两点、后脑勺一点共九点，一起紧贴墙面，坚持5分钟后放松，随时可以进行，塑造挺拔身姿。

新妈妈在日常生活中也可以多发现总结，感觉做哪些动作之后浑身轻松舒服，就把它坚持下去，作为你独家的塑形方法。

●● 产后瘦身容易犯的错误

瘦身在目前生活中比较常见，但产后瘦身不同于日常的减肥瘦身，因为产后的新妈妈身体比较特殊，有一些日常瘦身的方法，不适合产后瘦身；有一些新妈妈的身体不适合产后瘦身；还有一些新妈妈的错误观念不利于产后瘦身，这些误区要尽量避开。

产后服用减肥药或减肥茶

减肥药或减肥茶是目前应用较广泛的一种瘦身方法，但这不适合产后的妈妈。因为减肥药和减肥茶是通过抑制食欲或增加排泄来达到减轻体重的目的的，服用这两种产品容易导致新妈妈身体失调。另外，新妈妈服用减肥药或减肥茶后，药物中的成分会通过乳汁进入宝宝的身体，增加宝宝肝肾的压力，容易使宝宝肝肾功能下降。所以新妈妈产后瘦身最好不要用减肥药或减肥茶。

贫血或便秘的情况下仍坚持瘦身

新妈妈的身体机能经过一段时间的休养生息，一般都能较好地恢复，不影响产后瘦身。但是有些新妈妈身体比较虚弱，暂时不能恢复到正常状态，这时候最好不要急着瘦身，先把身体调理好。

贫血的新妈妈不适宜瘦身，因为贫血的新妈妈本身就虚弱，需要更多的营养和更好的休息。如果在没有调理好的情况下坚持瘦身，势必加重贫血，所以建议新妈妈最好先调理贫血，再行瘦身。

便秘的新妈妈不要瘦身，便秘时瘦身往往事倍功半。第一，瘦身使身体水分流失较快，缺水会导致身体内部的废物更加不易排出体外，从而加重便秘。第二，便秘使肠道有太多的容留物，新的营养很难被吸收，容易导致营养不良，所以便秘的新妈妈最好在瘦身前将便秘调理好。

认为母乳喂养可以瘦身，所以放弃瘦身计划

有的新妈妈认为，只要母乳喂养就会自动瘦下来，不需要特别的安排。的确，母乳喂养肯定要消耗新妈妈热量，但并不是一定能瘦身，还需要配合其他的手段才能达到瘦身的目的。如果新妈妈放弃饮食和运动的配合，哺乳消耗的能量很快就可以补回来，体重有可能不减反增。

总之新妈妈们请牢记：身材重要，健康更重要。

●● 影响产后体形恢复的因素

产后体形恢复，新妈妈必须亲力亲为，没有任何人可以代劳。新妈妈不但要有体形恢复的信心和决心，还要学会正确的方法，才能达到理想效果。

影响产后体形恢复的因素

新妈妈自控力不够：体形恢复是一个比较系统的工程，需要新妈妈长时间坚持才能达到理想的效果。如果自控力较低，在体形恢复的过程中随心所欲，如今天运动1小时，明天不运动；今

天食欲不好不吃，明天食欲好大吃，体形恢复效果往往不佳。

新妈妈心情抑郁：新妈妈如果心情抑郁，对做计划和执行计划都兴味索然，体形恢复就无从提起了。而且心情抑郁时，身体的新陈代谢较慢，能量消耗受到限制，脂肪燃烧量变得很有限，即使做了锻炼，收效也甚微。

积极地进行规律性的体形恢复

做产后瘦身计划并严格执行：新妈妈在产后开始体形恢复之前，先根据自己的身体状况做一个计划，包括每天的运动时间、运动方式、食谱安排等。计划做好之后，要严格遵照计划执行，在坚持几天后，体形恢复就会形成规律性的活动，身体状况也会随之发生变化，2~3个月后就可以恢复到孕前水平。

保持积极心态：新妈妈要抱着必胜的信念，相信自己一定可以恢复苗条的身段，开始重塑身形。妈妈心情愉快时，身体新陈代谢加快，尤其在运动时，容易达到巅峰状态，加速燃烧脂肪，从而恢复体形。

●● 产后运动瘦身应遵守的原则

运动是最有效、最健康的瘦身方式，新妈妈可根据自身的特点选择合适的运动项目，并进行长期有效的锻炼，以达到瘦身的目的。产后运动瘦身可本着下面的几条原则进行：

运动瘦身坚持适量、适度

建议妈妈在制订运动计划的时候，以自己的运动能力、运动喜好、运动习惯作为依据来选择适合自己的方法，而运动时间最好控制在每天1~2次，每次30~40分钟。如果感觉劳累或身体不适，就马上休息。

在产后瘦身中，最好不要盲目照搬别人的方法，因为并不是所有的方法都是放之四海皆有效

的，有些人适合且瘦身效果很好的运动，对另一些人则有可能造成伤害。另外，如果你不是运动健将，最好避免高强度和高难度的运动，以免受伤。

运动瘦身要长期坚持

新妈妈身上多余的脂肪是怀胎10月长期积累而成的，所以也不能奢望在短期内减掉，最好做好打持久战的心理准备，有信心在坚持2~3个月后见成效。

运动坚持下去，好处就会显现，身体不但适应，还能形成条件反射，这有利于脂肪的消耗。另外，新妈妈在运动瘦身的时候，可以不拘形式、不拘时间，随时随地进行，寻找一切机会增加活动量，爬楼梯、散步、做家务都可以作为运动瘦身的一部分。

瘦身与塑形相结合

瘦并不等同于美，所以瘦身时，最好结合塑形一起进行，边瘦身边塑造挺拔、优美的体态。而且，此时妈妈的身体特点非常利于塑形，身体比较柔软，韧带也拉开了，可以说是塑形的黄金时期。如果能在这个时候塑形，会达到事半功倍的效果。所以妈妈在运动瘦身的时候，不要忘了锻炼身体的挺拔度、关节的柔韧性和灵活性。

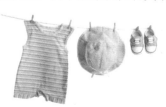

温馨提示

摆几件喜欢的衣服在眼前增加减肥决心

新妈妈在床头挂几件自己孕前特别喜欢穿的衣服，常常看到，可以激发你恢复体形的决心和信心。

06 情绪调节站

●● 情绪自测，看看你是否患有产后抑郁症

产后妈妈的生理和心理变化都较大，导致了情绪起伏波动较大，所以很多新妈妈会在产后患上产后抑郁症。产后1周是产后抑郁的高发期，需要密切关注。新妈妈也可以根据以下描述进行自测：

1.失眠：白天的时候常常感觉神困力乏，昏昏欲睡；晚上神志清醒，难以入睡。

2.精神焦虑紧张，情绪不稳，容易发怒。

3.情绪低落，不愿与人交流，常常暗自神伤，流泪哭泣。

4.对周围事物失去兴趣，厌恶看到的、听到的一切。

5.身体不适，常常觉得倦怠，伴有耳鸣、头疼、容易掉发等情形。

6.食欲不稳，有时不想吃饭，有时又暴饮暴食。

如果新妈妈具备了以上大多数症状，就要警惕患上抑郁症的可能。出现情绪低落时，要及时调整改善自己的情绪（调整方法可参考下文"产后自我调节情绪的方法"），如果无法通过自我调整改善，要及时求助心理医生。

●● 产后抑郁的常见诱因

产后抑郁的发病病理目前还没有明确的论断，但可以在日常生活中找到诱因，一般都是心理因素，只要多加注意，还是可以预防的。

内分泌改变诱发产后抑郁

新妈妈在生产前后，内分泌状况改变较大。生产前，体内的雌激素、孕激素、皮质激素、甲状腺素水平都较高，这些激素会给新妈妈带来幸福愉悦的感觉；产后，这些激素水平急速下跌，导致幸福感降低，心情低落，很容易出现抑郁。

妈妈本身的心理素质较差

产后抑郁与新妈妈的心理素质和社会认知也有关系。有些新妈妈的心理素质较差，常常自卑、自责、悲观厌世，任由这种情绪累积，在产后达到顶峰，就容易患上抑郁症。另外，有些新妈妈对社会认知不够成熟，在产后无法接受自己身份已改变，也无法适应产后家庭生活的新秩序，这类新妈妈也容易患上产后抑郁。

家人关心不够

产后妈妈特别敏感，一点点小事都会牵动她丰富的情感。家人细微的情感表露，就有可能让她情绪不稳，出现抑郁情绪，如果有责备、埋怨或其他表示不满的行为，更容易导致产后抑郁。

另外，新妈妈在生产中的贡献很大，付出很多，都希望得到家人的肯定和认可，如果新妈妈没有得到这种肯定和认可，就容易产生抑郁情绪。

家人需要在日常生活中多加注意，适时地给予新妈妈帮助和肯定，一定程度上可以有效避免新妈妈产后抑郁。

生产时的创痛没有得到平复

生产时的剧痛，和产后伤口的疼痛，让新妈妈感觉委屈、不平和烦躁，如果产后恢复不良，发生其他情况，如感染、发炎、伤口崩裂等，身体有更长时间的不适，新妈妈对健康的担忧加剧，就会逐渐怀疑生育的价值，进而怀疑自己的人生，这也是引发产后抑郁的主要原因。

压力增大

新妈妈在生产之后，生活压力增大，相应地，心理压力也会增大。每天哺喂婴儿、观察婴儿健康状况，耗费了新妈妈大部分的精力，使新妈妈无暇顾及其他，容易产生空虚感，觉得自己的价值受到限制，容易引起抑郁。另外，婴儿的哭闹常常让新妈妈手足无措，这时候的新妈妈又会产生挫败感，怀疑自己不能胜任新妈妈的角色，这也会带来产后抑郁。

诱发产后抑郁的原因有很多，我们还不能尽数列完，总之，新妈妈在产后要学会自我调节，不要为无谓的事情生气。同时，家人要给予她更多的关心和爱护，给予她和宝宝一样的重视。

●● 产后抑郁对新妈妈和宝宝的影响

新妈妈如果患上了产后抑郁，会对自己的身体恢复造成不利影响，延缓复原速度，还会对宝宝的情绪和身体产生不良作用，使宝宝生长缓慢，且难以安抚。

产后抑郁对新妈妈的影响

患上产后抑郁的新妈妈常常烦躁不安，情绪起伏波动较大，食欲不佳，因而较难配合产后的调理，致使营养的摄入较少，消化、吸收也不良，身体恢复自然缓慢。另外，产后抑郁会对神经中枢的活动起到抑制作用，也抑制了新陈代谢的速度，使新妈妈体内的淤血毒素无法排出体外，内毒不出，新的营养就难以吸收，因此患有产后抑郁的新妈妈身体恢复速度就较其他新妈妈缓慢。

产后抑郁对宝宝的影响

此时的宝宝已经有情感上的需求，希望得到妈妈的关怀和爱抚，渴望妈妈的怀抱，但患有产后抑郁的新妈妈，情绪低落，甚至对宝宝的哭闹感到烦躁，产生厌恶情绪，有时还会把自己在生产中所承受的痛苦归罪于宝宝，宝宝不但在情感的需求上得不到满足，还会感受到妈妈的这种负面情绪，容易变得焦躁不安，难以安抚。这样的情形持续下去，容易使宝宝对人产生不信任感，影响他将来的性格发展。

此外，妈妈的抑郁情绪对泌乳素的分泌有抑制作用，所以情绪抑郁的妈妈往往无法分泌足够的乳汁哺喂宝宝，容易使宝宝营养不良。

因此，家人和妈妈自己如果察觉产后抑郁的征兆，要及时疏导调整，以免产生更深的影响。

●● 产后自我调节情绪的方法

不良情绪只有主动调节才能被消除，所以新妈妈要有调节自身情绪的自觉性，还要懂得怎么去调节，休息、运动、食疗、看幽默笑话等都可以缓解新妈妈的不良情绪，帮助彻底释放压力。

把压力移交出去，给自己放个小假

新妈妈生产以后，生活的重心就完全放在宝宝身上，从而放弃了自己的喜好，很容易变得压抑。况且照料宝宝是非常耗费精力的事情，新妈妈的休息睡眠也无法保证，在睡眠不足的情况下也会变得暴躁易怒。所以新妈妈可以在感觉厌倦、疲累的时候，把宝宝交给信赖的人照顾几个小时，自己出去走走，会会朋友或看场电影，让自己放松、休息一下，以缓解紧张焦虑的情绪。

温馨提示　　　**记录下让你烦心的事情**

妈妈可以找个笔记本，把自己的不良情绪和发生原因记录下来。过一会再看这些记录，妈妈就能认识到其实有些事并不像想象中的那么严重，从而更加了解自己的问题，对以后类似的问题也有比较好的借鉴作用。

转移注意焦点

产后的妈妈容易钻牛角尖，受了委屈，就会沿着委屈的情绪一直深入，最终导致这种委屈郁结在心，无处释放。新妈妈这时候可以试着转移注意力，在受到委屈的时候，有意识地忘掉让你感觉委屈的事，转而去关注别的事物，这样做就能使你很快从不良情绪中脱身出来。

听听音乐、看看笑话减轻压力

缓解压力，培养好情绪的方法有很多种，只要新妈妈愿意，总能找到适合自己的。可以试试听音乐、看笑话。播放一些舒缓的音乐，心情也会随着音乐放松下来；或者阅读一些幽默感较浓，积极向上的笑话书，如童言童语、校园笑话等，这些书往往妙语连珠，新妈妈看了之后，心情大多数可以转好。

把不良情绪宣泄出来

情绪需要宣泄，无论高兴还是悲哀，尤其在感觉压抑的时候。所以新妈妈如果有不良情绪，要及时宣泄出来，不要让坏情绪累积，以避免产后抑郁。不开心时，可以跟亲近、信任的亲人、朋友倾诉自己的感受，取得他们的体谅和安慰，从他们的安慰中你能感受到他们对你的关心，也就能使自己的心情好起来。另外，还可以通过运动、唠叨、砸枕头等方法宣泄不良情绪。

学会自我欣赏，给自己鼓励

有的新妈妈本身有自卑倾向，对自己是否能够带好宝宝、是否能够当一个合格的妈妈不自信。这个时候妈妈要给自己多一点鼓励，多看自己的优点，多欣赏自己，要坚信你有能力了解自己的宝宝，并能给他最好的照顾。

但是，所有的方法都需要妈妈自觉行动才能见效，因为这个是你精神上、心理上的问题，别人在外部无从着手。妈妈要自觉地意识到自己的情绪问题，并主动去寻求改善的方法，才能让自己克服产后的坏情绪。

●● 用食物对抗产后抑郁

有一些食物在食用之后能够释放特殊的物质，给人体带来愉快的情绪，妈妈可以多吃一些，以对抗抑郁。

哪些食物可以对抗抑郁

1.香蕉：香蕉中含有一种物质，摄取了这种物质后，人很容易有成功的感觉，从而振奋精神和信心。只是香蕉属寒凉性水果，月子期间要少吃，一天一根就足够了。

2.菠菜：人脑中的血清素减少会引起人的抑郁情绪，这时摄入叶酸就可以增加大脑中的血清素，而菠菜就是叶酸含量较高的食物。

3.樱桃：樱桃中含有花青素，花青素可以让人产生快乐的情绪。

4.海鱼：海鱼含有不饱和脂肪酸，这种脂肪酸能增加脑中血清素的分泌量，从而减少抑郁情绪。

5.鸡肉：鸡肉中含有的硒能让人的心情变好。

此外，含有丰富维生素C、钙、碳水化合物的食物也有抗抑郁的作用，如葡萄柚、大蒜、低脂牛奶、南瓜、海鲜、全麦面包、苏打饼干、坚果、香菇等，这些都是对精神很有帮助的食物。而且哺乳中的妈妈尽量不要用药物来对抗产后抑郁，以免药物影响乳汁质量，损害婴儿健康。

> ◆食谱推荐：对抗抑郁的香蕉牛奶汁
>
> 把1根香蕉剥皮后切段，与250毫升牛奶一起放入榨汁机中搅打成汁，直接给新妈妈饮用。香蕉和牛奶都有安抚情绪的作用，饮用香蕉牛奶汁后，新妈妈容易有愉悦感觉。

07 产后不适与疾病

●● 产后腹痛

新妈妈生产后的腹痛一般都是小腹痛，常常伴有恶露不下或恶露不畅的症状。

产后为什么会腹痛，有什么症状

新妈妈在生产过后，留在子宫内的子宫内膜蜕膜、淤血需要借助宫缩陆续排出，每当宫缩时新妈妈就会感觉小腹疼痛，所以这种疼痛往往是阵发性的，多出现在产程较短或生育次数较多的新妈妈身上，而且一般能自行消失，不需要特别处理。

新妈妈如何对待腹痛

宫缩痛在宫缩停止后就会自行消失，一般需要2～3天的时间，新妈妈可以不用太顾虑。如果腹痛过于剧烈，难以忍受时，可以在医生的指导下服用一些止痛药。而气血淤滞导致的腹痛，建议新妈妈注意以下方面：

1.远离寒凉。新妈妈不要着凉，尤其需要注意腹部保暖。不要让腹部长时间地晾在外面，裤腰最好能盖住肚脐，睡觉时在腹部多搭一条毛巾或毛毯。

2.多活动。新妈妈如果可以下床，就多下床走走；如果不能下床，就多翻身，帮助气血运行，以免气血淤滞在体内，不能排出。

3.新妈妈要保持开朗、乐观的心态。

不要生气，导致气血淤滞。

4.小腹疼痛时，新妈妈可以对小腹进行热敷或做轻柔的按摩，帮助血液循环，减少淤滞。

5.食用活血化淤的食物，如用100克红糖与10克鲜姜加水煎服可活血化淤；或用20克红糖与10克桂片用水煎服，也可缓解疼痛。

●● 产后水肿

有些新妈妈产后有水肿现象，有的全身水肿，有的下肢水肿，有的脚部水肿。不能确定自己是否患有水肿，可以用以下方法判断：用手按压皮下脂肪较少的地方，如小腿前侧、手背、脚背等地方，如果会形成明显凹坑，手收回后，凹陷不能立即消失，需要3～4秒时间凹坑才能恢复，就说明你发生了产后水肿，需要调理。

◆ 食谱推荐：利水消肿的红小豆鲤鱼汤

将一条鲤鱼洗净，与100克红小豆一起放入汤锅，加入500毫升水，大火炖至鱼肉烂熟即可给妈妈食用。这款汤有比较好的利水功效，可以帮助新妈妈消除水肿。

产后为什么会水肿，水肿有什么症状

产后水肿主要是因为体内水液潴留，不能顺利排出造成的。但产后水肿根据症状不同，原因也是有一定差别的，主要有以下两种情况：

1.一部分新妈妈产后水肿是孕期水肿问题的遗留，这种水肿是正常的，且一般发生在下肢，不会超过膝部。在生产后，随着排尿和排汗的增加，水肿情况会慢慢得到缓解，在产后4周会恢复正常。

2.另一部分新妈妈在产后较长的时间里，水肿仍然无法消除，或出现全身水肿的情况，并且伴有食欲不振、头晕眼花、尿涩疼痛的症状，就需要到医院检查治疗，检查心脏、肾脏、肝脏有无疾病，以及是否出现了凝血或静脉血栓的现象。

新妈妈该如何面对水肿

新妈妈产后如果出现了水肿，除了及时咨询医生治疗外，还可以在日常生活中，通过以下两点进行调理：

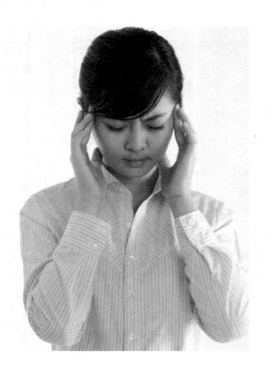

1.活动时，不要保持一个姿势太久，久站或久坐都会形成水肿。休息时，适当抬高腿部，在腿下垫一个枕头或小凳子，都有利于缓解水肿。

2.通过饮食调理。少摄入盐，因为盐摄入过量，会使体液浓度增加，造成水钠潴留。同时可以适当食用利水消肿的食物，如薏仁、红小豆、鲤鱼等。另外，带皮的生姜也可以起到消肿的作用，建议家人在做菜时，不要给生姜去皮。

◆食谱推荐：改善便秘的蜂蜜芝麻糊

将180克蜂蜜和30克黑芝麻粉调和均匀，放在笼屉内蒸熟，每天食用2次。蜂蜜和芝麻都有很好的润滑肠道的作用，因此这款食物可以帮助妈妈改善便秘状况。

●● 产后便秘

新妈妈一般在产后2～3天就会解出大便，如果超过3天仍然没有解出，就可以视为产后便秘。产后便秘可以事前预防，也可以事后采取措施改善直至消除，因此新妈妈如果产后发生了便秘，也不必太过忧虑。

新妈妈产后为什么容易便秘

1.生产时，胃肠道受到压迫刺激，蠕动变缓，延长了肠道中的容留物的滞留时间。容留物在肠道中滞留的时间越长，流失的水分越多，变得越干结，于是排出越困难，便形成了产后便秘。

2.生产后，子宫对肠道的压力减小，因而肠道的容积增大，能够容留更多的物质，更长的时间，这也是新妈妈产后便秘形成的重要原因。

3.产后腹壁和骨盆底肌收缩力量变小，使排便时无处借力，因而不容易解出大便。另外生产时会阴和骨盆有一定程度的损伤，这让新妈妈感觉疼痛，排便时不敢用力，也增加了排便的困难。

新妈妈用几个方法防治便秘

一旦出现了便秘，新妈妈可以采取一些措施来缓解，直至彻底解决：

1.养成定时排便的习惯。新妈妈产后第二天起不管有无便意，一般都要定时如厕大便，即使有可能解不出，但是这样有利于形成排便反射，利于今后养成良好排便习惯。

2.多活动，促进肠道蠕动，并加速肌肉群力量的恢复。在床上时，多翻身、多改变睡姿、多调整坐姿都可以预防便秘。可以下床以后要多下床走走，另外可以练习一项有效的提肛运动——凯格尔运动来恢复肌力。

凯格尔运动的做法

A.仰躺在床上，双腿膝盖弯曲，双腿打开如分娩前做妇科检查时的姿势。

B.收缩骨盆底肌肉，就像平时解小便时，中途突然憋住的动作，持续10秒。

C.放松10秒，再重复练习15次。每天做一遍即可。

D.多吃含水分和纤维素多的食物，如水果、蔬菜、粗粮等。这样的食物既能润滑肠道，增加肠道容留物的水分，又能增加其纤维残渣，从而降低排便难度。

●● 产后尿失禁

产后尿失禁是一种张力性失禁，是肌肉组织松弛导致的。一般发生在产后1周左右，起初表现为尿频、小便疼痛、尿中夹杂血丝等，继而发展成尿失禁。

产后造成尿失禁的原因

1.尿失禁一般发生在新妈妈咳嗽、大笑、弯腰的时候，因为这时候腹部的压力传递到了膀胱，膀胱中的尿液受到挤压容易溢出膀胱。

2.新妈妈的盆底肌肉群在生产时受到了过度的扩张，肌肉群的收缩力量已经变小，无法及时收缩，所以膀胱中的尿液受到压迫时，就毫无回旋余地，很容易溢出。

3.盆底肌肉群松弛，还会导致膀胱颈下降和尿道膨出，尿液渗漏到体外的阻力相对更小。另外，如果新妈妈在生产时会阴部裂伤较严重，还会影响尿道外括约肌的功能，括约肌不能及时收缩，也是尿失禁形成的原因。

新妈妈防治尿失禁的方法

1.防治尿失禁的过程就是恢复盆底肌肉群收缩力量的过程。我们在上文防治便秘中提到的凯格尔运动也可防治尿失禁，新妈妈在感觉到尿意时，延迟10分钟排尿，在这10分钟里做这个运动，可以加强盆底肌肉力量的恢复。

2.用食疗法也可调理尿失禁，可以把益智仁研成粉末，加入米汤调匀后服用，每次6克，每日2次；虾仁炒韭菜能调节泌尿系统的功能，具体做法是把韭菜150克洗净切段，加入鲜虾250克一起炒熟，然后加盐、胡椒调味食用。

尿失禁一般会随着骨盆底肌的恢复而慢慢痊愈。如果在产后3个月后，尿失禁仍然没有得到改善，建议新妈妈去医院诊治，以免影响产后的生活、工作。

●● 产后虚弱

生产是非常消耗体力的事，新妈妈在产后有不同程度的虚弱，这种虚弱在精心调养下很快就会恢复，无须特别担心。但是如果在产后1周，虚弱状态仍然没有改善，就属于产后虚弱，需要加强调理。

新妈妈产后虚弱的原因及表现

新妈妈在产后很长一段时间仍然存在精神萎靡、面色萎黄、不思饮食等症状，就称为产后虚弱。产后虚弱包括气虚、血虚、阴虚、阳虚，不同的虚弱会有不同的症状，产后虚弱的新妈妈可以根据以下的描述判断自己的情况，然后进行对症调理：

1.如果感觉气短、头晕、乏力、面白、心悸，说明新妈妈是气虚。

2.如果感觉失眠、多梦、头晕、目眩、面白、心悸，说明新妈妈是血虚。

3.如果感觉口干舌燥、大便秘结、盗汗、头晕耳鸣、心烦，说明新妈妈是阴虚。

4．如果感觉畏寒怕冷、尿频、小腹冷痛，说明新妈妈是阳虚。

产后虚弱，如何调理

产后虚弱调理的方法主要集中在饮食上，不同的虚弱原因用不同的饮食调理。可以根据自己的情况，用下面的食材进行对症调理。

1.补气虚食材：乌骨鸡、黑芝麻、胡桃肉、龙眼肉、鸡肉、猪血、猪肝、红糖、赤小豆等。

2.补血虚食材：牛肉、鸡肉、猪肉、糯米、大豆、白扁豆、大枣、鲫鱼、鲤鱼、鹌鹑、黄鳝、虾、蘑菇等。

3.补阴虚食材：甲鱼、燕窝、百合、鸭肉、黑鱼、海蜇、藕、金针菇、枸杞、荸荠、生梨等。

4.补阳虚食材：黄牛肉、狗肉、羊肉、牛鞭、海参、淡菜、胡桃肉、桂圆、鹌鹑、鳗鱼、虾、韭菜、桂皮、茴香等。

除了根据自己的喜好选择不同的食材进补外，适当的运动也是不可缺少的，因为运动可以改善食欲，同时也能调节精神。

●● 产后脱发

不少新妈妈发现产后脱发较多，这是正常的生理现象，是产后妈妈的身体发生变化后的必然反应，不必太担心。

产后妈妈易脱发的原因

1.激素原因：头发的寿命与雌激素的水平相关——妈妈在怀孕期间，雌激素水平较高，头发的寿命较长，大多数超过了正常的代谢周期，生产后，雌激素水平降低，超过正常代谢周期的头发就会脱落。

2.营养原因：产后妈妈脾胃虚弱，容易营养吸收不足，相应地，头皮营养供应不足，头发脱落也就在所难免。另外，产后血液循环缓慢，营养输送不畅，也是导致头皮的营养供应不足，头发容易脱落的原因。

3.精神原因：产后妈妈如果过分焦虑或抑郁，容易使神经紊乱，造成头皮血液供应不足，从而引起头发脱落。

新妈妈如何应对脱发

1.放松心情。新妈妈面对脱发时，要放松心情。产后脱发是正常的新陈代谢过程，脱落的头发会在一段时间后被新头发补位，脱发情况就能得到根本改善，头发也能重新变得浓密。

2.合理膳食。新妈妈不要挑食也不要过分节食，饮食要粗细搭配，主食、蔬菜、水果要分配均衡，不可偏食。另外，何首乌、当归、黑芝麻都有益于头发再生，可以在日常饮食中加一些。

3.头发要定期清洗。洗头发时，头皮毛孔得到畅通，头部神经也会得到一定的刺激，有利于头发再生。另外，可以经常按摩头皮，用手或梳子梳理头发，这样做能促进头皮血液循环，改善脱发。

●● 产后风湿

产后风湿因为没有明显的病变，相较于其他产后疾病显得较顽固，如果得不到有效的治疗，带给新妈妈的折磨较大。对待风湿，最重要的是预防。

产后风湿的主要表现

产后风湿主要表现为肌肉、关节产生酸困、疼痛、麻木、怕风、怕冷等不适，还有的新妈妈患风湿时有头痛、头晕、眼睛干涩、多泪、眼眶疼痛症状等。另外，患有产后风湿的新妈妈常常不敢接触冷水，如果碰到冷水，会有冰冷刺骨的痛感，碰到冷水的关节肿胀麻木；还有在寒冷的环境中，会有冷风直接吹进关节的感觉，必须穿比常人更多的衣物才能抵御。

产后妈妈患上风湿的原因及预防方法

产后妈妈患风湿的主要原因是月子期间保暖工作没做好，接触了寒凉的东西，如出汗后没有注意防风保暖，居室潮湿阴冷或用冷水洗浴等，使寒气侵入体内，并且没有及时排出，滞留在身体中，导致了产后风湿。所以，新妈妈在月子里要注意保暖，远离寒凉，只要保暖做好了，产后风湿一般都可以避免。

另外，新妈妈如果过早操劳，参加重体力劳动，容易使还没有完全恢复的关节、筋肉受损，也会导致关节酸痛，所以新妈妈在产后还要注意劳逸结合，不要过度劳累。

新妈妈如果在月子里不小心得了风湿，要尽早积极地就医，早日根除产后风湿。

温馨提示

月子里可以适当吹空调

坐月子期间，如果室内温度过高，新妈妈也可以适当使用空调，让室温保持在宜人的25℃～28℃。不过，空调的风不可以直接吹到新妈妈，同时，为了避免肢体受凉，建议新妈妈穿长袖衣裤，最好再穿上薄袜子。

● ● 产后贫血

产后妈妈易患贫血，主要表现为全身乏力、食欲不振、抵抗力下降，有时还有胸闷、心慌等症状。

贫血的原因

导致新妈妈产后贫血主要有两方面原因：一是怀孕期间患上了贫血，在孕期没有治愈，延续到产后，成为产后贫血；二是新妈妈生产时大量出血，产后没有得到及时合理的营养补充，造成产后贫血。

产后贫血的危害

1.危害：产后贫血对新妈妈和宝宝都不利。新妈妈在生产的过程中损耗了大量的能量，如果发生产后贫血，身体就会更加虚弱，这容易导致新妈妈恢复速度减慢，恢复时间延长。如果新妈妈贫血严重，抵抗力还会变得低下，发生感染、发热、内分泌紊乱等不良状况的概率就会加大。

2.新妈妈产后贫血，身体虚弱，容易乳汁分泌不足，从而造成宝宝营养不良。严重时，宝宝也会出现抵抗力低下，易感、腹泻等现象。如果母乳喂养的新妈妈长期缺铁，还会影响宝宝骨骼和智力的发展。

调理贫血的方法

产后贫血主要是缺铁性贫血，所以产后贫血调理的关键点是要加强铁的摄入，在日常生活中多吃含铁量高、有补血作用的食品，如鸡蛋、红枣、桂圆、花生、动物血等。推荐给新妈妈三道简单易学的补铁食疗方：

红糖鸡蛋：清水煮熟2个鸡蛋，50克红糖加水烧开后，再把鸡蛋去壳放入红糖水中静置5分钟即可食用。

木耳红枣汤：30克木耳泡发，与20克红枣同煮至熟，加入红糖食用。

蒸花生桂圆：15克桂圆与等量的花生放入碗中，隔水蒸软食用。

如果妈妈贫血情况较为严重，应在医生的指导下服用铁制剂。

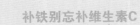

补铁别忘补维生素C

妈妈补铁时，不要忘记多摄入维生素C含量较高的食品，如柑橘、葡萄柚、苹果、胡萝卜等，因为维生素C可以提高铁在人体内的吸收和利用率，对补铁有很好的增效作用。另外，在补铁的同时，不宜饮用过多牛奶，因为大量牛奶会阻碍铁的吸收。

●●● 产后恶露不下

新妈妈生产后，都会有由血液、坏死蜕膜组织、脱落的子宫内膜等形成的恶露，经由阴道排出。如果恶露迟迟不下，就需要调理治疗。

恶露不下对身体的影响

新妈妈在产后就会有恶露排出了，如果恶露不能及时排出，淤血、黏液、子宫内膜蜕膜组织等就会淤积在子宫内，子宫便不能很好地收缩，胎盘剥落之后子宫内所留下的创面也不能及时愈合。因此，产后恶露不下的新妈妈身体恢复缓慢。另外，恶露不下会降低新妈妈的血液循环和新陈代谢速度，从而影响营养消化吸收，增加新妈妈产后恢复的压力，有时还会引起腹痛。

温馨提示

生化汤需要对症

生化汤可以促进子宫复旧，还能促进恶露排出，不少新妈妈产后都会饮用。不过，生化汤毕竟是中药，需要根据新妈妈的体质、症状来调整配方和服用方法，这样才能保证新妈妈的身体健康和用药后的效果。

恶露不下的原因

1.宫缩乏力：宫缩的力量是使子宫内淤血、子宫内膜蜕膜、创面出血等排出体外的主要力量。如果宫缩乏力，这些物质就会留在子宫内，表现为恶露不下或恶露排出困难。

2.寒凉暑热使气血淤滞：如果妈妈产后不注意保暖防暑，受了寒凉、暑热时，容易气血淤滞。气血淤滞使血液循环变慢，营养供应不足，从而出现恶露无法排出的情况。

3.心情抑郁：新妈妈产后心情抑郁时，也会出现气血淤滞，身体新陈代谢速度下降，同样造成恶露不下。

如何应对恶露不下

1.产后不要一直待在床上，可以下床排便了就可适当活动，可以加速血液循环，促进恶露排出。

2.注意保暖。

3.加强营养，避免身体太弱、子宫收缩无力造成的恶露不下。

4.保证良好的休息，保持心情愉悦，也是帮助恶露早日排尽的方法。

5.恶露不下时，可以食用一些活血化淤的温性食物，如红糖、小米、米酒、姜等，同时远离生冷、寒凉食物。

●● 产后恶露不尽

恶露一般在产后4周就会排干净，也有延迟到产后6周排尽的情况。但如果在产后6周后仍然淋漓不止，尤其是红色恶露排出的时间超过20天时，就是恶露不尽。

恶露不尽的原因

恶露不尽的原因一般有以下3种：

1.子宫恢复不良：胎盘从子宫内剥落时，会留下较大的创面。如果子宫收缩不全，这个创面难以愈合，流血情况就会持续，于是血性恶露不断出现，造成恶露不尽。

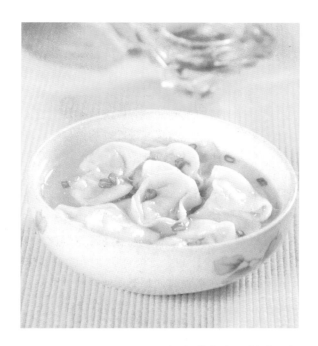

前，不盆浴，不过性生活，避免细菌进入开放的子宫造成宫腔的感染。

◆ **食疗方推荐：帮助排出恶露的阿胶鸡蛋羹**

将阿胶30克加适量水和100克米酒熬成胶状，打入2个鸡蛋搅拌均匀，隔水蒸熟后食用。这个食疗方可以促进子宫收缩，帮助恶露排出。另外，藕也有止血功效。将藕打成汁，加点白糖饮用，可以帮助子宫伤口愈合。

2.子宫内膜发炎：子宫内膜发炎，蜕膜组织断续排出，从而造成恶露淋漓不尽。

3.宫腔感染：产后若没有定时按照正确的方法保持外阴清洁，有可能造成宫腔感染，引起子宫内膜炎或宫颈发炎。在恶露未尽时，清洗外阴不到位、进行盆浴、过性生活，都会使细菌或病毒进入子宫造成宫腔感染，从而导致恶露不尽。

恶露不尽的调理

1.做检查：恶露不尽时，要及时去医院做相关的检查，确定病因，积极配合医生的治疗。如果是子宫收缩不良，除了要配合医生治疗外，还可以采用食疗方法辅助调养。

2.注意饮食：新妈妈在月子期间要多进食营养丰富的食物，同时口味要清淡，并避免辛辣寒凉，以免强烈刺激子宫，使子宫恢复不良，造成恶露不尽。另外，具有活血化淤作用的食物，如红糖、生化汤等不能用太久，否则会增加出血量，也会引起恶露淋漓不尽。食用红糖最好不要超过10天，生化汤则不能超过1周。

3.清洁到位：每天清洗阴部，在恶露未尽

●● 产后阴道炎

新妈妈产后感染阴道炎的可能性也较大，有细菌性阴道炎与非细菌性阴道炎之分，非细菌性阴道炎可以自愈，细菌性阴道炎需要彻底治疗，新妈妈要区别对待。

产后阴道炎的原因及表现

不同的阴道炎会有不同的症状，新妈妈可以自检，如果情况严重，就要到医院就诊。

阴道炎的预防

1.保持外阴部清洁。产后每天要用温开水清洁外阴部，及时清理外阴部的恶露等污秽。恶露未尽时，不盆浴、不进行性生活。

2.生产后体质虚弱是病菌容易侵袭的原因，所以建议新妈妈在产后加强锻炼、多活动，增强体质，以对抗病菌。

3.穿宽松、洁净的衣服，清洁用品保持干燥。选择纯棉的内衣裤、洗浴毛巾，避免化纤用品纤维绒毛感染阴道。洗涤衣物时，用刺激性较小的肥皂，洗涤后放在阳光下晾晒，并收到干燥、清洁的固定地方存放。内、外裤都要松紧合适，太紧的裤子不利于通风透气，容易滋生细菌。内裤最好一天一换。

●● 产后乳腺炎

新妈妈哺乳初期，因为经验不足，容易在哺喂时使用不正确的搂抱姿势，从而引发乳腺炎，所以产后乳腺炎也是比较常见的产后疾病，也是引起产后发热的原因之一。

乳腺炎的生成原因及症状

产后的乳腺炎可分为淤积性的乳腺炎和化脓性的乳腺炎。

1.淤积性乳腺炎：淤积性乳腺炎是因为新妈妈在哺乳时乳汁没有吸空，没有吸空的乳汁遗留在乳腺内，发生分解，刺激乳腺发炎。乳腺发炎时，新妈妈会感到乳房胀痛，手能摸到肿块，并有压痛，同时伴有轻度发热。这种情况下如果及时排出淤积的乳汁，乳腺炎症状就会得到缓解。

2.化脓性乳腺炎：一部分化脓性乳腺炎是淤积性乳腺炎发展的结果，另一部分则是外部细菌感染所致——外部细菌通过新妈妈乳头进入乳腺，引起乳腺感染，进而导致化脓性乳腺炎。化脓性乳腺炎的症状表现为新妈妈的体温持续高烧不退，有时可以达到39℃，乳房的肿块变得柔软，有波动感，这种情况就说明乳房肿块已经化脓了，需要医生切开脓包排脓。

乳腺炎的防治方法

1.保持乳房清洁、舒适。在首次哺乳前，用清水仔细清洁乳房，尤其是乳头及乳晕部位。然后用毛巾对乳房热敷，这样可以帮助乳腺管畅通。此后，每次哺乳时，都要用热水清洁乳房。内衣要经常更换，以免不洁内衣污染乳头，进而感染乳腺，同时不要佩戴有钢托的乳罩，以免钢托挤压乳房，造成局部乳腺乳汁淤积。

2.哺乳期各阶段的控制。不要过早催乳，宝宝在1周以前的食量非常小，新妈妈现有的奶水已足够他食用；哺乳时，要吸空一侧乳房再换另一侧；宝宝如果吸不完新妈妈的乳汁，在哺乳后，可以用吸奶器把残留的奶水吸干，避免淤积；将要断奶时，要有意识地减少哺乳的次数。

3.保护乳头。哺乳后将乳汁涂抹于乳头乳晕上。还有，学会正确的哺乳方法，让宝宝把乳头及整个乳晕都含住；不让宝宝含着乳头睡觉，以免过度的用力吸吮使乳头皲裂，导致细菌入侵。

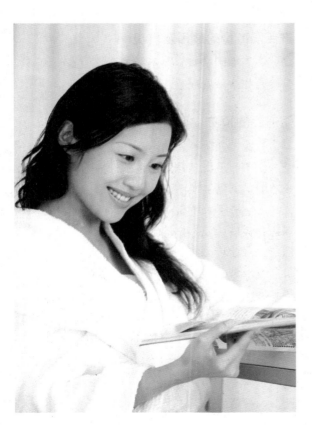

◆食疗方推荐：预防乳汁淤积的橘子核汤

橘核有预防乳汁淤积的功效，可以把30克橘核用水煎服，喝2~3剂，可以预防新妈妈产后乳汁淤积，在一定程度上也可预防产后乳腺炎的发生。

08 特殊关照：剖宫产妈妈如何坐月子

●● 剖宫产后3天的护理要点

剖宫产后的新妈妈，与顺产的新妈妈相比较，身体更加虚弱，在产后前3天，需要注意更多细节：

1.早期活动，减轻腹胀：剖宫产后，肠道蠕动变慢，与剖宫产时进入腹腔的空气共同作用，使新妈妈感到腹胀。在产后6小时，可以在床上翻身，24小时后可下床活动促进肠蠕动，尽早排气。

2.尽力解小便：剖宫产的新妈妈需要在手术前插上导尿管，但导尿管在体内留置时间不宜太长，否则容易引起感染，因此一般在产后24小时拔掉。在拔掉导尿管后3~4小时，新妈妈要尽力解小便，以尽快恢复身体相关肌肉群功能，同时让尿液冲洗尿道，以减小尿道感染的可能性。如果小便解不出，要及时咨询医生。

3.多活动：新妈妈在产后多活动可以增加肠道蠕动，避免肠粘连和血栓形成。多活动也可使血液循环加快，有利于恶露排出和身体恢复。所以新妈妈躺在床上时可以多翻身；拔掉导尿管后最好自行上厕所解小便，多行走。

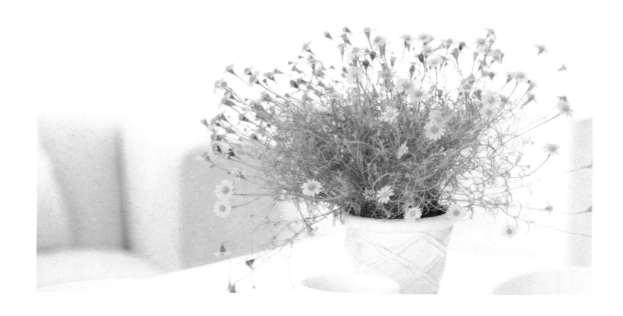

●● 剖宫产的伤口护理方法

做剖宫产的新妈妈伤口恢复如何，关系到身体恢复的速度。剖宫产的伤口有纵切，也有横切，但不管是哪种伤口，都要清洁护理好，以促进新妈妈伤口愈合。

做好消毒清洁，不要沾水

遵照医生的嘱咐，定时更换伤口的纱布和药。更换时，要先用卫生棉球蘸取75%的酒精擦拭伤口周围，进行消毒，然后再上药，绑上纱布。拆线前医护人员会为产妇按时换药，若因故需家人换药，应提前向医护人员咨询注意事项。伤口未愈合前不要沾水，因此新妈妈在产后2周最好不要洗澡，以免水污染伤口，引起感染发炎。可以用湿毛巾擦拭身体来缓解不适。

伤口不适时如何处理

伤口发痒：伤口发痒是正常现象，不要用手去抓挠，可以在伤口周围抹上一些止痒药膏缓解。

伤口痛：伤口在麻醉药效过后开始疼痛，2~3天后疼痛缓解。如果疼痛持续且有异常情况，如伤口红肿发热，用手按压伤口有刺痛感，局部有波动感，则很可能是发炎化脓了，需要及时请医生处理。

多吃有利于伤口恢复的食物

伤口愈合需要大量的营养支持，因此新妈妈在产后尤其要保证营养的丰富。伤口愈合需要的营养素主要是蛋白质，微量元素锌、铁以及B族维生素和维生素C等，新妈妈可以进食以下食物来补充：含优质蛋白质和B族维生素的鱼、鸡、鸡蛋，含锌丰富的海带、木耳，含丰富维生素C的苹果、橙子、草莓等。另外，蜂胶胶囊和花粉片，也有利于伤口愈合，可以适当食用一些。

●● 剖宫产后的饮食原则

1.产后1周内饮食安排：产后6小时之内应禁食，之后可以食用流质食物，如汤水，也可以喝一些开水，帮助肠蠕动。第二天食用半流质食物，然后慢慢向软质食物、固体食物渐进。产后1周内避免食用产气及发酵的食物，如牛奶、蛋类、黄豆及豆制品等，否则易加重腹胀或胃肠不适。

2.忌食寒凉、辛辣：寒凉、辛辣的食物刺激性大，容易使新妈妈腹痛、便秘、上火等，也不利于子宫的收缩、恢复和伤口的愈合。

3.多吃含铁食物：剖宫产的新妈妈失血较多，容易患上产后贫血，因此需要多进食含铁量丰富的食物，如猪血、菠菜、鸡蛋等。

除此之外，剖宫产的新妈妈同顺产新妈妈一样，需要营养均衡、热量充足、饮食清淡，因此剖宫产新妈妈产后不要偏食、节食或大补过头。

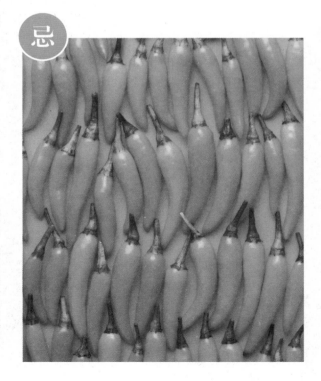
忌

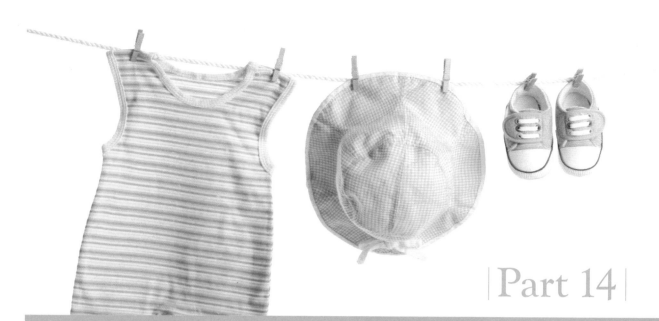

Part 14

0～1个月,
新生宝宝第一个关键期

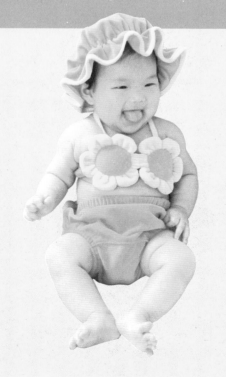

阅读关键提示

● 宝宝发育周周看
● 营养饮食与哺喂指导
● 日常起居与看护照顾
● 体格锻炼与智力开发
● 特殊关照：混合喂养和人工喂养

01 宝宝发育周周看

●● 第1周的宝宝

新生宝宝的身高一般都高于47厘米,坐高则在33厘米左右。新生儿的体重一般在2 500~4 000克,如果不足2 500克,属于低体重儿,若大于4 000克则为超重,是巨大儿。低体重儿与巨大儿均需要给予特别的关照与护理。宝宝出生2~4天时,有时会发生体重下降的现象,这是因为宝宝排出胎便损失水分、而奶水吸收相对较少造成的,在7天以后,体重就会恢复到出生时的分量。

在本周,宝宝的视力很弱,对周围事物几乎都是视而不见的,这种状况大约要持续到1周结束。宝宝的听觉灵敏度也不高,所以正在酣睡的宝宝只有听到很大的声音时,才会突然惊醒啼哭。不过,宝宝的味觉发育已经比较完善,尤其喜欢甜味。

性别	体重 (kg)	身高 (cm)	坐高 (cm)	头围 (cm)	胸围 (cm)
男宝宝	2.90~3.80	48.20~52.80	33.00	33.05	32.08
女宝宝	2.70~3.60	47.70~52.00	32.00	32.00	32.07

●● 第2~4周的宝宝

经历出生后第1周的调整,宝宝快速适应了这个新鲜的世界,他的体重停止下降,回复到出生时的重量。之后,体重与身高都会有爆发性的增长,体重每天都会增加20~30克,每周增加200~250克,身高每天都有1~2毫米的进展。这种状况会一直持续到出生后6周。

性别	体重 (kg)	身高（cm）	坐高 (cm)	头围 (cm)	胸围 (cm)
男宝宝	3.60~5.00	52.10~57.00	37.94	38.43	37.88
女宝宝	3.40~4.50	51.20~55.80	37.35	37.56	37.00

宝宝的视觉也有了较大的发展,不过视力仍然较弱,4周大的宝宝的视力范围大约为正前方3米,可视范围约为90度角。此时,宝宝的眼睛已经开始注意他能看到的事物,不过注意力维持时间较短,只有几秒。当有物体急速移动到宝宝眼前的时候,他会做出眨眼睛的反射动作。宝宝的听觉进步也较大,听力可以集中而且会主动捕捉声音来源,已经能分辨出妈妈的声音。

细心的妈妈可能已经发现,宝宝的触觉开始变得敏感。如果大人给宝宝用粗糙的衣服或尿布,他会烦躁不安,甚至哭闹。另外,宝宝的味觉在本周进步也较大,能分辨出不同的味道,并且喜欢自己熟悉的味道,如一直吃母乳的宝宝不喜欢吃奶粉,而一直吃奶粉的宝宝也很难接受母乳。

> **温馨提示**
> **妈妈跟宝宝多交流**
>
> 妈妈要跟宝宝多交流,宝宝可能还不能对你的行为做出反应,但他可以感觉到。经常跟宝宝交流可以让宝宝情绪稳定、安静,对宝宝将来的性格发展有积极作用。

02 营养饮食与哺喂指导

●● 新生宝宝的每日营养需求

宝宝出生后，成长速度非常快，这就需要妈妈为他提供高质量的、全面丰富的营养。一般情况下，母乳可以满足宝宝的营养需求，如果母乳不能满足宝宝的需求，则要为宝宝选择合适的奶粉加以补充。

新生儿每日所需营养

◎ 蛋白质——生命的物质基础

1.蛋白质的重要性：宝宝机体的每一个细胞和重要组成部分都有蛋白质的参与，蛋白质是生命构成的物质基础，而且宝宝的不断成长就是通过蛋白质的新陈代谢实现的。

2.新生宝宝需要多少蛋白质：一般新生宝宝每天需要的蛋白质为2~3.5克/千克体重，其中，母乳喂养的宝宝每千克体重每天需要2克蛋白质，人工喂养的宝宝每千克体重每天需要3克蛋白质。由此可以计算得知，一个出生时体重是3千克的宝宝，如果母乳喂养，每天摄取6克蛋白质即可，如果人工喂养就要每天摄取约11克蛋白质。

◎ 热能——生命活动的能源

1.热能的重要性：宝宝在呼吸、心跳、吃奶、消化、啼哭，甚至睡觉时都在消耗热能，热能是宝宝一切活动的能量供给。

2.新生宝宝需要的热能量：宝宝每千克体重每天需要的热能量是100~120千卡，妈妈可以计算一下，即一个出生时体重为3千克的宝宝每天需要的热能量是300~360千卡。

◎ 脂肪——能源的高效供给者

1.脂肪的重要性：脂肪还含有脂肪酸，其中一些必需脂肪酸，能促进宝宝智力发育。但是，母乳与配方奶粉中的脂肪酸含量是不同的，母乳中脂肪酸占51%，奶粉中的脂肪酸含量各不相同。

2.宝宝每日需要的脂肪量：新生宝宝每天需要摄入的脂肪量应为15~18克。

◎ 碳水化合物——多功能的营养物质

1.碳水化合物的重要性：碳水化合物在构成宝宝机体重要部分的同时，还参与宝宝的新陈代谢，并能转化成热能，宝宝所需的大部分热能都由碳水化合物转化而来。

2.新生宝宝需要的碳水化合物量：碳水化合物的摄入应该占到热能的50%。一个出生时体重为3千克的宝宝每天需要摄入的碳水化合物是45克。

◎ 其他营养素——矿物质、微量元素

矿物质： 新生宝宝需要每天摄入钙400~600毫克、铁10毫克。母乳与牛奶中的钙含量都较高，但宝宝对母乳和牛奶中钙的吸收率是不同的，母乳中50%~70%的钙都能被宝宝吸收，但牛奶中只有20%的钙可被宝宝吸收；母乳和牛奶中的铁含量都不高，不过宝宝出生时，体内已储备了足够的铁，前3个月不需要额外补充。

同时新生宝宝很少有缺乏维生素的，因此不需要特别补充。但是，如果妈妈在怀孕时期就维生素摄入不足，从而导致了早产，这样的早产儿

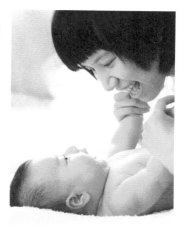

有可能缺乏维生素D、维生素C、维生素E，叶酸和维生素K，需要额外补充。

发锌含量不等于血锌含量

　　头发的含锌量不等同于血液中的含锌量，因此不建议妈妈因为宝宝发锌含量低，就给宝宝补锌。通常来讲，新生宝宝很少缺锌，不需要特别补充。

●● 应将珍贵的初乳喂给宝宝

　　妈妈在产后4~5天内分泌的乳汁叫做初乳，产后6~10天的乳汁是过渡乳，产后11天~9个月的乳汁是常乳，产后10个月以后的乳汁是晚乳。妈妈的初乳量较少、颜色发黄、有腥臭味，因此观感较差，但是初乳的营养价值很高，千万不要让宝宝错过初乳。

初乳的营养价值

　　初乳中的蛋白质含量非常高，是常乳中蛋白质含量的5倍，尤其乳清蛋白质的含量比常乳中高得多。另外，初乳中还含有大量的免疫球蛋白、乳铁蛋白、生长因子、巨噬细胞、淋巴细胞、中性粒细胞等，这些物质进入宝宝身体后，能够帮助宝宝防止感染和增强免疫力。因此，吃了初乳的宝宝体质一般较好。

　　免疫球蛋白： 免疫球蛋白分布在宝宝的呼吸道和胃肠道局部黏膜表面，能够中和宝宝体内的毒素，并能凝集病原体，这样就能够有效防止有害物侵入宝宝身体。

　　乳铁蛋白： 乳铁蛋白进入宝宝身体后，能与铁结合，从而减少细菌与铁结合的概率，这样就可以阻碍细菌的代谢和分裂繁殖。所以乳铁蛋白是有抑菌作用的，在预防新生宝宝肠道感染中起着重要作用，体内乳铁蛋白足够的宝宝很少会发生严重的下痢。

　　生长因子： 生长因子进入宝宝身体后，不仅能促进宝宝胃肠道、肝脏及其他组织的上皮细胞生长发育，还参与调解胃液的酸碱度，是新生宝宝不能缺少的物质。

　　初乳中的盐类如磷酸钙、氯化钙，微量元素如铜、铁、锌等矿物质的含量显著高于常乳，锌的含量尤其高，是正常血锌浓度的4~7倍。

　　初乳中的维生素含量也显著高于常乳，尤其初乳中的维生素B₂有时较常乳中含量高出3~4倍，另外妈妈的初乳中还含有β胡萝卜素。

　　由此可以看出，初乳中的营养对宝宝来说非常珍贵，妈妈要尽早喂给宝宝。

尽早给宝宝吃母乳

　　妈妈要尽早给宝宝哺乳，一般在产后20~30分钟，就可以开始第一次哺乳。虽然此时乳汁较少，但仍然含有大量珍贵的营养物质，对宝宝的健康很有益。同时，宝宝吸吮时会给乳腺比较强烈的刺激，从而促进乳汁分泌，这也是为以后的哺乳打基础。

　　有的妈妈认为初乳脏，不给宝宝吃，而是直接挤出来抛弃。这种做法是不对的，宝宝将因此丧失我们上文中提到的众多营养素和抗体。

●● 坚持母乳喂养对宝宝的好处

　　妈妈在不同阶段分泌的乳汁，具有不同的特点，且每个阶段的乳汁都符合宝宝当时的体质，可以为他提供最合适的营养。

妈妈的乳汁根据宝宝的需求分泌

　　妈妈初乳的量少，但蛋白质含量高，脂肪含量较低，正好适合宝宝不太大的胃容量和比较弱的肠道功能。初乳还含有大量抗体，给了宝宝一个安全屏障；随着宝宝的成长，胃肠功能不断增强，对热能的需求持续增大，妈妈的乳汁跟着变化，泌乳量越来越多，乳汁中脂肪和乳糖含量逐渐增加，这样就可以满足宝宝的食量和对热能的需求；出生10个月的宝宝已经能从辅食中吸收足够的营养，可以离开妈妈的乳汁了，所以接近将要断乳的时候，妈妈乳汁中的营养含量明显减少。由此看出，母乳最能满足宝宝成长过程中对营养的需求，是宝宝最好的食物。

母乳优于牛奶

与牛奶相比，母乳中的营养素种类更丰富，而且更容易被宝宝吸收。

第一，母乳中的蛋白质是优质蛋白质，其中大部分是乳清蛋白。乳清蛋白在宝宝的胃里会形成絮状凝乳，更容易吸收；而牛奶中的蛋白质大部分是酪蛋白，容易结成较大块的凝乳，不容易吸收。虽然牛奶中的蛋白质比母乳中的蛋白质含量高，但宝宝对牛奶中蛋白质的整体吸收率却远远低于母乳。

第二，母乳中的不饱和脂肪酸含量比牛奶中的高很多，尤其亚油酸的含量更高，这些都是宝宝中枢神经发育所需要的。

第三，母乳中牛磺酸含量也高于牛奶，牛磺酸是对宝宝的脑发育影响非常大的营养素。

第四，母乳中的维生素A、B族维生素、维生素C都比牛奶高。

第五，母乳中的铁和锌比牛奶中的铁和锌利用率高。

第六，牛奶中的矿物质比母乳中的含量高。矿物质如果太多，会加大宝宝肾脏的负担，容易造成宝宝体内出现钠潴留及水潴留。

母乳优于配方奶粉

配方奶粉是以牛奶为基础，然后按照比例加入其他营养成分调配加工而成的。很多配方奶粉都会宣称自己的奶粉是最接近母乳的，但无论如何接近母乳，都无法与母乳的营养价值相提并论。就营养素的种类来讲，奶粉就无法与母乳相比，母乳中含有400多种营养素，配方奶粉是很难实现的。

另外，有的宝宝食用某些奶粉会过敏，但吃母乳的宝宝却从未出现过敏的情况，这也可以证明母乳是最适合宝宝的食物。因此，建议妈妈最好坚持给自己的宝宝喂母乳。

母乳喂养有利于宝宝身心发育

首先，吃母乳时宝宝需要用力吸吮。宝宝在吸吮的过程中，肺部、颈部不断活动，从而得到锻炼，长期坚持下去，肺活量就会得到提升，脖子也比人工喂养的宝宝更有力。另外，宝宝在吸吮中，上下颚会不断开合，并互相摩擦，这样可以避免将来的牙齿排列拥挤。而人工喂养所使用的奶瓶奶嘴出奶孔比较大，宝宝不用怎么用力就可以吃到饱，因而这样的锻炼很有限。

其次，在母乳喂养的过程中，宝宝和妈妈会有亲密接触和亲切互动，宝宝对妈妈的依赖和信任就会逐步确立，所以母乳喂养的宝宝和妈妈的亲密关系更容易建立。而且宝宝在哺乳过程中感受到妈妈的关爱，会觉得安全和放松，这有利于宝宝以后的感情发展和个性完善。

但是有些迫不得已的情况，不允许妈妈母乳喂养。如果不能母乳喂养，也不必强求或自责，可以用配方奶粉喂养宝宝，人工喂养时，注意控制奶粉的温度，每次都给奶瓶、奶嘴仔细消毒即可。

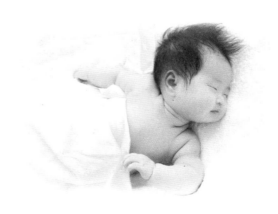

●●● 哪些妈妈不宜给宝宝喂母乳

有些妈妈不适宜给宝宝喂母乳，尤其当妈妈患有一些疾病，哺乳有可能威胁妈妈健康或宝宝健康时，建议妈妈不要母乳喂养，可以选择适合宝宝的奶粉进行人工喂养。

乙肝携带者也可以给孩子喂母乳

妈妈如果是乙肝携带者，可以先检查身体，如果体内只有乙肝抗原，没有乙肝抗体，且肝功能正常时，宝宝出生后，打一针高效免疫球蛋白和一支乙肝疫苗，妈妈就可以哺乳了。如果妈妈肝功能正常，且体内本身存在抗体，宝宝出生后，只需注射一支乙肝疫苗，妈妈就可以为孩子哺乳。具体情况可咨询医生。

什么情况下妈妈不适合给宝宝喂母乳

1.哺乳会加重自身疾病的妈妈不要喂母乳：有些妈妈患有较严重的疾病，不适合母乳喂养，如患有心脏病、高血压、糖尿病或肾病时，最好不要母乳喂养，因为母乳喂养会加重病情：心功能Ⅲ级、Ⅳ级的妈妈哺乳，有可能发生心衰；患有糖尿病的妈妈哺乳有可能出现糖尿病酮症而昏迷；患有肾病的妈妈哺乳有可能加重肾脏负担。另外有精神疾患的妈妈也不适合给宝宝哺乳，因为哺乳会给妈妈带来较大的压力，影响情绪，当妈妈情绪失控时，有可能伤到宝宝。

2.哺乳会威胁宝宝健康时不要喂母乳：如果妈妈患有传染性疾病，如肺结核、肝炎、艾滋病、梅毒等，哺乳时会传染给宝宝，所以患有传染性疾病的妈妈也不适合母乳喂养。另外，妈妈患有较严重的乳腺炎时，最好暂停哺乳，因为乳腺中的细菌也会在哺乳时传递给宝宝，只有等乳腺炎痊愈之后才可以重新哺乳。

3.正在服用会危害宝宝健康的药物的妈妈不要喂母乳：如果妈妈正在吃药，如抗癌药物、

抗甲状腺药物、抗癫痫药物等，最好不要给宝宝哺乳。妈妈如果服用抗甲状腺药物，药物进入宝宝体内，容易引起宝宝甲状腺病变；抗癫痫药物进入宝宝体内后，容易引起宝宝虚脱、嗜睡、全身淤斑等病症。

妈妈如果还有其他情况，需要持续服药，但是不能确定母乳喂养是否会影响宝宝时，要咨询医生。医生会告诉你可不可以，或告诉你一些避免影响的方法，妈妈只要遵照执行即可。

不能给宝宝喂母乳的妈妈需要做什么

1.妈妈如果确定不能哺乳，要尽快使自己的乳汁退回，可以服用大量雌激素如己烯雌酚，抑制泌乳素，使乳汁退回。

2.如果妈妈所患的疾病经过短时间治疗可以痊愈并重新开始哺乳，可以在治疗期用吸奶器等工具将乳汁吸出，以免回乳。

3.不能哺乳的妈妈可以给宝宝选择配方奶粉进行人工喂养。

给宝宝选择成分配比接近母乳的奶粉

给新生宝宝选购奶粉时，以乳清蛋白和酪蛋白比例为60∶40的为佳，这样的奶粉接近母乳，并容易被宝宝消化吸收。另外，爸爸妈妈最好到大型超市、母婴专卖店等正规地方选购配方奶粉，信誉较好，有问题可追诉。品牌方面，最好选择历史较悠久、口碑较好的。

●●● 哺乳妈妈不能服用哪些药物

哺乳期的妈妈用药需要谨慎，但并不是所有药物都会对宝宝健康产生影响，妈妈只需避开会危害宝宝健康的药物即可。

哺乳妈妈必须慎用的药物

1.哺乳期必须慎用抗生素类药物，如红霉

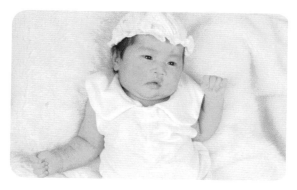

素、青霉素、链霉素、氯霉素、卡那霉素等。红霉素容易引起宝宝呕吐、腹泻、腹痛等疾病，有时候会发生皮疹，如果剂量较大，有可能导致宝宝肝功能损害；青霉素、链霉素容易引起宝宝过敏反应，并导致耐药菌株的产生；氯霉素可影响宝宝造血系统功能，或引起中毒反应；卡那霉素易导致宝宝耳聋。

2.哺乳期慎用磺胺类药物，如复方新诺明、磺胺异噁唑、磺胺脒、双嘧啶片等，这些药物虽然不易进入乳汁，但是少剂量的药物即可导致宝宝血浆内游离胆红素增多，从而引发宝宝黄疸。宝宝如果缺少葡萄糖-6-磷酸脱氢酶，磺胺类药物进入宝宝身体后还容易导致溶血性贫血。

3. 哺乳期妈妈谨慎服用激素类药物、锂盐、阿司匹林、溴隐亭、可卡因、麻黄素、抗癫痫药、抗甲状腺药等，这些药物都会通过乳汁传递给宝宝，从而影响宝宝的健康。

4.妈妈最好不要服用避孕药，也不要服用含有炒麦芽、逍遥散、薄荷的中药，这些药物会减少妈妈乳汁的分泌。

妈妈不得已用药时该怎么用

妈妈在不得已用药时，可遵循以下原则，尽量避免对宝宝的影响：

1.哺乳期尽量避免用药，如果必须用药，妈妈要在医生指导下，严格遵照用药剂量和用药方法用药。必要时，妈妈可以停止哺乳，改为人工喂养。

2.有些药物对宝宝的影响程度尚不明确，如果必须服用这些药物，建议妈妈最好停止母乳喂养。

3.有些药物停用后，妈妈仍然可以哺乳。妈妈在服药期间，可以每天将乳汁吸出，以避免回乳，等停用药物后再继续给宝宝喂母乳。

4.有些药物并不禁止哺乳妈妈服用，但是用药时最好尽量避开哺乳高峰。比如妈妈可以在一次哺乳之后立即吃药，这样距离下次哺乳时间较长，对宝宝的影响就会减小。另外，妈妈可以选择药效时间短，疗效好的药物，同时用尽量小的剂量。

5. 同类型药物，尽量选择对宝宝影响小的。如必须用抗生素时，尽量用毒性相对较小的青霉素。

6.如果可以局部用药，尽量局部用药，如一些抗菌药物，可以外敷尽量外敷。

妈妈生病需要治疗时，一定要告诉医生你正在哺乳，让医生顾及这一点。妈妈用药时，无论用哪种药，采用哪种用药方法，都要按照医生的指导进行。

●● 不适宜给宝宝喂奶的时机

妈妈的乳汁，会随着身体状态的改变而改变，即使同一天的乳汁前后也会有一定差别，有些时候的乳汁不适合喂给宝宝。如：

1.妈妈生气时不宜给宝宝喂奶。妈妈生气时，最好不要给宝宝喂奶，因为生气会使体内产生毒素，这些毒素通过乳汁传递给宝宝，容易使宝宝长疮或生病。所以，有些妈妈一边吵架一边给宝宝哺乳的做法是不可取的，妈妈如果生气了，最好等到情绪平稳下来再给宝宝哺乳。

2.妈妈运动后不宜立即给宝宝喂奶。妈妈在健身、疾步快走、性生活等剧烈运动后，最好不要立即给宝宝哺乳。这时候的乳汁就是中医上说的"热奶"，宝宝吃了这样的"热奶"后，容易精神紧张、烦躁不安，严重时还会引发消化功能紊乱。所以，妈妈在运动过后，最好安静休息一会，等全身多余热气散去，再给宝宝哺乳。

3.妈妈洗澡后不宜立即给宝宝喂奶。刚洗完澡的妈妈，身体也处于热气较盛的状态，这时的乳汁同样属于"热奶"，最好不要立即哺乳，应等身体温度恢复常态再给宝宝哺乳。

●● 宝宝不肯吃母乳的应对方法

宝宝有时候会出现不肯吃母乳的情形，不肯吃母乳的宝宝有可能是身体不舒服，也有可能是妈妈的哺乳方法不对，妈妈只要仔细观察，就可发现其中原因，然后认真应对即可。

宝宝情绪不佳不肯吃母乳

有时候宝宝并不是真的不吃母乳，只是他情绪不好，妈妈只要安抚得当，哺乳就可顺利进行。

1.如果宝宝在哺乳刚开始时，还没有含住妈妈乳头就开始啼哭，这有可能是宝宝找不到乳头，心急而哭，而不是不愿意吃母乳。这时候妈妈要耐心引导辅助宝宝，让他找到乳头，他就会停止啼哭，开始吸吮。

2.有的宝宝性格比较急躁，在找不到妈妈乳头时，就会发火生气，不肯吃母乳。这个时候，妈妈不必强求，只要把宝宝抱起来安抚一会再喂即可。

所以，宝宝不吃母乳的时候，建议妈妈多做尝试，不要立即放弃。

宝宝身体不适时拒绝吃母乳应对法

宝宝有时候身体不适，如果吸吮母乳，会更加不舒服，这时候宝宝就会拒绝哺乳，需要妈妈先缓解他的不适才行。

1.宝宝鼻塞。宝宝如果鼻塞，在吸吮乳汁时呼吸容易受阻，从而拒绝哺乳。如果出现这种情况，妈妈可以用吸鼻器帮宝宝清理一下鼻孔中的异物，清理干净之后，宝宝就会积极吃奶了。

2.宝宝患有口腔疾病。宝宝如果口腔内有破损，如口腔溃疡，吸吮乳汁时会感觉疼痛，就会拒绝哺乳，这时妈妈需要先帮宝宝治好口腔疾病。治疗期间，可以挤出乳汁，用奶瓶或杯子喂给宝宝。

3.有的宝宝早产，尚不具备自己吃母乳的能力，妈妈可以把乳汁挤出来用滴管喂给宝宝，等他有吸奶的能力了，就会自己吸吮。

另外，宝宝如果出现黄疸、呕吐、腹泻、嗜睡等症状并且不肯吃母乳时，妈妈要积极带宝宝看医生。

其他原因不肯吃母乳时的应对方法

除了上述原因，还有一些容易导致宝宝不吃母乳的因素具体如下：

1.乳汁太冲。如果妈妈乳汁太冲，宝宝有可能在吸吮第一口时就被奶水呛到，宝宝为了避免再次被呛，就会拒绝吃奶。遇到这种情况，妈妈可以先让乳汁流出少许后再让宝宝吸吮。另外，躺着哺乳可以减慢乳汁流出的速度，不容易呛到宝宝，乳汁太冲的妈妈可以尝试这种方法。

2.母乳喂养停滞较长时间。有时候妈妈因为特殊的原因，如用药，必须停止母乳喂养一段时间，其间改用奶瓶和奶粉。在母乳喂养重新开始时，宝宝因为对奶头和奶粉味道已经习惯，有时会拒绝母乳。这时候，妈妈需要耐心地重新培养宝宝对妈妈乳头及乳汁的感觉，可以在哺乳时多次将乳头放到宝宝口中，慢慢地，宝宝就会适应并重新开始吃母乳。

3.妈妈没有按照宝宝的需要进行哺喂。有的宝宝需要按需哺乳，妈妈如果忽视宝宝的需要，对哺乳的限定比较严格——定时哺乳且哺乳时间长短固定，长期下去，宝宝会有强烈的挫败感，从而不肯吃母乳。对于这样的宝宝，哺乳应该是按需进行，建议妈妈不要进行严格的时间限制。

另外，妈妈的乳汁不足、身体有异味（如经期、出汗等）或搂抱宝宝的姿势不对，也会让宝宝拒绝母乳，这些情况需要妈妈慢慢总结发现，并加以改善。

●● 每天喂宝宝几次奶，喂多少

每个宝宝都有各自的需求，妈妈每天给宝宝喂奶的次数和数量需要根据宝宝的需求进行调整。喂养宝宝可以按需，也可以按时，妈妈可以根据自身的实际情况决定。

3~4小时喂一次奶

新生宝宝的胃大概每3个小时就会排空，因此一般每隔3~4个小时喂一次奶即可。但有的宝宝胃容量较小，或者消化较快，每隔约2个小时胃就会排空，这时妈妈最好满足宝宝的需求，不必一定要等到3个小时才喂。有的宝宝胃容量较大，或消化速度较慢，两次喂奶间隔时间较长，但不宜超过4小时。如果宝宝超过4个小时还在睡觉，妈妈要叫醒宝宝并给他哺乳。

每次喂40~50毫升奶

妈妈对宝宝的吃奶量不要强求，因为不同宝宝需要的量是不同的，有的新生宝宝刚开始时每次吃20~30毫升，到满月时达到50毫升左右，而有的宝宝在刚出生时，每顿需要50~60毫升的乳汁，满月时则达到80毫升左右。但大多数的宝宝一般都维持在每顿40~50毫升。妈妈只需要多观察宝宝的反应，只要睡眠正常，

大便正常，体重增加稳定，就说明没有问题。

●● 保证乳汁营养丰富全面的方法

妈妈的乳汁质量高，宝宝的成长速度就快，且体质较强，所以妈妈要尽力提高自己乳汁的质量，既要让乳汁丰沛充足，还要让乳汁营养全面。妈妈可以从4个方面入手：

1.妈妈尽量早地为宝宝进行第一次哺乳，第一次哺乳的时间越早，乳汁的量越多。妈妈如果没有不适，在产后20分钟就可以给宝宝哺乳，宝宝吸吮乳头可以促进泌乳素的分泌，从而使泌乳量增加。

2.妈妈可以找有经验的催乳师对乳房进行按摩催乳，另外自己用热毛巾热敷乳房，也可以起到促进乳汁分泌的作用。

3.妈妈还要从饮食中摄取足够的能量，包括脂肪、蛋白质、碳水化合物，如果这些营养摄入不够，乳汁就失去了量的保证。所以建议妈妈哺乳期间不要节食。另外，还可以在饮食中加入一些有催乳作用的食材，如鲫鱼、猪蹄、母鸡、莴笋、金针菜、丝瓜、茭白、豌豆、黄豆及其制品来增加乳汁的分泌量。

4.妈妈在哺乳期间还要多补充蔬菜、水果，注意各种维生素、矿物质及微量元素的摄入，这样才能保证乳汁的营养全面。所以，哺乳期的妈妈最好不要挑食、偏食。

●● 前奶后奶都要让宝宝吃到

妈妈每次哺乳，先分泌出的奶水叫做前奶，后分泌出的奶水叫做后奶，二者营养侧重点不同。在给宝宝哺乳的时候，最好让宝宝前奶和后奶都吃到，这样才不会营养不均衡。

为什么要让宝宝前奶、后奶都吃到

前奶看上去比较稀薄、清淡，好像没什么营养，实际上这样的奶水富含水分和蛋白质，尤其

是水分，吃足前奶的宝宝在出生后前4个月，基本上都不需要额外补水。

前奶吸完后，奶水变得较浓稠，颜色也变成了白色，这就是后奶了。后奶富含脂肪、乳糖和其他营养素，是宝宝的热能保证。吃足后奶后，宝宝就不那么容易饿了，睡眠时间也会延长。

怎样才能让宝宝前奶后奶都吃到

妈妈每次给宝宝哺乳时，要让宝宝把一侧乳房先吃空，然后换另一侧。如果一侧没有吃完，换了另一侧，过一会再换回来，宝宝很容易因为吃了较大量的前奶，在吃足后奶之前就吃饱了。这样做宝宝容易缺乏脂肪、乳糖等能量物质，睡眠时间会缩短，从而影响身体成长。另外，有些妈妈认为刚开始的奶水脏，所以挤掉了，这样做是不对的，如果宝宝吃不到足够的前奶，容易缺乏蛋白质和水。

●● 哺乳的正确姿势和手法

新手妈妈还需要学习正确的哺乳姿势，如果哺乳姿势不正确，不但会伤到自己的乳房，也有可能让宝宝不舒服，妈妈可以参照下文的内容，慢慢揣摩，找到适合自己的方式。

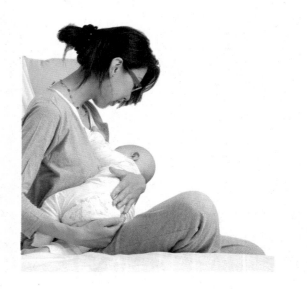

妈妈哺乳的正确姿势

哺乳时，妈妈可以坐或躺在床上，也可以坐在合适的凳子或椅子上。采用坐姿哺乳时，妈妈要先抱起宝宝，正确的抱宝宝方式是：妈妈的一只胳膊撑起宝宝的后背及头部，让宝宝的头正好枕在自己的臂弯处，让宝宝的脸正对着妈妈的乳房，另一只手托住宝宝的臀部及腿部，让宝宝的腹部贴着妈妈的腹部，胸部贴着妈妈的胸部。然后妈妈双手托起宝宝靠近自己乳房，让宝宝含住妈妈的乳头和大部分乳晕。另外，妈妈长时间地抱着宝宝哺乳，手臂很容易累，这时可以在腿下垫一些东西来抬高腿部，帮助手臂托起宝宝（如果坐在椅子上哺乳，可以在脚底踩一只小凳子）。

妈妈采用卧姿给宝宝哺乳时，可以半俯卧在床上，让宝宝仰躺着，头枕在妈妈的臂弯处，脸对着妈妈胸部，妈妈伏低上身将乳头送入宝宝口中即可。但是在宝宝未满3个月前，最好不要采用这种方式，因为妈妈哺乳时容易打瞌睡，如果乳房堵住宝宝的口鼻而妈妈不知道，宝宝又无力避让，很可能使宝宝窒息。

另外，妈妈在把乳房送到宝宝的口中时，不要用手牵拉乳头，而是要把手握成C形，从乳房下方托住整个乳房，并送到宝宝口边。

宝宝含乳的正确姿势

宝宝吃奶时，如果只含住乳头，是吸不到乳汁的，而是要把乳晕及乳头全部含入口中才行，因此妈妈哺乳时，尽量让宝宝的口和下颌紧贴妈妈的乳房，这样宝宝就会主动把整个乳晕都含在口中。宝宝正确的含乳方式可以刺激妈妈的乳腺泌乳，也可以避免乳头发生皲裂。另外，妈妈在哺乳时，不要让乳房压住宝宝的鼻子，如果压住了，妈妈可以轻轻地把乳房向里按得凹陷一点，给宝宝留出呼吸空间。

哺乳过后，竖抱宝宝

宝宝吃饱以后，妈妈不要立即把他放在床上，这样宝宝容易溢乳，最好把宝宝竖着抱起来，让宝宝的头趴在妈妈的肩膀上，然后轻轻拍打宝宝的背部，帮助宝宝打嗝，这样宝宝就会把吃奶时吃进肚子里的空气排出来，再睡下就不容易打嗝了。

●● 宝宝吐奶、溢奶怎么办

新生宝宝的胃比较特殊，吃到胃里的食物容易回流，经常会发生吐奶或溢奶的情况。宝宝溢奶或吐奶大多数都是正常的，只要体重增长正常，精神良好，妈妈就不必太过担忧。

宝宝吐奶与溢奶的区别

宝宝吐奶与溢奶的原因不同，表现形式也不同：

1.宝宝在吃奶时，会把一些空气吸到胃里，这些空气在宝宝吃完后需要从胃里溢出，空气溢出的同时，带了一些奶水出来，就形成了溢奶。溢奶时，奶水是自然从宝宝口中流出的，宝宝没有痛苦表情，且一般在哺乳过后吐一两口就没事了。

2.宝宝吐奶不同于溢奶，吐奶是因为宝宝胃肠功能较弱，在胃里的食物无法顺利进入肠道，转而从宝宝口里流出形成的。吐奶一般发生在喂奶后半个小时，吐奶时，宝宝会出现呕吐的痛苦表情，食物呈喷射状吐出。

宝宝吐奶、溢奶的处理方法

宝宝溢奶是一种生理性的反应，妈妈无须紧张，只要每次哺乳后，将宝宝竖直抱起，帮他拍几个嗝出来，将胃里的空气排出，溢奶就会减少。如果拍完嗝宝宝还会溢奶，就让他俯卧一会，不过俯卧的时候妈妈一定要守在宝宝身边，以免宝宝窒息。

宝宝如果发生吐奶，量多且频繁，妈妈要观察他有没有其他症状，如果宝宝精神愉快，且体重、身高都增长正常，就不必担心，但是如果宝宝同时有精神萎靡，食欲不振、发热、咳嗽等症状，且体重、身高都增长缓慢，妈妈要及时带宝宝就医。

知识链接

宝宝的胃发育还不完善

人的胃有两个开口，一个是贲门，与食道连接，另一个是幽门，与肠道连接，新生宝宝的贲门较松弛，而幽门关闭较紧，同时新生宝宝的胃是水平状的，所以容易发生吐奶或溢奶的情况，这种情况一般等宝宝长到6~8个月之后会自行消失。

●● 如何判断宝宝有没有吃饱

宝宝如果吃不饱，睡眠、健康都会受影响，体重和身高的增长往往不尽如人意，因此妈妈要尽量每次都让宝宝吃饱。宝宝有没有吃饱可以从以下3方面观察出来：

1.观察宝宝吃奶时的表现：宝宝吃奶时，一般吸吮2~3口就会吞咽一次，如果吞咽的时间超过10分钟，一般是吃饱了。有的妈妈用宝宝吃奶时间的长短来判断，其实这是不准确的，有的宝宝吃奶慢，虽然吃奶时间较长，但是吞咽时间不足，还是吃不饱。

2.看宝宝的精神状态：宝宝如果吃饱了，会表现出满足、愉悦的神情，有时候还会不自觉地微笑，每次的睡眠时间也比较长。如果宝宝每次睡眠时间较短，睡觉不踏实，而且经常哭闹，很有可能是没吃饱。

3.看宝宝的生理状态：宝宝如果吃饱了，每天会排大便3~4次，颜色呈金黄色（奶粉喂养的宝宝大便呈淡黄色），有的宝宝大便次数较少，但只要颜色正常即可。宝宝如果吃不饱，大便就会呈绿色（这里不是指胎便的情况），而且小便量和次数都较少（正常情况下每天的小便次数在6次以上即可）。

●● 新生宝宝也需要适量喝点水

一般情况下，妈妈的乳汁含有大量水分，是可以满足6个月内的宝宝需要的。纯母乳喂养的宝宝不需要喝水。

什么情况下宝宝需要喝水

宝宝如果缺水，大便就会变得干燥，小便次数也会减少，如果宝宝便秘或每天小便次数在5次以下，妈妈一定要给宝宝多喝水。其次，在气候干燥炎热时，或宝宝嘴唇显得干燥，且经常会用小舌头舔嘴唇时，妈妈也要给宝宝适当补水。还有在宝宝感冒、发烧的情况下，失水状况会比较严重，妈妈也需要注意给宝宝多补水，如果宝宝失水得不到及时补充，很容易导致脱水。

给宝宝喝水注意事项

给宝宝补水，可以用凉温的白开水，白开水不仅可以补充宝宝流失的水分，还有散热、调节水和电解质平衡的功效。另外，建议妈妈尽量给宝宝少喝或不喝果汁或糖水，果汁或糖水会抑制宝宝的消化和吸收，并引起宝宝胃部不适。另外，宝宝如果习惯并喜欢上这种甜味后，就会变得不愿意喝白开水。妈妈给宝宝补水，可以在两顿母乳之间，每次喂20~30毫升即可。

●● 乳腺炎、乳头皲裂时如何给宝宝哺乳

哺乳期间，乳房因为负荷较大，容易出现一些异常情况，乳腺炎和乳头皲裂是最常见的，当出现这两种情况时，妈妈该如何给宝宝哺乳呢？

患乳腺炎时该怎么喂奶

乳腺炎的一般症状：一侧乳房出现硬块、红肿、烧痛，并且摸上去体温比较高，进一步发展就总是疼得厉害，同时还老是感觉一跳一跳的。

患乳腺炎不能立即停止喂母乳。停止哺乳不仅影响婴儿喂养，而且还增加了乳汁淤积的机会，在感到乳房疼痛肿胀阶段不仅不能停止母乳喂养，而且还要勤给孩子喂奶，尽量把乳房里的乳汁吸干净。

吃不完的奶要及时吸出。如果乳腺管受压不太畅通，细菌就会进入乳房内，造成乳汁潴留，进而发生炎症。通常，要防止乳汁菌积，若宝宝不愿意吃患侧乳汁，可以吸出来，保证排空。

少喝有发奶作用的汤水，多吃具有清热作用的蔬菜水果，如西红柿、青菜、丝瓜、黄瓜、绿豆、鲜藕，此外海带具有软坚散结的作用，可多吃些。

乳头皲裂时该怎么喂奶

许多年轻的妈妈，在喂奶一段时间后，乳头会出现皲裂，这是因为宝宝的含接不正确，而宝宝的吸吮力又比较强，所以要注意正确的喂养方法。

不要直接给宝宝喂奶。乳头出现裂口后可以用吸奶器把奶吸出来给孩子喝，同时妈妈还可以把挤出来的奶涂抹到裂口处，帮助裂口愈合。

注意乳头清洁。不提倡每次喂奶前把乳头清洗干净，以免造成裂口感染，只要每日用清水清洗即可，勤换内衣，此外，还可在裂口处涂抹些利于愈合的羊毛脂膏，宝宝吸吮前不用擦拭，可以直接吸吮。

03 日常起居与看护照顾

●● 宝宝的居室有什么要求

宝宝对环境的适应需要过程，在婴儿阶段，孩子的居室布置是有要求的，不能只考虑到好看不好看，实用性和安全性才是爸爸妈妈们最应该重视的。

宽敞明亮

为了能让妈妈及时关注到宝宝的细微变化，宝宝居住的房间一定要宽敞，以保证母婴同室，宝宝的视野也会随之开阔。

宝宝居住的房间应该保持一定的光照度，如果房间的光线过于昏暗，一是宝宝容易睡得黑白颠倒，二是影响视觉发育，三是不利于妈妈对宝宝的面色、皮肤、呼吸等进行细致观察，甚至出现病态也不能及时发现。

保持通风

宝宝的呼吸系统娇弱，其生长发育对氧气的需求量又很大，居住的房间应有足够的新鲜空气，以满足其对氧气的需求。

即使在冬天，宝宝居住的房间也要坚持每日通风1~2次，可先把宝宝抱到别的房间，通完风再回来，夏季则可以终日开窗。同时也一定要注意避免穿堂风，不要着凉。

温度和湿度

新生儿由于体温调节功能差，体表散热快，过冷或过热都会使新生宝宝的生理状态发生紊乱，宝宝的环境温度夏天应维持在23℃~25℃，冬天维持在20℃以上比较合适。

室内湿度在55%~65%为好，如果房间里比较干燥，可以洒些水湿化空气，这也可在一定程度上预防呼吸道疾病的发生。

不要有噪声，但也避免过于安静

宝宝的中枢神经系统发育尚未健全，噪声刺激会使脑细胞受到损害，导致大脑发育不良，此外噪声影响宝宝睡眠，睡眠不足会导致宝宝生长发育迟缓，因此，宝宝的居室内不应该有噪声。家人不要在室内喧哗吵闹，不要在室内跳舞、打牌，收音机、电视音量也不要过大。

宝宝需要安静，但也不能过于安静，有些家长走路小心翼翼，做任何事情都尽量不发出声响，刻意营造无声无响的环境，这是完全没必要的，而且对宝宝的生长发育同样不利。适量的环境刺激能提高宝宝的视觉、触觉和听觉的灵敏性，也可促进智力发育，使大脑更发达，家长不必太过小心，避免过大的声音出现即可。

不要有烟雾

宝宝的嗅觉、味觉比成人敏感，如果宝宝吸入香烟烟雾，尼古丁之类的毒素会刺激宝宝的迷走神经，导致宝宝胃肠道发生痉挛性收缩，发出尖声啼哭。

宝宝居室中如果弥漫类似香烟的烟雾，等于宝宝被动吸烟，其危害是十分严重的，从优生角度来看，爸爸、妈妈即使完成了生产任务，也应禁止在室内吸烟。

夜间不要长时间开灯

通宵开灯对宝宝的生长发育是不利的，昼夜

不分的宝宝容易出现睡眠和喂养上的不适，宝宝应该在昼夜有别的环境下生活，其居室夜间不要长时间地开灯，如果需要开灯，灯光应柔和。

●● 抱新生宝宝的正确方法

新生宝宝的身体柔软娇嫩，尤其头颈部力量非常小，妈妈在抱宝宝的时候需要格外小心。

妈妈要多抱抱宝宝

妈妈要多抱抱宝宝，如果经常让宝宝在床上躺着，不利于宝宝的骨骼正常发育，同时容易让宝宝有孤独、被遗弃的感觉。妈妈抱宝宝的过程，也是宝宝感受妈妈关爱的过程，在妈妈的怀里，宝宝能感受到妈妈熟悉的心跳声、熟悉的气味和身体的温度，会有安全感，并且对妈妈的信赖感会逐渐加深。而且一般情况下，妈妈在抱着宝宝的时候，与宝宝的交流比较多，这样也有利于宝宝的大脑发育。不过，妈妈也不能经常抱着宝宝，尤其不要抱着宝宝睡觉，因为太长时间的搂抱，也会让宝宝不舒服，并且影响他的心智发育。

抱宝宝的正确方法

1.可以横着抱宝宝。横着抱时，妈妈可以从宝宝身体靠近妈妈的一侧，把一只胳膊插入宝宝身下，撑起宝宝的头颈部及后背，让宝宝的头枕着你的臂弯，后背躺在你的前臂上，另一只手从外侧托起宝宝的臀部和腿部，与身体一起夹住宝宝的整个下肢，并使头部高出臀部10厘米。这样抱，能比较好地支撑宝宝的头部和身体，宝宝会有安全感。未满月的宝宝一般都可以采取这种方式抱。

2.可以竖直抱宝宝。竖直抱时，妈妈可以先用一只手夹住宝宝的头颈部，手臂衬着宝宝的后背，然后从外侧用另一只手托住宝宝的臀部及大腿，然后把宝宝的头颈部及后背抬高，让宝宝的头伏在你的肩膀上即可。这样的抱法，可以在宝宝满月以后用。竖着抱，还可以一手夹住宝宝的头颈部，一手托着宝宝的臀部，然后把头部向后送，使宝宝的身体与你形成15度的夹角即可，这样的姿势有利于你跟宝宝交流，也会让宝宝看到更多的风景。但3个月以上的宝宝才可以采用这种抱法。

3.抱宝宝的时间不宜太长，尤其竖直抱的时候一次持续时间更不能太长，因为宝宝的腰部肌肉还不发达，如果每次抱着的时间太长，宝宝会感觉劳累。每天抱新生宝宝的时间最好不要超过3个小时，每次不超过30分钟，等宝宝长到2个月时，可以每天抱6个小时。妈妈可以选在宝宝每次睡醒之后抱抱他，这也是给他换一个姿势活动一下。还有，抱着宝宝的时候，可以多换换姿势，从一边换到另一边，从打横抱换为竖直抱等，这样宝宝的身体就比较轻松，不会太累。

●● 给宝宝穿、脱衣服的方法

宝宝的身体柔软，四肢大多是屈曲状，再加上抵抗力弱，容易受凉，特别是在寒冷的冬天，最大的麻烦是宝宝还不会配合妈妈，所以给宝宝穿脱衣服时要掌握一定的方法。

给宝宝穿、脱衣服的要点

给宝宝穿衣、脱衣时，一定要让宝宝仰面躺在垫子或毛巾上，等宝宝到4个月大后，能稍微控制自己的脑袋了，可以把宝宝放在大人的大腿上穿、脱衣服。

给宝宝穿、脱衣服时动作要轻柔，不要留指甲，避免在接触时伤害到宝宝，先按上衣、裤子、袜子、鞋子的顺序穿戴，再用小毛毯或小棉被包裹宝宝，要保证宝宝的双腿有足够大的活动空间。

给宝宝穿衣服的方法

先给宝宝一些信号，比如抚摸他的皮肤，和他轻轻地说话，告诉他："宝宝，我们来穿上衣服，好不好？"使他身体放松，并确认一下是否需要更换尿布。

连身衣：将连身衣纽扣解开，平放在床上，先穿裤腿，再用穿上衣的方法将手穿入袖子中，然后扣上所有的纽扣即可，连身衣穿脱方便，穿着舒服，保暖性能也很好。

套头衫和衬衫：要记住，宝宝的头是椭圆形的，如果领口小，要把套头衫的下摆提起，挽成环状，先套到婴儿的后脑勺上，然后再向前往下拉，经过前额和鼻子的时候，要把衣服托起来，不要让衣服挂在鼻子上，宝宝的头套进去以后，再把他的胳膊伸进去即可。

给宝宝脱衣服的方法

大多数宝宝都不喜欢脱衣服，一是怕冷，二是脱衣服时身体受到挤压，让宝宝感到不舒适，因此，在脱衣服时妈妈的动作一定要轻柔、迅速。

连身衣：先把宝宝放在一个平面上，从正面解开衣裤，轻轻地把双腿拉出来，必要时换尿布。然后把宝宝的双腿提起，把连衣裤往上推向背部到他的双肩，轻轻地分别把宝宝的双手拉出。

套头衫和衬衫：先握着宝宝的肘部，把袖口卷起来，然后轻轻地把手臂拉出来，把套头衫的领口张开，把手伸进衣服内撑着衣服，小心地通

过宝宝的头，以免盖住或擦伤他的脸，将整件衣服取出。

专家热线
常见疑问解答

Q 宝宝的衣服需要每天穿脱、更换吗？

A 宝宝的新陈代谢活跃，经常出汗，要给宝宝天天洗澡。如果不能天天给宝宝洗澡，也一定要经常更换内衣和贴身的衣服，最好每天一换。此外，宝宝的衣服还需要勤洗，一定要用清水漂洗干净。

●● 不要轻易擦掉宝宝的胎脂

宝宝出生时，身体上覆盖着一层白色脂肪，这就是胎脂。胎脂在宝宝的颈部、腋窝、腹股沟等部位集聚较多且较厚，其他部位较少。

不要轻易擦掉宝宝的胎脂

胎脂对宝宝的身体有保护作用，当宝宝还在妈妈的子宫里时，胎脂为宝宝隔绝了羊水的浸润。宝宝出生后，胎脂也会保护宝宝的皮肤不受感染，同时还能为宝宝保温——刚从妈妈子宫里出生的宝宝，身体会立即向周围散发热量，体温也随之降低，如果热量散发太多，很容易使宝宝失温，而胎脂的存在可以较好地保持宝宝的体温稳定。还有，胎脂在宝宝穿上衣服后，可以减少衣物对宝宝皮肤的摩擦刺激，起到润滑作用。所以，不要在宝宝出生后立即给宝宝擦去胎脂。

宝宝的大部分胎脂会因为日常的护理和衣服的摩擦，在出生2~3天后自行消失。在胎脂没有消失的颈部、腋下、腹股沟等地方，妈妈可以帮他清除，用消过毒的纱布蘸取少量植物油，轻轻浸润之后抹去即可。

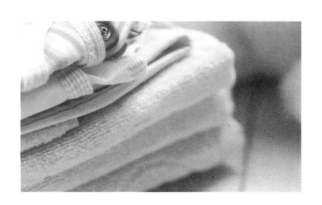

●● 宝宝的衣物如何选择

宝宝皮肤娇嫩，免疫力较低，妈妈要为他选择舒服并对健康有利的衣物。

宝宝的衣服的选择

给宝宝选衣物，可以从以下方面着手：

面料：宝宝的皮肤娇嫩，且皮肤功能不完善，容易受刺激，妈妈可以给他选择纯棉的衣服。因为纯棉的衣服手感柔软、保暖透气性好，且刺激性小，可以给宝宝较好的呵护。

颜色：给宝宝选衣物时，最好以浅色为主，如乳白、浅粉等，浅色衣物不易掉色，对宝宝皮肤的影响较小。

款式：给宝宝选上衣时，多选一些有前开口的。前开口的上衣穿脱都比较容易，可以避免妈妈太过用力伤到宝宝的骨骼、皮肤等。另外，衣服上最好不要有硬的装饰物或纽扣，不然会让宝宝不舒服。

大小：给宝宝选衣服时，最好选择大一号的，因为宝宝这段时间的成长非常迅速，本来合适的衣服很容易变小。另外，上衣最好选较长的，要盖过肚脐，这样可以防止宝宝肚脐受凉。

给宝宝穿衣要注意保暖防暑

新生的宝宝，体温调节中枢不完善，皮下脂肪较薄，因此，身体散热速度较快，需要穿厚的衣服保暖。但也不是越厚越好，宝宝一般比大人多穿一件，再盖上小被子即可。妈妈如果不知道宝宝穿的衣服是不是合适，可以摸摸宝宝的手脚，如果手脚温暖，且身体无汗，说明宝宝衣着合适，如果宝宝手脚温暖的同时，身体多汗，说明宝宝衣着过多，如果宝宝手脚发凉，则说明宝宝衣着太少，妈妈可以根据情况适当给宝宝加减衣物。

●● 宝宝需要重点呵护的身体部位

新生宝宝全身都娇嫩，有几个身体部位尤其

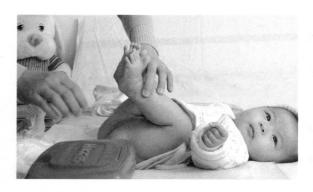

娇嫩，需要更细心、更特别的护理，妈妈不要忽视。

囟门的护理

新生宝宝头部前后各有一个地方头骨没有合拢，摸上去手感柔软，并有与脉搏一样的跳动，医学上称为囟门。前面的囟门较大，呈菱形，叫做前囟；后面的囟门较小，叫做后囟，后囟在宝宝出生的时候只留下了约一指宽的缝隙，大约3个月后就会合拢。我们通常提到的囟门都是指前囟，这个区域在宝宝长到1岁到1岁半的时候才会合拢，最晚不会超过18个月。

囟门是宝宝非常娇嫩的部位，因为囟门下面即是宝宝的脑膜和大脑，损伤囟门有可能伤到宝宝的大脑，所以必须小心呵护：一不要用力碰触宝宝囟门，二要仔细清洁囟门。

1.清洁囟门：囟门如果受到感染，脑膜或大脑容易被感染，引起脑膜炎或脑炎。妈妈可以在给宝宝洗澡时清洁囟门，用宝宝专用洗发液轻轻揉一会，然后用清水冲净即可，擦干后扑上婴儿粉。如果宝宝囟门上有污垢不易洗掉，建议妈妈不要用力搓揉。可以用消过毒的纱布蘸取一点麻油（干净的、熟的麻油）敷在宝宝的囟门处，软化2～3个小时后，就可以很容易地洗掉了。

2.保护囟门：妈妈在照顾宝宝时，不要让硬物或尖锐的东西碰触宝宝头部。如果不慎擦破了宝宝的头皮，可以立即用棉球蘸取酒精帮宝宝消毒，以免感染。另外，室温比较低或者要带宝宝外出时，最好给宝宝戴上帽子，或用毛巾罩住囟门。

新生宝宝脐带的护理方法

宝宝的脐带在出生后就完成了它的使命，一般在7~15天后会自动脱落。妈妈在这段时间要注意观察，只要宝宝的脐带没有红肿、化脓的现象出现即可。

1.脐带脱落前：宝宝出生后，需要剪断脐带，脐带就会留下一个断面，这个断面很容易被细菌入侵，因此每次给宝宝清洁脐带之前都要看一下这个断面有无红肿和感染，如果没有什么特别情况，不要对这里做额外的处理。在清洁脐带时，可以用消毒棉球蘸取75%的酒精在脐窝周围轻轻擦拭，如果脐窝发红，可以先用2%的碘酒消毒，然后用75%的酒精擦拭即可。另外，宝宝的衣服要常换，尿布最好不要盖过脐带部位，以免衣服和尿布上的脏污感染宝宝脐带。

2.脐带脱落后：宝宝的脐带脱落后，脐窝处经常会有少量的液体渗出，妈妈可以用消毒棉球蘸取75%的酒精给脐窝消毒，然后再盖上消毒纱布即可。

新生宝宝的私密部位要重点呵护

新生宝宝的私密部位也是很娇嫩的部位，需要妈妈特别的呵护，女宝宝需要的呵护比男宝宝更多。

女宝宝的护理：女宝宝刚出生时，阴道可能会有白色的分泌物或是红色的月经，这属于正常现象，过2~3天后就会自行消失，无须多虑。

女宝宝阴道有自洁功能，所以建议妈妈在给宝宝清洁阴部时，不要添加别的东西，只用温开水即可。清洗的时候，要用柔软的毛巾按照从上往下，从前往后的顺序进行，并且要先清洗阴部，再清洗肛门，这样可以避免把肛门的脏污带到阴道。另外，清洁宝宝阴部时，只需将外阴清洁干净即可，不可用水洗里面，洗完阴部后再把大腿根部的污垢一起擦掉。

宝宝每次小便完之后，妈妈都要帮宝宝清洗外阴部，清洗擦干之后最好不要用爽身粉扑洒宝宝阴部，因为爽身粉有可能混有汗液，容易感染宝宝阴道。

男宝宝的护理：男宝宝阴部的护理比起女宝宝要容易得多，清洁的时候，检查一下宝宝的尿道口有无红肿发炎，若没有问题，只需用温开水清洁他的阴茎根部和尿道口即可。

无论男宝宝还是女宝宝，如果阴部出现红肿、发炎等异常情况，都要带宝宝去医院检查治疗。

●● 该给宝宝用什么样的尿布

新生宝宝可以用尿布，也可以用纸尿裤，但无论用什么，妈妈都要在舒适度上多下工夫，舒适的尿布或纸尿裤不但可以避免宝宝红屁股，还能提高宝宝睡眠质量，对宝宝的成长很有帮助。

给宝宝选择尿布的原则

妈妈如果愿意给宝宝用尿布，选择尿布时，可以把以下因素考虑进去：

1.选用纯棉织品。纯棉织品透气性好，吸水性强，且手感柔软，不会过度摩擦宝宝娇嫩的皮肤，伤害宝宝。

2.选择浅色的尿布。浅色的尿布不易脱色，对宝宝的伤害较小，妈妈可以选择白、浅粉、浅黄、浅蓝等颜色的尿布，而尽量避免蓝、青、紫这些深色的尿布。

3.长短薄厚适合的尿布。宝宝使用的尿布如果太长，不是垫到了后背，不舒服，就是盖住了脐带，容易引起发炎，所以建议妈妈不要选用太长的尿布。同时，如果尿布过厚，贴合性就会较差，不但容易漏尿，还会使宝宝的腿不舒服。过厚的尿布如果长期使用，有可能造成宝宝腿变形。

给宝宝选择纸尿裤的原则

妈妈如果要给宝宝用纸尿裤，在购买纸尿裤时，也可以把以下几点作为参考：

1.大小要合身。妈妈在准备购买纸尿裤时，最好先少买一些，先给宝宝试试大小，确定规格后再大量购买。纸尿裤如果适合宝宝穿着，尿裤的腰带与宝宝的腹部、纸尿裤的裤边与宝宝的大腿紧密贴合，但不会出现印痕。如果贴合不紧密，妈妈最好帮宝宝改用小些的，有印痕则需要改用大号的。同时，随着宝宝的不断成长，妈妈还需要不断更新纸尿裤的尺寸。

2.吸湿、透气性好。可以用一小杯热水来检验：将热水倒在纸尿裤的正面，然后把另一只杯子杯口紧贴在尿裤背面，用手摸一下正面，即可以感觉出它的吸湿性如何。另外观察一下尿裤背面的杯子，如果杯子内壁凝结了较多水珠，说明纸尿裤的透气性比较好，热水的热气已经从纸尿裤大量溢出。另外，在宝宝穿用的过程中，妈妈可以随时观察，如果宝宝的屁股出现泛红现象，说明纸尿裤的吸湿、透气性较差。

3.表层柔软。纸尿裤正反面表层都要柔软，且正面表层要有防止回渗的功能。柔软的表层可以让宝宝穿着舒适，防回渗的功能也可以让宝宝的屁股一直保持干爽，这样可以减少尿布疹的发生。

4.纸尿裤的款式，尽量选择有腿部裁高设计，且带有透气腰带的，这样的设计可以让宝宝的皮肤最大面积地呼吸到新鲜空气。

●● 如何通过大小便判断新生宝宝的健康情况

宝宝大便的规律：新生儿出生24小时内会排出颜色黑绿黏稠、没有臭味的胎粪，随后2～3天排棕褐色的过渡便，以后就转为普通大便。

新生宝宝正常大便的特点

根据喂养条件不同，正常大便也有差异，母乳喂养儿的大便呈黄色或金黄色，软膏样，味酸不臭；牛奶喂养儿的大便色淡黄、较硬，有臭味，大便次数较母乳喂养儿少，每天3～5次。如果妈妈乳头有裂伤出血，大便可能像柏油一样，这也是正常的。

新生宝宝不正常大便的特点

1.母亲乳头正常而新生儿大便是柏油便。
2.大便带鲜血，新生儿可能有尿布疹、假月经、外伤、肛门裂。
3.大便稀水样、蛋花汤样、绿色发酸，可能因喂养不当、饥饿所致。
4.大便灰白，可能有胆道闭锁。

三招防新生儿腹泻

1.哺乳母亲不能过多食用油腻的食物。
2.选用低乳糖奶或低过敏奶粉。
3.按医嘱服用治疗腹泻的药物。

新生宝宝的小便代表着什么

宝宝小便的规律：新生儿往往在生产过程中排第1次小便，生后的第一天可能没有尿或者排尿4～5次，以后根据摄入量逐渐增加，一昼夜可达20次。

专家热线
常见疑问解答

Q **宝宝的尿布总洗不干净，黄黄的，有关系吗？**

A 一般来讲，宝宝的尿液和大便虽然都会发黄，但很容易清洗掉，不会沾染尿布。如果你的宝宝大小便把尿布染得发黄，且总也洗不干净，建议您赶紧带宝宝去看医生，因为这有可能是宝宝身体中胆红素水平升高所致。胆红素升高有可能导致宝宝患上黄疸或溶血症。

如果生后48小时仍无尿，则要考虑有无泌尿系统障碍，可先喂糖水并注意观察，有时有微量蛋白及尿酸盐结晶时新生儿可排红色尿，多喂水即可纠正，如果多喂水后仍不排尿，就应请医生诊治。

●●● 给宝宝洗澡的注意事项

新生的宝宝，出生第二天就可以洗澡了。洗澡不但可以清洁宝宝的皮肤，而且还能促进宝宝全身血液循环，加快新陈代谢，所以建议妈妈最好每天都给宝宝洗一次澡。不过，给宝宝洗澡不是一件轻松的事，妈妈需要做多方面的准备，并在实践中慢慢练习并总结经验。

给宝宝准备好洗澡用具

给宝宝准备专用的澡盆、沐浴液和柔软的毛巾，毛巾要准备两条，擦洗阴部的毛巾和身体其他部位的毛巾要分开。洗澡前，最好用热水烫一遍澡盆，这样可以给澡盆消毒。洗澡的时候，最好用毛巾折叠出的角擦洗宝宝的身体，且每擦完一个部位，就重新折叠一次，这样可以保证身体每个部位用的都是干净的毛巾。此外，擦洗阴部的毛巾不要用来擦洗其他部位，尤其是眼睛、鼻子、嘴巴等。给宝宝洗完澡后，把这些洗澡用具彻底清洁，然后晒干存放即可。

给宝宝洗澡的步骤

第一步：准备好洗澡用具后，放好水。给宝宝洗澡的水温最好控制在38℃~41℃，妈妈可以用手腕来测试，以手腕感觉不烫为好。如果妈妈对手腕测试不敢肯定的话，可以用温度计。另外需要注意，如果给宝宝洗澡的水是冷热水调和的，最好在澡盆里先放冷水，然后放热水，以免放了热水后，忘记放冷水而烫伤宝宝。

第二步：放好水后，把沐浴液加入水中。然后妈妈就可以用双手横托着宝宝慢慢放入水中（一定要慢慢地放入，以免宝宝不适应洗澡水，受到惊吓），但宝宝的头部要始终在水面上。

第三步：从头到脚给宝宝清洗。洗澡时，妈妈可以用一只手托稳宝宝头颈部，另一只手擦洗。先洗头部，再洗脸部，然后是身体。洗脸部时，要从脸部中央向脸的外侧清洗，按照由内眼角向外眼角、由鼻梁向脸颊的顺序清洗。洗头洗脸时，注意用手轻轻压住宝宝的耳郭，以防水流入耳朵。洗身体时，婴儿的腹股沟和阴部要仔细清洗，妈妈可以让宝宝的头枕着或趴在你的胳膊上，腾出一只手抓着腿，另一只手进行清洗。

第四步：洗完澡后，穿衣保暖。宝宝洗澡的时间为2~5分钟，以免着凉感冒。洗澡后，要立即用浴巾把宝宝包裹起来，并擦干头部，等身体完全干后，再穿上衣服。

给宝宝洗澡注意事项

给宝宝洗澡时，要注意以下几点：

1.宝宝洗澡最好选择喂奶前的1~2个小时，以免溢奶。

2.洗澡的房间要关闭门窗，不能有风。房间温度最好控制在26℃~28℃，以免宝宝着凉。

3.洗澡的房间要朝阳，最好在光线充足的地方进行，这样方便妈妈观察宝宝的身体情况。

4.洗澡时，最好不要直接把沐浴露涂在宝宝身上，如果直接涂在宝宝身上，很容易使宝宝身体发滑，并从妈妈的手中溜到水里，发生危险。

温馨提示　　妈妈给宝宝清洁前要先洗净手

妈妈的手接触的物品比较多，可能沾染上的细菌也比较多，在给宝宝清洁之前，建议妈妈最好先用肥皂洗干净手，以免在给宝宝清洁时，不但没清洁干净，反而感染宝宝。

●● 轻松应对宝宝睡觉的各种问题

新生宝宝睡眠的时间很长，刚出生时，几乎每天都要睡20个小时，在出生2周后，会有所减少，但每天也会睡16~18个小时。宝宝的睡眠质量与宝宝的成长速度关系密切，所以妈妈要尽量让宝宝睡好。

让宝宝跟妈妈睡还是自己睡

宝宝自己睡还是跟妈妈睡？最好的办法是妈妈与宝宝分床不分房，就是在妈妈的床边放一张婴儿床，让宝宝睡在婴儿床里。如果让新生宝宝跟妈妈睡一张床，宝宝的睡眠质量容易受到影响，如果宝宝自己睡一间房，没有妈妈的看护，容易发生危险。

宝宝烦躁不睡怎么办

一般情况下，新生宝宝在吃奶的时候就会睡着，如果这样，妈妈只需把他放回婴儿床上即可。但有的宝宝在睡觉之前会显得烦躁，妈妈需要哄一会宝宝才能让他睡着。哄宝宝睡觉的时候，妈妈可以把宝宝抱在怀里轻轻摇晃，并用手轻轻拍宝宝的大腿外侧，或者把宝宝放在摇篮里，边摇摇篮，边拍宝宝的大腿外侧，一般就可以把宝宝哄睡。如果妈妈是抱着哄宝宝睡觉，最好在他睡着超过10分钟之后再放到床上，宝宝如果刚睡着就被放下，很容易再次醒来哭闹。

宝宝睡"反觉"如何调整

有的新生宝宝白天睡觉，夜晚清醒，这就是睡"反觉"，一般出现在出生 2 ~ 3 周时，这常常让妈妈觉得疲惫不堪。如果宝宝出现了睡"反觉"的情形，妈妈可以有意识地减少他白天睡眠的时间来调整，方法如下：白天喂奶时，不要喂饱，让他一次睡眠时间缩短；在他睡觉时，通过换尿布、抚触等方式叫醒他；在他睡觉的房间，让光线明亮些，也不要刻意保持安静；在晚上 7：00~8：00给宝宝洗澡，一般洗完澡，宝宝就会有倦意，乖乖睡觉了。经过几天的调整，一般就可以把宝宝睡"反觉"的习惯扭转过来了。

宝宝夜里睡觉不踏实怎么办

有的宝宝夜里睡觉不踏实，经常醒来。有的时候，宝宝可能是饿了，或者是尿布湿了，妈妈只要解决了宝宝的问题，宝宝就可以继续安睡。如果宝宝连续出现这种情形，并伴有多汗症状，常常醒来之后烦躁得很难再入睡，妈妈要考虑宝宝是不是缺钙了，需要带宝宝去医院检查治疗。

新生宝宝睡觉要不要用枕头

刚出生的宝宝头部与肩部几乎同宽，后脑勺与背部也保持在同一个水平面上，因此无论侧卧还是仰卧都不需要枕头，如果宝宝穿了较厚的衣服，头部不能和肩或背保持同一水平了，就给宝宝在头颈部垫上相当于衣服厚度的东西，如对折后的毛巾即可。另外，给宝宝垫毛巾的时候，最好垫在颈部与头部连接的地方，而不是头部，因为宝宝头后部较突出，而颈部无力，如果直接垫在头部，会使宝宝呼吸不畅。

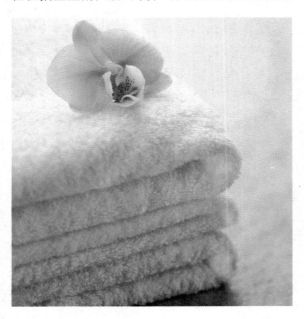

●● 宝宝哭闹不安怎么哄

宝宝只要身体感觉舒服，精神上满足，一般都不会哭闹，除非他想通过啼哭运动一下。所以如果宝宝哭闹，妈妈一定先要弄清原因。宝宝哭的原因有很多，如饿了、困了、尿布湿了、受惊吓了、感觉孤独了、有东西扎着他了，尤其是生病时，常常会啼哭不止，所以需要妈妈仔细分辨，一一排除让宝宝不舒服的因素，只要这些不良因素排除了，宝宝就会安静了。

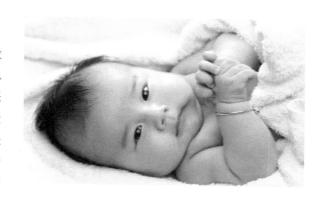

正常的啼哭

宝宝需要运动的时候，会啼哭一会，此时，宝宝的声音很响亮，但没有眼泪，哭声抑扬顿挫，富有节奏感，每次哭的时间很短，一天大概能哭好几次，但宝宝的进食、睡眠及玩耍都很好。这种啼哭是宝宝的一种特殊的运动方式，宝宝可以通过啼哭加大肺部活动量，加快血液循环，促进身体新陈代谢，促进神经系统的发育，还能增进食欲，促进胃肠道的消化及吸收能力。

对于这种哭声，妈妈不用特别在意，只要轻轻触摸宝宝、对他笑，或把他的两只小手放在腹部轻轻摇晃两下，宝宝就会停止啼哭。

情感依赖性啼哭

这种啼哭通常发生在亲近的人离开或失去心爱的玩具时。哭声起先洪亮，涕泪俱下，同时宝宝会表现出感到痛心的表情，而后哭声逐渐减弱，宝宝也变得没精打采。此时，建议爸爸妈妈或者亲近的人抱抱宝宝，安抚宝宝的情绪。

饥饿时的啼哭

宝宝会边啼哭边主动将头转母亲的胸怀寻找乳头，若用手指试探宝宝的口唇，宝宝会不由自主地伸出舌头做出吮乳的动作。此时只要给宝宝喂奶或食品，他便马上安静下来。但如果是人工喂养的宝宝表现出类似饥饿的啼哭时，可以将宝宝抱起或换个环境，这时如果宝宝哭声停止，则说明宝宝不是因为饥饿啼哭，很可能是因为宝宝口渴，或食物调制太浓、太热，或周围环境嘈杂等影响了宝宝情绪，导致的啼哭。爸爸妈妈应仔细寻找原因，从而改进。

口渴时的啼哭

如果宝宝啼哭时显得很烦躁，并时不时用小舌头舔嘴唇，而且嘴唇发干，就说明宝宝口渴了，赶紧给他喂水吧。

喂得太饱时的啼哭

如果喂奶之后，宝宝发出尖锐哭声，同时乱蹬两条小腿，很可能是宝宝吃得太饱了。此时如果妈妈贴着他的小肚子抱起，宝宝会哭得更厉害，嘴里往外吐奶或溢奶，甚至出现呕吐。妈妈这时不必哄宝宝，让宝宝哭一会，哭可促进宝宝消化。

感觉不舒适的啼哭

如遇突然的冷热刺激，或者衣服布料粗糙不平整、衣被裹得过紧、尿布湿了，或被蚊虫叮咬、受到异物刺激时，宝宝都会啼哭。这种哭声初时声音较大，以后逐渐变小，并有全身躁动不安。对这些原因引起的啼哭，只要及时得到帮助，如经常更换尿布，注意风寒冷暖，保持环境幽雅平静，清除宝宝身上的异物或抱在怀中予以轻柔地抚摸慰藉，都可有效地平抑哭声。

困倦时的啼哭

这种啼哭大多发生在人多嘈杂、空气污浊或太热的时候，哭声比较低，宝宝的双目时睁时闭，哭声断断续续。此时，只要把宝宝放在一个安静清爽的地方，他就会安静下来，停止啼哭，安然入睡。

生病时的啼哭

假如宝宝哭声比平常尖锐而凄厉，或握拳、蹬腿、烦躁不安，但不论如何安抚，宝宝仍旧哭个不停，持续哭泣达15分钟以上，也不能让他停止啼哭，那就可能是生病了。此时，建议爸爸妈妈带着宝宝去请医生诊治。

●● 亲吻新生宝宝也要注意方法

正常情况下，妈妈亲吻宝宝对宝宝是有利的，但亲吻宝宝时，力度最好轻柔，一般轻轻碰触即可，因为宝宝的皮肤非常娇嫩，很容易被大力亲吻弄伤。更重要的是，建议妈妈最好不要随便让人亲吻你的宝宝，尤其不要随便亲吻宝宝的嘴，因为新生宝宝的免疫力和抗病力比较低下，很有可能被带有病毒的人感染。

在以下情况下不要亲吻宝宝的嘴

妈妈或者其他人，如果有以下情况，最好不要亲吻宝宝：

1.患有伤风感冒时，尽量不要接近宝宝，更不要亲吻宝宝，以免感染宝宝。

2.患有口腔疾病时，不要亲吻宝宝。

3.患有胃肠疾病时，不要亲吻宝宝。因为胃肠疾病患者一般在口腔里都会有致病菌，所以最好不要亲吻宝宝。

4.浓妆艳抹时，不要亲吻宝宝，因为化妆品里有化学成分，如铅、汞等，会通过宝宝皮肤进入宝宝身体，危害宝宝健康。

5.其他带有传染性病毒的人如疱疹病毒、麻疹病毒、肝炎病毒等，最好不要亲吻宝宝。

总之，妈妈需要保护好宝宝，防止宝宝病从口入，并尽量让宝宝远离致病原，让宝宝健健康康地长大。

专家热线
常见疑问解答

Q 宝宝的口里有一些黏液，可以用消毒纱布擦干净吗？

A 宝宝刚出生时，口腔里的黏液可以不擦。

Q 宝宝吃奶后，能给宝宝用漱口水清理口腔吗？

A 新生宝宝不要用漱口水，虽然漱口水可以增强口腔内环境的抗酸性，但是一般漱口水里都含有氟，氟会影响宝宝牙齿和骨骼的发育，严重时还会引起恶心、呕吐和心律不齐等疾病。妈妈只要在喂奶后给宝宝喂一些温开水即可。

●● 宝宝的指甲要定期修剪

新生宝宝指甲长得特别快，大概每天都会长长0.1毫米，如果不及时剪短，很容易成为藏污纳垢的地方，影响宝宝健康，或者在宝宝舞动小手的时候抓伤自己，所以妈妈最好每周都给宝宝剪1~2次指甲。

妈妈给宝宝剪指甲的时候，需要特别小心，因为宝宝的手经常无意识地乱动，一不小心，就会伤到宝宝的手指。所以最好是在宝宝睡着后剪指甲。妈妈可以准备一把宝宝专用的指甲刀，剪之前，先给拿着指甲刀的手肘找一个支撑点以保持稳定，然后一手抓着宝宝的手，并分开宝宝的手指，另一手拿着指甲刀修剪。尽量把宝宝的指甲修剪成圆弧形，剪完之后，用指腹摸一下是否光滑，如果不光滑，要继续磨一下直到光滑为止。

如果在修剪中，不慎伤了宝宝，妈妈要及时给宝宝止血消毒，止血可以用消毒纱布或棉球按压伤口，止血以后，再用碘酒消毒即可。

●● 不要给新生宝宝挤乳头

有的宝宝出生后，乳头向内凹陷，有的宝宝则是乳房肿大，或有乳汁流出。传统认为，应该给新生宝宝挤乳头，把内陷的乳头和乳房内的乳汁挤出来，才能使宝宝将来的乳房发育正常。实际上，这种做法是不科学的，这样做很容易伤害宝宝的乳房。

宝宝的乳房肿胀，或有乳汁流出，都是新生宝宝的正常生理现象，一般在出生2周后就会自行消失；而宝宝乳头内陷，一般在宝宝青春期时，第二次发育的过程中，都会得到改善。出生1～2周的宝宝，乳腺正处在肿胀阶段，如果这时给宝宝挤乳头，很容易伤害宝宝乳房，严重时，会导致化脓性乳腺炎。所以，无论宝宝乳头内陷还是乳房肿胀，建议妈妈最好不要去挤压。

●● 如何选购和使用婴儿车

了解婴儿车的类型

如果不仔细地去了解，往往无法知道自己到底需要哪一款，因为每台婴儿车都有吸引人的外表，造型也都独具特色。目前市售的婴儿车分为三种：

A型车：从出生开始使用到2岁左右，可以调整椅背角度，甚至可以平躺，功能较多，但一般较大较重。

B型车：从7个月开始使用到4岁左右，无法调整椅背角度，适合出门远行或搭乘公共交通工具时使用，但是较为轻巧且容易收合，在我国，大部分家庭买的都是这类婴儿车。

AB型车：涵盖A型车与B型车的使用范围，利用多种可拆装的周边用品，提供各种不同的实用功能，例如与汽车提篮或睡篮组合，欧美品牌婴儿车几乎都是此类，但价格昂贵，周边用品也不便宜。

安全与否很重要

选好婴儿车后，还必须留意安全和质量问题，先看车的产品证书，然后要检查安全带是否坚固，安全带还应容易调校；车架应有主锁及附加的安全锁，而两个后轮的锁应可同时锁上，并且没有脱漆现象；车的布料成分应具备安全性。此外，必须有足够的座位空间及承托力，同时车身不可有大过手指位的缝隙，以免夹伤宝宝或扭伤手。

婴儿车使用注意事项

1.出门前进行安全检查。每次使用前都应该进行安全检查，如车内的螺母、螺钉是否松动，躺椅部分是否灵活可用，轮闸是否灵活有效等。

2.系好安全带。宝宝坐车时一定要调整并系好腰部安全带，松紧度以放入大人四指为宜，调节部位的尾端最好能剩出3厘米长。

3.不要让宝宝单独留在车里。宝宝坐在车上时，大人不要随意离开，若确实需要离开或转身时，必须先固定轮闸，确认婴儿车不会移动。也不要让宝宝一直留在车里，长时间一种姿势宝宝会疲劳。

4.不要推宝宝到马路边走。宝宝坐在婴儿车里离地面很近，最容易呼吸到地面上的灰尘、尾气，对身体不利。推车出行要多到车少、地平、环境优美的广场、绿地、公园。

5.不要将宝宝连人带车一起提起。遇到楼梯或是有高低差异的地方，需要提起婴儿车时的正确做法应该是：将宝宝从车里抱出来，一手抱宝宝，另一手拎车子。也不要抬起前轮单独使用后轮推行，这样容易导致后车架弯曲、断裂。

04 体格锻炼与智力开发

●● 新生宝宝感官发育特点及相应早教方案

宝宝出生后，生长非常迅速，感官发育也很快，呈现出日新月异的变化。妈妈在感受这些变化的同时，可以多做些尝试刺激宝宝，让宝宝成长得更快，更健康。

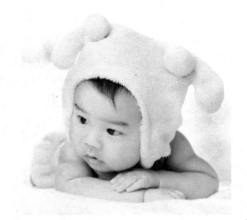

新生宝宝感官发育特点

视觉：新生宝宝视力较弱，但发展很快，刚出生时他只能在有限距离看见一些物体（20～30厘米），到第4周就发展到可以看到3米内的物体，并能追看了。但新生宝宝对色彩的分辨能力还较弱，只有高对比度的图案，如粗线条的黑白图案对宝宝才有比较大的吸引力。

听觉：宝宝出生时，听觉系统就已经很发达，慢慢地，宝宝能分辨出妈妈的声音，并会捕捉和寻找发声源，把眼睛或头转向发声的地方。此时的宝宝，喜欢妈妈的温柔声音，对喧嚣和嘈杂表现出反感。

触觉：新生宝宝的触觉敏锐，喜欢柔软的衣服、尿布，还喜欢妈妈温柔的抚触。

味觉：宝宝的味觉发育成熟较早，喜欢甜食。宝宝出生后不久，就已经能辨别出妈妈乳汁的味道。

嗅觉：宝宝的嗅觉水平也很高，经常能根据妈妈乳汁的味道找到妈妈的乳头，而且会对刺激性气味表示出厌恶。

早教方案

1.妈妈可以经常拿一些不同图案色彩的图片、物体给宝宝看，宝宝一般对黑白色的东西比较感兴趣，另外宝宝还喜欢红色。妈妈在日常生活中，可以多穿颜色鲜艳的衣服，也可以在宝宝的床头挂上颜色多样、会活动的玩具来刺激他关注黑白以外的色彩，这样可以刺激宝宝的视觉发育。

2.准备一个拨浪鼓或者装着豆子的小罐子，在宝宝的耳朵边10厘米处轻轻摇动，宝宝会随着声音转动眼睛或头部，这样可以刺激他的听觉发育。

3.妈妈可以经常抱宝宝，并且每天至少一次对宝宝进行抚触，轻柔地抚触宝宝的全身各部位，宝宝在这种抚触中会感觉踏实、放松，这有利于宝宝的身心发展。

4.有意识地给宝宝闻一些不同的味道，如醋、酒、香水等具有浓烈味道的东西，可以刺激宝宝的嗅觉发育。

5.把大人经常接触到的味道点在宝宝的舌头上，给宝宝尝尝，可以刺激宝宝味觉发育。

● ● 宝宝啼哭是一种锻炼肺部的方法

新生宝宝不但通过哭表达需求，也通过哭运动，所以妈妈不要宝宝一哭就抱，适当让宝宝哭一会，可以锻炼宝宝的肺部功能，加大肺活量。

新生宝宝基本没有其他运动，锻炼身体的机会很少，只有在啼哭时，才能充分活动。他的喉咙和肺会在啼哭中得到锻炼，啼哭还可以促进宝宝血液循环并加快新陈代谢的速度，这可以帮助宝宝消化和吸收。

但是，大多数新手妈妈都很难确定宝宝在什么情况下的啼哭是运动，这里可以教给妈妈一个方法作为参考：宝宝哭的时候（排除其他原因）把他抱起来，如果宝宝哭得更厉害了，说明他这时的啼哭是在运动，你就可以把他放回床上，让他哭一会。为了运动而啼哭的宝宝，哭声响亮、节奏感强、音调平稳且没有眼泪流出。

宝宝哭了一会后，你可以尝试跟他说话，或拿着他的小手放到他的腹部轻轻摇晃，这时候宝宝一般就会停止啼哭，甚至跟你微笑了。

● ● 按摩给宝宝带来的诸多好处

宝宝天生就渴望妈妈的拥抱、抚摸，在妈妈跟宝宝的肌肤亲密接触过程中，宝宝会感觉身心愉悦，跟妈妈的感情也会越来越亲密。

给宝宝按摩的好处

按摩可以给宝宝带来很多具体的好处，如：

1.按摩时，宝宝体内的压力激素水平会降低，烦躁不安的宝宝在经过按摩后，一般会安然入睡。另外，在按摩中，妈妈可以跟宝宝多交流，这时妈妈可以告诉宝宝正在按摩的部位叫什么，虽然他不懂，但却可以锻炼他的记忆。

2.按摩时，宝宝体内的激素及胰岛素水平会升高，这时宝宝的身体血液循环加快，对食物的消化吸收率也较高，因此经常接受按摩的宝宝体重增长速度较快。此外，在按摩中，宝宝触觉、

感觉发育也会快速地提升。

3.在妈妈给宝宝按摩的过程中，宝宝对妈妈的信任和依恋逐渐加深，这有利于宝宝和妈妈感情的建立和发展。同时，妈妈的按摩让宝宝拥有了充足的安全感，这对宝宝以后的性格发展也是非常有利的。

4.有时候按摩还可以缓解宝宝身体上的不适，如果宝宝腹胀时哭闹，妈妈给他按摩腹部，宝宝很快就会安静下来。

温馨提示

爸爸给宝宝做做按摩

妈妈与宝宝的感情建立发展相较于爸爸比较容易，因为妈妈做的有些事情是爸爸替代不了的，那么爸爸就在给宝宝按摩的事上多出点力吧，这不但可以减轻妈妈的负担，更重要的是这么做有利于加强宝宝与爸爸之间的感情联系。

给宝宝按摩的方法

给宝宝按摩时，除了动作要轻柔外，还要注意以下4点：

1.宝宝吃奶前后30分钟~1小时，以及宝宝情绪异常激动时，都不要给宝宝按摩。

2.给宝宝按摩时，要观察宝宝的反应，总结出宝宝喜欢的按摩方式和按摩部位，作为重点经常重复，不必要每次都按部就班。

3.按摩时间以每次20~30分钟为宜。

4.按摩前，妈妈可以给自己双手涂点润肤霜，然后双手手心向下覆在宝宝身体上，从上往下缓缓滑动，腹部可以打圈按摩。

● ● 游泳促进宝宝的身心发育

宝宝出生前就生活在水的世界里，出生后如果能再回到水里，不但会感觉安全、愉悦，而且

身体的成长和感官的发育都会因此受益。所以，妈妈可以创造一些条件让宝宝多游泳。

宝宝游泳的好处

宝宝一般刚出生就可以在专业人士的护理下去游泳了，游泳可以带给宝宝很多好处：

1.游泳可以帮助新生宝宝尽早排出胎便和消退生理性黄疸。

2.游泳是全身性的运动，且运动量大。宝宝游泳时，血液循环加快，肌肉、韧带、关节得到锻炼，肺活量加大。所以经常游泳的宝宝心肺功能较强，体格较健壮，食欲也较好。

3.游泳除了对宝宝的身体成长有促进作用以外，还会对大脑产生刺激。宝宝的视觉、听觉、触觉、嗅觉、平衡感等感官潜能在游泳中都能得到有效的激发。

宝宝游泳需要注意的事项

宝宝游泳时，妈妈要充分注意宝宝的安全，注意以下4点：

1.不管宝宝的脐带是否脱落都可以着水，只需等宝宝游完后对脐部进行消毒处理就可以了。

2.选择适合宝宝颈围的游泳圈，防止游泳圈过大或过小，以宝宝套上游泳圈后，脖子与游泳圈之间仍可以插入两指为好。给宝宝套上游泳圈后，缓缓把宝宝放入水中。

3.宝宝游泳的水温要接近宝宝的体温，最好在38℃左右，室温在25℃~28℃。游完后，要及时用毛巾或被子把宝宝包住保暖，以防感冒，等

宝宝身体彻底干后，再穿上衣服。

4.宝宝游泳最好不要超过10~15分钟/次，不然宝宝会感觉劳累。两次游泳时间间隔最好在2天以上。

●● 学会和宝宝进行对话

新生宝宝虽然还听不懂大人的话，但是如果妈妈多跟宝宝说说话，可以刺激宝宝的神经发育，同时还会使宝宝感受到关爱，从而心情愉快。

妈妈在跟新生宝宝对话时，可以不必考虑说话的内容，因为宝宝在这个阶段还听不懂，只要妈妈的语气轻柔，表情温和就能让宝宝感觉快乐。可以把他当做能听懂你的话一样，跟他说你要做或你正在做的事即可，也可以向他表达你的问候。比如可以在他醒来时，问一问他"你醒了？饿了吗？"给他换衣服时，就跟他说"妈妈要给你换衣服了，这是你的小内衣，白色的。""我们先穿这只胳膊"等，在他尿了或拉了，给他清理时，可以说"拉了，小屁屁不舒服？我们来洗一洗吧！"等，这些琐碎的话，都会给他一定的刺激。

妈妈在跟宝宝说话时，眼睛最好盯着宝宝的眼睛，声音、语调、语气、表情要相互配合，尽量丰富，这样宝宝在听你说话的时候，各种感官可以得到协调锻炼。

●● 适合新生宝宝的早教游戏

妈妈可以开始宝宝的早教游戏，越早开始，宝宝越早得到刺激，各种神经发育也就越快。妈妈可以通过以下的游戏锻炼宝宝：

观景：妈妈可以把宝宝竖直抱起来，这时候宝宝可以看到天花板外的其他有趣事物，这对宝宝是一个新鲜的刺激，有助于他的视觉发育。

听声：准备一个拨浪鼓或八音盒，在宝宝耳边发出声音，刺激他的听觉发育，在这个过程

温馨提示

不提倡宝宝在家里游泳

宝宝可以在家里游泳，但是不提倡。如果要让宝宝在家里游泳，爸爸妈妈除了要为宝宝提供文中提到的保护外，最好要经过正规的培训，并掌握宝宝游泳的基本技巧和发生意外时的处理方法。

中，宝宝的听觉和视觉会逐渐协调起来，眼睛会去寻找发声的物体。

逗笑：在宝宝醒着且处于安静状态的时候，微笑着跟宝宝说话，抚摸他，挠捏他的下巴，如果他感到愉悦，就会微笑。

抓握：掰开宝宝的手指，把你的手指伸到他的掌心，他会立即反射性地握住，这样做可以锻炼宝宝的手部肌肉，同时刺激他的大脑发育。

做操：妈妈可以给宝宝做做被动操，有节律地活动宝宝的四肢。做操的时候，宝宝的身体得到运动，筋肉、骨骼、韧带都得到了放松，宝宝会觉得舒适。一般宝宝都会喜欢这样做，在做的时候会露出微笑。

嗅觉和味觉开发：妈妈可以找一些带有刺激性味道的东西，如醋、酒、香水等给他闻闻，宝宝如果不喜欢，会通过啼哭来表达，不过有时候只是会皱皱眉。另外，你还可以沾点醋或酒放在他的舌头上，他有可能啼哭，因为他能感觉到这些味道的刺激性。生活中的味道，大多数都可以给宝宝尝，这样做可以促进宝宝嗅觉和味觉的发育，让他逐渐学会分辨这些味道。

05 特殊关照：混合喂养和人工喂养

●●● 什么情况下需要进行混合喂养

一般情况下，妈妈都想纯母乳喂养，但有些妈妈，由于一些客观原因不能每顿都给宝宝喂母乳，这时候妈妈可以购买合适的奶粉进行混合喂养。

如果宝宝出现以下状况时，说明母乳已经不能供给宝宝足够的营养了，需要增加奶量：

1.观察宝宝在日常生活中的表现，可以看出母乳是否足够，宝宝能不能吃饱。如果宝宝出现以下状况，就说明可能没吃饱：宝宝吃奶吞咽时间累计不足10分钟；宝宝吃奶到最后会哭一会儿；宝宝睡眠时间较短，醒来就要吃奶；宝宝大便呈绿色黏液状等。

2.留心宝宝体重增加情况，体重增加情况可以反映母乳的营养是否充足，也可以作为是否给宝宝添加奶粉的依据。如果宝宝每周体重增长不足125克，或在满月时体重增长不足500克，就说明宝宝吃不饱，所以，妈妈需要增加喂养次数或

两次喂奶间用吸奶器吸一次，刺激乳房，使乳汁分泌增加。

另外，有的妈妈在产假结束后，需要重新回到工作岗位，如果不能够继续给宝宝纯母乳喂养，这时候就需要混合喂养。

在添加奶粉后，建议妈妈不要立即停止母乳喂养。尤其是母乳分泌不足的妈妈，要增强自信继续母乳喂养，在宝宝不断地吸吮中，泌乳量还是有可能继续增加的。

●●● 如何给混合喂养的宝宝选奶粉

对新妈妈来讲，在母乳不足、需要混合喂养的情况下，给宝宝选奶粉是一件比较困难的事，妈妈在选奶粉时，最重要的是要考虑到以下两点：

1.关注奶粉安全性。给宝宝选奶粉时，首先选安全性较高、信誉较好的产品，建议妈妈选择具有HACCP认证和REID技术的生产企业的产品。

HACCP是被较多食品监控单位认可的，可以保障食品安全有效的管理体系，这个管理体系要求在制作过程中随做随检，这样做可以控制加工过程中的每一步，在很大程度上保证了奶粉生产全程的安全性。而REID是一种射频识别技术，生产企业应用该技术后，可以从奶牛开始实施监控，可以知道哪一罐奶粉奶源的所有情况，甚至包括奶牛的家史、来源都一清二楚，这样做奶源安全具有很高的保障。所以，妈妈在选择奶粉的时候，首先要看奶粉生产企业是否具备这两个条件，这两点一般都会在奶粉外包装上有相应标志。

2.给宝宝选择接近母乳的奶粉。配方奶粉的基础是牛奶。生产企业在加工配方奶粉的过程中，是以母乳的营养成分和比例为参照的，配方奶粉中的酪蛋白与乳清蛋白、饱和脂肪酸和不饱和脂肪酸的比例，矿物盐，各种必需维生素、乳糖等营养素的含量都更接近母乳。所以配方奶粉是除母乳之外最适合新生宝宝的食物。因此，建议妈妈在给新生宝宝选择奶粉时，最好把配方奶粉作为第一选择。

专家热线
常见疑问解答

Q 宝宝吃奶粉上火怎么办?

A 宝宝吃奶粉上火主要是因为奶粉中含有不易消化的物质，如果奶粉由全脂牛奶制成，或奶粉中含有棕榈油和乳脂，宝宝吃了就比较容易上火，如果你现在给宝宝吃的奶粉有这样的成分，可以给宝宝换一种奶粉，最好选择含有精制植物油的奶粉。另外，要给宝宝多喂水，可以在两次喂奶之间喂奶粉一半量的水，宝宝如果不喜欢喝白开水，可以在白开水里加少量金银花露，帮宝宝降火。等到宝宝长到4~5个月后，就可以加些菜汁、果汁等，防止上火（当然，如果是纯母乳喂养的，宝宝6个月开始添加辅食后也可以加些菜汁等）。

●● 如何让混合喂养的宝宝母乳、奶粉都爱吃

混合喂养的妈妈经常会碰到一个问题，就是宝宝要么只吃母乳，不肯吃奶粉，要么只吃奶粉，不肯吃母乳，如果出现了类似情况，妈妈可以参照以下方法来调整：

1.宝宝只吃母乳不吃奶粉时：宝宝如果只肯吃母乳，不肯吃奶粉，妈妈要先看一下：宝宝是不喜欢奶粉的味道，还是不喜欢奶头的触感，然后再具体调节。如果母乳装在奶瓶里宝宝喜欢吃，说明宝宝是不喜欢奶粉的味道，妈妈可以为宝宝换一种味道接近母乳的奶粉。如果奶粉调好放在杯子里或小勺子里宝宝愿意吃，说明宝宝不喜欢奶头的触感，妈妈可以给宝宝换一种较柔软、接近妈妈乳头触感的奶头再试试，或者在喂奶前，用热水烫一下奶头，使之软化并接近妈妈乳头的触感；如果宝宝还是不肯接受，妈妈可以继续用小勺子喂宝宝。

2.宝宝只吃奶粉不吃母乳时：有的宝宝在吃过奶粉以后，就不再愿意吃母乳，这也可能有两个原因，一是奶粉味道香浓，甜度较大，宝宝喜欢这种奶粉，就开始拒绝不太香浓的母乳；二是奶头的出奶孔较大，宝宝不需要费很大力就可以吃饱，从而拒绝要费很大力气才能吃饱的母乳。妈妈这时候可以通过选择甜度较低，味道接近母乳的奶粉来调整宝宝的口味偏好，也可以适当购买出奶孔较小的奶头，让宝宝吃奶时适当出些力，使宝宝吃奶粉时的感觉与吃母乳时的感觉相似。

总之，奶粉和母乳味道越接近，奶头和妈妈乳头越相似，宝宝就越容易奶粉、母乳二者都接受。

●● 混合喂养的宝宝每日喂奶安排

混合喂养的宝宝母乳和奶粉都需要吃，但怎么吃、吃多少，也有一定讲究，妈妈可以把以下两点作为参照：

1.以母乳喂养为主，结合配方奶粉。在混合喂养时，建议妈妈最好以母乳为主，多喂母乳。母乳是越喂越多的，如果一味增加奶粉的次数，有可能使母乳越来越少。另外，在夜间给宝宝喂奶时，最好选择母乳，因为妈妈在夜间休息时，母乳分泌量较大，基本上可以满足宝宝的需求，这样也可以避免妈妈起床冲奶粉太劳累。还有，如果宝宝只是体重增长不理想，不要添加奶粉，加了奶粉，妈妈的乳汁会越来越少，应该增加哺乳的次数和时间，亦可在两次哺乳间用吸奶器吸一次，刺激乳房，使奶汁增加。如果妈妈是因为上班而不得不采取混合喂养的方式，那么可以在出门前和回家后给宝宝喂母乳，其他时间用奶粉代替。

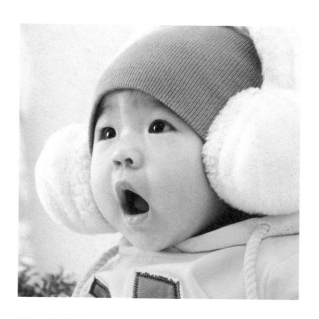

2.每日喂奶安排。如果每天只需添加一次奶粉，可以在吃母乳3顿以后喂一次奶粉，也即每天的下午3：00~5：00可以喂一次奶粉，接下来继续喂母乳；如果每天需要添加2次以上奶粉，最好在两次母乳之间喂一次奶粉。喂奶粉的量，妈妈可以通过观察宝宝吃完奶粉时的表现来确定，如果这次100毫升奶粉，宝宝吃完后仍不满足，下次需要多冲20毫升，如果剩下了，下次可以适当少冲点。另外，有些妈妈混合喂养时，会每顿都是母乳与奶粉一起喂，母乳不够时，就冲奶粉加以补充，这种做法是我们不提倡的，因为宝宝在同一次进餐中吃入了两种食物，会不容易消化，这样做会影响吸收。建议妈妈最好是一顿纯母乳、一顿纯奶粉。

● ● 什么情况下的宝宝需要人工喂养

有少部分宝宝患有一些先天性疾病，不适合吃母乳，这时候的宝宝就需要妈妈用奶粉进行人工喂养。

当宝宝患有半乳糖血症、苯丙酮尿症、枫糖尿症这3种疾病时，最好人工喂养：

1.宝宝如果患有半乳糖血症，不能母乳喂养。半乳糖血症是先天性的酶缺乏症，由于酶的缺乏，母乳中的乳糖不能很好地代谢，会生成有毒的物质，有毒物质会影响神经中枢的发育，从而导致宝宝智力低下、白内障等。这时候妈妈可以为宝宝选择不含乳糖的特制奶粉进行喂养。

2.患有苯丙酮尿症的宝宝，同样不能母乳喂养。宝宝由于酶的缺乏，不能使苯丙氨酸转化为酪氨酸，造成苯丙氨酸在体内的堆积，这会干扰脑组织代谢，从而导致智力障碍、毛发和皮肤色素的减退。这种情况下，妈妈可以给宝宝买特制的专供苯丙酮尿症宝宝食用的奶粉。

3.宝宝如果患有枫糖尿症，也不能母乳喂养。患有枫糖尿症的宝宝，最主要的要控制蛋白质的摄入，因此不能母乳喂养，妈妈可以为宝宝选择蛋白质含量较低的食物，如米粉、特制奶粉等喂养。

4.另外，有的宝宝早产或患有唇腭裂，没有吃奶的能力，需要妈妈用滴管、小勺或杯子进行喂养（妈妈可以把乳汁挤出来再用滴管、小勺或杯子喂）。

如果宝宝有以上情况，建议妈妈最好咨询医生，以便能用更科学合理的方法喂养宝宝。

图书在版编目（CIP）数据

协和怀孕大百科 / 何萃华编著. -- 成都：四川科学技术出版社，
2018.10（2020.10重印）
ISBN 978-7-5364-9219-6

Ⅰ. ①协… Ⅱ. ①何… Ⅲ. ①妊娠期—妇幼保健—基本知识 Ⅳ.
①R715.3

中国版本图书馆CIP数据核字（2018）第233626号

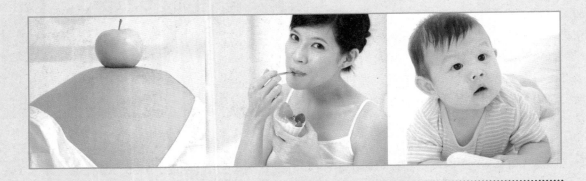

协和怀孕大百科
XIEHE HUAIYUN DABAIKE

出 品 人　程佳月
编 著 者　何萃华
责任编辑　罗 芮　康永光
责任校对　王星懿
封面设计　高 婷
责任出版　欧晓春
出版发行　四川科学技术出版社
　　　　　地址　成都市槐树街2号　　邮政编码　610031
　　　　　官方微博　http://e.weibo.com/sckjcbs
　　　　　官方微信公众号　sckjcbs
　　　　　传真　028-87734035
成品尺寸　190mm×240mm
印　　张　22.5
字　　数　385千
印　　刷　天津市光明印务有限公司
版次/印次　2018年10月第1版　2020年10月第7次印刷
定　　价　46.80元

ISBN 978-7-5364-9219-6
本社发行部邮购组地址　成都市槐树街2号
电话　028-87734035　邮政编码　610031